2015年版 病院 職種別 モデル退職金実態資料

医療経営情報研究所 編

2015年版
病院職種別
モデル退職金実態資料

目次 CONTENTS

調査・集計の概要……………………………………………………………………… 4

第1部　調査結果の概要と分析……………………………… 7

日本賃金研究センター主任研究員　篠塚　功

はじめに…………………………………………………………………………………… 8

Ⅰ　退職金制度の現状………………………………………………………… 9

①退職金制度の形態／9

②採用している退職給付制度／10

③退職金算定基礎給の形態／10

④退職金受給に必要な最低勤続年数／11

⑤退職金計算上の勤続年数または支給額の固定制度／12

⑥ポイント制におけるポイント設定の基準／12

⑦退職給付制度見直しに関する取り組みの有無／13

⑧制度見直しで採用した、または採用予定の手法／14

⑨企業年金について／15

⑩退職給付全体（退職一時金と企業年金合計）の水準について／15

Ⅱ　職種別モデル退職金………………………………………………… 16

①モデル退職金とは／16

②自己都合退職のモデル退職金（看護師・准看護師）／16

③職種別にみた勤続年数別モデル退職金（自己都合退職）／17

④病院規模別にみたモデル退職金（自己都合退職）／19

⑤地域別にみた職種別モデル退職金（自己都合退職）／19

⑥病院都合および自己都合のモデル退職金／19

⑦職種別にみた勤続年数別モデル退職金（統計数値の見方）／23

| Ⅲ | 病院におけるこれからの退職金制度 | 24 |

第2部　モデル退職金集計結果一覧 …………… 27

| Ⅰ | 職種別にみた勤続年数別モデル退職金（病院計） | 28 |

医師／薬剤師／看護師／准看護師／臨床検査技師／診療放射線技師／
臨床工学技士／理学療法士・作業療法士・言語聴覚士／管理栄養士／
介護福祉士／介護職員／事務・大学卒／事務・高校卒／

| Ⅱ | 病床規模別にみた職種別勤続年数別モデル退職金 | 32 |

400床以上／32　200〜399床／36　100床〜199床／40　100床未満／44

| Ⅲ | 職種別勤続年数別にみたモデル退職金のばらつき（病院計） | 48 |
| Ⅳ | 病床規模別にみた職種別勤続年数別モデル退職金のばらつき | 52 |

400床以上／52　200〜399床／56　100床〜199床／60　100床未満／64

| Ⅴ | 地域別にみた職種別勤続年数別モデル退職金 | 68 |

医師／68　薬剤師／70　看護師／72　准看護師／74　臨床検査技師／76
診療放射線技師／78　臨床工学技士／80　理学療法士・作業療法士・言語
聴覚士／82　管理栄養士／84　介護福祉士／86　介護職員／88　事務・大
学卒／90　事務・高校卒／92

第3部　個別病院モデル退職金・実支給退職金一覧 …………… 95

■職種別勤続年数別モデル退職金（病院都合・自己都合別）・**実際に退職金を支払った事例**（最近の退職者から遡って5名の退職金）…………… 96
　■退職金受給のための最低勤続年数
　■退職金計算上の勤続年数または支給額の固定制度
　■退職金支給率表（支給月数等）

目次 CONTENTS

2015年版
病院職種別
モデル退職金実態資料

北海道／96　東北／109　関東／114　中部／159　近畿／169

中国・四国／209　九州・沖縄／219

ポイント制採用病院モデル退職金／249

第4部　病院の退職金制度事例・退職金規程例 …………… 265

■病院の退職金制度事例

Ⅰ　平成26年4月からポイント制退職金制度を導入 ………………… 266
　　　社会医療法人仁生会　細木病院　法人本部人事部長　**金子　忠司**

Ⅱ　変わる精神科病院と、給与体系・退職金規定の見直し …………… 274
　　　医療法人厚生会　道ノ尾病院　副事務長・総務部長　**宮脇　達朗**

Ⅲ　退職金規程の減額変更手続きと職員への説明 ………………… 284
　　　特定医療法人社団松愛会　松田病院　事務長　**平田　哲也**

Ⅳ　退職金規定を変更するにあたって履践すべき法的手続き ………… 293
　　　医療法人　A病院

■病院の退職金規程例

医療法人A会退職金規程／299　医療法人財団B会B病院退職金規定／303　社会福祉法人C会退職金規定／307　医療法人D会退職金規定／310　社会医療法人社団E会退職金規程／312　医療法人社団F会退職金規程／314　地方独立行政法人G病院職員退職手当規程／317　医療法人H病院退職金規程／332

調査・集計の概要

調査時期	2015年4月6日に調査票を発送，5月末日までに回収。
調査対象	全国の病院（国立，自治体立を含む）4,000施設に対するアンケート調査。回収病院102。
集計対象	400床以上病院：14　　200〜399床病院：31　　100〜199床病院：40 100床未満病院：17　　計102病院
調査項目	・退職金制度について 　①制度の有無　②制度の形態　③採用している給付制度　④算定基礎給の形態 　⑤受給の最低勤続年数　⑥支給額の固定制度　⑦ポイント設定の基準　⑧その他 ・職種別・勤続年数別モデル退職金（法人（病院）都合退職・自己都合退職別） 　医師／薬剤師／看護師／准看護師／臨床検査技師／診療放射線技師／臨床工学技士／理学療法士・作業療法士・言語聴覚士／管理栄養士／介護福祉士／介護職員／事務（大学卒・高校卒） ・退職金実支給事例（最近の退職者から遡って5名までの退職者に実際に支給された退職金額） ※〈設問例〉貴病院の退職金制度見直しで採用した，または採用予定について○印（複数回答可）を付けてください

○	退職金制度見直しで採用した，または採用予定の手法
	給与水準の引き下げ
	掛金等の病院負担の引き上げ
	支給に係る条件の変更（勤続年数，退職事由等）
	退職金算定基礎額の賃金からの切り離し（ポイント制等の導入）
	キャッシュバランスプランのような変動年金の導入
	退職給付制度の廃止
	厚生年金基金の病院外積立制度からの脱退
	他の退職年金制度への移行・変更 　ア　確定給付企業年金への移行 　イ　確定拠出年金（企業型）への移行 　ウ　中小企業退職金共済等への移行 　エ　厚生年金基金への移行 　オ　福利厚生保険への移行
	退職金前払い制度の変更
	その他

・退職給付金制度（退職一時金，企業年金）の見直しと今後の課題

集　計	回答病院を全集計した「病院計」，病床数で区分した「病床規模別集計」，地域ごとの「地域別集計」の 3 通りの平均値を算出。 病床区分……400床以上病院／200～399床病院／100～199床病院／100床未満病院 地域区分……①政令指定都市・東京都／その他 　　　　　　②北海道／東北／関東／中部・近畿／中国・四国／九州・沖縄 　　　　※政令指定都市（20市） 　　　　　札幌市，仙台市，さいたま市，千葉市，横浜市，川崎市，相模原市，新潟市，静岡市，浜松市，名古屋市，京都市，大阪市，堺市，神戸市，岡山市，広島市，北九州市，福岡市，熊本市 　　　　※北海道・東北 　　　　　北海道，青森，岩手，宮城，秋田，山形，福島 　　　　関東 　　　　　栃木，群馬，茨城，千葉，埼玉，東京，神奈川 　　　　中部・近畿 　　　　　新潟，富山，福井，石川，長野，山梨，岐阜，静岡，愛知，京都，大阪，兵庫，奈良，和歌山，滋賀，三重 　　　　中国・四国 　　　　　鳥取，島根，岡山，広島，山口，徳島，香川，愛媛，高知 　　　　九州・沖縄 　　　　　福岡，佐賀，長崎，熊本，大分，宮崎，鹿児島，沖縄
用語の 説明	・モデル退職金とは，最短年数で進学し，学校卒業後直ちに就職し，その後標準的に昇進・昇格した者を対象として算出した退職金をいう。本調査は所定の勤続年数に当たる者の所定労働時間内賃金および退職金算定基礎額を算出し，退職金規程の定めるところに従い，2015年 3 月に退職したものと想定した退職金を集計したものである。 ・法人（病院）都合退職……病院が必要に応じて行う，やむを得ない退職（例えば，人員整理，勇退制の実施等）をいい，あらかじめ就業規則に規定されている条件に該当する退職（例えば，懲戒解雇，私傷病による就業不可能等による退職）は含まない。 ・自己都合退職……本人の自由意思による退職をいう。 ・退職一時金……退職した際に支給される一時金をいう。役付，勤続，年齢，定年等に加算制度がある場合は加算額も含めている。 ・年金現価額……年金を仮に全額一時金として一括払いにした場合の金額に換算した額をいう。なお年金掛金に職員拠出分がある場合は，それを含めている。年金の加入期間，または年齢が年金の受給資格に満たない場合，その条件で退職した時に，年金にかえて支給される一時金がある場合は，その金額を記入している。

第1部
調査結果の概要と分析

日本賃金研究センター主任研究員 **篠塚 功**

はじめに／8

I 退職金制度の現状／9

①退職金制度の形態／9
②採用している退職給付制度／10
③退職金算定基礎給の形態／10
④退職金受給に必要な最低勤続年数／11
⑤退職金計算上の勤続年数または支給額の固定制度／12
⑥ポイント制におけるポイント設定の基準／12
⑦退職給付制度見直しに関する取り組みの有無／13
⑧制度見直しで採用した、または採用予定の手法／14
⑨企業年金について／15
⑩退職給付全体（退職一時金と企業年金合計）の水準について／15

II 職種別モデル退職金／16

①モデル退職金とは／16
②自己都合退職のモデル退職金（看護師・准看護師）／16
③職種別にみた勤続年数別モデル退職金（自己都合退職）／17
④病院規模別にみたモデル退職金（自己都合退職）／19
⑤地域別にみた職種別モデル退職金（自己都合退職）／19
⑥病院都合および自己都合のモデル退職金／19
⑦職種別にみた勤続年数別モデル退職金（統計数値の見方）／23

III 病院におけるこれからの退職金制度／24

はじめに

「高年齢者等の雇用の安定等に関する法律の一部を改正する法律（以下、改正高年齢者雇用安定法）」が、平成25年4月1日に施行され、誰もが65歳まで働ける時代となり、退職金の役目は終わったのではないかと病院の方に話すと、必ず、「そのようなことはない」と反対される。それは、応募してきた看護師が、退職金制度の有無について確認をし、制度のある病院を選ぶ傾向にあるという理由からである。

一般的に、退職金制度の意義は、①在職中の功労に対する報酬（功労報奨）、②老後の生活保障（老後保障）、③労働力の定着と永年勤続を期待（勤続奨励）、④在職中賃金のうち支払っていない一部分の蓄積（賃金後払い）と言われるが、売手市場の職種の多い病院においては、労働力の確保と定着の意義が大きいのだと言えよう。

そこで、医療経営情報研究所が行った「2015年病院職種別モデル退職金実態調査」の結果を確認すると、回答のあった102病院のうち、97病院（95.1％）が「退職金制度あり」（表1）と答えている。これは、約10年前の2004年に実施した調査の99％（100病院中99病院があり）とほとんど同じ状況であり、やはり、退職金制度の役目は終わっていないことになる。

ちなみに、厚生労働省の「平成25年就労条件総合調査結果」では、退職給付（一時金・年金）制度がある企業割合は75.5％で、企業規模別では、1,000人以上が93.6％、300～999人が89.4％、100～299人が82.0％、30～99人が72.0％となっている。このように、大手企業では、退職金制度があるのはあたり前であり、病院のイメージをよくするうえでも、退職金制度は必要であろう。

本調査は、回答いただいた病院数は少な

調査・集計の概要

調査対象 無作為による全国の病院4,000施設

調査項目 職種別モデル退職金のモデル所定内賃金・退職金算定基礎額・法人（病院）都合退職・自己都合退職

法人（病院）都合退職……法人が必要に応じて行う、やむを得ない退職（人員整理など）の場合に支給される退職金（懲戒解雇、死傷病による就業不能による退職は含まず）。

自己都合退職……本人の自由意思による退職の場合に支払われる退職金。

調査時期 2015年4月に調査票を発送。集計病院数の内訳は以下のとおり。

回答病院総数	病床規模別回答病院数			
	400床以上	200～399床	100～199床	100床未満
病院数 102	14	31	40	17

集計 回答病院を全集計した「病院計」、病院数により4段階に区分した「病床規模別集計」、全国を7ブロックに分けた「地域別集計」の3とおりの平均値を算出。

いが、先述の就労条件総合調査において5年に1回退職金の調査が行われてはいるものの、世の中に、「病院の職種別モデル退職金に関する調査」は見あたらないため、貴重なデータと言える。

　この調査結果をまとめた本書を参考とし、自院の退職金額の水準や退職金制度自体の課題を明確にされるとよい。そして、「病院事業の継続」と「魅力ある人事制度」という両者のバランスを考慮した退職金制度見直しの参考にされるとよいだろう。

I　退職金制度の現状

①退職金制度の形態

　まずは、退職金を一時金で払うのか、年金で払っていくのかといった退職金の支払い方法に関して調査したものが、**表2**の「退職金制度の形態」である。

　表2を確認すると、「退職一時金制度のみの病院」83.5％を占め、「退職一時金制度と退職年金制度を併用している病院」は15.5％に過ぎない。これは、2004年の調査（一時金のみ67.7％、併用31.3％）よりも一時金のみが増えた傾向にある。

　なお、今回調査では、退職年金制度のみという病院はなかったようである（前回調査では1病院あり）。病院は中途採用者が多く、しかも国家資格を持った優秀な人材の集団であることからすれば、いくつになっても働くことが可能であり、もともと退職金に老後保障の役目はなかったものと言えよう。

表1　退職金制度の有無

病床規模	計	あり	なし	もともと退職金制度がない	以前はあったが廃止した
調査計	102	97	5	3	2
400床以上	14	14	―	―	―
200～399床	31	31	―	―	―
100～199床	40	37	3	1	2
100床未満	17	15	2	2	―

表2　退職金制度の形態

（単位：％）

病床規模	合計（病院数）	退職一時金制度のみ（中退共、特退共などを含む）	退職一時金制度と退職年金制度の併用	退職一時金制度のみ	その他
調査計	100 (97)	26.8	15.5	56.7	1.0
400床以上	100 (14)	―	14.3	85.7	―
200～399床	100 (31)	25.8	19.4	54.8	―
100～199床	100 (37)	27.0	16.2	54.1	2.7
100床未満	100 (15)	60.0	6.6	33.4	―

表3 採用している退職給付制度（複数回答）

(単位：%)

病床規模	合計（病院数）	退職一時金（内部留保または引当金）	退職一時金（福利厚生保険等を利用している）	適格退職年金	厚生年金基金（自病院単独、病院グループ設立、業界等設立の総合基金等）	確定給付企業年金（基金型、規約型）
調査計	100 (97)	64.9	10.3	1.0	15.5	13.4
400床以上	100 (14)	85.7	─	─	7.1	7.1
200～399床	100 (31)	61.3	19.4	─	29.0	22.6
100～199床	100 (37)	59.5	10.8	2.7	13.5	10.8
100床未満	100 (15)	66.7	─	─	─	6.7

病床規模	確定拠出年金	自病院独自の企業年金（非適格退職年金）	共済等（中小企業退職共済、特定退職金共済など）	前払い退職金	その他
調査計	5.2	─	16.5	─	8.2
400床以上	7.1	─	7.1	─	7.1
200～399床	3.2	─	19.3	─	3.2
100～199床	8.1	─	16.2	─	2.7
100床未満	─	─	46.7	─	6.7

②採用している退職給付制度

表3の「採用している退職給付制度」は、退職金をどのように積み立てているかを調査したものであるが、内部で積み立てているのが、「退職一時金（内部留保または引当金）」で64.9％を占めている。次に多いのが、「共済等（中小企業退職共済、特定退職金共済など）」16.5％、「退職一時金（福利厚生保険等を利用している）」10.3％となっており、内部積立が多く、共済や保険などの外部積立の割合が少ないことが分かる。これは、定年退職者などが少なく、退職金の原資がそれほどかからない病院が多いからであろう。

年金としては「厚生年金基金」が最も多く15.5％、「確定給付企業年金（基金型、規約型）」が13.4％、企業で注目されている「確定拠出年金」は5.2％にとどまっている。

病院が支払う掛金が決まっている確定拠出年金は、病院経営からすればメリットはあるのだが、中途退職の多い病院職員にとっては、原則として60歳にならないと受給できない退職金制度は魅力的とは言えず、敬遠されているのだろう。厚生年金基金に関しては、都道府県単位で、病院の厚生年金基金が設立されてきたが、最近は解散をする基金も見受けられ、今後は減る傾向にあるかもしれない。

③退職金算定基礎給の形態

表4の「退職金算定基礎給の形態」は、退職金を算定する基礎となる給与を調査したものである。例えば、「基本給×支給率＝退職金」で計算する場合は、基本給がそれにあたる。

「基本給の全部」を基礎給としている病院が最も多く47.4％、次に多いのが、「基

表4 退職金算定基礎給の形態

(単位：％)

病床規模	合計 （病院数）	基本給＋ 手当て	基本給の 一部	基本給の 全部	退職時の賃金 とは別にテー ブルおよび定 額を設定	ポイント制 （点数方式）	その他	無回答
調査計	100 (97)	3.1	26.8	47.4	4.1	10.3	6.2	2.1
400床以上	100 (14)	―	21.4	50.0	7.1	14.4	―	7.1
200～399床	100 (31)	―	25.8	48.3	6.5	12.9	6.5	―
100～199床	100 (37)	8.1	29.8	48.6	2.7	5.4	2.7	2.7
100床未満	100 (15)	―	26.7	40.0	―	13.3	20.0	―

表5 退職金受給に必要な最低勤続年数

(単位：％)

退職の区分	1年	2年	3年	5年	6年	その他
定年退職（74病院）	18.9	13.5	58.1	4.1	1.4	4.0
病院都合退職（67病院）	20.9	12.0	56.7	3.0	―	7.4
自己都合退職（76病院）	11.8	19.7	56.6	5.3	1.3	5.3

本給の一部」で26.8％となっている。また、「基本給＋手当」という病院も3.1％ある。役職者などの功労報奨を考えると、役職手当などを算定基礎給に加えている病院もあると思われる。

これら基本給等を算定基礎給にしていると、毎年の昇給により退職金が膨らむので、企業においては基本給等給与とは切り離して、退職金額を決定する仕組みが急速に普及したのはご承知のとおりである。

すなわち、企業においては、およそ半数が導入している（48.7％：産労総合研究所2010年調査）と言われるポイント制がその代表的なものであるが、「ポイント制（点数方式）」については10.3％の病院が導入しており、前回調査の9.1％よりは普及していると言えよう。

④退職金受給に必要な最低勤続年数

退職金が膨らまないようにするためには、退職金の支給要件を厳しくすることが考えられるが、特に大事なのは、労働力の定着ということも考えて、最低勤続年数を設定することであろう。

そこで、表5の退職金受給に必要な最低勤続年数の調査結果を確認すると、退職事由に関係なく「勤続3年」という病院が一番多いことが分かる。

労働力の確保と定着や功労報奨という目的からみても、1年程度で退職金を支払うことはいかがなものであろうか。他の職員からみても、1年間仕事を教えたところで退職金をもらって辞められたのでは、何となく面白くはない。

特に最近は、看護師などは紹介会社を介して就職する者も多いと聞く。なおさら1年で辞められて退職金ありでは納得がいかないのである。自己都合退職で、「勤続1年」で退職金を支払うという病院が11.8％、「勤続2年」も19.7％もあるので、見直し

表6　退職金計算上の勤続年数または支給額の固定制度

(単位：%)

病床規模	合計 (病院数)	一定年齢で退職金支給額（率）を固定する	一定勤続年数で退職金支給額（率）を固定する	定年退職まで退職金を増額する	その他	無回答
調査計	100 (97)	14.4	25.8	41.2	7.2	11.4
400床以上	100 (14)	7.1	50.1	21.4	—	21.4
200〜399床	100 (31)	13.0	25.8	48.3	9.7	3.2
100〜199床	100 (37)	16.2	21.6	40.5	8.2	13.5
100床未満	100 (15)	20.0	13.4	46.7	6.6	13.3

をされたほうがよいのではないかと思う。

⑤退職金計算上の勤続年数または支給額の固定制度

退職金を膨らませないためのもう1つの方法は、支給額をどこかで固定する方法である。

これに関する調査結果は**表6**であるが、「一定年齢で退職金支給額（率）を固定する」14.4％、「一定勤続年数で退職金支給額（率）を固定する」25.8％、「定年退職まで退職金を増額する」41.2％となっている。

退職金の性格から考えると、年齢で固定するのはいかがなものかと思う。もともと人事制度に年齢を持ち込むことは差別ではないかと考えているので、退職金にまで年齢を持ち込むことは不適切のように思う。

退職金の増額を抑えたいのであれば、一定の勤続年数で止めるべきであろう。そして、できれば支給率は減額しても、定年まで退職金を増額することは、退職金制度の目的には合致するのではなかろうか。

⑥ポイント制におけるポイント設定の基準

筆者は、人事制度の公正さという点、人件費の自動膨張を防ぐという点から、退職金にはポイント制を推奨している。

退職時の基本給をもとに退職金を算定する方法では、たまたま退職時の基本給が高ければ退職金が高くなることになり、長い年月に対する功労報奨という目的からは外れることになる。

やはり長い年月病院に貢献してくれた職員に、高い退職金を払いたいものである。そういう意味では、資格等級と連動したポイント制にすれば、上位等級で仕事をした職員の退職金額が高くなり、その功労に報いる極めて公正な仕組みだと考える。

また、これから病院経営がますます厳しくなる環境下において、単純に基本給に退職金を連動させていたのでは、毎年定期昇給をするたびに、退職金債務は膨らんでいくわけであるから、退職金制度を維持していくためにもポイント制は有効な方策と言えよう。これは多くの企業が導入していることからも、容易に判断できることである。

このポイント制において、功労報奨にウエイトを置いているか否かは、そのポイント設定にある。このポイント設定の基準を調査したものが、**表7**である。

「勤続年数」が80％で最も多く、次に、「職

表7　ポイント制におけるポイント設定の基準（複数回答）

（単位：％）

病床規模	合計 （病院数）	勤続年数	職能・職務等級	役職	人事評価 （成績・成果等）	職種
調査計	100 （10）	80.0	46.6	33.3	13.3	26.6
400床以上	100 （ 2）	50.0	100.0	50.0	―	―
200～399床	100 （ 4）	100.0	37.5	50.0	12.5	25.0
100～199床	100 （ 2）	100.0	50.0	―	50.0	50.0
100床未満	100 （ 2）	33.3	33.3	―	―	33.4

能・職務等級」46.6％、「役職」33.3％、「職種」26.6％のような要素によってポイント設定がされていることが分かる。

　一般的にポイント制退職金は、勤続年数と何等級にどれだけ在級していたかでポイント設計が行われる。役職者は当然、上位等級にいるので、役職の要素も等級でポイント設定すれば含まれることになる。

　病院におけるポイント制退職金制度導入で大事なことは、職種でポイントを変えるべきだという点である。なぜなら、今回調査の「職種別にみた勤続年数別モデル退職金」の結果を確認すると分かるが、病院の退職金は、明らかに職種によって格差があるからである。

　基本給で職種別の格差があるため、基本給に連動すれば、当然退職金でも格差ができるのである。この観点を忘れて、職種ごとの格差を設けていない、すなわち、職種でポイントを変えることをしていないポイント制導入の病院を見かけるが、そのような退職金制度は問題だと考える。

　なぜなら、同じ一般職で同じ等級で同じ年数勤務した職員であれば、どんな職種であろうと同一の退職金になるのでは、外部的に公正ではなくなる可能性があることと、経営的に厳しくなるからである。

例えば、看護助手のように、一般的には退職金の低い職種の退職金まで高くなってしまったのでは、外部的に公正とは言えないし、他院と比べて人件費を膨張させるリスクが高まるからである。

　このことから分かるように、ポイント制退職金制度導入において、ポイント設定は極めて重要であり、慎重に検討されるべきであろう。

⑦退職給付制度見直しに関する取り組みの有無

　今後、病院が置かれる経営環境が一層厳しくなることを考えると、職員数の多い病院ほど、退職金制度のあり方が将来の病院経営を左右するといっても過言ではない。

　なぜなら、基本給が平均5,000円昇給する病院で、2,000人の職員がいれば、算定基礎給は毎年、1,000万円増える可能性がある。平均勤続年数10年で、10年の支給率が6.0の病院と仮定すれば、1,000万円×6.0で、毎年6,000万円ずつ退職金債務が膨らんでいく可能性があるということである。

　したがって、見直しの時期を迎えていると考えられる「退職給付制度の見直しに関する取り組みの有無」を表8で確認すると、「すでに制度を見直した」21.6％、「現

表8 退職給付制度見直しに関する取り組みの有無

(単位：％)

病床規模	合計（病院数）	すでに制度を見直した	現在、見直し中である	今後、見直しを検討中	見直しは検討していない	無回答
調査計	100 (97)	21.6	10.3	14.4	45.4	8.3
400床以上	100 (14)	28.6	7.1	―	42.9	21.4
200～399床	100 (31)	25.8	3.2	22.6	41.9	6.5
100～199床	100 (37)	21.6	8.1	16.2	51.4	2.7
100床未満	100 (15)	6.7	33.3	6.7	40.0	13.3

表9 制度見直しで採用した、または採用予定の手法（退職金制度あり病院＝100、複数回答）

病床規模	合計（病院数）	給付水準の引き下げ	掛金等の病院負担の引き上げ	支給に係る条件の変更（勤続年数、退職事由等）	退職金算定基礎額の賃金からの切り離し（ポイント制等の導入）	キャッシュバランスのような変動年金の導入	退職給付制度の廃止	厚生年金基金の病院外積立制度からの脱退
調査計	100 (97)	7.2	1	11.3	7.2	―	1	3.1
400床以上	100 (14)	14.3	―	7.1	14.3	―	―	―
200～399床	100 (31)	6.5	―	12.9	6.5	―	3.2	―
100～199床	100 (37)	5.4	―	10.8	5.4	―	―	5.4
100床未満	100 (15)	6.6	6.6	13.3	6.6	―	―	6.6

(単位：％)

病床規模	合計（病院数）	他の退職年金制度への移行・変更	確定給付企業年金への移行	確定拠出年金（企業型）への移行	中小企業退職金共済等への移行	厚生年金基金への移行	福利厚生保険への移行	退職金前払い制度への変更	その他	無回答
調査計	100 (97)	19.6	5.2	8.2	3.1	1	2.1	―	1	60.8
400床以上	100 (14)	7.1	―	7.1	―	―	―	―	―	57.1
200～399床	100 (31)	19.4	9.7	3.2	―	―	5.5	―	―	61.3
100～199床	100 (37)	16.2	2.7	8.1	5.4	2.7	―	―	2.7	64.9
100床未満	100 (15)	40	6.6	20	6.6	―	―	―	―	53.3

在、見直し中である」10.3％、「今後見直しを検討中」14.4％と、計46.3％の病院が見直しへの取り組みをしている状況であることが分かる。これからの病院経営を考えると、当然のことであろう。

⑧**制度見直しで採用した、または採用予定の手法**

そこで、制度見直しで採用した、または採用予定の手法について聞いたのが、**表9**である。この表を確認すると、「他の退職年金制度への移行・変更」19.6％、「支給に係る条件の変更（勤続年数、退職事由等）」11.3％、「給付水準の引き下げ」7.2％、「退職金算定基礎額の賃金からの切り離し（ポイント制等の導入）」7.2％となっている。

「他の退職年金制度への移行・変更」が多いのは、ご承知のように平成24年3月に適格退職年金制度が廃止（正確には、税制上の優遇措置がなくなった）されたことによる移行であろう。移行先で多いのは「確定拠出年金（企業型）への移行」8.2％が

表10 企業年金について（退職金制度あり病院＝100）

（単位：％）

病床規模	合計 （病院数）	適格退職年金廃止にまだ対応できていない	積立金運用の収益・損失が大きくぶれて安定しない	予定利率等について、積立金運用計画の見直しが必要	年金給付の負担が過大で見直しが必要	制度の移行または脱退・廃止をしたいが一時に多額の資金が必要になる	確定拠出年金に対する理解不足から、利用が低調である	制度移行時に生じた旧制度債務関連の負担が大きい	IFRS（国際財務報告基準）に係る退職給付会計の基準改正への対応が必要となる	その他	無回答
調査計	100 (97)	4.1	2.1	2.1	3.1	—	3.1	1	1	7.2	76.3
400床 以上	100 (14)	—	—	—	—	—	—	—	—	14.3	85.7
200～399床	100 (31)	—	—	3.2	3.2	—	3.2	3.2	3.2	6.5	77.5
100～199床	100 (37)	8.1	2.7	2.7	2.7	—	5.4	—	—	8.1	70.3
100床 未満	100 (15)	6.7	6.7	—	6.7	—	—	—	—	—	79.9

表11 退職給付全体（退職一時金と企業年金合計）の水準について

（単位：％）

病床規模	合計 （病院数）	世間水準または他病院に比べて高い	世間水準または他病院に比べて低い	水準的には妥当だが、今後見直すには不安がある	水準的には妥当なので、今後もこれを維持していきたい	わからない（妥当と思える水準が把握できない）	その他	無回答
調査計	100 (102)	2.0	11.8	8.8	7.8	41.1	1.0	27.5
400床 以上	100 (14)	—	—	7.1	21.4	50.1	—	21.4
200～399床	100 (31)	—	6.4	12.9	9.7	45.2	—	25.8
100～199床	100 (40)	2.5	15.0	10.0	5.0	35.0	2.5	30.0
100床 未満	100 (17)	5.9	23.5	—	—	41.2	—	29.4

一番多く、次に多いのが、「確定給付企業年金への移行」5.2％、「中小企業退職金共済等への移行」3.1％と続いている。

⑨企業年金について

適格退職年金制度が廃止されたこともあり、企業年金について調査した内容が、**表10**である。「適格退職年金廃止にまだ対応できていない」が4.1％あり、早急な対応が必要であろう。

「無回答」が76.3％もあり、企業年金に関する課題は、この調査からはあまり見えてはこないが、強いて言えば「年金給付の負担が過大で見直しが必要」3.1％、「予定利率等について、積立金運用計画の見直しが必要」2.1％、「積立金運用の収益・損失が大きくぶれて安定しない」2.1％といった年金掛金の病院側の負担の問題があるようにも思われる。

また、加入者自身が自己責任で運用する確定拠出年金においては、加入者の確定拠出年金に対する理解不足から、積極的な運用がされていないという問題がありそうである。

⑩退職給付全体（退職一時金と企業年金合計）の水準について

病院の担当者が、現在の自院の退職金の水準をどのように捉えているかを調査したものが、**表11**である。

「分からない（妥当と思える水準が把握できない）」が41.1％で最も多く、妥当と捉えている病院が、「水準的には妥当だが、今後維持するには不安がある」8.8％と「水準的には妥当なので、今後も維持していきたい」7.8％を足して16.6％であり、「世間水準または他病院に比べて低い」11.8％を若干上回っている。

世間水準をどう捉えるかも難しいところであるが、厚生労働省の平成25年就労条件総合調査結果を見ると、勤続35年以上の定年退職者の退職金は、「大学卒（管理・事務・技術職）」2,156万円であるから、今回の病院の調査と厚生労働省の調査を単純に比較すれば、医師以外は、世間水準より低いと言えそうである。

なお、世間水準は無理だとしても、労働力の確保と定着の観点からすれば、少なくとも、病院における水準は維持したいものである。したがって、本調査における「職種別モデル退職金」の水準は、非常に参考になる。

Ⅱ 職種別モデル退職金

①モデル退職金とは

モデル退職金とは、例えば勤続10年の標準的な職員（学校を卒業してすぐに就職し、勤務を継続している人）を想定し、その職員が、仮に今退職した場合、いくらの退職金になるかを調査し、集計したものをいう。

退職金は通常、退職事由（自己都合、病院都合、定年、業務上死傷病等）によって異なるが、本調査では法人都合と自己都合に分けて調査をしている。なお病院の場合、定年退職の支給率と法人都合の支給率を同じにしているところが多いので、今回調査の法人都合の支給額を定年退職の支給額の目安と考えて問題ないであろう。

また、病院においては、定年まで勤務を継続する職員は、非常に珍しいことは言うまでもなく、現実的には、自己都合退職のモデル退職金の水準を把握することが大事である。そこで、自己都合退職のモデル退職金をいくつかの観点から捉えたものが、表12～表16である。

②自己都合退職のモデル退職金（看護師・准看護師）

表12は、看護師と准看護師の自己都合退職のモデル退職金である。看護師と准看護師の格差は明らかにあり、これは、基本給の格差がそのまま反映されていると言えよう。

例えば、勤続5年の看護師の退職金は583千円なのに対し、同じく5年の准看護師は477千円で、この格差は准看護師の退職金が、看護師の退職金の82％の水準となっている。同様に、勤続20年では看護師5,530千円に対し、准看護師4,205千円で、准看護師は、看護師の水準の76％、勤続40年では、看護師13,640千円に対し、准看護師10,964千円で、准看護師は看護師の水準の80％となっている。

また、看護師と准看護師の格差で特徴的

表12 自己都合退職のモデル退職金（看護師・准看護師）

（単位：千円、（ ）内は集計病院数）

勤続年数	計		400床以上		200～399床	
	看護師	准看護師	看護師	准看護師	看護師	准看護師
5年	583 (32)	477 (24)	723 (7)	656 (4)	600 (12)	439 (7)
10	1,561 (33)	1,274 (25)	1,727 (7)	1,557 (4)	1,733 (12)	1,362 (7)
15	3,142 (32)	2,489 (24)	3,511 (7)	2,886 (4)	3,406 (12)	2,718 (7)
20	5,530 (32)	4,205 (25)	6,656 (7)	4,640 (4)	5,773 (12)	4,354 (8)
25	8,263 (31)	6,129 (23)	10,382 (6)	6,215 (3)	8,345 (12)	6,071 (7)
30	10,720 (30)	8,016 (23)	13,463 (6)	8,356 (3)	10,626 (11)	7,531 (7)
35	12,946 (28)	9,947 (21)	16,162 (6)	9,917 (3)	12,130 (11)	8,614 (7)
40	13,640 (22)	10,964 (19)	17,226 (5)	10,749 (3)	12,832 (8)	10,097 (6)

勤続年数	100～199床		100床未満	
	看護師	准看護師	看護師	准看護師
5年	499 (10)	451 (10)	472 (3)	412 (3)
10	1,338 (11)	1,149 (11)	1,311 (3)	1,152 (3)
15	2,731 (10)	2,255 (10)	2,591 (3)	2,208 (3)
20	4,991 (10)	4,211 (10)	3,729 (3)	3,205 (3)
25	7,470 (10)	6,460 (10)	6,341 (3)	5,073 (3)
30	9,996 (10)	8,721 (10)	7,994 (3)	6,457 (3)
35	12,585 (8)	11,345 (8)	10,464 (3)	9,358 (3)
40	12,322 (6)	11,712 (7)	12,455 (3)	11,167 (3)

なのが、400床以上の勤続25年以上であろう。400床以上で勤続25年の看護師が10,382千円なのに対し准看護師は6,215千円で、准看護師は、看護師の水準の60％となり、同様に、勤続40年の看護師が17,226千円に対し、准看護師10,749千円で、准看護師は、看護師の水準の62％となっている。

明らかに、400床以上の看護師の退職金の水準が高い傾向にあり、准看護師との格差を大きくしている状況にある。

③職種別にみた勤続年数別モデル退職金（自己都合退職）

病院においては、明らかに職種による賃金の格差があるため、退職金に関しても、職種による格差は当然存在する。そこで、職種別にみた勤続年数別モデル退職金を、**表13**で確認する。なお、この表では各職種の勤続年数別のモデル退職金と所定内賃金比を示している。

薬剤師を例にとってみると、「勤続5年」の退職金は647千円、「勤続10年」は1,740千円、「勤続40年」は、13,643千円である。5年ごとの退職金の増加額を求めると、5-10年1,093千円、10-15年1,798千円、15-20年2,599千円、20-25年2,892千円、25-30年2,604千円、30-35年2,247千円、35-40年マイナス237千円となっている。

すなわち、勤続25年までは、増加幅が大きくなる傾向だが、30年以降は、増加幅は減少に転じ、40年では減額にまでなっている。40年で退職金が減額する職種は、薬剤師のほかに臨床検査技師、診療放射線技師、臨床工学技士、理学療法士・作業療法士・言語聴覚士、事務・大学卒がある。おそらく、一定の勤続年数あるいは年齢で支給額や率を固定するような病院の影響であろう。特に一定の勤続年数で、支給率を固

表13 職種別にみた勤続年数別モデル退職金（自己都合退職）

勤続年数	医師		薬剤師		看護師		准看護師		臨床検査技師	
	退職金	所定内賃金比	退職金	所定内賃金比	退職金	所定内賃金比	退職金	所定内賃金比	退職金	所定内賃金比
年	千円	倍	千円	倍	千円	倍	千円	倍	千円	倍
1	171	0.3	114	0.5	113	0.5	93	0.5	105	0.5
3	580	1.0	337	1.4	308	1.3	243	1.2	290	1.4
5	1,073	1.6	647	2.4	583	2.3	477	2.2	567	2.5
10	3,184	3.9	1,740	5.7	1,561	5.5	1,274	5.5	1,497	5.8
15	5,839	6.5	3,538	10.8	3,142	10.2	2,489	9.8	3,107	10.8
20	10,185	10.6	6,137	17.0	5,530	16.3	4,205	15.3	5,627	17.4
25	14,585	14.1	9,029	23.8	8,263	23.1	6,129	21.0	8,587	25.0
30	18,490	17.0	11,633	29.4	10,720	28.5	8,016	26.0	11,021	30.7
35	21,534	19.3	13,880	34.4	12,946	33.0	9,947	30.4	13,202	36.0
40	25,871	22.8	13,643	34.7	13,640	35.2	10,964	32.9	12,704	36.9

勤続年数	診療放射線技師		臨床工学技士		理学療法士・作業療法士・言語聴覚士		管理栄養士		介護福祉士	
	退職金	所定内賃金比	退職金	所定内賃金比	退職金	所定内賃金比	退職金	所定内賃金比	退職金	所定内賃金比
年	千円	倍	千円	倍	千円	倍	千円	倍	千円	倍
1	103	0.5	107	0.5	102	0.5	103	0.5	89	0.5
3	293	1.3	319	1.5	307	1.3	270	1.3	169	1.0
5	567	2.4	606	2.6	585	2.4	532	2.4	363	1.9
10	1,490	5.5	1,469	5.5	1,565	5.7	1,421	5.8	984	4.8
15	2,999	10.1	3,215	10.8	3,146	10.4	2,897	10.7	2,035	9.2
20	5,587	16.8	5,757	17.1	5,625	16.6	5,207	17.2	3,483	14.6
25	8,385	23.7	9,297	26.2	8,521	23.7	7,928	24.7	5,369	21.3
30	11,056	29.8	11,777	31.9	10,887	28.8	10,223	30.4	7,038	26.8
35	13,326	35.3	14,421	37.8	13,242	34.1	12,192	35.0	8,725	31.3
40	12,700	35.7	13,100	37.5	12,787	34.2	12,943	37.6	9,981	34.7

勤続年数	介護職員		事務・大学卒		事務・高校卒	
	退職金	所定内賃金比	退職金	所定内賃金比	退職金	所定内賃金比
年	千円	倍	千円	倍	千円	倍
1	86	0.5	103	0.5	84	0.5
3	156	0.9	277	1.4	227	1.3
5	319	1.8	524	2.4	440	2.4
10	915	4.9	1,421	5.8	1,186	5.6
15	1,707	8.5	2,853	10.5	2,384	10.0
20	2,684	12.7	5,143	16.9	4,418	16.6
25	4,074	18.3	7,772	23.9	6,856	23.2
30	5,361	23.1	10,228	29.8	9,256	29.2
35	6,743	27.7	12,204	34.5	11,333	34.0
40	8,068	31.8	11,741	35.5	13,060	38.4

定するような病院の場合には、退職時の賃金が下がることに伴い、長く勤続したほうが退職金が下がるというような現象が起るものと推測される。

退職時の賃金を基に退職金額が決まる仕組みの問題点とも言えよう。

さらに、所定内賃金比について確認すると、「勤続5年」2.4、「勤続10年」5.7、「勤続40年」34.7である。

5年ごとの所定内賃金比の上昇幅を求めると、5-10年3.3、10-15年5.1、15-20年6.2、20-25年6.8、25-30年5.6、30-35年5.0、35-40年0.3となっており、退職金額と同様、20-25年をピークに、上昇幅は減少する傾向にある。これも、先述の通り、一定の勤続年数等で支給率を固定している病院

の影響であろう。なお、医師以外の職種の所定内賃金比はおおむね同じような比率を示しており、同一の退職金算定ルールが適用されているものと推測される。

約10年前の調査と比べて、今回の調査で特徴的なことは、このように、勤続年数の長い職員の退職金額を抑える傾向が、より強くなったということである。ある程度の勤続年数は期待するものの、従来から企業と比べて平均勤続年数の若干短い産業であり、退職金の膨張は避けたいという病院側の意図が感じられる。

④病院規模別にみたモデル退職金（自己都合退職）

表14は、病院規模別にみたモデル退職金であるが、勤続年数別、病院規模別に退職金額と、病院規模別の比率（B／A、C／B、D／C）が示されている。この比率を確認すると、1.0未満の数値が目立ち、病院規模が大きくなればなるほど、退職金の水準が高い傾向にあることが分かる。したがって、病院規模の大きな病院のほうが職員数も多いわけであるから、今後も高い水準の退職金を払い続けることが可能かどうかの判断は、大病院ほど早い時期に行う必要があり、退職金制度の見直しは喫緊の課題だと言えよう。

⑤地域別にみた職種別モデル退職金（自己都合退職）

表15は、「政令指定都市・東京都」と「その他の地域」との比較、さらには、全国を4ブロックに分けて、職種別にモデル退職金を示している。「政令指定都市・東京都」といった大都市圏と地域との格差はあるのかを確認すると、医師を除くと特徴としては勤続10年の退職金は大都市圏のほうが高く、勤続30年の退職金は、地域のほうが高いという結果になっている。

なお、4ブロックで比較すると、傾向としては「関東」と「中部・近畿」の水準が高くなっている。また、勤続10年では、「関東」の水準が高く、勤続30年では「中部・近畿」の水準が高いのも特徴的である。特に、「関東の介護福祉士」の退職金が、他の地域と比べて高い水準にあることが分かる。

⑥病院都合および自己都合のモデル退職金

病院都合と自己都合の退職金を比べて、その関係を分析したものが、表16～表18である。一般的に、病院都合退職と自己都合退職の扱いで異なるのは、退職金額を算定するときの支給率のみであろう。したがって、自己都合退職金を基準にして、それに対して病院都合退職金がどのような比率になるのかを見ればその特徴が分かる。表16の「比率（A／B）」は医師の場合の自己都合退職金に対する病院都合退職金の比率を計算したものである。勤続年数の長短にかかわらず、病院都合退職金は自己都合退職金よりも高くなっている。また、勤続年数が長くなるにつれて、比率は小さくなる傾向にある。

すなわち、病院都合退職金と自己都合退職金の格差は、おおむね勤続年数が長くなるに従い小さくなっている。なお、この特

表14　病院規模別にみたモデル退職金（自己都合退職）

勤続年数	医師 退職金 400床以上(A)	200〜399床(B)	100〜199床(C)	100床未満(D)	比率 B/A	C/B	D/C	薬剤師 退職金 400床以上(A)	200〜399床(B)	100〜199床(C)	100床未満(D)	比率 B/A	C/B	D/C
年	千円	千円	千円	千円				千円	千円	千円	千円			
1	175	156	192	—	0.89	1.23		113	119	106	—	1.05	0.89	
3	750	564	485	540	0.75	0.86	1.11	460	310	338	191	0.67	1.09	0.57
5	1,338	1,099	876	900	0.82	0.80	1.03	817	615	640	443	0.75	1.04	0.69
10	3,770	3,514	2,403	3,200	0.93	0.68	1.33	1,965	1,777	1,716	1,234	0.90	0.97	0.72
15	7,248	6,265	4,610	4,800	0.86	0.74	1.04	4,217	3,573	3,457	2,294	0.85	0.97	0.66
20	12,367	10,500	8,840	7,200	0.85	0.84	0.81	7,754	5,949	6,194	3,416	0.77	1.04	0.55
25	18,868	14,616	12,825	11,250	0.77	0.88	0.88	12,088	8,574	9,110	5,351	0.71	1.06	0.59
30	23,674	18,160	16,705	15,000	0.77	0.92	0.90	15,559	10,788	11,894	7,406	0.69	1.10	0.62
35	27,749	20,991	20,380	17,000	0.76	0.97	0.83	18,422	12,364	14,772	9,785	0.67	1.19	0.66
40	31,545	24,203	26,645	20,000	0.77	1.10	0.75	18,376	11,642	14,781	11,681	0.63	1.27	0.79

勤続年数	診療放射線技師 退職金 400床以上(A)	200〜399床(B)	100〜199床(C)	100床未満(D)	比率 B/A	C/B	D/C	看護師 退職金 400床以上(A)	200〜399床(B)	100〜199床(C)	100床未満(D)	比率 B/A	C/B	D/C
年	千円	千円	千円	千円				千円	千円	千円	千円			
1	102	105	104	—	1.03	0.99	—	109	119	109	—	1.09	0.92	
3	419	308	231	157	0.74	0.75	0.68	433	310	259	209	0.72	0.84	0.81
5	761	588	470	378	0.77	0.80	0.80	723	600	499	472	0.83	0.83	0.95
10	1,854	1,662	1,218	1,031	0.90	0.73	0.85	1,727	1,733	1,338	1,311	1.00	0.77	0.98
15	4,012	3,350	2,376	2,001	0.83	0.71	0.84	3,511	3,406	2,731	2,591	0.97	0.80	0.95
20	7,946	5,743	4,748	2,762	0.72	0.83	0.58	6,656	5,773	4,991	3,729	0.87	0.86	0.75
25	13,245	8,597	6,963	4,829	0.65	0.81	0.69	10,382	8,345	7,470	6,341	0.80	0.90	0.85
30	16,926	10,768	9,880	5,898	0.64	0.92	0.60	13,463	10,626	9,996	7,994	0.79	0.94	0.80
35	20,144	12,482	12,190	8,040	0.62	0.98	0.66	16,162	12,130	12,585	10,464	0.75	1.04	0.83
40	20,355	12,384	11,545	9,303	0.61	0.93	0.81	17,226	12,832	12,322	12,455	0.74	0.96	1.01

勤続年数	理学療法士・作業療法士・言語聴覚士 退職金 400床以上(A)	200〜399床(B)	100〜199床(C)	100床未満(D)	比率 B/A	C/B	D/C	事務・大学卒 退職金 400床以上(A)	200〜399床(B)	100〜199床(C)	100床未満(D)	比率 B/A	C/B	D/C
年	千円	千円	千円	千円				千円	千円	千円	千円			
1	102	107	95	—	1.05	0.89		104	103	102	—	0.99	0.99	—
3	415	295	264	216	0.71	0.89	0.82	403	272	221	157	0.67	0.81	0.71
5	695	585	523	450	0.84	0.89	0.86	657	526	452	333	0.80	0.86	0.74
10	1,702	1,726	1,350	1,200	1.01	0.78	0.89	1,640	1,539	1,166	1,149	0.94	0.76	0.99
15	3,498	3,383	2,726	2,520	0.97	0.81	0.92	3,382	3,084	2,364	1,818	0.91	0.77	0.77
20	6,665	5,753	4,996	3,360	0.86	0.87	0.67	6,403	5,257	4,488	2,998	0.82	0.85	0.67
25	10,498	8,503	7,528	6,750	0.81	0.89	0.90	10,104	7,670	7,091	4,449	0.76	0.92	0.63
30	13,529	10,658	9,906	8,100	0.79	0.93	0.82	13,131	9,661	9,648	7,248	0.74	1.00	0.75
35	16,090	12,241	12,570	11,550	0.76	1.03	0.92	15,541	11,099	12,129	8,569	0.71	1.09	0.71
40	14,808	11,987	12,170	13,200	0.81	1.02	1.08	14,439	10,353	11,373	12,307	0.72	1.10	1.08

徴は他の職種に関しても同様である。

表17は、「看護師」と「事務・大学卒」の病院都合退職と自己都合退職の関係を病院規模別に見たものであり、比率を確認すると、表16と同様に、病院規模にかかわらず、病院都合退職金は、自己都合退職金よりも高くなっており、勤続年数が長くなるにつれて比率は小さくなる傾向にある。

表15　地域別にみた職種別モデル退職金（自己都合）

	全国平均	病院数	政令指定都市・東京都	病院数	その他地域	病院数	北海道・東北	病院数	関東	病院数	中部・近畿	病院数	中国・四国・九州・沖縄	病院数
	千円		千円		千円		千円		千円		千円		千円	
医師														
勤続10年	3,184 (100)	24	5,283 (166)	2	2,993 (94)	22	2,737 (86)	3	3,319 (104)	7	3,237 (102)	8	3,179 (100)	6
勤続30年	18,490 (100)	22	21,689 (117)	1	18,337 (99)	21	17,341 (94)	3	17,491 (95)	7	20,515 (111)	7	17,741 (96)	5
薬剤師														
勤続10年	1,740 (100)	30	2,030 (117)	6	1,667 (96)	24	1,505 (86)	4	1,738 (100)	8	1,791 (103)	10	1,796 (103)	8
勤続30年	11,633 (100)	28	8,979 (77)	5	12,210 (105)	23	10,574 (91)	4	10,906 (94)	8	13,701 (118)	8	10,822 (93)	8
看護師														
勤続10年	1,561 (100)	33	1,937 (124)	6	1,478 (95)	27	1,432 (92)	4	1,701 (109)	8	1,523 (98)	11	1,544 (99)	10
勤続30年	10,720 (100)	30	8,434 (79)	5	11,178 (104)	25	10,456 (98)	4	11,008 (103)	8	11,983 (112)	9	9,319 (87)	9
准看護師														
勤続10年	1,274 (100)	25	1,634 (128)	5	1,185 (93)	20	1,263 (99)	3	1,392 (109)	7	1,276 (100)	8	1,160 (91)	7
勤続30年	8,016 (100)	23	6,607 (82)	4	8,313 (104)	19	8,415 (105)	3	8,901 (111)	7	9,344 (117)	6	5,823 (73)	7
臨床検査技師														
勤続10年	1,497 (100)	28	2,040 (136)	4	1,406 (94)	24	1,263 (84)	3	1,688 (113)	8	1,525 (102)	10	1,381 (92)	8
勤続30年	11,021 (100)	26	8,670 (79)	3	11,327 (103)	23	10,121 (92)	3	11,305 (103)	7	12,693 (115)	8	9,438 (86)	8
診療放射線技師														
勤続10年	1,490 (100)	25	1,878 (126)	4	1,416 (95)	21	1,263 (85)	3	1,696 (114)	6	1,513 (102)	10	1,360 (91)	6
勤続30年	11,056 (100)	24	7,585 (69)	3	11,551 (104)	21	10,121 (92)	3	11,433 (103)	6	11,718 (106)	9	10,152 (92)	6
臨床工学技士														
勤続10年	1,469 (100)	18	2,441 (166)	1	1,411 (96)	17	1,466 (100)	2	1,869 (127)	4	1,367 (93)	6	1,305 (89)	6
勤続30年	11,777 (100)	16	— —	—	11,777 (100)	16	10,733 (91)	2	14,671 (125)	4	12,365 (105)	4	9,805 (83)	6
理学療法士・作業療法士・言語聴覚士														
勤続10年	1,565 (100)	30	2,207 (141)	4	1,466 (94)	26	1,263 (81)	3	1,912 (122)	6	1,501 (96)	11	1,518 (97)	10
勤続30年	10,887 (100)	28	8,878 (82)	4	11,221 (103)	24	9,596 (88)	4	12,639 (116)	6	12,006 (110)	9	9,173 (84)	9
管理栄養士														
勤続10年	1,421 (100)	28	1,733 (122)	5	1,353 (95)	23	1,115 (78)	3	1,528 (108)	7	1,447 (102)	10	1,408 (99)	8
勤続30年	10,223 (100)	27	7,135 (70)	4	10,760 (105)	23	9,642 (94)	3	10,432 (102)	7	11,269 (110)	9	9,081 (89)	8
介護福祉士														
勤続10年	984 (100)	15	1,155 (117)	1	972 (99)	14	935 (95)	2	1,359 (138)	3	787 (80)	5	977 (99)	5
勤続30年	7,038 (100)	15	4,779 (68)	1	7,199 (102)	14	6,427 (91)	2	10,633 (151)	3	6,647 (94)	5	5,517 (78)	5
介護職員														
勤続10年	915 (100)	14	1,120 (122)	2	881 (96)	12	994 (109)	1	1,118 (122)	5	705 (77)	5	901 (98)	3
勤続30年	5,361 (100)	13	4,173 (78)	2	5,577 (104)	11	4,840 (90)	1	5,600 (104)	5	5,253 (98)	5	5,291 (99)	2
事務・大学卒														
勤続10年	1,421 (100)	29	1,759 (124)	5	1,350 (95)	24	1,245 (88)	3	1,531 (108)	8	1,448 (102)	10	1,343 (95)	8
勤続30年	10,228 (100)	28	7,133 (70)	4	10,744 (105)	24	10,300 (101)	3	10,048 (98)	8	11,461 (112)	9	8,995 (88)	8
事務・高校卒														
勤続10年	1,186 (100)	26	1,402 (118)	4	1,146 (97)	22	987 (83)	3	1,381 (116)	7	1,235 (104)	8	1,040 (88)	8
勤続30年	9,256 (100)	25	4,749 (51)	3	9,871 (107)	22	9,354 (101)	3	9,971 (108)	7	10,138 (110)	7	7,823 (85)	8

（注）　（　）内は全国平均を100とする格差。

表16　病院都合および自己都合のモデル退職金

勤続年数	医師					看護師				
	病院都合		自己都合		比率 A/B	病院都合		自己都合		比率 C/D
	退職金 (A)	所定内賃金比	退職金 (B)	所定内賃金比		退職金 (C)	所定内賃金比	退職金 (D)	所定内賃金比	
年	千円	倍	千円	倍	倍	千円	倍	千円	倍	倍
1	415	0.8	171	0.3	2.43	234	1.0	113	0.5	2.07
3	944	1.6	580	1.0	1.63	497	2.1	308	1.3	1.61
5	1,727	2.5	1,073	1.6	1.61	883	3.5	583	2.3	1.51
10	4,417	5.5	3,184	3.9	1.39	2,177	7.7	1,561	5.5	1.39
15	7,778	8.7	5,839	6.5	1.33	4,063	13.2	3,142	10.2	1.29
20	11,850	12.3	10,185	10.6	1.16	6,441	19.0	5,530	16.3	1.16
25	15,833	15.3	14,585	14.1	1.09	9,214	25.8	8,263	23.1	1.12
30	20,020	18.4	18,490	17.0	1.08	11,747	31.2	10,720	28.5	1.10
35	23,580	21.1	21,534	19.3	1.10	14,341	36.5	12,946	33.0	1.11
40	27,215	24.0	25,871	22.8	1.05	14,712	38.0	13,640	35.2	1.08

表17　病院規模別にみた病院都合・自己都合別退職金比率

職種・勤続年数	400床以上			200～399床		
	退職金		比率 A/B	退職金		比率 C/D
	病院都合 (A)	自己都合 (B)		病院都合 (C)	自己都合 (D)	
年	千円	千円	倍	千円	千円	倍
看護師						
5	1,097	723	1.52	868	600	1.45
10	2,547	1,727	1.47	2,330	1,733	1.34
15	4,801	3,511	1.37	4,189	3,406	1.23
20	7,941	6,656	1.19	6,468	5,773	1.12
25	11,650	10,382	1.12	9,100	8,345	1.09
30	15,005	13,463	1.11	11,579	10,626	1.09
35	18,275	16,162	1.13	13,309	12,130	1.10
事務・大学卒						
5	1,017	657	1.55	795	526	1.51
10	2,442	1,640	1.49	2,154	1,539	1.40
15	4,615	3,382	1.36	3,812	3,084	1.24
20	7,692	6,403	1.20	5,910	5,257	1.12
25	11,379	10,104	1.13	8,389	7,670	1.09
30	14,693	13,131	1.12	10,570	9,661	1.09
35	17,632	15,541	1.13	12,227	11,099	1.10

職種・勤続年数	100～199床			100床未満		
	退職金		比率 E/F	退職金		比率 G/H
	病院都合 (E)	自己都合 (F)		病院都合 (G)	自己都合 (H)	
年	千円	千円	倍	千円	千円	倍
看護師						
5	823	499	1.65	642	472	1.36
10	1,949	1,338	1.46	1,535	1,311	1.17
15	3,721	2,731	1.36	2,985	2,591	1.15
20	6,020	4,991	1.21	4,231	3,729	1.13
25	8,561	7,470	1.15	6,978	6,341	1.10
30	10,878	9,996	1.09	8,744	7,994	1.09
35	13,885	12,585	1.10	11,468	10,464	1.10
事務・大学卒						
5	774	452	1.71	554	333	1.66
10	1,796	1,166	1.54	1,526	1,149	1.33
15	3,396	2,364	1.44	2,336	1,818	1.28
20	5,543	4,488	1.24	3,838	2,998	1.28
25	8,262	7,091	1.17	5,175	4,449	1.16
30	10,598	9,648	1.10	8,460	7,248	1.17
35	13,404	12,129	1.11	9,966	8,569	1.16

表18　地域別にみた病院都合・自己都合別退職金比率

職種・勤続年数		政令指定都市・東京都			その他・地域		
		退職金		比率 A/B	退職金		比率 C/D
		病院都合（A）	自己都合（B）		病院都合（C）	自己都合（D）	
	年	千円	千円	倍	千円	千円	倍
看護師	5	804	640	1.26	901	570	1.58
	10	2,117	1,937	1.09	2,190	1,478	1.48
	15	3,622	3,450	1.05	4,165	3,071	1.36
	20	5,254	5,076	1.04	6,715	5,635	1.19
	25	6,831	6,551	1.04	9,673	8,592	1.13
	30	8,720	8,434	1.03	12,352	11,178	1.11
	35	9,945	9,657	1.03	15,296	13,660	1.12
事務・大学卒	5	766	580	1.32	840	511	1.64
	10	1,963	1,759	1.12	2,091	1,350	1.55
	15	3,253	3,058	1.06	3,881	2,812	1.38
	20	4,653	4,451	1.05	6,363	5,282	1.20
	25	5,913	5,589	1.06	9,200	8,121	1.13
	30	7,463	7,133	1.05	11,953	10,744	1.11
	35	8,227	7,895	1.04	14,545	12,953	1.12

　病院規模によってこの比率に特徴は見られないが、強いて言えば100～199床の病院の比率が、若干高い傾向にあるということが分かる。

　表18は、「看護師」と「事務・大学卒」の病院都合退職と自己都合退職の関係を、「政令指定都市・東京都」と「その他・地域」別に捉えたものであるが、ここで分かることは「その他・地域」のほうが、比率が明らかに高く、病院都合退職と自己都合退職の格差が大きいことが分かる。

⑦職種別にみた勤続年数別モデル退職金（統計数値の見方）

　「職種別にみた勤続年数別モデル退職金」を集計したものが、「第2部モデル退職金集計結果一覧」である。表1−1の看護師の勤続年数5年のところで、表の見方を確認すると、法人都合のモデル退職金が883千円で、そのうち、一時金が860千円、年金分が23千円、自己都合のモデル退職金が583千円で、そのうち、一時金が561千円、年金分が22千円となっている。

　表4で確認したように、退職金は基本給等に支給率を掛けて算定するのが一般的であり、この算定の基礎となる給与を「退職金算定基礎額」という。そして、この退職金算定基礎額に対して退職金が何倍になるかを計算したものが「退職金算定基礎額比」である。看護師の勤続5年で言えば、「退職金算定基礎額」の平均は208.6千円であり、自己都合の退職金は583千円なので「算定基礎額比」は2.8となる。

　退職金額の検討の際に問題になることで、支給率があるがその支給率に相当するのが、算定基礎額比である。ただ、表4の調査結果のように、退職金算定基礎額の内容が病院によって異なるため、単純に算定基礎額比を支給率と捉えるには問題がある。

　例えば、筆者がお手伝いした病院では、

退職金算定基礎額はおよそ基本給の半分であった。この場合、算定基礎額比は高い比率になってしまうわけである。

そこで、各病院とも同じ基準で賃金を捉えようとしたのが、所定内賃金である。所定内賃金は所定労働時間に対する賃金であり、具体的には、基本給と毎月決まって支給する諸手当（例えば、役職手当、家族手当、住宅手当など）の合計額であり、一般的に賃金水準の比較に使う賃金である。

看護師の勤続5年の所定内賃金の平均は253.3千円であり、退職金がその何倍かを示す「所定内賃金比」は法人都合が3.5で自己都合が2.3となっている。したがって支給率という観点で比較をする場合には、自院の退職金規程上の支給率ではなく、実際の退職金を所定内賃金で除した「所定内賃金比」を活用されたい。

なお、多くの職員が、勤続5～10年程度で自己都合によって辞めていく病院の実態を考えると、勤続10年、勤続5年の自己都合退職金総額が参考になるであろう。ちなみに、医師は、自己都合退職の場合、勤続10年で3,184千円、看護師は同じく勤続10年で1,502千円といった水準である。やはり最終的には、金額水準で統計数値と乖離していないかを確認し、見直しの必要性を判断しなければならない。

そして、以上のような捉え方で、自院のモデル退職金と本調査のモデル退職金をグラフ等で比較し自院の退職金の水準が病院の世間相場と比べて、どの程度の位置にあるかを把握したうえで、今後の自院の退職金制度はどうあるべきかを考えていく必要があろう。

Ⅲ　病院におけるこれからの退職金制度

本調査によって、病院の退職金制度の課題が明確になったとは言えないかもしれないが、「退職金制度の必要性」、「退職金の職種別の水準」、「退職金の病院規模別の水準」、「病院都合退職金と自己都合退職金との格差」、「費用負担の問題」等を考える機会となることは言うまでもない。そして、退職金制度の検討に関しては、当然2つの側面、すなわち「人事」と「財務」の側面から検討する必要があると考える。

「人事」の側面は、人材の確保と定着、公正（フェア）な人事という面から捉える必要があろうし、「財務」の側面では、人件費の膨張を防ぐということと、積立をどうするかということが大事になるであろう。

現状の病院における退職金制度の実態を考えると、人材の確保と定着において、退職金制度がないことが若干不利になることは言うまでもない。また、現実問題として、退職金制度を廃止することは職員の既得権を考えると難しく、今後も退職金制度自体は維持していかなければならないだろう。

そこで、これからの退職金制度はどうあるべきかということが問題になる。

1つは公正という面と人件費の膨張を防ぐという側面から、現在主流の基本給連動方式の見直しは必要ではないかと考える。退職時の基本給を基に退職金を算定するということは、長年の病院への貢献度を適切

に反映しているとは言い難く、さらに人材確保と定着のために、毎年の昇給を適切に行うとすれば、自動的に退職金額が膨らむ恐れがあるため職員数の多い病院では、今後経営面でのリスクが高くなるであろう。

したがって、多くの企業がポイント制へ移行したように、病院も基本的には、ポイント制への移行が適切ではないかと考えられる。もちろん、ポイント制を導入したからといって、退職金総額を必ずしも減らせるとは限らず、財務の面では十分な対策とは言えないかもしれないが、人事の公正さと人件費の自動膨張を防ぐという面では、人事、財務、両面において最もバランスの取れた方策だと考える。

もちろん、ポイント制が人事、財務両面で適した形にするためには、適切なポイント設計が必要となる。これに関しては、先述のⅠの⑥「ポイント制におけるポイント設定の基準」を参照されたい。

また、財務の面で、退職金の積立をどうするかは大きな問題である。退職給与引当金制度が平成14年度より段階的に廃止され、現在は存在しないことを考えると、税制面から、何らかの外部積立は必要であろうし、職員が多い病院では、退職金の保全という意味でも外部積立は必要であろう。

選択肢としては、「中小企業退職金共済制度」、「特定退職金共済制度」、「確定給付企業年金」、「確定拠出年金」、「養老保険（福利厚生プラン）」等、さまざまな手段があるので、自院の規模や現制度および退職者の状況等と、各制度のメリット、デメリットを理解したうえで、選択をする必要があろう。

いずれにしても、労働集約型の産業である病院において、退職金制度も有効に活用して、人材の確保と定着を行う必要があることは間違いない。また、職員数が多い病院では、その費用負担も今後ますます大きくなることを考えると、財務の面からも、見直しの時期にきているものと思われる。

そして、財務の面から見直す場合には、職員の不利益変更となることも容易に想定されるため、離職率が高い病院においては、新規入職者から、新退職金制度を導入することが無難な方法と言える。

したがって、退職金制度見直しの財務面での効果が現れるには、時間を要することも考えられるので、できるだけ早い時点で、退職金制度の見直しに着手する必要があるだろう。

篠塚　功（しのつか・いさお）

昭和34年生まれ。医療法人財団河北総合病院財団本部人事課マネジャー・事務次長，河北総合病院本院・分院事務部長，'01～'04年日本医療機能評価機構事業部長（出向）等を経て，平成20年8月 ToDoビズ設立，および現職。

医療機関の人事制度構築および病院機能評価受審の支援，講演・執筆活動を展開中。

第2部
モデル退職金 集計結果一覧

I 職種別にみた勤続年数別モデル退職金（病院計）/28

医師/薬剤師/看護師/准看護師/臨床検査技師/診療放射線技師/
臨床工学技士/理学療法士・作業療法士・言語聴覚士/管理栄養士/
介護福祉士/介護職員/事務・大学卒/事務・高校卒/

II 病床規模別にみた職種別勤続年数別モデル退職金/32

400床以上/32　200〜399床/36　100床〜199床/40
100床未満/44

III 職種別勤続年数別にみたモデル退職金の
ばらつき（病院計）/48

IV 病床規模別にみた職種別勤続年数別モデル退職金の
ばらつき/52

400床以上/52　200〜399床/56　100床〜199床/60
100床未満/64

V 地域別にみた職種別勤続年数別モデル退職金/68

医師/68　薬剤師/70　看護師/72　准看護師/74　臨床検査技師/76　診療放射線技師/78　臨床工学技士/80　理学療法士・作業療法士・言語聴覚士/82　管理栄養士/84　介護福祉士/86　介護職員/88　事務・大学卒/90　事務・高校卒/92

表1-1 職種別にみた勤続年数別モデル退職金 (病院計)

〔単位：千円, ( ) は集計病院数〕

勤続年数	所定内賃金 Ⓐ	退職金算定基礎額 Ⓑ	法人（病院）都合退職					自己都合退職				
			退職金総額 Ⓒ	退職一時金	年金現価額	所定内賃金比 Ⓒ÷Ⓐ (倍)	算定基礎額比 Ⓒ÷Ⓑ (倍)	退職金総額 Ⓓ	退職一時金	年金現価額	所定内賃金比 Ⓓ÷Ⓐ (倍)	算定基礎額比 Ⓓ÷Ⓑ (倍)
医 師												
1年	535.0(21)	340.3(17)	415(11)	415	—	0.8	1.2	171(11)	171	—	0.3	0.5
3	608.4(22)	366.9(22)	944(22)	919	25	1.6	2.6	580(22)	555	25	1.0	1.6
5	680.1(22)	394.9(22)	1,727(22)	1,683	44	2.5	4.4	1,073(22)	1,030	43	1.6	2.7
10	806.8(24)	473.6(24)	4,417(24)	4,256	161	5.5	9.3	3,184(24)	3,022	162	3.9	6.7
15	893.4(23)	525.8(23)	7,778(23)	7,494	284	8.7	14.8	5,839(23)	5,555	284	6.5	11.1
20	963.9(23)	586.6(23)	11,850(23)	11,400	450	12.3	20.2	10,185(23)	9,735	450	10.6	17.4
25	1,037.6(22)	625.7(22)	15,833(22)	15,232	601	15.3	25.3	14,585(22)	13,984	601	14.1	23.3
30	1,089.0(22)	659.2(22)	20,020(22)	19,267	753	18.4	30.4	18,490(22)	17,737	753	17.0	28.0
35	1,115.4(21)	685.0(21)	23,580(21)	22,618	962	21.1	34.4	21,534(21)	20,571	963	19.3	31.4
40	1,132.9(18)	646.5(18)	27,215(18)	25,873	1,342	24.0	42.1	25,871(18)	24,530	1,341	22.8	40.0
薬 剤 師												
1年	238.9(28)	197.7(25)	240(14)	240	—	1.0	1.2	114(11)	114	—	0.5	0.6
3	248.7(28)	207.1(28)	545(28)	536	9	2.2	2.6	337(28)	328	9	1.4	1.6
5	264.8(29)	220.2(29)	986(29)	960	26	3.7	4.5	647(29)	622	25	2.4	2.9
10	303.5(30)	253.3(30)	2,441(30)	2,384	57	8.0	9.6	1,740(30)	1,683	57	5.7	6.9
15	327.3(29)	281.8(29)	4,638(29)	4,534	104	14.2	16.5	3,538(29)	3,434	104	10.8	12.6
20	360.8(29)	307.2(29)	7,196(29)	7,043	153	19.9	23.4	6,137(29)	5,983	154	17.0	20.0
25	378.7(28)	321.1(28)	10,063(28)	9,844	219	26.6	31.3	9,029(28)	8,810	219	23.8	28.1
30	396.2(28)	340.9(28)	12,766(28)	12,498	268	32.2	37.4	11,633(28)	11,364	269	29.4	34.1
35	403.9(26)	346.9(26)	15,411(26)	15,073	338	38.2	44.4	13,880(26)	13,541	339	34.4	40.0
40	393.3(18)	333.2(18)	14,772(18)	14,202	570	37.6	44.3	13,643(18)	13,073	570	34.7	40.9
看 護 師												
1年	231.6(31)	197.0(26)	234(14)	234	—	1.0	1.2	113(11)	113	—	0.5	0.6
3	241.6(32)	198.4(32)	497(31)	488	9	2.1	2.5	308(31)	299	9	1.3	1.6
5	253.3(32)	208.6(32)	883(32)	860	23	3.5	4.2	583(32)	561	22	2.3	2.8
10	281.4(33)	233.3(33)	2,177(33)	2,125	52	7.7	9.3	1,561(33)	1,510	51	5.5	6.7
15	308.8(32)	259.7(32)	4,063(32)	3,970	93	13.2	15.6	3,142(32)	3,048	94	10.2	12.1
20	338.5(32)	285.4(32)	6,441(32)	6,303	138	19.0	22.6	5,530(32)	5,392	138	16.3	19.4
25	357.1(31)	305.0(31)	9,214(31)	9,017	197	25.8	30.2	8,263(31)	8,066	197	23.1	27.1
30	376.5(30)	319.4(30)	11,747(30)	11,497	250	31.2	36.8	10,720(30)	10,471	249	28.5	33.6
35	392.5(28)	332.7(28)	14,341(28)	14,028	313	36.5	43.1	12,946(28)	12,633	313	33.0	38.9
40	387.0(22)	329.9(22)	14,712(22)	14,247	465	38.0	44.6	13,640(22)	13,176	464	35.2	41.3
准看護師												
1年	192.4(23)	161.9(19)	202(7)	202	—	1.0	1.2	93(5)	93	—	0.5	0.6
3	202.7(24)	162.7(24)	366(23)	356	10	1.8	2.2	243(23)	234	9	1.2	1.5
5	212.3(24)	170.9(24)	660(24)	636	24	3.1	3.9	477(24)	453	24	2.2	2.8
10	233.8(25)	189.1(25)	1,604(25)	1,549	55	6.9	8.5	1,274(25)	1,220	54	5.5	6.7
15	253.0(24)	205.5(24)	2,980(24)	2,880	100	11.8	14.5	2,489(24)	2,389	100	9.8	12.1
20	275.0(25)	225.5(25)	4,603(25)	4,461	142	16.7	20.4	4,205(25)	4,063	142	15.3	18.6
25	291.6(23)	240.2(23)	6,522(23)	6,310	212	22.4	27.2	6,129(23)	5,916	213	21.0	25.5
30	308.6(23)	253.1(23)	8,484(23)	8,224	260	27.5	33.5	8,016(23)	7,756	260	26.0	31.7
35	327.4(21)	271.0(21)	10,610(21)	10,276	334	32.4	39.1	9,947(21)	9,613	334	30.4	36.7
40	333.0(20)	276.1(20)	11,620(20)	11,211	409	34.9	42.1	10,964(19)	10,533	431	32.9	39.7

職種別モデル退職金〈病院計〉

表1-2 職種別にみた勤続年数別モデル退職金 (病院計)

〔単位:千円, ( )は集計病院数〕

勤続年数	所定内賃金 Ⓐ	退職金算定基礎額 Ⓑ	法人(病院)都合退職 退職金総額 Ⓒ	退職一時金	年金現価額	所定内賃金比 Ⓒ÷Ⓐ (倍)	算定基礎額比 Ⓒ÷Ⓑ (倍)	自己都合退職 退職金総額 Ⓓ	退職一時金	年金現価額	所定内賃金比 Ⓓ÷Ⓐ (倍)	算定基礎額比 Ⓓ÷Ⓑ (倍)
臨床検査技師												
1年	202.2(25)	177.9(22)	221(13)	221	—	1.1	1.2	105(11)	105	—	0.5	0.6
3	214.1(26)	181.6(26)	490(26)	481	9	2.3	2.7	290(26)	281	9	1.4	1.6
5	227.1(25)	193.0(25)	906(25)	881	25	4.0	4.7	567(25)	542	25	2.5	2.9
10	259.0(28)	220.1(28)	2,173(28)	2,122	51	8.4	9.9	1,497(28)	1,445	52	5.8	6.8
15	286.8(26)	248.6(26)	4,195(26)	4,099	96	14.6	16.9	3,107(26)	3,010	97	10.8	12.5
20	322.5(26)	275.3(26)	6,713(26)	6,571	142	20.8	24.4	5,627(26)	5,484	143	17.4	20.4
25	342.8(25)	294.5(25)	9,705(25)	9,500	205	28.3	33.0	8,587(25)	8,382	205	25.0	29.2
30	359.5(26)	309.2(26)	12,144(26)	11,903	241	33.8	39.3	11,021(26)	10,780	241	30.7	35.6
35	366.7(25)	318.7(25)	14,686(25)	14,393	293	40.0	46.1	13,202(25)	12,909	293	36.0	41.4
40	344.2(16)	294.1(16)	13,780(16)	13,246	534	40.0	46.9	12,704(16)	12,169	535	36.9	43.2
診療放射線技師												
1年	213.5(24)	184.7(21)	225(13)	225	—	1.1	1.2	103(11)	103	—	0.5	0.6
3	224.3(24)	187.0(24)	500(24)	490	10	2.2	2.7	293(24)	283	10	1.3	1.6
5	238.6(24)	199.6(24)	916(24)	889	27	3.8	4.6	567(24)	540	27	2.4	2.8
10	270.2(25)	226.3(25)	2,222(25)	2,161	61	8.2	9.8	1,490(25)	1,429	61	5.5	6.6
15	297.7(26)	254.6(26)	4,055(26)	3,952	103	13.6	15.9	2,999(26)	2,896	103	10.1	11.8
20	333.4(25)	283.5(25)	6,674(25)	6,517	157	20.0	23.5	5,587(25)	5,430	157	16.8	19.7
25	353.4(25)	301.5(25)	9,490(25)	9,273	217	26.9	31.5	8,385(25)	8,168	217	23.7	27.8
30	371.6(24)	318.6(24)	12,209(24)	11,932	277	32.9	38.3	11,056(24)	10,778	278	29.8	34.7
35	377.4(23)	329.8(23)	14,880(23)	14,541	339	39.4	45.1	13,326(23)	12,988	338	35.3	40.4
40	356.1(15)	310.0(15)	13,757(15)	13,151	606	38.6	44.4	12,700(15)	12,095	605	35.7	41.0
臨床工学技士												
1年	202.4(17)	183.0(16)	231(10)	231	—	1.1	1.3	107(10)	107	—	0.5	0.6
3	215.5(16)	190.1(16)	553(16)	540	13	2.6	2.9	319(16)	306	13	1.5	1.7
5	230.7(16)	205.5(16)	1,008(16)	971	37	4.4	4.9	606(16)	569	37	2.6	2.9
10	267.1(18)	235.9(18)	2,304(18)	2,228	76	8.6	9.8	1,469(18)	1,346	123	5.5	6.2
15	298.4(17)	271.6(17)	4,488(17)	4,346	142	15.0	16.5	3,215(17)	3,074	141	10.8	11.8
20	337.5(18)	296.4(18)	7,015(18)	6,818	197	20.8	23.7	5,757(18)	5,560	197	17.1	19.4
25	355.5(16)	320.6(16)	10,488(16)	10,182	306	29.5	32.7	9,297(16)	8,991	306	26.2	29.0
30	368.7(16)	332.0(16)	13,220(16)	12,845	375	35.9	39.8	11,777(16)	11,403	374	31.9	35.5
35	381.9(15)	349.4(15)	16,444(15)	15,976	468	43.1	47.1	14,421(15)	13,953	468	37.8	41.3
40	348.9(10)	325.5(10)	14,125(10)	13,307	818	40.5	43.4	13,100(10)	12,282	818	37.5	40.2
理学療法士・作業療法士・言語聴覚士												
1年	216.5(29)	187.7(24)	217(13)	217	—	1.0	1.2	102(12)	102	—	0.5	0.5
3	228.3(29)	189.4(29)	500(28)	491	9	2.2	2.6	307(28)	299	8	1.3	1.6
5	243.3(29)	201.4(29)	895(29)	873	22	3.7	4.4	585(29)	563	22	2.4	2.9
10	276.1(30)	228.1(30)	2,209(30)	2,157	52	8.0	9.7	1,565(30)	1,513	52	5.7	6.9
15	302.8(28)	257.5(28)	4,149(28)	4,052	97	13.7	16.1	3,146(28)	3,049	97	10.4	12.2
20	338.0(28)	284.0(28)	6,633(28)	6,491	142	19.6	23.4	5,625(28)	5,483	142	16.6	19.8
25	359.2(27)	303.2(27)	9,570(27)	9,367	203	26.6	31.6	8,521(27)	8,317	204	23.7	28.1
30	378.6(28)	318.4(28)	11,947(28)	11,706	241	31.6	37.5	10,887(28)	10,646	241	28.8	34.2
35	388.1(25)	327.4(25)	14,750(25)	14,434	316	38.0	45.1	13,242(25)	12,926	316	34.1	40.4
40	374.1(17)	308.1(17)	13,847(17)	13,305	542	37.0	44.9	12,787(17)	12,245	542	34.2	41.5

表１－３　職種別にみた勤続年数別モデル退職金　（病院計）

〔単位：千円，（　）は集計病院数〕

勤続年数	所定内賃金Ⓐ	退職金算定基礎額Ⓑ	法人（病院）都合退職					自己都合退職				
			退職金総額Ⓒ	退職一時金	年金現価額	所定内賃金比Ⓒ÷Ⓐ	算定基礎額比Ⓒ÷Ⓑ	退職金総額Ⓓ	退職一時金	年金現価額	所定内賃金比Ⓓ÷Ⓐ	算定基礎額比Ⓓ÷Ⓑ
						（倍）	（倍）				（倍）	（倍）
管理栄養士												
1年	194.1(27)	175.7(23)	211(14)	211	—	1.1	1.2	103(11)	103	—	0.5	0.6
3	204.0(28)	176.9(28)	460(28)	452	8	2.3	2.6	270(28)	262	8	1.3	1.5
5	217.1(27)	187.7(27)	845(27)	822	23	3.9	4.5	532(27)	510	22	2.4	2.8
10	245.4(28)	213.2(28)	2,077(28)	2,027	50	8.5	9.7	1,421(28)	1,370	51	5.8	6.7
15	271.2(29)	240.4(29)	3,857(29)	3,772	85	14.2	16.0	2,897(29)	2,812	85	10.7	12.1
20	302.6(28)	264.4(28)	6,191(28)	6,061	130	20.5	23.4	5,207(28)	5,078	129	17.2	19.7
25	321.5(27)	283.2(27)	8,833(27)	8,648	185	27.5	31.2	7,928(27)	7,742	186	24.7	28.0
30	336.8(27)	296.8(27)	11,283(27)	11,055	228	33.5	38.0	10,223(27)	9,996	227	30.4	34.4
35	348.7(27)	309.9(27)	13,532(27)	13,266	266	38.8	43.7	12,192(27)	11,926	266	35.0	39.3
40	343.9(19)	300.7(19)	13,894(19)	13,453	441	40.4	46.2	12,943(19)	12,502	441	37.6	43.0
介護福祉士												
1年	170.1(14)	146.9(12)	160(2)	160	—	0.9	1.1	89(2)	89	—	0.5	0.6
3	176.5(15)	143.0(15)	282(15)	269	13	1.6	2.0	169(15)	157	12	1.0	1.2
5	187.5(15)	153.8(15)	562(15)	526	36	3.0	3.7	363(15)	328	35	1.9	2.4
10	203.6(15)	163.9(15)	1,397(15)	1,313	84	6.9	8.5	984(15)	901	83	4.8	6.0
15	222.3(15)	184.3(15)	2,630(15)	2,484	146	11.8	14.3	2,035(15)	1,889	146	9.2	11.0
20	238.4(15)	199.3(15)	4,105(15)	3,889	216	17.2	20.6	3,483(15)	3,268	215	14.6	17.5
25	252.2(15)	216.1(15)	5,989(15)	5,692	297	23.7	27.7	5,369(15)	5,072	297	21.3	24.8
30	263.0(15)	225.3(15)	7,712(15)	7,347	365	29.3	34.2	7,038(15)	6,673	365	26.8	31.2
35	278.6(14)	236.4(14)	9,639(14)	9,181	458	34.6	40.8	8,725(14)	8,267	458	31.3	36.9
40	287.7(14)	243.5(14)	10,939(14)	10,406	533	38.0	44.9	9,981(14)	9,447	534	34.7	41.0
介護職員												
1年	163.6(13)	140.0(10)	107(3)	107	—	0.7	0.8	86(1)	86	—	0.5	0.6
3	168.9(12)	131.7(12)	226(12)	226	—	1.3	1.7	156(12)	156	—	0.9	1.2
5	173.5(14)	139.5(14)	427(14)	427	—	2.5	3.1	319(14)	319	—	1.8	2.3
10	186.7(14)	148.6(14)	1,113(14)	1,113	—	6.0	7.5	915(14)	915	—	4.9	6.2
15	199.7(13)	160.8(13)	2,075(13)	2,075	—	10.4	12.9	1,707(13)	1,707	—	8.5	10.6
20	212.1(13)	169.7(13)	3,114(13)	3,114	—	14.7	18.3	2,684(13)	2,684	—	12.7	15.8
25	222.6(13)	181.3(13)	4,564(13)	4,564	—	20.5	25.2	4,074(13)	4,074	—	18.3	22.5
30	232.5(13)	189.8(13)	5,945(13)	5,945	—	25.6	31.3	5,361(13)	5,361	—	23.1	28.2
35	243.2(13)	199.3(13)	7,437(13)	7,437	—	30.6	37.3	6,743(13)	6,743	—	27.7	33.8
40	253.9(13)	206.9(13)	8,823(13)	8,823	—	34.7	42.6	8,068(13)	8,068	—	31.8	39.0
事務・大学卒												
1年	193.2(27)	174.0(24)	215(14)	215	—	1.1	1.2	103(11)	103	—	0.5	0.6
3	203.1(29)	177.9(29)	464(28)	456	8	2.3	2.6	277(28)	269	8	1.4	1.6
5	215.7(28)	186.8(28)	827(28)	805	22	3.8	4.4	524(28)	501	23	2.4	2.8
10	245.2(29)	212.7(29)	2,069(29)	2,018	51	8.4	9.7	1,421(29)	1,370	51	5.8	6.7
15	272.3(30)	236.9(30)	3,776(30)	3,690	86	13.9	15.9	2,853(30)	2,767	86	10.5	12.0
20	303.8(30)	263.7(30)	6,078(30)	5,951	127	20.0	23.0	5,143(30)	5,017	126	16.9	19.5
25	325.7(29)	281.2(29)	8,747(29)	8,566	181	26.9	31.1	7,772(29)	7,591	181	23.9	27.6
30	342.8(28)	299.7(28)	11,312(28)	11,082	230	33.0	37.7	10,228(28)	9,998	230	29.8	34.1
35	353.4(27)	307.9(27)	13,609(27)	13,330	279	38.5	44.2	12,204(27)	11,924	280	34.5	39.6
40	331.2(19)	293.1(19)	12,778(19)	12,315	463	38.6	43.6	11,741(19)	11,278	463	35.5	40.1

職種別モデル退職金〈病院計〉

表1-4 職種別にみた勤続年数別モデル退職金 （病院計）

〔単位：千円，（ ）は集計病院数〕

勤続年数	所定内賃金 Ⓐ	退職金算定基礎額 Ⓑ	法人（病院）都合退職					自己都合退職				
			退職金総額 Ⓒ	退職一時金	年金現価額	所定内賃金比 Ⓒ÷Ⓐ	算定基礎額比 Ⓒ÷Ⓑ	退職金総額 Ⓓ	退職一時金	年金現価額	所定内賃金比 Ⓓ÷Ⓐ	算定基礎額比 Ⓓ÷Ⓑ
						(倍)	(倍)				(倍)	(倍)
事務・高校卒												
1年	162.1(25)	144.4(22)	183(11)	183	―	1.1	1.3	84(10)	84	―	0.5	0.6
3	172.4(26)	146.9(26)	377(24)	369	8	2.2	2.6	227(24)	219	8	1.3	1.5
5	183.7(27)	156.5(27)	671(26)	651	20	3.7	4.3	440(26)	420	20	2.4	2.8
10	211.6(26)	179.7(26)	1,688(26)	1,641	47	8.0	9.4	1,186(26)	1,139	47	5.6	6.6
15	237.8(26)	202.6(26)	3,146(26)	3,065	81	13.2	15.5	2,384(26)	2,303	81	10.0	11.8
20	265.8(26)	229.5(26)	5,236(26)	5,116	120	19.7	22.8	4,418(26)	4,298	120	16.6	19.3
25	295.6(25)	251.7(25)	7,740(25)	7,568	172	26.2	30.7	6,856(25)	6,684	172	23.2	27.2
30	316.6(25)	271.5(25)	10,187(25)	9,976	211	32.2	37.5	9,256(25)	9,045	211	29.2	34.1
35	333.4(24)	290.6(24)	12,595(24)	12,338	257	37.8	43.3	11,333(24)	11,075	258	34.0	39.0
40	339.7(24)	299.8(24)	14,072(24)	13,772	300	41.4	46.9	13,060(24)	12,760	300	38.4	43.6

表2-1　病床規模別にみた職種別勤続年数別モデル退職金　（400床以上）

〔単位：千円，（　）は集計病院数〕

勤続年数	所定内賃金 Ⓐ	退職金算定基礎額 Ⓑ	法人（病院）都合退職 退職金総額 Ⓒ	退職一時金	年金現価額	所定内賃金比 Ⓒ÷Ⓐ（倍）	算定基礎額比 Ⓒ÷Ⓑ（倍）	自己都合退職 退職金総額 Ⓓ	退職一時金	年金現価額	所定内賃金比 Ⓓ÷Ⓐ（倍）	算定基礎額比 Ⓓ÷Ⓑ（倍）
医師												
1年	486.4(5)	303.4(5)	461(5)	461	—	0.9	1.5	175(5)	175	—	0.4	0.6
3	523.6(5)	337.0(5)	1,412(5)	1,412	—	2.7	4.2	750(5)	750	—	1.4	2.2
5	554.0(5)	361.3(5)	2,494(5)	2,494	—	4.5	6.9	1,338(5)	1,338	—	2.4	3.7
10	675.5(5)	438.9(5)	6,067(5)	6,067	—	9.0	13.8	3,770(5)	3,770	—	5.6	8.6
15	744.5(5)	495.1(5)	10,408(5)	10,408	—	14.0	21.0	7,248(5)	7,248	—	9.7	14.6
20	781.1(5)	530.1(5)	15,277(5)	15,277	—	19.6	28.8	12,367(5)	12,367	—	15.8	23.3
25	786.8(4)	539.0(4)	21,632(4)	21,632	—	27.5	40.1	18,868(4)	18,868	—	24.0	35.0
30	779.8(4)	552.8(4)	27,019(4)	27,019	—	34.6	48.9	23,674(4)	23,674	—	30.4	42.8
35	661.4(3)	556.9(3)	33,679(3)	33,679	—	50.9	60.5	27,749(3)	27,749	—	42.0	49.8
40	671.6(3)	567.1(3)	34,332(3)	34,332	—	51.1	60.5	31,545(3)	31,545	—	47.0	55.6
薬剤師												
1年	230.8(6)	186.8(6)	283(5)	283	—	1.2	1.5	113(5)	113	—	0.5	0.6
3	244.5(6)	199.4(6)	763(6)	763	—	3.1	3.8	460(6)	460	—	1.9	2.3
5	259.1(6)	212.7(6)	1,265(6)	1,265	—	4.9	5.9	817(6)	817	—	3.2	3.8
10	305.2(6)	253.2(6)	2,931(6)	2,931	—	9.6	11.6	1,965(6)	1,965	—	6.4	7.8
15	351.7(6)	295.8(6)	5,915(6)	5,915	—	16.8	20.0	4,217(6)	4,217	—	12.0	14.3
20	412.4(6)	332.7(6)	9,293(6)	9,293	—	22.5	27.9	7,754(6)	7,754	—	18.8	23.3
25	446.5(5)	351.2(5)	13,654(5)	13,654	—	30.6	38.9	12,088(5)	12,088	—	27.1	34.4
30	474.9(5)	368.3(5)	17,455(5)	17,455	—	36.8	47.4	15,559(5)	15,559	—	32.8	42.2
35	486.2(5)	378.5(5)	20,961(5)	20,961	—	43.1	55.4	18,422(5)	18,422	—	37.9	48.7
40	466.9(3)	339.7(3)	19,539(3)	19,539	—	41.8	57.5	18,376(3)	18,376	—	39.4	54.1
看護師												
1年	230.8(7)	184.5(7)	270(5)	270	—	1.2	1.5	109(5)	109	—	0.5	0.6
3	242.0(7)	195.0(7)	726(6)	726	—	3.0	3.7	433(6)	433	—	1.8	2.2
5	253.9(7)	205.8(7)	1,097(7)	1,097	—	4.3	5.3	723(7)	723	—	2.8	3.5
10	290.7(7)	236.1(7)	2,547(7)	2,547	—	8.8	10.8	1,727(7)	1,727	—	5.9	7.3
15	334.1(7)	269.2(7)	4,801(7)	4,801	—	14.4	17.8	3,511(7)	3,511	—	10.5	13.0
20	378.9(7)	305.5(7)	7,941(7)	7,941	—	21.0	26.0	6,656(7)	6,656	—	17.6	21.8
25	412.0(6)	325.1(6)	11,650(6)	11,650	—	28.3	35.8	10,382(6)	10,382	—	25.2	31.9
30	441.5(6)	345.1(6)	15,005(6)	15,005	—	34.0	43.5	13,463(6)	13,463	—	30.5	39.0
35	455.8(6)	358.3(6)	18,275(6)	18,275	—	40.1	51.0	16,162(6)	16,162	—	35.5	45.1
40	424.6(5)	343.1(5)	18,416(5)	18,416	—	43.4	53.7	17,226(5)	17,226	—	40.6	50.2
准看護師												
1年	197.8(4)	141.4(4)	254(2)	254	—	1.3	1.8	90(2)	90	—	0.5	0.6
3	207.0(4)	149.4(4)	561(3)	561	—	2.7	3.8	432(3)	432	—	2.1	2.9
5	217.1(4)	157.8(4)	724(4)	724	—	3.3	4.6	656(4)	656	—	3.0	4.2
10	249.2(4)	180.8(4)	1,557(4)	1,557	—	6.2	8.6	1,557(4)	1,557	—	6.2	8.6
15	279.1(4)	203.4(4)	2,886(4)	2,886	—	10.3	14.2	2,886(4)	2,886	—	10.3	14.2
20	321.0(4)	229.3(4)	4,640(4)	4,640	—	14.5	20.2	4,640(4)	4,640	—	14.5	20.2
25	347.6(3)	222.6(3)	6,215(3)	6,215	—	17.9	27.9	6,215(3)	6,215	—	17.9	27.9
30	384.0(3)	239.6(3)	8,356(3)	8,356	—	21.8	34.9	8,356(3)	8,356	—	21.8	34.9
35	390.5(3)	243.7(3)	9,917(3)	9,917	—	25.4	40.7	9,917(3)	9,917	—	25.4	40.7
40	395.0(3)	246.4(3)	10,749(3)	10,749	—	27.2	43.6	10,749(3)	10,749	—	27.2	43.6

職種別モデル退職金〈病床規模計〉

表2-2 病床規模別にみた職種別勤続年数別モデル退職金 （400床以上）

〔単位：千円，（ ）は集計病院数〕

勤続年数	所定内賃金Ⓐ	退職金算定基礎額Ⓑ	法人（病院）都合退職					自己都合退職				
			退職金総額Ⓒ	退職一時金	年金現価額	所定内賃金比Ⓒ÷Ⓐ（倍）	算定基礎額比Ⓒ÷Ⓑ（倍）	退職金総額Ⓓ	退職一時金	年金現価額	所定内賃金比Ⓓ÷Ⓐ（倍）	算定基礎額比Ⓓ÷Ⓑ（倍）
臨床検査技師												
1年	209.1(6)	169.3(6)	262(5)	262	—	1.3	1.5	105(5)	105	—	0.5	0.6
3	222.8(6)	181.8(6)	699(6)	699	—	3.1	3.8	414(6)	414	—	1.9	2.3
5	238.7(6)	196.5(6)	1,176(6)	1,176	—	4.9	6.0	745(6)	745	—	3.1	3.8
10	284.1(6)	236.3(6)	2,751(6)	2,751	—	9.7	11.6	1,816(6)	1,816	—	6.4	7.7
15	328.8(6)	277.2(6)	5,385(6)	5,385	—	16.4	19.4	3,830(6)	3,830	—	11.6	13.8
20	392.0(6)	317.9(6)	8,969(6)	8,969	—	22.9	28.2	7,427(6)	7,427	—	18.9	23.4
25	435.3(5)	346.3(5)	13,511(5)	13,511	—	31.0	39.0	11,932(5)	11,932	—	27.4	34.5
30	464.2(5)	363.8(5)	17,302(5)	17,302	—	37.3	47.6	15,389(5)	15,389	—	33.2	42.3
35	477.0(5)	375.4(5)	20,852(5)	20,852	—	43.7	55.5	18,286(5)	18,286	—	38.3	48.7
40	445.3(3)	328.9(3)	18,933(3)	18,933	—	42.5	57.6	17,798(3)	17,798	—	40.0	54.1
診療放射線技師												
1年	202.3(5)	177.2(5)	251(5)	251	—	1.2	1.4	102(5)	102	—	0.5	0.6
3	217.5(5)	191.7(5)	752(5)	752	—	3.5	3.9	419(5)	419	—	1.9	2.2
5	235.5(5)	209.0(5)	1,273(5)	1,273	—	5.4	6.1	761(5)	761	—	3.2	3.6
10	281.9(5)	253.6(5)	2,976(5)	2,976	—	10.6	11.7	1,854(5)	1,854	—	6.6	7.3
15	330.1(5)	299.8(5)	5,879(5)	5,879	—	17.8	19.6	4,012(5)	4,012	—	12.2	13.4
20	394.1(5)	344.0(5)	9,797(5)	9,797	—	24.9	28.5	7,946(5)	7,946	—	20.2	23.1
25	444.1(4)	385.0(4)	15,219(4)	15,219	—	34.3	39.5	13,245(4)	13,245	—	29.8	34.4
30	459.7(4)	399.7(4)	19,318(4)	19,318	—	42.0	48.3	16,926(4)	16,926	—	36.8	42.3
35	474.2(4)	413.9(4)	23,352(4)	23,352	—	49.2	56.4	20,144(4)	20,144	—	42.5	48.7
40	416.4(2)	380.1(2)	22,057(2)	22,057	—	53.0	58.0	20,355(2)	20,355	—	48.9	53.6
臨床工学技士												
1年	205.9(5)	179.7(5)	260(5)	260	—	1.3	1.4	104(5)	104	—	0.5	0.6
3	220.7(5)	193.8(5)	764(5)	764	—	3.5	3.9	426(5)	426	—	1.9	2.2
5	237.8(5)	210.3(5)	1,279(5)	1,279	—	5.4	6.1	769(5)	769	—	3.2	3.7
10	284.4(5)	255.0(5)	2,979(5)	2,979	—	10.5	11.7	1,864(5)	1,864	—	6.6	7.3
15	333.0(5)	301.5(5)	5,891(5)	5,891	—	17.7	19.5	4,046(5)	4,046	—	12.2	13.4
20	394.5(5)	345.1(5)	9,805(5)	9,805	—	24.9	28.4	7,972(5)	7,972	—	20.2	23.1
25	442.8(4)	384.9(4)	15,190(4)	15,190	—	34.3	39.5	13,236(4)	13,236	—	29.9	34.4
30	456.6(4)	398.0(4)	19,222(4)	19,222	—	42.1	48.3	16,854(4)	16,854	—	36.9	42.3
35	469.9(4)	411.0(4)	23,185(4)	23,185	—	49.3	56.4	20,010(4)	20,010	—	42.6	48.7
40	416.4(2)	380.1(2)	22,057(2)	22,057	—	53.0	58.0	20,355(2)	20,355	—	48.9	53.6
理学療法士・作業療法士・言語聴覚士												
1年	210.4(7)	171.6(7)	251(5)	251	—	1.2	1.5	102(5)	102	—	0.5	0.6
3	223.2(7)	182.8(7)	693(6)	693	—	3.1	3.8	415(6)	415	—	1.9	2.3
5	238.0(7)	196.0(7)	1,062(7)	1,062	—	4.5	5.4	695(7)	695	—	2.9	3.5
10	278.7(7)	230.6(7)	2,503(7)	2,503	—	9.0	10.9	1,702(7)	1,702	—	6.1	7.4
15	318.5(7)	265.7(7)	4,831(7)	4,831	—	15.2	18.2	3,498(7)	3,498	—	11.0	13.2
20	377.7(7)	301.4(7)	7,987(7)	7,987	—	21.1	26.5	6,665(7)	6,665	—	17.6	22.1
25	414.8(6)	323.6(6)	11,814(6)	11,814	—	28.5	36.5	10,498(6)	10,498	—	25.3	32.4
30	442.6(6)	339.2(6)	15,124(6)	15,124	—	34.2	44.6	13,529(6)	13,529	—	30.6	39.9
35	454.0(6)	349.5(6)	18,228(6)	18,228	—	40.2	52.2	16,090(6)	16,090	—	35.4	46.0
40	418.9(4)	301.7(4)	15,660(4)	15,660	—	37.4	51.9	14,808(4)	14,808	—	35.4	49.1

表2－3　病床規模別にみた職種別勤続年数別モデル退職金　（400床以上）

〔単位：千円，（　）は集計病院数〕

勤続年数	所定内賃金 Ⓐ	退職金算定基礎額 Ⓑ	法人（病院）都合退職					自己都合退職				
			退職金総額 Ⓒ	退職一時金	年金現価額	所定内賃金比 Ⓒ÷Ⓐ (倍)	算定基礎額比 Ⓒ÷Ⓑ (倍)	退職金総額 Ⓓ	退職一時金	年金現価額	所定内賃金比 Ⓓ÷Ⓐ (倍)	算定基礎額比 Ⓓ÷Ⓑ (倍)
管理栄養士												
1年	196.1(5)	174.4(5)	244(5)	244	—	1.2	1.4	100(5)	100	—	0.5	0.6
3	211.2(5)	188.9(5)	738(5)	738	—	3.5	3.9	412(5)	412	—	2.0	2.2
5	227.0(5)	204.1(5)	1,239(5)	1,239	—	5.5	6.1	743(5)	743	—	3.3	3.6
10	272.9(5)	248.4(5)	2,907(5)	2,907	—	10.7	11.7	1,809(5)	1,809	—	6.6	7.3
15	320.4(5)	294.1(5)	5,761(5)	5,761	—	18.0	19.6	3,936(5)	3,936	—	12.3	13.4
20	385.3(5)	337.9(5)	9,617(5)	9,617	—	25.0	28.5	7,802(5)	7,802	—	20.2	23.1
25	434.7(4)	377.7(4)	14,937(4)	14,937	—	34.4	39.5	13,004(4)	13,004	—	29.9	34.4
30	451.9(4)	393.8(4)	19,025(4)	19,025	—	42.1	48.3	16,682(4)	16,682	—	36.9	42.4
35	466.5(4)	407.9(4)	22,998(4)	22,998	—	49.3	56.4	19,860(4)	19,860	—	42.6	48.7
40	485.0(3)	406.8(3)	24,488(3)	24,488	—	50.5	60.2	23,353(3)	23,353	—	48.1	57.4
介護福祉士												
1年	188.0(1)	94.0(1)	—	—	—	—	—	—	—	—	—	—
3	196.0(1)	98.0(1)	294(1)	294	—	1.5	3.0	294(1)	294	—	1.5	3.0
5	204.0(1)	102.0(1)	510(1)	510	—	2.5	5.0	510(1)	510	—	2.5	5.0
10	243.0(1)	116.5(1)	1,281(1)	1,281	—	5.3	11.0	1,281(1)	1,281	—	5.3	11.0
15	267.0(1)	128.5(1)	2,313(1)	2,313	—	8.7	18.0	2,313(1)	2,313	—	8.7	18.0
20	287.0(1)	138.5(1)	3,601(1)	3,601	—	12.5	26.0	3,601(1)	3,601	—	12.5	26.0
25	301.0(1)	145.5(1)	5,092(1)	5,092	—	16.9	35.0	5,092(1)	5,092	—	16.9	35.0
30	311.0(1)	150.5(1)	6,321(1)	6,321	—	20.3	42.0	6,321(1)	6,321	—	20.3	42.0
35	321.0(1)	155.5(1)	7,619(1)	7,619	—	23.7	49.0	7,619(1)	7,619	—	23.7	49.0
40	331.0(1)	160.5(1)	8,988(1)	8,988	—	27.2	56.0	8,988(1)	8,988	—	27.2	56.0
介護職員												
1年	183.0(1)	91.5(1)	—	—	—	—	—	—	—	—	—	—
3	191.0(1)	95.5(1)	286(1)	286	—	1.5	3.0	286(1)	286	—	1.5	3.0
5	199.0(1)	99.5(1)	497(1)	497	—	2.5	5.0	497(1)	497	—	2.5	5.0
10	238.0(1)	114.0(1)	1,254(1)	1,254	—	5.3	11.0	1,254(1)	1,254	—	5.3	11.0
15	262.0(1)	126.0(1)	2,268(1)	2,268	—	8.7	18.0	2,268(1)	2,268	—	8.7	18.0
20	282.0(1)	136.0(1)	3,536(1)	3,536	—	12.5	26.0	3,536(1)	3,536	—	12.5	26.0
25	296.0(1)	143.0(1)	5,005(1)	5,005	—	16.9	35.0	5,005(1)	5,005	—	16.9	35.0
30	306.0(1)	148.0(1)	6,216(1)	6,216	—	20.3	42.0	6,216(1)	6,216	—	20.3	42.0
35	316.0(1)	153.0(1)	7,497(1)	7,497	—	23.7	49.0	7,497(1)	7,497	—	23.7	49.0
40	326.0(1)	158.0(1)	8,848(1)	8,848	—	27.1	56.0	8,848(1)	8,848	—	27.1	56.0
事務・大学卒												
1年	191.9(7)	160.4(7)	258(5)	258	—	1.3	1.6	104(5)	104	—	0.5	0.6
3	204.2(7)	171.0(7)	682(6)	682	—	3.3	4.0	403(6)	403	—	2.0	2.4
5	218.3(7)	183.1(7)	1,017(7)	1,017	—	4.7	5.6	657(7)	657	—	3.0	3.6
10	257.9(7)	216.6(7)	2,442(7)	2,442	—	9.5	11.3	1,640(7)	1,640	—	6.4	7.6
15	296.6(7)	250.6(7)	4,615(7)	4,615	—	15.6	18.4	3,382(7)	3,382	—	11.4	13.5
20	356.0(7)	287.0(7)	7,692(7)	7,692	—	21.6	26.8	6,403(7)	6,403	—	18.0	22.3
25	390.3(6)	309.2(6)	11,379(6)	11,379	—	29.2	36.8	10,104(6)	10,104	—	25.9	32.7
30	418.6(6)	326.3(6)	14,693(6)	14,693	—	35.1	45.0	13,131(6)	13,131	—	31.4	40.2
35	428.9(6)	335.5(6)	17,632(6)	17,632	—	41.1	52.6	15,541(6)	15,541	—	36.2	46.3
40	392.4(4)	291.3(4)	15,317(4)	15,317	—	39.0	52.6	14,439(4)	14,439	—	36.8	49.6

職種別モデル退職金〈病床規模計〉

表2-4　病床規模別にみた職種別勤続年数別モデル退職金　（400床以上）

〔単位：千円，（　）は集計病院数〕

勤続年数	所定内賃金 Ⓐ	退職金算定基礎額 Ⓑ	法人（病院）都合退職					自己都合退職				
			退職金総額 Ⓒ	退職一時金	年金現価額	所定内賃金比 Ⓒ÷Ⓐ	算定基礎額比 Ⓒ÷Ⓑ	退職金総額 Ⓓ	退職一時金	年金現価額	所定内賃金比 Ⓓ÷Ⓐ	算定基礎額比 Ⓓ÷Ⓑ
						(倍)	(倍)				(倍)	(倍)

事務・高校卒

勤続年数	Ⓐ	Ⓑ	Ⓒ	退職一時金	年金現価額	Ⓒ÷Ⓐ	Ⓒ÷Ⓑ	Ⓓ	退職一時金	年金現価額	Ⓓ÷Ⓐ	Ⓓ÷Ⓑ
1年	166.0(6)	130.4(6)	203(4)	203	—	1.2	1.6	82(4)	82	—	0.5	0.6
3	175.1(6)	138.2(6)	523(5)	523	—	3.0	3.8	342(5)	342	—	2.0	2.5
5	186.9(6)	148.6(6)	761(6)	761	—	4.1	5.1	552(6)	552	—	3.0	3.7
10	220.4(6)	174.8(6)	1,746(6)	1,746	—	7.9	10.0	1,347(6)	1,347	—	6.1	7.7
15	255.1(6)	205.3(6)	3,508(6)	3,508	—	13.8	17.1	2,794(6)	2,794	—	11.0	13.6
20	299.5(6)	240.3(6)	6,189(6)	6,189	—	20.7	25.8	5,317(6)	5,317	—	17.8	22.1
25	361.4(5)	270.1(5)	9,526(5)	9,526	—	26.4	35.3	8,659(5)	8,659	—	24.0	32.1
30	403.6(5)	298.5(5)	12,813(5)	12,813	—	31.7	42.9	11,712(5)	11,712	—	29.0	39.2
35	414.1(5)	307.4(5)	15,313(5)	15,313	—	37.0	49.8	13,842(5)	13,842	—	33.4	45.0
40	421.4(5)	313.5(5)	16,023(5)	16,023	—	38.0	51.1	15,352(5)	15,352	—	36.4	49.0

表3－1　病床規模別にみた職種別勤続年数別モデル退職金　（200～399床）

〔単位：千円．（　）は集計病院数〕

勤続年数	所定内賃金 Ⓐ	退職金算定基礎額 Ⓑ	法人（病院）都合退職					自己都合退職				
			退職金総額 Ⓒ	退職一時金	年金現価額	所定内賃金比 Ⓒ÷Ⓐ	算定基礎額比 Ⓒ÷Ⓑ	退職金総額 Ⓓ	退職一時金	年金現価額	所定内賃金比 Ⓓ÷Ⓐ	算定基礎額比 Ⓓ÷Ⓑ
						（倍）	（倍）				（倍）	（倍）
医師												
1年	539.2(8)	303.3(7)	290(4)	290	—	0.5	1.0	156(4)	156	—	0.3	0.5
3	615.7(9)	373.9(9)	810(9)	750	60	1.3	2.2	564(9)	504	60	0.9	1.5
5	711.3(9)	407.3(9)	1,560(9)	1,453	107	2.2	3.8	1,099(9)	993	106	1.5	2.7
10	824.2(10)	477.9(10)	4,253(10)	3,866	387	5.2	8.9	3,514(10)	3,126	388	4.3	7.4
15	923.8(9)	537.1(9)	7,320(9)	6,595	725	7.9	13.6	6,265(9)	5,540	725	6.8	11.7
20	969.9(9)	591.4(9)	11,478(9)	10,328	1,150	11.8	19.4	10,500(9)	9,350	1,150	10.8	17.8
25	1,058.4(9)	628.4(9)	15,368(9)	13,898	1,470	14.5	24.5	14,616(9)	13,146	1,470	13.8	23.3
30	1,126.7(9)	657.5(9)	19,076(9)	17,236	1,840	16.9	29.0	18,160(9)	16,319	1,841	16.1	27.6
35	1,156.6(9)	681.6(9)	22,186(9)	19,940	2,246	19.2	32.5	20,991(9)	18,745	2,246	18.1	30.8
40	1,256.8(9)	705.6(9)	24,754(9)	22,071	2,683	19.7	35.1	24,203(9)	21,520	2,683	19.3	34.3
薬剤師												
1年	243.7(10)	214.4(9)	189(6)	189	—	0.8	0.9	119(4)	119	—	0.5	0.6
3	250.6(11)	220.1(11)	497(11)	473	24	2.0	2.3	310(11)	286	24	1.2	1.4
5	263.8(11)	232.5(11)	931(11)	864	67	3.5	4.0	615(11)	548	67	2.3	2.6
10	296.6(11)	257.0(11)	2,472(11)	2,316	156	8.3	9.6	1,777(11)	1,620	157	6.0	6.9
15	317.1(11)	280.4(11)	4,459(11)	4,185	274	14.1	15.9	3,573(11)	3,299	274	11.3	12.7
20	336.4(11)	298.7(11)	6,774(11)	6,370	404	20.1	22.7	5,949(11)	5,545	404	17.7	19.9
25	350.5(11)	310.6(11)	9,417(11)	8,860	557	26.9	30.3	8,574(11)	8,017	557	24.5	27.6
30	363.3(11)	323.1(11)	11,764(11)	11,080	684	32.4	36.4	10,788(11)	10,104	684	29.7	33.4
35	374.8(11)	333.4(11)	13,564(11)	12,764	800	36.2	40.7	12,364(11)	11,564	800	33.0	37.1
40	372.3(7)	328.4(7)	12,449(7)	10,983	1,466	33.4	37.9	11,642(7)	10,176	1,466	31.3	35.5
看護師												
1年	230.0(11)	211.2(9)	185(6)	185	—	0.8	0.9	119(4)	119	—	0.5	0.6
3	240.1(12)	216.5(12)	470(12)	448	22	2.0	2.2	310(12)	288	22	1.3	1.4
5	250.9(12)	226.1(12)	868(12)	807	61	3.5	3.8	600(12)	540	60	2.4	2.7
10	278.1(12)	249.1(12)	2,330(12)	2,187	143	8.4	9.4	1,733(12)	1,590	143	6.2	7.0
15	297.8(12)	269.9(12)	4,189(12)	3,938	251	14.1	15.5	3,406(12)	3,156	250	11.4	12.6
20	324.3(12)	292.4(12)	6,468(12)	6,100	368	19.9	22.1	5,773(12)	5,405	368	17.8	19.7
25	336.8(12)	306.1(12)	9,100(12)	8,592	508	27.0	29.7	8,345(12)	7,836	509	24.8	27.3
30	352.8(11)	317.9(11)	11,579(11)	10,898	681	32.8	36.4	10,626(11)	9,946	680	30.1	33.4
35	364.8(11)	328.2(11)	13,309(11)	12,513	796	36.5	40.6	12,130(11)	11,333	797	33.3	37.0
40	376.6(8)	339.0(8)	13,691(8)	12,413	1,278	36.4	40.4	12,832(8)	11,554	1,278	34.1	37.9
准看護師												
1年	192.8(6)	167.4(5)	97(2)	97	—	0.5	0.6	86(1)	86	—	0.4	0.5
3	200.2(7)	175.3(7)	294(7)	264	30	1.5	1.7	209(7)	179	30	1.0	1.2
5	208.5(7)	182.5(7)	598(7)	515	83	2.9	3.3	439(7)	355	84	2.1	2.4
10	228.1(7)	199.5(7)	1,708(7)	1,512	196	7.5	8.6	1,362(7)	1,166	196	6.0	6.8
15	244.6(7)	213.8(7)	3,220(7)	2,877	343	13.2	15.1	2,718(7)	2,374	344	11.1	12.7
20	260.9(8)	232.2(8)	4,732(8)	4,289	443	18.1	20.4	4,354(8)	3,912	442	16.7	18.8
25	280.0(7)	245.4(7)	6,608(7)	5,910	698	23.6	26.9	6,071(7)	5,374	697	21.7	24.7
30	291.5(7)	255.6(7)	8,130(7)	7,274	856	27.9	31.8	7,531(7)	6,675	856	25.8	29.5
35	301.6(7)	264.7(7)	9,300(7)	8,298	1,002	30.8	35.1	8,614(7)	7,612	1,002	28.6	32.5
40	311.3(7)	273.3(7)	10,282(7)	9,113	1,169	33.0	37.6	10,097(6)	8,733	1,364	32.4	36.9

職種別モデル退職金〈病床規模計〉

表3-2 病床規模別にみた職種別勤続年数別モデル退職金 (200~399床)

〔単位:千円, ( ) は集計病院数〕

勤続年数	所定内賃金Ⓐ	退職金算定基礎額Ⓑ	法人(病院)都合退職					自己都合退職				
			退職金総額Ⓒ	退職一時金	年金現価額	所定内賃金比Ⓒ÷Ⓐ	算定基礎額比Ⓒ÷Ⓑ	退職金総額Ⓓ	退職一時金	年金現価額	所定内賃金比Ⓓ÷Ⓐ	算定基礎額比Ⓓ÷Ⓑ
						(倍)	(倍)				(倍)	(倍)
臨床検査技師												
1年	208.8(10)	188.3(9)	162(6)	162	—	0.8	0.9	105(4)	105	—	0.5	0.6
3	219.1(11)	193.9(11)	436(11)	416	20	2.0	2.2	273(11)	253	20	1.2	1.4
5	231.5(11)	204.4(11)	811(11)	755	56	3.5	4.0	537(11)	481	56	2.3	2.6
10	256.1(12)	226.7(12)	2,151(12)	2,032	119	8.4	9.5	1,580(12)	1,460	120	6.2	7.0
15	280.2(11)	250.0(11)	3,973(11)	3,744	229	14.2	15.9	3,166(11)	2,938	228	11.3	12.7
20	303.2(11)	269.1(11)	6,075(11)	5,739	336	20.0	22.6	5,331(11)	4,995	336	17.6	19.8
25	317.6(11)	282.7(11)	8,666(11)	8,202	464	27.3	30.7	7,868(11)	7,404	464	24.8	27.8
30	329.9(12)	294.8(12)	10,667(12)	10,145	522	32.3	36.2	9,818(12)	9,296	522	29.8	33.3
35	335.9(12)	304.0(12)	12,353(12)	11,742	611	36.8	40.6	11,297(12)	10,686	611	33.6	37.2
40	333.1(7)	296.8(7)	11,338(7)	10,116	1,222	34.0	38.2	10,598(7)	9,377	1,221	31.8	35.7
診療放射線技師												
1年	215.2(8)	193.8(7)	177(5)	177	—	0.8	0.9	105(4)	105	—	0.5	0.5
3	225.4(9)	198.0(9)	469(9)	443	26	2.1	2.4	308(9)	282	26	1.4	1.6
5	239.7(9)	210.0(9)	874(9)	802	72	3.6	4.2	588(9)	516	72	2.5	2.8
10	271.7(9)	236.0(9)	2,342(9)	2,173	169	8.6	9.9	1,662(9)	1,493	169	6.1	7.0
15	296.6(9)	261.5(9)	4,134(9)	3,838	296	13.9	15.8	3,350(9)	3,053	297	11.3	12.8
20	320.8(9)	283.2(9)	6,465(9)	6,028	437	20.2	22.8	5,743(9)	5,307	436	17.9	20.3
25	337.3(9)	298.6(9)	9,351(9)	8,748	603	27.7	31.3	8,597(9)	7,995	602	25.5	28.8
30	353.2(9)	310.6(9)	11,667(9)	10,928	739	33.0	37.6	10,768(9)	10,029	739	30.5	34.7
35	360.6(9)	322.1(9)	13,645(9)	12,780	865	37.8	42.4	12,482(9)	11,617	865	34.6	38.8
40	372.0(5)	328.6(5)	12,978(5)	11,162	1,816	34.9	39.5	12,384(5)	10,568	1,816	33.3	37.7
臨床工学技士												
1年	211.5(6)	193.1(6)	175(4)	175	—	0.8	0.9	107(4)	107	—	0.5	0.6
3	226.7(6)	201.8(6)	510(6)	475	35	2.2	2.5	326(6)	291	35	1.4	1.6
5	243.9(6)	215.9(6)	960(6)	862	98	3.9	4.4	627(6)	530	97	2.6	2.9
10	281.0(6)	247.5(6)	2,472(6)	2,243	229	8.8	10.0	1,634(6)	1,406	228	5.8	6.6
15	307.1(6)	278.9(6)	4,458(6)	4,057	401	14.5	16.0	3,412(6)	3,011	401	11.1	12.2
20	338.2(6)	306.5(6)	7,208(6)	6,618	590	21.3	23.5	6,126(6)	5,536	590	18.1	20.0
25	355.7(6)	323.2(6)	10,497(6)	9,683	814	29.5	32.5	9,367(6)	8,553	814	26.3	29.0
30	371.4(6)	333.9(6)	12,889(6)	11,891	998	34.7	38.6	11,540(6)	10,542	998	31.1	34.6
35	375.3(6)	344.9(6)	15,323(6)	14,155	1,168	40.8	44.4	13,579(6)	12,410	1,169	36.2	39.4
40	378.3(4)	341.8(4)	13,671(4)	11,626	2,045	36.1	40.0	12,929(4)	10,884	2,045	34.2	37.8
理学療法士・作業療法士・言語聴覚士												
1年	217.1(10)	198.1(8)	180(5)	180	—	0.8	0.9	107(4)	107	—	0.5	0.5
3	230.4(11)	201.4(11)	458(11)	437	21	2.0	2.3	295(11)	274	21	1.3	1.5
5	247.4(11)	212.8(11)	861(11)	801	60	3.5	4.0	585(11)	525	60	2.4	2.7
10	280.3(11)	237.4(11)	2,339(11)	2,199	140	8.3	9.9	1,726(11)	1,586	140	6.2	7.3
15	304.2(10)	265.4(10)	4,168(10)	3,897	271	13.7	15.7	3,383(10)	3,112	271	11.1	12.7
20	329.3(10)	287.6(10)	6,486(10)	6,087	399	19.7	22.6	5,753(10)	5,354	399	17.5	20.0
25	345.8(10)	302.9(10)	9,299(10)	8,748	551	26.9	30.7	8,503(10)	7,953	550	24.6	28.1
30	361.1(10)	314.5(10)	11,588(10)	10,913	675	32.1	36.8	10,658(10)	9,983	675	29.5	33.9
35	367.5(10)	324.7(10)	13,408(10)	12,618	790	36.5	41.3	12,241(10)	11,451	790	33.3	37.7
40	380.5(6)	330.7(6)	12,683(6)	11,148	1,535	33.3	38.4	11,987(6)	10,451	1,536	31.5	36.2

表3－3　病床規模別にみた職種別勤続年数別モデル退職金　（200～399床）

〔単位：千円，（　）は集計病院数〕

勤続年数	所定内賃金 Ⓐ	退職金算定基礎額 Ⓑ	法人（病院）都合退職					自己都合退職				
			退職金総額 Ⓒ	退職一時金	年金現価額	所定内賃金比 Ⓒ÷Ⓐ（倍）	算定基礎額比 Ⓒ÷Ⓑ（倍）	退職金総額 Ⓓ	退職一時金	年金現価額	所定内賃金比 Ⓓ÷Ⓐ（倍）	算定基礎額比 Ⓓ÷Ⓑ（倍）
管理栄養士												
1年	201.7(10)	182.8(9)	163(6)	163	—	0.8	0.9	107(4)	107	—	0.5	0.6
3	211.4(11)	188.2(11)	420(11)	401	19	2.0	2.2	262(11)	242	20	1.2	1.4
5	225.2(11)	197.6(11)	780(11)	725	55	3.5	3.9	517(11)	462	55	2.3	2.6
10	252.8(11)	221.4(11)	2,109(11)	1,982	127	8.3	9.5	1,505(11)	1,378	127	6.0	6.8
15	273.6(12)	243.7(12)	3,760(12)	3,554	206	13.7	15.4	3,054(12)	2,849	205	11.2	12.5
20	295.2(11)	261.0(11)	5,869(11)	5,540	329	19.9	22.5	5,188(11)	4,859	329	17.6	19.9
25	310.4(11)	276.3(11)	8,478(11)	8,023	455	27.3	30.7	7,737(11)	7,282	455	24.9	28.0
30	323.7(11)	286.3(11)	10,581(11)	10,023	558	32.7	37.0	9,720(11)	9,162	558	30.0	34.0
35	329.0(12)	296.2(12)	12,113(12)	11,515	598	36.8	40.9	11,127(12)	10,529	598	33.8	37.6
40	334.9(8)	297.4(8)	12,302(8)	11,255	1,047	36.7	41.4	11,601(8)	10,554	1,047	34.6	39.0
介護福祉士												
1年	172.6(4)	156.1(4)	94(1)	94	—	0.5	0.6	94(1)	94	—	0.5	0.6
3	178.1(5)	159.7(5)	287(5)	249	38	1.6	1.8	190(5)	152	38	1.1	1.2
5	186.3(5)	167.0(5)	587(5)	481	106	3.2	3.5	425(5)	318	107	2.3	2.5
10	203.4(5)	182.5(5)	1,600(5)	1,350	250	7.9	8.8	1,215(5)	964	251	6.0	6.7
15	220.4(5)	198.2(5)	2,822(5)	2,383	439	12.8	14.2	2,429(5)	1,990	439	11.0	12.3
20	233.1(5)	209.8(5)	4,178(5)	3,532	646	17.9	19.9	3,874(5)	3,228	646	16.6	18.5
25	244.0(5)	220.0(5)	5,929(5)	5,037	892	24.3	27.0	5,530(5)	4,638	892	22.7	25.1
30	254.4(5)	230.0(5)	7,314(5)	6,220	1,094	28.7	31.8	6,861(5)	5,767	1,094	27.0	29.8
35	264.1(5)	239.3(5)	8,452(5)	7,171	1,281	32.0	35.3	7,927(5)	6,647	1,280	30.0	33.1
40	272.4(5)	247.7(5)	9,284(5)	7,790	1,494	34.1	37.5	8,742(5)	7,248	1,494	32.1	35.3
介護職員												
1年	169.9(4)	145.4(3)	83(2)	83	—	0.5	0.6	86(1)	86	—	0.5	0.6
3	174.9(4)	148.8(4)	253(4)	253	—	1.4	1.7	212(4)	212	—	1.2	1.4
5	175.7(5)	153.8(5)	435(5)	435	—	2.5	2.8	383(5)	383	—	2.2	2.5
10	191.2(5)	167.0(5)	1,368(5)	1,368	—	7.2	8.2	1,205(5)	1,205	—	6.3	7.2
15	207.1(4)	174.7(4)	2,614(4)	2,614	—	12.6	15.0	2,224(4)	2,224	—	10.7	12.7
20	219.9(4)	185.5(4)	3,816(4)	3,816	—	17.4	20.6	3,385(4)	3,385	—	15.4	18.2
25	226.7(4)	190.7(4)	5,307(4)	5,307	—	23.4	27.8	4,806(4)	4,806	—	21.2	25.2
30	233.6(4)	196.0(4)	6,438(4)	6,438	—	27.6	32.8	5,860(4)	5,860	—	25.1	29.9
35	240.5(4)	201.2(4)	7,533(4)	7,533	—	31.3	37.4	6,846(4)	6,846	—	28.5	34.0
40	247.4(4)	206.5(4)	8,429(4)	8,429	—	34.1	40.8	7,720(4)	7,720	—	31.2	37.4
事務・大学卒												
1年	202.2(10)	183.7(9)	157(6)	157	—	0.8	0.9	103(4)	103	—	0.5	0.6
3	209.6(12)	190.6(12)	418(12)	399	19	2.0	2.2	272(12)	253	19	1.3	1.4
5	222.5(11)	200.1(11)	795(11)	738	57	3.6	4.0	526(11)	469	57	2.4	2.6
10	252.2(11)	224.5(11)	2,154(11)	2,020	134	8.5	9.6	1,539(11)	1,405	134	6.1	6.9
15	274.5(12)	244.8(12)	3,812(12)	3,597	215	13.9	15.6	3,084(12)	2,868	216	11.2	12.6
20	297.4(12)	265.6(12)	5,910(12)	5,593	317	19.9	22.3	5,257(12)	4,940	317	17.7	19.8
25	312.0(12)	278.6(12)	8,389(12)	7,952	437	26.9	30.1	7,670(12)	7,233	437	24.6	27.5
30	316.5(11)	287.1(11)	10,570(11)	9,984	586	33.4	36.8	9,661(11)	9,075	586	30.5	33.7
35	327.2(11)	297.9(11)	12,227(11)	11,541	686	37.4	41.0	11,099(11)	10,414	685	33.9	37.3
40	318.5(7)	290.9(7)	11,064(7)	9,808	1,256	34.7	38.0	10,353(7)	9,097	1,256	32.5	35.6

職種別モデル退職金〈病床規模計〉

表3-4 病床規模別にみた職種別勤続年数別モデル退職金 （200～399床）

〔単位：千円，（ ）は集計病院数〕

勤続年数	所定内賃金 Ⓐ	退職金算定基礎額 Ⓑ	法人（病院）都合退職					自己都合退職				
			退職金総額 Ⓒ	退職一時金	年金現価額	所定内賃金比 Ⓒ÷Ⓐ	算定基礎額比 Ⓒ÷Ⓑ	退職金総額 Ⓓ	退職一時金	年金現価額	所定内賃金比 Ⓓ÷Ⓐ	算定基礎額比 Ⓓ÷Ⓑ
						(倍)	(倍)				(倍)	(倍)
事務・高校卒												
1年	165.9(8)	152.0(7)	140(4)	140	—	0.8	0.9	85(4)	85	—	0.5	0.6
3	175.4(9)	157.2(9)	353(9)	332	21	2.0	2.2	219(9)	198	21	1.2	1.4
5	184.3(10)	166.1(10)	656(10)	604	52	3.6	3.9	440(10)	389	51	2.4	2.7
10	215.3(9)	191.7(9)	1,868(9)	1,734	134	8.7	9.7	1,290(9)	1,156	134	6.0	6.7
15	238.3(9)	214.0(9)	3,342(9)	3,107	235	14.0	15.6	2,618(9)	2,382	236	11.0	12.2
20	261.9(9)	235.6(9)	5,331(9)	4,985	346	20.4	22.6	4,647(9)	4,300	347	17.7	19.7
25	281.2(9)	253.0(9)	7,744(9)	7,266	478	27.5	30.6	6,964(9)	6,486	478	24.8	27.5
30	292.7(9)	265.6(9)	9,991(9)	9,405	586	34.1	37.6	9,045(9)	8,459	586	30.9	34.1
35	301.1(9)	276.0(9)	11,745(9)	11,059	686	39.0	42.6	10,543(9)	9,857	686	35.0	38.2
40	309.1(9)	282.9(9)	12,561(9)	11,760	801	40.6	44.4	11,809(9)	11,009	800	38.2	41.7

表4－1　病床規模別にみた職種別勤続年数別モデル退職金　（100～199床）

〔単位：千円，（ ）は集計病院数〕

勤続年数	所定内賃金 Ⓐ	退職金算定基礎額 Ⓑ	法人（病院）都合退職					自己都合退職				
			退職金総額 Ⓒ	退職一時金	年金現価額	所定内賃金比 Ⓒ÷Ⓐ	算定基礎額比 Ⓒ÷Ⓑ	退職金総額 Ⓓ	退職一時金	年金現価額	所定内賃金比 Ⓓ÷Ⓐ	算定基礎額比 Ⓓ÷Ⓑ
						(倍)	(倍)				(倍)	(倍)
医　師												
1年	585.6(7)	429.0(5)	547(2)	547	—	0.9	1.3	192(2)	192	—	0.3	0.4
3	686.5(7)	388.9(7)	787(7)	787	—	1.1	2.0	485(7)	485	—	0.7	1.2
5	755.7(7)	416.6(7)	1,427(7)	1,427	—	1.9	3.4	876(7)	876	—	1.2	2.1
10	871.6(8)	499.3(8)	3,593(8)	3,593	—	4.1	7.2	2,403(8)	2,403	—	2.8	4.8
15	948.8(8)	547.9(8)	6,496(8)	6,496	—	6.8	11.9	4,610(8)	4,610	—	4.9	8.4
20	1,064.5(8)	633.6(8)	10,369(8)	10,369	—	9.7	16.4	8,840(8)	8,840	—	8.3	14.0
25	1,129.3(8)	687.9(8)	13,748(8)	13,748	—	12.2	20.0	12,825(8)	12,825	—	11.4	18.6
30	1,186.0(8)	734.3(8)	17,836(8)	17,836	—	15.0	24.3	16,705(8)	16,705	—	14.1	22.7
35	1,221.3(8)	760.1(8)	21,684(8)	21,684	—	17.8	28.5	20,380(8)	20,380	—	16.7	26.8
40	1,161.4(5)	617.1(5)	28,017(5)	28,017	—	24.1	45.4	26,645(5)	26,645	—	22.9	43.2
薬　剤　師												
1年	246.2(9)	205.8(7)	304(2)	304	—	1.2	1.5	106(2)	106	—	0.4	0.5
3	258.4(8)	214.2(8)	542(8)	542	—	2.1	2.5	338(8)	338	—	1.3	1.6
5	280.1(9)	225.8(9)	997(9)	997	—	3.6	4.4	640(9)	640	—	2.3	2.8
10	325.2(10)	269.2(10)	2,429(10)	2,429	—	7.5	9.0	1,716(10)	1,716	—	5.3	6.4
15	341.7(9)	297.4(9)	4,665(9)	4,665	—	13.7	15.7	3,457(9)	3,457	—	10.1	11.6
20	378.8(9)	327.4(9)	7,445(9)	7,445	—	19.7	22.7	6,194(9)	6,194	—	16.4	18.9
25	397.4(9)	337.0(9)	10,281(9)	10,281	—	25.9	30.5	9,110(9)	9,110	—	22.9	27.0
30	414.4(9)	362.7(9)	12,963(9)	12,963	—	31.3	35.7	11,894(9)	11,894	—	28.7	32.8
35	413.2(7)	352.8(7)	16,390(7)	16,390	—	39.7	46.5	14,772(7)	14,772	—	35.8	41.9
40	391.7(5)	329.9(5)	16,431(5)	16,431	—	41.9	49.8	14,781(5)	14,781	—	37.7	44.8
看　護　師												
1年	239.2(10)	196.5(8)	312(2)	312	—	1.3	1.6	109(2)	109	—	0.5	0.6
3	248.2(10)	189.0(10)	442(10)	442	—	1.8	2.3	259(10)	259	—	1.0	1.4
5	261.7(10)	197.5(10)	823(10)	823	—	3.1	4.2	499(10)	499	—	1.9	2.5
10	286.3(11)	224.3(11)	1,949(11)	1,949	—	6.8	8.7	1,338(11)	1,338	—	4.7	6.0
15	314.1(10)	249.2(10)	3,721(10)	3,721	—	11.8	14.9	2,731(10)	2,731	—	8.7	11.0
20	340.3(10)	274.9(10)	6,020(10)	6,020	—	17.7	21.9	4,991(10)	4,991	—	14.7	18.2
25	361.7(10)	292.8(10)	8,561(10)	8,561	—	23.7	29.2	7,470(10)	7,470	—	20.7	25.5
30	376.9(10)	306.9(10)	10,878(10)	10,878	—	28.9	35.4	9,996(10)	9,996	—	26.5	32.6
35	399.3(8)	313.9(8)	13,885(8)	13,885	—	34.8	44.2	12,585(8)	12,585	—	31.5	40.1
40	379.1(6)	290.6(6)	13,545(6)	13,545	—	35.7	46.6	12,322(6)	12,322	—	32.5	42.4
准看護師												
1年	191.9(10)	168.9(8)	268(2)	268	—	1.4	1.6	99(2)	99	—	0.5	0.6
3	205.2(10)	164.9(10)	384(10)	384	—	1.9	2.3	229(10)	229	—	1.1	1.4
5	215.8(10)	171.3(10)	709(10)	709	—	3.3	4.1	451(10)	451	—	2.1	2.6
10	235.2(11)	189.8(11)	1,627(11)	1,627	—	6.9	8.6	1,149(11)	1,149	—	4.9	6.1
15	252.2(10)	202.9(10)	2,993(10)	2,993	—	11.9	14.8	2,255(10)	2,255	—	8.9	11.1
20	272.5(10)	222.9(10)	4,791(10)	4,791	—	17.6	21.5	4,211(10)	4,211	—	15.5	18.9
25	287.0(10)	240.2(10)	6,860(10)	6,860	—	23.9	28.6	6,460(10)	6,460	—	22.5	26.9
30	301.8(10)	253.6(10)	9,227(10)	9,227	—	30.6	36.4	8,721(10)	8,721	—	28.9	34.4
35	331.2(8)	271.0(8)	12,163(8)	12,163	—	36.7	44.9	11,345(8)	11,345	—	34.3	41.9
40	328.5(7)	270.0(7)	13,110(7)	13,110	—	39.9	48.6	11,712(7)	11,712	—	35.7	43.4

職種別モデル退職金〈病床規模計〉

表4-2 病床規模別にみた職種別勤続年数別モデル退職金 (100～199床)

〔単位：千円，( ) は集計病院数〕

勤続年数	所定内賃金 Ⓐ	退職金算定基礎額 Ⓑ	法人（病院）都合退職					自己都合退職				
			退職金総額 Ⓒ	退職一時金	年金現価額	所定内賃金比 Ⓒ÷Ⓐ (倍)	算定基礎額比 Ⓒ÷Ⓑ (倍)	退職金総額 Ⓓ	退職一時金	年金現価額	所定内賃金比 Ⓓ÷Ⓐ (倍)	算定基礎額比 Ⓓ÷Ⓑ (倍)
臨床検査技師												
1年	191.9(8)	172.1(7)	298(2)	298	—	1.6	1.7	104(2)	104	—	0.5	0.6
3	204.8(8)	172.3(8)	424(8)	424	—	2.1	2.5	228(8)	228	—	1.1	1.3
5	216.1(7)	178.1(7)	846(7)	846	—	3.9	4.7	478(7)	478	—	2.2	2.7
10	252.5(9)	208.3(9)	1,875(9)	1,875	—	7.4	9.0	1,206(9)	1,206	—	4.8	5.8
15	273.4(8)	230.1(8)	3,700(8)	3,700	—	13.5	16.1	2,557(8)	2,557	—	9.4	11.1
20	308.5(8)	260.1(8)	6,159(8)	6,159	—	20.0	23.7	4,965(8)	4,965	—	16.1	19.1
25	332.2(8)	281.3(8)	8,955(8)	8,955	—	27.0	31.8	7,713(8)	7,713	—	23.2	27.4
30	351.6(8)	301.6(8)	11,438(8)	11,438	—	32.5	37.9	10,460(8)	10,460	—	29.7	34.7
35	355.2(7)	302.0(7)	14,401(7)	14,401	—	40.5	47.7	13,072(7)	13,072	—	36.8	43.3
40	312.2(5)	262.2(5)	13,695(5)	13,695	—	43.9	52.2	12,495(5)	12,495	—	40.0	47.7
診療放射線技師												
1年	220.4(9)	180.7(8)	298(2)	298	—	1.3	1.6	104(2)	104	—	0.5	0.6
3	231.0(8)	178.8(8)	420(8)	420	—	1.8	2.3	231(8)	231	—	1.0	1.3
5	245.2(8)	187.8(8)	811(8)	811	—	3.3	4.3	470(8)	470	—	1.9	2.5
10	271.7(9)	211.0(9)	1,874(9)	1,874	—	6.9	8.9	1,218(9)	1,218	—	4.5	5.8
15	293.6(10)	232.9(10)	3,365(10)	3,365	—	11.5	14.4	2,376(10)	2,376	—	8.1	10.2
20	329.8(9)	263.1(9)	5,852(9)	5,852	—	17.7	22.2	4,748(9)	4,748	—	14.4	18.0
25	348.6(10)	278.8(10)	8,096(10)	8,096	—	23.2	29.0	6,963(10)	6,963	—	20.0	25.0
30	371.2(9)	302.0(9)	10,785(9)	10,785	—	29.1	35.7	9,880(9)	9,880	—	26.6	32.7
35	369.7(8)	303.4(8)	13,421(8)	13,421	—	36.3	44.2	12,190(8)	12,190	—	33.0	40.2
40	340.7(6)	272.0(6)	12,636(6)	12,636	—	37.1	46.5	11,545(6)	11,545	—	33.9	42.4
臨床工学技士												
1年	193.4(5)	174.3(5)	312(1)	312	—	1.6	1.8	114(1)	114	—	0.6	0.7
3	200.7(4)	185.3(4)	404(4)	404	—	2.0	2.2	200(4)	200	—	1.0	1.1
5	213.1(4)	197.6(4)	804(4)	804	—	3.8	4.1	409(4)	409	—	1.9	2.1
10	249.7(6)	222.9(6)	1,683(6)	1,683	—	6.7	7.6	1,018(6)	880	138	4.1	4.6
15	270.0(5)	245.4(5)	3,325(5)	3,325	—	12.3	13.5	2,288(5)	2,288	—	8.5	9.3
20	307.4(6)	260.2(6)	4,897(6)	4,897	—	15.9	18.8	3,941(6)	3,941	—	12.8	15.1
25	307.9(5)	276.3(5)	7,191(5)	7,191	—	23.4	26.0	6,570(5)	6,570	—	21.3	23.8
30	318.0(5)	289.2(5)	9,515(5)	9,515	—	29.9	32.9	8,736(5)	8,736	—	27.5	30.2
35	332.5(4)	299.2(4)	12,031(4)	12,031	—	36.2	40.2	10,812(4)	10,812	—	32.5	36.1
40	288.0(3)	266.0(3)	8,869(3)	8,869	—	30.8	33.3	8,458(3)	8,458	—	29.4	31.8
理学療法士・作業療法士・言語聴覚士												
1年	223.6(11)	190.9(9)	224(3)	224	—	1.0	1.2	95(3)	95	—	0.4	0.5
3	234.3(10)	187.9(10)	443(10)	443	—	1.9	2.4	264(10)	264	—	1.1	1.4
5	248.2(10)	197.8(10)	831(10)	831	—	3.3	4.2	523(10)	523	—	2.1	2.6
10	277.1(11)	224.3(11)	1,942(11)	1,942	—	7.0	8.7	1,350(11)	1,350	—	4.9	6.0
15	299.2(10)	248.8(10)	3,720(10)	3,720	—	12.4	15.0	2,726(10)	2,726	—	9.1	11.0
20	330.0(10)	275.6(10)	6,035(10)	6,035	—	18.3	21.9	4,996(10)	4,996	—	15.1	18.1
25	351.0(10)	294.6(10)	8,643(10)	8,643	—	24.6	29.3	7,528(10)	7,528	—	21.4	25.6
30	370.8(11)	315.0(11)	10,743(11)	10,743	—	29.0	34.1	9,906(11)	9,906	—	26.7	31.4
35	379.6(8)	314.0(8)	13,930(8)	13,930	—	36.7	44.4	12,570(8)	12,570	—	33.1	40.0
40	353.7(6)	286.1(6)	13,469(6)	13,469	—	38.1	47.1	12,170(6)	12,170	—	34.4	42.5

表4-3 病床規模別にみた職種別勤続年数別モデル退職金 （100～199床）

〔単位：千円，（ ）は集計病院数〕

勤続年数	所定内賃金 Ⓐ	退職金算定基礎額 Ⓑ	法人（病院）都合退職					自己都合退職				
			退職金総額 Ⓒ	退職一時金	年金現価額	所定内賃金比 Ⓒ÷Ⓐ (倍)	算定基礎額比 Ⓒ÷Ⓑ (倍)	退職金総額 Ⓓ	退職一時金	年金現価額	所定内賃金比 Ⓓ÷Ⓐ (倍)	算定基礎額比 Ⓓ÷Ⓑ (倍)
管理栄養士												
1年	184.3(10)	168.5(8)	292(2)	292	―	1.6	1.7	102(2)	102	―	0.6	0.6
3	191.5(10)	163.3(10)	393(10)	393	―	2.0	2.4	231(10)	231	―	1.2	1.4
5	202.7(9)	170.4(9)	757(9)	757	―	3.7	4.4	469(9)	469	―	2.3	2.8
10	227.7(10)	194.2(10)	1,778(10)	1,778	―	7.8	9.2	1,217(10)	1,217	―	5.3	6.3
15	250.5(10)	215.6(10)	3,288(10)	3,288	―	13.1	15.3	2,379(10)	2,379	―	9.5	11.0
20	279.8(10)	240.8(10)	5,384(10)	5,384	―	19.2	22.4	4,434(10)	4,434	―	15.8	18.4
25	300.0(10)	259.0(10)	7,443(10)	7,443	―	24.8	28.7	6,746(10)	6,746	―	22.5	26.0
30	317.3(10)	276.9(10)	9,869(10)	9,869	―	31.1	35.6	9,080(10)	9,080	―	28.6	32.8
35	336.1(9)	288.0(9)	12,178(9)	12,178	―	36.2	42.3	11,143(9)	11,143	―	33.2	38.7
40	299.7(6)	252.2(6)	11,809(6)	11,809	―	39.4	46.8	10,784(6)	10,784	―	36.0	42.8
介護福祉士												
1年	169.3(8)	149.2(7)	225(1)	225	―	1.3	1.5	83(1)	83	―	0.5	0.6
3	175.9(8)	146.8(8)	284(8)	284	―	1.6	1.9	145(8)	145	―	0.8	1.0
5	190.2(8)	160.0(8)	567(8)	567	―	3.0	3.5	318(8)	318	―	1.7	2.0
10	203.4(8)	167.5(8)	1,335(8)	1,335	―	6.6	8.0	837(8)	837	―	4.1	5.0
15	223.6(8)	187.0(8)	2,569(8)	2,569	―	11.5	13.7	1,784(8)	1,784	―	8.0	9.5
20	241.9(8)	206.6(8)	4,222(8)	4,222	―	17.5	20.4	3,360(8)	3,360	―	13.9	16.3
25	257.7(8)	223.3(8)	6,100(8)	6,100	―	23.7	27.3	5,319(8)	5,319	―	20.6	23.8
30	268.6(8)	233.6(8)	8,154(8)	8,154	―	30.4	34.9	7,330(8)	7,330	―	27.3	31.4
35	290.7(7)	249.6(7)	10,892(7)	10,892	―	37.5	43.6	9,648(7)	9,648	―	33.2	38.7
40	299.9(7)	257.2(7)	12,523(7)	12,523	―	41.8	48.7	11,233(7)	11,233	―	37.5	43.7
介護職員												
1年	157.6(6)	143.2(5)	―	―	―	―	―	―	―	―	―	―
3	161.5(5)	133.4(5)	199(5)	199	―	1.2	1.5	109(5)	109	―	0.7	0.8
5	168.7(6)	140.2(6)	419(6)	419	―	2.5	3.0	262(6)	262	―	1.6	1.9
10	176.7(6)	146.1(6)	960(6)	960	―	5.4	6.6	702(6)	702	―	4.0	4.8
15	187.3(6)	154.1(6)	1,724(6)	1,724	―	9.2	11.2	1,330(6)	1,330	―	7.1	8.6
20	198.7(6)	162.4(6)	2,723(6)	2,723	―	13.7	16.8	2,264(6)	2,264	―	11.4	13.9
25	210.5(6)	170.8(6)	4,016(6)	4,016	―	19.1	23.5	3,499(6)	3,499	―	16.6	20.5
30	221.7(6)	183.1(6)	5,725(6)	5,725	―	25.8	31.3	5,092(6)	5,092	―	23.0	27.8
35	234.8(6)	197.6(6)	7,679(6)	7,679	―	32.7	38.9	6,917(6)	6,917	―	29.5	35.0
40	249.0(6)	208.0(6)	9,515(6)	9,515	―	38.2	45.7	8,675(6)	8,675	―	34.8	41.7
事務・大学卒												
1年	183.6(8)	172.7(7)	292(2)	292	―	1.6	1.7	102(2)	102	―	0.6	0.6
3	193.6(8)	169.7(8)	404(8)	404	―	2.1	2.4	221(8)	221	―	1.1	1.3
5	206.9(8)	178.0(8)	774(8)	774	―	3.7	4.3	452(8)	452	―	2.2	2.5
10	233.2(9)	198.8(9)	1,796(9)	1,796	―	7.7	9.0	1,166(9)	1,166	―	5.0	5.9
15	259.7(9)	223.2(9)	3,396(9)	3,396	―	13.1	15.2	2,364(9)	2,364	―	9.1	10.6
20	285.1(9)	248.3(9)	5,543(9)	5,543	―	19.4	22.3	4,488(9)	4,488	―	15.7	18.1
25	316.0(9)	273.7(9)	8,262(9)	8,262	―	26.1	30.2	7,091(9)	7,091	―	22.4	25.9
30	340.0(9)	294.7(9)	10,598(9)	10,598	―	31.2	36.0	9,648(9)	9,648	―	28.4	32.7
35	349.6(8)	298.4(8)	13,404(8)	13,404	―	38.3	44.9	12,129(8)	12,129	―	34.7	40.6
40	316.2(6)	267.2(6)	12,555(6)	12,555	―	39.7	47.0	11,373(6)	11,373	―	36.0	42.6

職種別モデル退職金〈病床規模計〉

表4−4　病床規模別にみた職種別勤続年数別モデル退職金　（100〜199床）

〔単位：千円，（　）は集計病院数〕

勤続年数	所定内賃金 Ⓐ	退職金算定基礎額 Ⓑ	法人（病院）都合退職					自己都合退職				
			退職金総額 Ⓒ	退職一時金	年金現価額	所定内賃金比 Ⓒ÷Ⓐ	算定基礎額比 Ⓒ÷Ⓑ	退職金総額 Ⓓ	退職一時金	年金現価額	所定内賃金比 Ⓓ÷Ⓐ	算定基礎額比 Ⓓ÷Ⓑ
						(倍)	(倍)				(倍)	(倍)
事務・高校卒												
1年	154.9(9)	145.4(8)	236(2)	236	—	1.5	1.6	83(2)	83	—	0.5	0.6
3	167.5(9)	147.3(9)	346(8)	346	—	2.1	2.3	194(8)	194	—	1.2	1.3
5	182.0(9)	157.5(9)	688(8)	688	—	3.8	4.4	404(8)	404	—	2.2	2.6
10	206.8(9)	176.4(9)	1,591(9)	1,591	—	7.7	9.0	1,045(9)	1,045	—	5.1	5.9
15	233.7(9)	198.5(9)	3,019(9)	3,019	—	12.9	15.2	2,100(9)	2,100	—	9.0	10.6
20	258.7(9)	223.1(9)	4,989(9)	4,989	—	19.3	22.4	4,036(9)	4,036	—	15.6	18.1
25	288.5(9)	250.9(9)	7,546(9)	7,546	—	26.2	30.1	6,478(9)	6,478	—	22.5	25.8
30	309.1(9)	269.5(9)	9,830(9)	9,830	—	31.8	36.5	8,989(9)	8,989	—	29.1	33.4
35	339.7(8)	293.1(8)	12,565(8)	12,565	—	37.0	42.9	11,397(8)	11,397	—	33.5	38.9
40	342.0(8)	292.7(8)	14,542(8)	14,542	—	42.5	49.7	13,283(8)	13,283	—	38.8	45.4

表5−1 病床規模別にみた職種別勤続年数別モデル退職金 （100床未満）

〔単位：千円，（ ）は集計病院数〕

勤続年数	所定内賃金 Ⓐ	退職金算定基礎額 Ⓑ	法人（病院）都合退職					自 己 都 合 退 職				
			退職金総額 Ⓒ	退職一時金	年金現価額	所定内賃金比 Ⓒ÷Ⓐ	算定基礎額比 Ⓒ÷Ⓑ	退職金総額 Ⓓ	退職一時金	年金現価額	所定内賃金比 Ⓓ÷Ⓐ	算定基礎額比 Ⓓ÷Ⓑ
						(倍)	(倍)				(倍)	(倍)
医　　師												
1年	390.0(1)	—	—	—	—	—	—	—	—	—	—	—
3	420.0(1)	300.0(1)	900(1)	900	—	2.1	3.0	540(1)	540	—	1.3	1.8
5	500.0(1)	300.0(1)	1,500(1)	1,500	—	3.0	5.0	900(1)	900	—	1.8	3.0
10	770.0(1)	400.0(1)	4,400(1)	4,400	—	5.7	11.0	3,200(1)	3,200	—	4.2	8.0
15	920.0(1)	400.0(1)	9,000(1)	9,000	—	9.8	22.5	4,800(1)	4,800	—	5.2	12.0
20	1,020.0(1)	450.0(1)	9,900(1)	9,900	—	9.7	22.0	7,200(1)	7,200	—	7.1	16.0
25	1,120.0(1)	450.0(1)	13,500(1)	13,500	—	12.1	30.0	11,250(1)	11,250	—	10.0	25.0
30	1,210.0(1)	500.0(1)	18,000(1)	18,000	—	14.9	36.0	15,000(1)	15,000	—	12.4	30.0
35	1,260.0(1)	500.0(1)	21,000(1)	21,000	—	16.7	42.0	17,000(1)	17,000	—	13.5	34.0
40	1,260.0(1)	500.0(1)	24,000(1)	24,000	—	19.0	48.0	20,000(1)	20,000	—	15.9	40.0
薬 剤 師												
1年	216.7(3)	150.3(3)	201(1)	201	—	0.9	1.3	—	—	—	—	—
3	224.0(3)	155.7(3)	295(3)	295	—	1.3	1.9	191(3)	191	—	0.9	1.2
5	233.8(3)	173.1(3)	594(3)	594	—	2.5	3.4	443(3)	443	—	1.9	2.6
10	253.4(3)	187.4(3)	1,389(3)	1,389	—	5.5	7.4	1,234(3)	1,234	—	4.9	6.6
15	273.4(3)	212.0(3)	2,661(3)	2,661	—	9.7	12.6	2,294(3)	2,294	—	8.4	10.8
20	293.4(3)	226.7(3)	3,800(3)	3,800	—	13.0	16.8	3,416(3)	3,416	—	11.6	15.1
25	312.8(3)	261.3(3)	5,788(3)	5,788	—	18.5	22.2	5,351(3)	5,351	—	17.1	20.5
30	331.4(3)	295.5(3)	8,037(3)	8,037	—	24.3	27.2	7,406(3)	7,406	—	22.3	25.1
35	351.6(3)	329.8(3)	10,650(3)	10,650	—	30.3	32.3	9,785(3)	9,785	—	27.8	29.7
40	371.5(3)	343.7(3)	12,659(3)	12,659	—	34.1	36.8	11,681(3)	11,681	—	31.4	34.0
看 護 師												
1年	213.6(3)	179.0(2)	198(1)	198	—	0.9	1.1	—	—	—	—	—
3	224.6(3)	165.8(3)	326(3)	326	—	1.4	2.0	209(3)	209	—	0.9	1.3
5	233.9(3)	182.2(3)	642(3)	642	—	2.7	3.5	472(3)	472	—	2.0	2.6
10	255.0(3)	196.5(3)	1,535(3)	1,535	—	6.0	7.8	1,311(3)	1,311	—	5.1	6.7
15	275.6(3)	231.2(3)	2,985(3)	2,985	—	10.8	12.9	2,591(3)	2,591	—	9.4	11.2
20	294.7(3)	245.9(3)	4,231(3)	4,231	—	14.4	17.2	3,729(3)	3,729	—	12.7	15.2
25	313.7(3)	300.5(3)	6,978(3)	6,978	—	22.2	23.2	6,341(3)	6,341	—	20.2	21.1
30	331.9(3)	314.7(3)	8,744(3)	8,744	—	26.3	27.8	7,994(3)	7,994	—	24.1	25.4
35	349.9(3)	348.5(3)	11,468(3)	11,468	—	32.8	32.9	10,464(3)	10,464	—	29.9	30.0
40	368.1(3)	362.4(3)	13,593(3)	13,593	—	36.9	37.5	12,455(3)	12,455	—	33.8	34.4
准看護師												
1年	186.3(3)	161.0(2)	176(1)	176	—	0.9	1.1	—	—	—	—	—
3	194.8(3)	143.6(3)	276(3)	276	—	1.4	1.9	179(3)	179	—	0.9	1.2
5	202.7(3)	159.5(3)	555(3)	555	—	2.7	3.5	412(3)	412	—	2.0	2.6
10	221.6(3)	173.0(3)	1,338(3)	1,338	—	6.0	7.7	1,152(3)	1,152	—	5.2	6.7
15	240.8(3)	197.1(3)	2,504(3)	2,504	—	10.4	12.7	2,208(3)	2,208	—	9.2	11.2
20	259.3(3)	211.3(3)	3,580(3)	3,580	—	13.8	16.9	3,205(3)	3,205	—	12.4	15.2
25	277.8(3)	245.5(3)	5,502(3)	5,502	—	19.8	22.4	5,073(3)	5,073	—	18.3	20.7
30	295.7(3)	259.3(3)	6,960(3)	6,960	—	23.5	26.8	6,457(3)	6,457	—	21.8	24.9
35	314.2(3)	313.0(3)	10,214(3)	10,214	—	32.5	32.6	9,358(3)	9,358	—	29.8	29.9
40	332.3(3)	326.1(3)	12,137(3)	12,137	—	36.5	37.2	11,167(3)	11,167	—	33.6	34.2

職種別モデル退職金〈病床規模計〉

表5-2 病床規模別にみた職種別勤続年数別モデル退職金 （100床未満）

〔単位：千円，（ ）は集計病院数〕

勤続年数	所定内賃金Ⓐ	退職金算定基礎額Ⓑ	法人（病院）都合退職					自己都合退職				
			退職金総額Ⓒ	退職一時金	年金現価額	所定内賃金比Ⓒ÷Ⓐ	算定基礎額比Ⓒ÷Ⓑ	退職金総額Ⓓ	退職一時金	年金現価額	所定内賃金比Ⓓ÷Ⓐ	算定基礎額比Ⓓ÷Ⓑ
						(倍)	(倍)				(倍)	(倍)
臨床検査技師												
1年	175.8(1)	― ―	―	―	―	―	―	―	―	―	―	―
3	181.4(1)	120.0(1)	360(1)	360	―	2.0	3.0	216(1)	216	―	1.2	1.8
5	187.0(1)	150.0(1)	750(1)	750	―	4.0	5.0	450(1)	450	―	2.4	3.0
10	201.0(1)	150.0(1)	1,650(1)	1,650	―	8.2	11.0	1,200(1)	1,200	―	6.0	8.0
15	215.0(1)	210.0(1)	3,465(1)	3,465	―	16.1	16.5	2,520(1)	2,520	―	11.7	12.0
20	229.0(1)	210.0(1)	4,620(1)	4,620	―	20.2	22.0	3,360(1)	3,360	―	14.7	16.0
25	242.6(1)	270.0(1)	8,100(1)	8,100	―	33.4	30.0	6,750(1)	6,750	―	27.8	25.0
30	254.6(1)	270.0(1)	9,720(1)	9,720	―	38.2	36.0	8,100(1)	8,100	―	31.8	30.0
35	266.2(1)	330.0(1)	13,860(1)	13,860	―	52.1	42.0	11,550(1)	11,550	―	43.4	35.0
40	279.2(1)	330.0(1)	15,840(1)	15,840	―	56.7	48.0	13,200(1)	13,200	―	47.3	40.0
診療放射線技師												
1年	203.1(2)	190.5(1)	190(1)	190	―	0.9	1.0	―	―	―	―	―
3	209.4(2)	158.7(2)	328(2)	328	―	1.6	2.1	157(2)	157	―	0.7	1.0
5	215.4(2)	176.9(2)	630(2)	630	―	2.9	3.6	378(2)	378	―	1.8	2.1
10	228.2(2)	182.7(2)	1,364(2)	1,364	―	6.0	7.5	1,031(2)	1,031	―	4.5	5.6
15	241.5(2)	219.0(2)	2,588(2)	2,588	―	10.7	11.8	2,001(2)	2,001	―	8.3	9.1
20	254.7(2)	225.2(2)	3,513(2)	3,513	―	13.8	15.6	2,762(2)	2,762	―	10.8	12.3
25	267.7(2)	261.4(2)	5,630(2)	5,630	―	21.0	21.5	4,829(2)	4,829	―	18.0	18.5
30	279.3(2)	267.0(2)	6,840(2)	6,840	―	24.5	25.6	5,898(2)	5,898	―	21.1	22.1
35	290.3(2)	302.2(2)	9,332(2)	9,332	―	32.1	30.9	8,040(2)	8,040	―	27.7	26.6
40	301.8(2)	307.2(2)	10,765(2)	10,765	―	35.7	35.0	9,303(2)	9,303	―	30.8	30.3
臨床工学技士												
1年	175.8(1)	― ―	―	―	―	―	―	―	―	―	―	―
3	181.4(1)	120.0(1)	360(1)	360	―	2.0	3.0	216(1)	216	―	1.2	1.8
5	187.0(1)	150.0(1)	750(1)	750	―	4.0	5.0	450(1)	450	―	2.4	3.0
10	201.0(1)	150.0(1)	1,650(1)	1,650	―	8.2	11.0	1,200(1)	1,200	―	6.0	8.0
15	215.0(1)	210.0(1)	3,465(1)	3,465	―	16.1	16.5	2,520(1)	2,520	―	11.7	12.0
20	229.0(1)	210.0(1)	4,620(1)	4,620	―	20.2	22.0	3,360(1)	3,360	―	14.7	16.0
25	242.6(1)	270.0(1)	8,100(1)	8,100	―	33.4	30.0	6,750(1)	6,750	―	27.8	25.0
30	254.6(1)	270.0(1)	9,720(1)	9,720	―	38.2	36.0	8,100(1)	8,100	―	31.8	30.0
35	266.2(1)	330.0(1)	13,860(1)	13,860	―	52.1	42.0	11,550(1)	11,550	―	43.4	35.0
40	279.2(1)	330.0(1)	15,840(1)	15,840	―	56.7	48.0	13,200(1)	13,200	―	47.3	40.0
理学療法士・作業療法士・言語聴覚士												
1年	175.8(1)	― ―	―	―	―	―	―	―	―	―	―	―
3	181.4(1)	120.0(1)	360(1)	360	―	2.0	3.0	216(1)	216	―	1.2	1.8
5	187.0(1)	150.0(1)	750(1)	750	―	4.0	5.0	450(1)	450	―	2.4	3.0
10	201.0(1)	150.0(1)	1,650(1)	1,650	―	8.2	11.0	1,200(1)	1,200	―	6.0	8.0
15	215.0(1)	210.0(1)	3,465(1)	3,465	―	16.1	16.5	2,520(1)	2,520	―	11.7	12.0
20	229.0(1)	210.0(1)	4,620(1)	4,620	―	20.2	22.0	3,360(1)	3,360	―	14.7	16.0
25	242.6(1)	270.0(1)	8,100(1)	8,100	―	33.4	30.0	6,750(1)	6,750	―	27.8	25.0
30	254.6(1)	270.0(1)	9,720(1)	9,720	―	38.2	36.0	8,100(1)	8,100	―	31.8	30.0
35	266.2(1)	330.0(1)	13,860(1)	13,860	―	52.1	42.0	11,550(1)	11,550	―	43.4	35.0
40	279.2(1)	330.0(1)	15,840(1)	15,840	―	56.7	48.0	13,200(1)	13,200	―	47.3	40.0

表5-3 病床規模別にみた職種別勤続年数別モデル退職金 （100床未満）

〔単位：千円，（ ）は集計病院数〕

勤続年数	所定内賃金 Ⓐ	退職金算定基礎額 Ⓑ	法人（病院）都合退職					自己都合退職				
			退職金総額 Ⓒ	退職一時金	年金現価額	所定内賃金比 Ⓒ÷Ⓐ	算定基礎額比 Ⓒ÷Ⓑ	退職金総額 Ⓓ	退職一時金	年金現価額	所定内賃金比 Ⓓ÷Ⓐ	算定基礎額比 Ⓓ÷Ⓑ
						（倍）	（倍）				（倍）	（倍）
管理栄養士												
1年	200.7(2)	177.0(1)	177(1)	177	―	0.9	1.0	―	―	―	―	―
3	207.0(2)	152.0(2)	318(2)	318	―	1.5	2.1	154(2)	154	―	0.7	1.0
5	212.8(2)	170.0(2)	613(2)	613	―	2.9	3.6	368(2)	368	―	1.7	2.2
10	224.8(2)	175.0(2)	1,325(2)	1,325	―	5.9	7.6	1,000(2)	1,000	―	4.4	5.7
15	237.5(2)	210.7(2)	2,526(2)	2,526	―	10.6	12.0	1,947(2)	1,947	―	8.2	9.2
20	250.8(2)	217.0(2)	3,430(2)	3,430	―	13.7	15.8	2,688(2)	2,688	―	10.7	12.4
25	263.9(2)	253.2(2)	5,528(2)	5,528	―	20.9	21.8	4,735(2)	4,735	―	17.9	18.7
30	275.9(2)	259.2(2)	6,724(2)	6,724	―	24.4	25.9	5,790(2)	5,790	―	21.0	22.3
35	288.6(2)	294.9(2)	9,203(2)	9,203	―	31.9	31.2	7,968(2)	7,968	―	27.6	27.0
40	300.7(2)	300.5(2)	10,630(2)	10,630	―	35.4	35.4	9,175(2)	9,175	―	30.5	30.5
介護福祉士												
1年	148.7(1)	―	―	―	―	―	―	―	―	―	―	―
3	153.1(1)	75.0(1)	225(1)	225	―	1.5	3.0	135(1)	135	―	0.9	1.8
5	155.3(1)	90.0(1)	450(1)	450	―	2.9	5.0	270(1)	270	―	1.7	3.0
10	166.3(1)	90.0(1)	990(1)	990	―	6.0	11.0	720(1)	720	―	4.3	8.0
15	177.3(1)	150.0(1)	2,475(1)	2,475	―	14.0	16.5	1,800(1)	1,800	―	10.2	12.0
20	188.3(1)	150.0(1)	3,300(1)	3,300	―	17.5	22.0	2,400(1)	2,400	―	12.7	16.0
25	200.4(1)	210.0(1)	6,300(1)	6,300	―	31.4	30.0	5,250(1)	5,250	―	26.2	25.0
30	212.8(1)	210.0(1)	7,560(1)	7,560	―	35.5	36.0	6,300(1)	6,300	―	29.6	30.0
35	224.6(1)	210.0(1)	8,820(1)	8,820	―	39.3	42.0	7,350(1)	7,350	―	32.7	35.0
40	235.0(1)	210.0(1)	10,080(1)	10,080	―	42.9	48.0	8,400(1)	8,400	―	35.7	40.0
介護職員												
1年	159.2(2)	156.0(2)	156(1)	156	―	1.0	1.0	―	―	―	―	―
3	164.7(2)	111.5(2)	212(2)	212	―	1.3	1.9	95(2)	95	―	0.6	0.8
5	169.7(2)	122.0(2)	399(2)	399	―	2.3	3.3	239(2)	239	―	1.4	2.0
10	180.2(2)	127.5(2)	863(2)	863	―	4.8	6.8	660(2)	660	―	3.7	5.2
15	190.9(2)	170.6(2)	1,955(2)	1,955	―	10.2	11.5	1,522(2)	1,522	―	8.0	8.9
20	202.2(2)	177.0(2)	2,670(2)	2,670	―	13.2	15.1	2,118(2)	2,118	―	10.5	12.0
25	213.9(2)	213.1(2)	4,502(2)	4,502	―	21.0	21.1	3,869(2)	3,869	―	18.1	18.2
30	226.0(2)	218.7(2)	5,486(2)	5,486	―	24.3	25.1	4,743(2)	4,743	―	21.0	21.7
35	237.5(2)	224.0(2)	6,493(2)	6,493	―	27.3	29.0	5,639(2)	5,639	―	23.7	25.2
40	246.1(2)	229.0(2)	7,520(2)	7,520	―	30.6	32.8	6,556(2)	6,556	―	26.6	28.6
事務・大学卒												
1年	191.6(2)	190.5(1)	190(1)	190	―	1.0	1.0	―	―	―	―	―
3	197.9(2)	158.7(2)	328(2)	328	―	1.7	2.1	157(2)	157	―	0.8	1.0
5	203.7(2)	161.7(2)	554(2)	554	―	2.7	3.4	333(2)	333	―	1.6	2.1
10	216.2(2)	197.2(2)	1,526(2)	1,526	―	7.1	7.7	1,149(2)	1,149	―	5.3	5.8
15	230.0(2)	203.5(2)	2,336(2)	2,336	―	10.2	11.5	1,818(2)	1,818	―	7.9	8.9
20	244.3(2)	239.7(2)	3,838(2)	3,838	―	15.7	16.0	2,998(2)	2,998	―	12.3	12.5
25	258.5(2)	246.0(2)	5,175(2)	5,175	―	20.0	21.0	4,449(2)	4,449	―	17.2	18.1
30	272.5(2)	312.0(2)	8,460(2)	8,460	―	31.0	27.1	7,248(2)	7,248	―	26.6	23.2
35	285.8(2)	317.5(2)	9,966(2)	9,966	―	34.9	31.4	8,569(2)	8,569	―	30.0	27.0
40	297.8(2)	382.5(2)	14,370(2)	14,370	―	48.3	37.6	12,307(2)	12,307	―	41.3	32.2

職種別モデル退職金〈病床規模計〉

表5-4 病床規模別にみた職種別勤続年数別モデル退職金 （100床未満）

〔単位：千円，（ ）は集計病院数〕

勤続年数	所定内賃金 Ⓐ	退職金算定基礎額 Ⓑ	法人（病院）都合退職					自己都合退職				
			退職金総額 Ⓒ	退職一時金	年金現価額	所定内賃金比 Ⓒ÷Ⓐ	算定基礎額比 Ⓒ÷Ⓑ	退職金総額 Ⓓ	退職一時金	年金現価額	所定内賃金比 Ⓓ÷Ⓐ	算定基礎額比 Ⓓ÷Ⓑ
						(倍)	(倍)				(倍)	(倍)
事務・高校卒												
1年	167.4(2)	167.0(1)	167(1)	167	―	1.0	1.0	―	―	―	―	―
3	173.3(2)	124.5(2)	243(2)	243	―	1.4	2.0	111(2)	111	―	0.6	0.9
5	178.7(2)	127.5(2)	413(2)	413	―	2.3	3.2	248(2)	248	―	1.4	1.9
10	190.2(2)	155.5(2)	1,138(2)	1,138	―	6.0	7.3	862(2)	862	―	4.5	5.5
15	202.4(2)	161.7(2)	1,753(2)	1,753	―	8.7	10.8	1,381(2)	1,381	―	6.8	8.5
20	214.7(2)	198.0(2)	3,060(2)	3,060	―	14.3	15.5	2,412(2)	2,412	―	11.2	12.2
25	227.7(2)	203.9(2)	4,124(2)	4,124	―	18.1	20.2	3,560(2)	3,560	―	15.6	17.5
30	240.3(2)	239.5(2)	6,113(2)	6,113	―	25.4	25.5	5,273(2)	5,273	―	21.9	22.0
35	252.6(2)	304.7(2)	9,743(2)	9,743	―	38.6	32.0	8,358(2)	8,358	―	33.1	27.4
40	263.6(2)	369.7(2)	14,115(2)	14,115	―	53.5	38.2	12,065(2)	12,065	―	45.8	32.6

表6－1　職種別勤続年数別にみたモデル退職金のばらつき　（病院計）

〔単位：千円〕

勤続年数	法人（病院）都合退職						自己都合退職					
	平均	最低	第1四分位	中位数	第3四分位	最高	平均	最低	第1四分位	中位数	第3四分位	最高
医　　師												
1年	415	84	223	426	522	1,028	171	84	152	167	177	308
3	944	304	484	848	1,415	1,845	580	152	446	566	640	1,137
5	1,727	485	932	1,565	2,387	3,997	1,073	357	905	1,024	1,133	2,055
10	4,417	610	2,660	4,319	6,081	8,289	3,184	610	2,352	3,106	3,983	6,007
15	7,778	735	4,756	8,007	10,587	13,741	5,839	735	4,256	6,294	7,117	9,603
20	11,850	860	8,872	11,421	16,120	20,000	10,185	860	7,626	11,421	12,492	19,217
25	15,833	960	12,893	15,318	20,655	23,799	14,585	960	11,358	15,318	18,449	20,000
30	20,020	1,000	16,214	19,839	24,992	30,034	18,490	1,000	15,204	19,417	23,435	25,910
35	23,580	1,000	19,166	25,994	29,319	36,070	21,534	1,000	17,000	24,226	26,250	29,609
40	27,215	12,455	22,856	29,660	34,158	37,189	25,871	9,964	20,619	28,221	32,074	33,767
薬　剤　師												
1年	240	51	144	236	308	634	114	51	98	114	125	190
3	545	192	309	428	788	1,133	337	102	188	332	401	868
5	986	360	612	904	1,383	1,864	647	306	422	602	724	1,470
10	2,441	1,097	1,834	2,241	3,097	4,448	1,740	811	1,251	1,636	1,996	3,830
15	4,638	1,785	3,519	4,065	5,917	8,334	3,538	1,547	2,748	3,709	3,864	5,917
20	7,196	2,505	5,292	6,201	9,925	14,876	6,137	2,254	4,654	5,594	7,738	12,473
25	10,063	3,285	7,191	8,758	13,217	20,000	9,029	3,022	6,580	7,721	11,180	17,596
30	12,766	4,110	9,394	10,577	17,678	21,409	11,633	3,836	8,327	10,338	14,828	20,000
35	15,411	4,992	10,291	13,479	21,271	27,005	13,880	4,707	9,832	12,599	18,281	23,295
40	14,772	5,910	10,384	13,830	16,950	33,860	13,643	5,614	10,072	13,016	15,799	31,562
看　護　師												
1年	234	47	148	219	294	564	113	47	104	113	121	168
3	497	144	327	375	619	1,043	308	102	186	328	372	628
5	883	243	580	744	1,085	1,837	583	243	385	597	682	1,113
10	2,177	589	1,556	2,025	2,588	4,308	1,561	589	1,165	1,537	1,841	2,836
15	4,063	917	2,911	3,739	4,963	7,667	3,142	917	2,535	3,066	3,720	5,322
20	6,441	1,449	4,655	5,561	8,200	13,358	5,530	1,449	4,140	5,527	6,785	11,200
25	9,214	1,876	6,487	7,780	12,619	19,036	8,263	1,876	5,959	7,628	10,948	15,687
30	11,747	2,330	8,155	10,118	16,795	21,667	10,720	2,330	7,676	9,654	13,925	20,000
35	14,341	2,809	9,854	12,562	20,424	28,665	12,946	2,809	9,438	12,137	16,816	23,366
40	14,712	3,314	9,244	12,941	18,394	33,637	13,640	3,314	8,253	12,335	17,118	31,354
准看護師												
1年	202	40	97	176	268	468	93	40	86	94	103	140
3	366	144	261	284	376	920	243	91	139	190	300	601
5	660	243	472	590	776	1,619	477	243	308	403	595	1,061
10	1,604	589	1,222	1,407	1,970	3,664	1,274	589	855	1,219	1,700	2,709
15	2,980	917	2,191	2,883	3,473	6,291	2,489	917	1,770	2,490	3,021	4,872
20	4,603	1,449	3,435	4,600	5,200	9,936	4,205	1,449	2,778	4,212	4,766	10,466
25	6,522	1,876	4,818	6,105	7,329	13,191	6,129	1,876	4,704	5,405	6,998	15,650
30	8,484	2,330	6,109	7,517	9,293	17,367	8,016	2,330	5,939	6,810	9,259	20,000
35	10,610	2,809	7,717	10,047	12,250	22,829	9,947	2,809	6,615	8,640	11,970	20,670
40	11,620	3,314	7,731	10,645	14,684	30,296	10,964	3,314	7,533	10,225	13,856	28,240

モデル退職金のばらつき〈病院計〉

表6-2 職種別勤続年数別にみたモデル退職金のばらつき (病院計)

〔単位:千円〕

勤続年数	法人(病院)都合退職						自己都合退職					
	平均	最低	第1四分位	中位数	第3四分位	最高	平均	最低	第1四分位	中位数	第3四分位	最高
臨床検査技師												
1年	221	44	126	218	283	571	105	44	92	104	116	171
3	490	168	279	370	669	1,039	290	83	167	292	348	601
5	906	306	537	763	1,301	1,864	567	255	374	597	686	1,061
10	2,173	971	1,451	1,840	2,748	4,448	1,497	684	1,055	1,491	1,785	2,709
15	4,195	2,012	2,977	3,566	5,375	8,028	3,107	1,408	2,394	3,031	3,837	5,073
20	6,713	3,075	4,449	5,395	9,684	12,482	5,627	2,460	3,811	5,043	7,408	10,466
25	9,705	4,253	6,105	8,100	13,749	18,992	8,587	3,402	5,852	6,750	11,142	15,650
30	12,144	5,432	7,741	9,585	17,553	22,382	11,021	4,346	7,408	9,187	15,099	20,000
35	14,686	5,598	9,640	11,868	20,540	28,273	13,202	4,478	9,160	11,328	18,752	23,053
40	13,780	5,763	10,134	12,091	16,234	31,855	12,704	4,611	8,768	10,896	14,254	29,693
診療放射線技師												
1年	225	44	172	218	283	514	103	44	92	104	116	154
3	500	144	290	370	708	1,000	293	83	172	292	358	601
5	916	243	530	782	1,260	1,864	567	243	376	560	693	1,061
10	2,222	589	1,650	1,902	2,855	4,448	1,490	589	1,062	1,458	1,890	2,709
15	4,055	917	2,566	3,518	5,374	8,028	2,999	917	2,104	3,105	3,859	4,872
20	6,674	1,449	4,378	5,924	9,757	12,482	5,587	1,449	3,503	5,296	7,505	10,466
25	9,490	1,876	5,982	8,100	13,705	18,992	8,385	1,876	5,234	6,778	11,142	15,650
30	12,209	2,330	7,623	9,904	18,152	22,382	11,056	2,330	7,386	9,090	16,181	20,000
35	14,880	2,809	9,641	12,301	20,986	28,273	13,326	2,809	9,179	11,550	19,313	23,053
40	13,757	3,314	9,692	11,649	16,628	33,192	12,700	3,314	8,787	11,020	15,308	30,939
臨床工学技士												
1年	231	44	138	223	281	571	107	44	96	105	114	171
3	553	179	278	565	765	1,039	319	125	251	337	365	574
5	1,008	384	647	999	1,321	1,864	606	280	497	607	687	1,033
10	2,304	1,040	1,330	2,166	3,016	4,448	1,469	728	1,115	1,496	1,698	2,462
15	4,488	2,091	2,790	4,212	5,684	7,834	3,215	1,529	2,520	3,535	3,864	5,073
20	7,015	3,287	4,029	6,364	9,917	11,714	5,757	2,629	3,588	5,799	7,735	9,466
25	10,488	4,574	6,018	9,747	14,250	17,276	9,297	3,659	6,018	9,720	12,791	14,189
30	13,220	5,830	7,917	11,880	18,386	21,850	11,777	4,664	7,666	11,880	16,302	18,252
35	16,444	5,995	10,904	15,390	21,842	27,604	14,421	4,796	9,462	15,390	19,313	22,516
40	14,125	6,161	10,424	13,523	17,021	24,856	13,100	4,929	9,728	12,110	16,689	22,554
理学療法士・作業療法士・言語聴覚士												
1年	217	44	126	218	283	514	102	44	93	104	115	154
3	500	144	328	402	639	1,000	307	109	186	316	372	601
5	895	243	610	822	1,066	1,864	585	243	384	600	686	1,061
10	2,209	589	1,654	2,121	2,654	4,448	1,565	589	1,098	1,590	1,863	2,709
15	4,149	917	2,944	3,847	5,171	8,028	3,146	917	2,498	3,230	3,869	4,872
20	6,633	1,449	4,610	5,841	9,270	12,482	5,625	1,449	4,474	5,294	7,214	10,466
25	9,570	1,876	6,388	8,505	13,265	18,992	8,521	1,876	6,215	6,912	11,078	15,650
30	11,947	2,330	8,087	9,958	17,435	22,382	10,887	2,330	7,946	8,770	14,612	20,000
35	14,750	2,809	9,642	12,825	20,540	28,273	13,242	2,809	9,282	11,711	18,752	23,053
40	13,847	3,314	9,362	12,533	16,965	33,192	12,787	3,314	8,190	11,516	14,512	30,939

表6-3 職種別勤続年数別にみたモデル退職金のばらつき （病院計）

〔単位：千円〕

勤続年数	法人（病院）都合退職						自己都合退職					
	平均	最低	第1四分位	中位数	第3四分位	最高	平均	最低	第1四分位	中位数	第3四分位	最高
管理栄養士												
1年	211	44	138	204	276	495	103	44	94	103	112	148
3	460	140	275	370	613	963	270	84	144	266	357	601
5	845	243	544	721	1,114	1,795	532	243	326	513	669	1,061
10	2,077	589	1,468	1,875	2,509	4,283	1,421	589	917	1,448	1,773	2,709
15	3,857	917	2,822	3,465	4,644	7,577	2,897	917	2,172	2,920	3,701	4,872
20	6,191	1,449	4,050	5,193	9,035	12,482	5,207	1,449	3,131	4,899	7,131	10,466
25	8,833	1,876	5,265	7,341	12,260	18,992	7,928	1,876	4,488	6,750	11,099	15,650
30	11,283	2,330	6,861	9,720	17,475	21,318	10,223	2,330	5,857	8,100	14,792	20,000
35	13,532	2,809	8,137	11,069	20,524	26,857	12,192	2,809	7,435	11,069	17,628	21,917
40	13,894	3,314	8,334	10,473	18,337	31,855	12,943	3,314	7,094	9,700	17,785	29,693
介護福祉士												
1年	160	94	—	—	—	225	89	83	—	—	—	94
3	282	123	228	279	302	729	169	77	121	150	235	294
5	562	255	468	511	627	1,513	363	238	261	303	449	666
10	1,397	619	937	1,433	1,557	3,565	984	618	722	963	1,218	1,564
15	2,630	964	1,960	2,542	2,791	6,777	2,035	964	1,523	2,034	2,541	3,325
20	4,105	1,525	3,179	3,601	4,345	10,363	3,483	1,525	2,543	2,924	4,150	7,112
25	5,989	1,976	4,449	5,350	6,104	13,634	5,369	1,976	3,863	5,052	5,740	11,520
30	7,712	2,456	5,526	6,758	7,666	18,271	7,038	2,456	4,931	6,300	7,451	15,740
35	9,639	2,963	6,518	8,038	8,797	23,378	8,725	2,963	6,153	7,485	8,545	21,162
40	10,939	3,498	7,387	9,161	10,175	30,964	9,981	3,498	6,589	8,425	9,543	28,863
介護職員												
1年	107	79	—	86	—	156	86	86	—	—	—	86
3	226	136	176	229	268	347	156	79	105	129	214	286
5	427	233	369	443	499	589	319	215	237	263	364	513
10	1,113	563	833	1,134	1,406	1,667	915	546	690	736	1,189	1,520
15	2,075	876	1,600	2,268	2,455	2,963	1,707	876	1,325	1,636	2,268	2,455
20	3,114	1,382	2,720	3,300	3,536	4,441	2,684	1,382	2,181	2,608	3,240	4,441
25	4,564	1,787	4,158	4,230	5,301	7,593	4,074	1,787	3,351	4,066	4,649	7,593
30	5,945	2,217	4,989	5,890	6,383	9,931	5,361	2,217	4,282	4,910	6,216	9,281
35	7,437	2,670	5,544	6,500	7,979	17,202	6,743	2,670	4,620	6,195	7,350	15,575
40	8,823	3,148	5,684	7,280	9,641	24,702	8,068	3,148	4,712	7,090	8,400	23,025
事務・大学卒												
1年	215	44	132	203	272	567	103	44	92	103	111	169
3	464	146	283	344	614	1,035	277	95	153	289	347	610
5	827	255	512	680	1,100	1,732	524	232	323	517	635	1,091
10	2,069	619	1,309	1,952	2,693	4,261	1,421	604	900	1,440	1,788	2,772
15	3,776	964	2,442	3,299	5,046	7,546	2,853	964	2,097	2,915	3,619	5,073
20	6,078	1,525	3,958	5,295	8,893	12,244	5,143	1,525	3,421	4,880	6,835	10,266
25	8,747	1,976	5,146	7,593	12,824	18,848	7,772	1,976	5,005	6,564	11,013	15,532
30	11,312	2,456	6,944	9,701	17,497	21,725	10,228	2,456	6,842	8,872	14,566	20,000
35	13,609	2,963	8,161	11,259	20,736	26,987	12,204	2,963	8,017	10,687	17,484	22,022
40	12,778	3,498	7,577	10,995	15,886	31,855	11,741	3,498	6,352	10,560	14,633	29,693

モデル退職金のばらつき〈病院計〉

表6-4 職種別勤続年数別にみたモデル退職金のばらつき （病院計）

〔単位：千円〕

勤続年数	法人（病院）都合退職						自己都合退職					
	平均	最低	第1四分位	中位数	第3四分位	最高	平均	最低	第1四分位	中位数	第3四分位	最高
事務・高校卒												
1年	183	37	123	180	217	444	84	37	76	83	86	132
3	377	131	229	275	504	882	227	79	129	226	280	588
5	671	232	406	525	859	1,581	440	225	271	390	516	1,054
10	1,688	563	1,137	1,542	1,992	3,679	1,186	563	788	1,169	1,310	2,698
15	3,146	876	1,918	2,718	3,935	6,925	2,384	876	1,638	2,323	2,936	4,807
20	5,236	1,382	3,191	4,246	6,891	11,772	4,418	1,382	2,841	4,044	5,970	9,870
25	7,740	1,787	4,246	6,046	11,704	18,338	6,856	1,787	4,246	5,661	10,068	15,111
30	10,187	2,217	5,998	8,640	15,433	20,000	9,256	2,217	5,710	7,200	13,469	20,000
35	12,595	2,670	7,445	10,674	20,110	23,937	11,333	2,670	7,344	9,451	16,811	21,114
40	14,072	3,148	8,119	11,829	21,464	30,073	13,060	3,148	8,119	11,176	19,517	28,032

表7-1 病床規模別にみた職種別勤続年数別モデル退職金のばらつき (400床以上)

〔単位:千円〕

勤続年数	法人(病院)都合退職						自己都合退職					
	平均	最低	第1四分位	中位数	第3四分位	最高	平均	最低	第1四分位	中位数	第3四分位	最高
医 師												
1年	461	84	294	388	512	1,028	175	84	152	155	176	308
3	1,412	996	1,104	1,307	1,810	1,845	750	522	528	597	998	1,104
5	2,494	1,760	1,966	2,346	2,400	3,997	1,338	948	960	1,056	1,761	1,966
10	6,067	4,254	4,559	6,304	6,931	8,289	3,770	2,862	3,576	3,597	4,254	4,559
15	10,408	8,007	8,484	11,314	11,913	12,323	7,248	6,303	6,485	6,961	8,007	8,484
20	15,277	11,926	13,404	16,622	16,838	17,593	12,367	11,752	11,758	11,926	12,994	13,404
25	21,632	18,598	20,304	22,065	23,393	23,799	18,868	18,001	18,449	18,902	19,321	19,665
30	27,019	23,610	24,992	27,272	29,298	29,921	23,674	22,056	23,222	23,892	24,344	24,855
35	33,679	29,319	—	35,648	—	36,070	27,749	24,867	—	28,962	—	29,419
40	34,332	29,319	—	36,487	—	37,189	31,545	27,679	—	33,197	—	33,758
薬 剤 師												
1年	283	51	172	243	313	634	113	51	97	103	125	190
3	763	444	588	721	944	1,133	460	312	353	419	570	661
5	1,265	760	1,049	1,284	1,434	1,809	817	553	632	738	1,005	1,184
10	2,931	1,831	2,656	2,746	3,132	4,378	1,965	1,300	1,568	1,783	2,432	2,779
15	5,915	3,213	4,939	6,156	7,218	7,860	4,217	3,186	3,863	4,028	4,632	5,417
20	9,293	5,317	7,829	10,068	11,149	11,714	7,754	5,278	7,172	7,760	8,561	9,925
25	13,654	7,498	12,983	14,221	16,637	16,929	12,088	7,446	11,147	13,719	13,908	14,221
30	17,455	10,458	16,099	18,437	20,871	21,409	15,559	10,395	13,899	17,311	17,751	18,437
35	20,961	12,446	19,154	21,431	24,767	27,005	18,422	12,372	16,179	20,094	21,431	22,036
40	19,539	14,504	—	19,258	—	24,856	18,376	14,420	—	18,155	—	22,554
看 護 師												
1年	270	47	188	246	303	564	109	47	98	113	121	168
3	726	369	613	699	918	1,013	433	311	368	377	507	618
5	1,097	451	857	1,106	1,329	1,752	723	451	589	647	838	1,106
10	2,547	1,165	1,972	2,588	3,006	4,119	1,727	1,165	1,375	1,556	2,017	2,588
15	4,801	1,803	3,604	4,928	6,074	7,521	3,511	1,803	2,843	3,719	4,223	4,928
20	7,941	2,480	5,671	9,229	10,532	11,475	6,656	2,480	5,671	7,119	8,213	9,229
25	11,650	3,832	8,158	13,294	15,218	17,173	10,382	3,832	7,707	11,953	13,606	14,106
30	15,005	5,067	11,014	16,994	19,463	21,667	13,463	5,067	10,474	15,093	17,601	18,156
35	18,275	5,911	13,121	20,078	23,108	28,665	16,162	5,911	12,391	17,571	20,810	23,366
40	18,416	6,756	13,104	19,134	23,949	29,139	17,226	6,756	13,104	18,039	21,736	26,493
准看護師												
1年	254	40	—	—	—	468	90	40	—	—	—	140
3	561	316	—	525	—	841	432	316	—	455	—	525
5	724	315	489	747	982	1,088	656	315	489	682	849	946
10	1,557	660	1,188	1,658	2,027	2,252	1,557	660	1,188	1,658	2,027	2,252
15	2,886	1,293	2,159	3,167	3,893	3,918	2,886	1,293	2,159	3,167	3,893	3,918
20	4,640	1,800	3,609	5,078	6,109	6,604	4,640	1,800	3,609	5,078	6,109	6,604
25	6,215	2,812	—	6,011	—	9,822	6,215	2,812	—	6,011	—	9,822
30	8,356	3,393	—	8,673	—	13,003	8,356	3,393	—	8,673	—	13,003
35	9,917	3,958	—	10,363	—	15,431	9,917	3,958	—	10,363	—	15,431
40	10,749	4,524	—	12,124	—	15,598	10,749	4,524	—	12,124	—	15,598

モデル退職金のばらつき〈病床規模計〉

表7-2 病床規模別にみた職種別勤続年数別モデル退職金のばらつき （400床以上）

〔単位：千円〕

勤続年数	法人（病院）都合退職						自己都合退職					
	平均	最低	第1四分位	中位数	第3四分位	最高	平均	最低	第1四分位	中位数	第3四分位	最高
臨床検査技師												
1年	262	44	172	227	296	571	105	44	90	103	118	171
3	699	346	566	653	887	1,039	414	292	339	361	515	574
5	1,176	597	1,011	1,167	1,327	1,783	745	520	598	658	930	1,033
10	2,751	1,474	2,446	2,587	2,981	4,345	1,816	1,228	1,482	1,645	2,277	2,462
15	5,385	2,628	4,427	5,274	6,540	8,028	3,830	2,628	3,156	4,038	4,264	5,073
20	8,969	4,472	7,093	9,718	11,278	11,891	7,427	4,472	6,506	7,824	8,638	9,466
25	13,511	6,361	12,824	14,024	16,637	17,710	11,932	6,361	11,013	13,719	14,024	14,541
30	17,302	9,093	15,913	18,252	20,871	22,382	15,389	9,093	13,740	17,311	18,252	18,548
35	20,852	10,853	18,936	21,431	24,767	28,273	18,286	10,853	15,997	20,094	21,431	23,053
40	18,933	12,684	—	19,258	—	24,856	17,798	12,684	—	18,155	—	22,554
診療放射線技師												
1年	251	44	172	227	296	514	102	44	90	103	118	154
3	752	563	574	731	939	952	419	292	337	375	515	574
5	1,273	1,004	1,033	1,246	1,301	1,783	761	520	602	713	935	1,033
10	2,976	2,312	2,441	2,712	3,070	4,345	1,854	1,228	1,507	1,783	2,312	2,441
15	5,879	4,212	4,784	5,475	6,895	8,028	4,012	2,920	3,864	4,212	4,281	4,784
20	9,797	6,302	9,108	9,970	11,714	11,891	7,946	6,302	7,117	8,530	8,674	9,108
25	15,219	12,824	13,485	15,171	16,905	17,710	13,245	11,013	13,032	13,712	13,925	14,541
30	19,318	15,913	17,556	19,488	21,249	22,382	16,926	13,740	16,418	17,708	18,215	18,548
35	23,352	18,936	20,807	23,099	25,644	28,273	20,144	15,997	19,070	20,763	21,837	23,053
40	22,057	19,258	—	—	—	24,856	20,355	18,155	—	—	—	22,554
臨床工学技士												
1年	260	44	172	227	287	571	104	44	90	103	114	171
3	764	563	574	731	911	1,039	426	292	337	364	562	574
5	1,279	1,004	1,033	1,301	1,336	1,723	769	520	602	689	1,002	1,033
10	2,979	2,441	2,462	2,712	3,070	4,209	1,864	1,228	1,507	1,683	2,441	2,462
15	5,891	4,212	5,073	5,475	6,895	7,802	4,046	2,920	3,864	4,161	4,212	5,073
20	9,805	6,302	9,466	9,970	11,574	11,714	7,972	6,302	7,117	8,302	8,674	9,466
25	15,190	12,824	13,724	15,331	16,797	17,276	13,236	11,013	13,043	13,872	14,065	14,189
30	19,222	15,913	17,667	19,562	21,116	21,850	16,854	13,740	16,418	17,712	18,147	18,252
35	23,185	18,936	20,807	23,099	25,476	27,604	20,010	15,997	19,070	20,763	21,702	22,516
40	22,057	19,258	—	—	—	24,856	20,355	18,155	—	—	—	22,554
理学療法士・作業療法士・言語聴覚士												
1年	251	44	172	227	296	514	102	44	90	103	118	154
3	693	399	566	653	887	952	415	292	347	387	486	574
5	1,062	380	845	1,033	1,274	1,783	695	380	561	685	824	1,033
10	2,503	975	1,989	2,441	2,891	4,345	1,702	975	1,368	1,666	2,048	2,441
15	4,831	1,481	3,578	4,784	6,185	8,028	3,498	1,481	2,932	3,864	4,247	4,784
20	7,987	2,000	5,615	9,108	10,842	11,891	6,665	2,000	5,615	7,117	8,602	9,108
25	11,814	3,037	8,436	13,265	15,904	17,710	10,498	3,037	7,983	12,359	13,716	14,541
30	15,124	3,645	11,349	17,009	20,179	22,382	13,529	3,645	10,806	15,526	17,906	18,548
35	18,228	4,252	13,517	20,184	23,933	28,273	16,090	4,252	12,783	18,046	21,097	23,053
40	15,660	4,860	11,463	16,461	20,658	24,856	14,808	4,860	11,463	15,910	19,255	22,554

表7-3 病床規模別にみた職種別勤続年数別モデル退職金のばらつき (400床以上)

〔単位:千円〕

勤続年数	法人(病院)都合退職						自己都合退職					
	平均	最低	第1四分位	中位数	第3四分位	最高	平均	最低	第1四分位	中位数	第3四分位	最高
管理栄養士												
1年	244	44	172	227	283	495	100	44	90	103	113	148
3	738	563	574	731	910	913	412	292	337	364	494	574
5	1,239	1,004	1,033	1,194	1,301	1,663	743	520	602	665	896	1,033
10	2,907	2,240	2,441	2,712	3,070	4,072	1,809	1,228	1,507	1,629	2,240	2,441
15	5,761	4,212	4,644	5,475	6,895	7,577	3,936	2,920	3,864	4,041	4,212	4,644
20	9,617	6,302	8,842	9,970	11,256	11,714	7,802	6,302	7,117	8,074	8,674	8,842
25	14,937	12,824	13,289	15,041	16,688	16,842	13,004	11,013	12,836	13,582	13,749	13,838
30	19,025	15,913	17,478	19,435	20,983	21,318	16,682	13,740	16,418	17,494	17,757	17,999
35	22,998	18,936	20,807	23,099	25,290	26,857	19,860	15,997	19,070	20,763	21,553	21,917
40	24,488	19,258	—	24,856	—	29,349	23,353	18,155	—	22,554	—	29,349
介護福祉士												
1年	—	—	—	—	—	—	—	—	—	—	—	—
3	294	294	—	—	—	294	294	294	—	—	—	294
5	510	510	—	—	—	510	510	510	—	—	—	510
10	1,281	1,281	—	—	—	1,281	1,281	1,281	—	—	—	1,281
15	2,313	2,313	—	—	—	2,313	2,313	2,313	—	—	—	2,313
20	3,601	3,601	—	—	—	3,601	3,601	3,601	—	—	—	3,601
25	5,092	5,092	—	—	—	5,092	5,092	5,092	—	—	—	5,092
30	6,321	6,321	—	—	—	6,321	6,321	6,321	—	—	—	6,321
35	7,619	7,619	—	—	—	7,619	7,619	7,619	—	—	—	7,619
40	8,988	8,988	—	—	—	8,988	8,988	8,988	—	—	—	8,988
介護職員												
1年	—	—	—	—	—	—	—	—	—	—	—	—
3	286	286	—	—	—	286	286	286	—	—	—	286
5	497	497	—	—	—	497	497	497	—	—	—	497
10	1,254	1,254	—	—	—	1,254	1,254	1,254	—	—	—	1,254
15	2,268	2,268	—	—	—	2,268	2,268	2,268	—	—	—	2,268
20	3,536	3,536	—	—	—	3,536	3,536	3,536	—	—	—	3,536
25	5,005	5,005	—	—	—	5,005	5,005	5,005	—	—	—	5,005
30	6,216	6,216	—	—	—	6,216	6,216	6,216	—	—	—	6,216
35	7,497	7,497	—	—	—	7,497	7,497	7,497	—	—	—	7,497
40	8,848	8,848	—	—	—	8,848	8,848	8,848	—	—	—	8,848
事務・大学卒												
1年	258	44	178	227	276	567	104	44	90	107	110	169
3	682	301	569	655	842	1,035	403	292	313	349	508	566
5	1,017	270	764	1,035	1,318	1,652	657	270	521	621	831	1,005
10	2,442	700	1,819	2,460	3,097	4,101	1,640	700	1,269	1,640	2,071	2,460
15	4,615	1,125	3,176	5,073	6,231	7,295	3,382	1,125	2,639	3,891	4,155	5,073
20	7,692	1,600	5,006	9,466	10,499	11,772	6,403	1,600	5,006	7,117	8,314	9,466
25	11,379	2,550	7,583	13,424	15,883	16,538	10,104	2,550	7,130	12,288	13,620	14,024
30	14,693	3,150	10,326	17,083	20,053	21,725	13,131	3,150	9,782	15,437	17,818	18,252
35	17,632	3,675	12,323	20,207	23,816	26,987	15,541	3,675	11,588	17,977	21,098	22,022
40	15,317	4,200	9,933	15,551	20,935	25,964	14,439	4,200	9,933	15,000	19,505	23,555

モデル退職金のばらつき〈病床規模計〉

表7-4　病床規模別にみた職種別勤続年数別モデル退職金のばらつき　（400床以上）

〔単位：千円〕

勤続年数	法人（病院）都合退職						自己都合退職					
	平均	最低	第1四分位	中位数	第3四分位	最高	平均	最低	第1四分位	中位数	第3四分位	最高
事務・高校卒												
1年	203	37	117	165	251	444	82	37	65	80	98	132
3	523	286	467	478	600	785	342	240	280	286	425	478
5	761	232	586	858	990	1,088	552	232	451	507	710	854
10	1,746	600	1,425	1,974	2,055	2,602	1,347	600	1,091	1,248	1,766	2,010
15	3,508	975	2,574	3,779	4,586	5,487	2,794	975	2,336	2,983	3,477	4,065
20	6,189	1,400	4,295	6,339	8,378	10,382	5,317	1,400	4,295	5,755	7,061	7,690
25	9,526	2,250	5,661	11,704	12,528	15,488	8,659	2,250	5,661	10,068	12,528	12,788
30	12,813	2,790	8,253	15,433	17,590	19,999	11,712	2,790	8,253	13,332	16,597	17,590
35	15,313	3,255	9,873	18,385	21,114	23,937	13,842	3,255	9,873	15,538	19,429	21,114
40	16,023	3,720	11,564	18,936	21,370	24,524	15,352	3,720	11,564	17,853	21,370	22,255

表8-1 病床規模別にみた職種別勤続年数別モデル退職金のばらつき (200～399床)

〔単位：千円〕

勤続年数	法人（病院）都合退職						自己都合退職					
	平均	最低	第1四分位	中位数	第3四分位	最高	平均	最低	第1四分位	中位数	第3四分位	最高
医　　師												
1年	290	135	147	289	432	448	156	135	147	159	168	170
3	810	370	583	670	889	1,458	564	370	453	580	611	807
5	1,560	675	972	1,384	1,695	3,095	1,099	675	972	1,043	1,140	1,695
10	4,253	1,750	2,795	4,138	5,554	7,418	3,514	1,750	2,541	3,490	4,260	6,007
15	7,320	3,800	4,017	7,273	9,603	12,186	6,265	3,800	4,017	6,449	7,273	9,603
20	11,478	6,804	9,000	11,421	13,592	16,963	10,500	6,804	9,000	11,421	12,162	13,592
25	15,368	10,880	10,935	14,186	17,959	21,847	14,616	10,880	10,935	14,186	17,581	18,805
30	19,076	12,267	13,365	17,403	23,496	28,113	18,160	12,267	13,365	17,403	21,693	24,341
35	22,186	12,702	15,390	20,655	27,279	32,070	20,991	12,702	15,390	20,655	25,994	27,279
40	24,754	12,702	17,415	24,396	30,495	35,780	24,203	12,702	17,415	24,396	30,400	33,767
薬　剤　師												
1年	189	94	115	182	249	312	119	94	115	124	128	135
3	497	223	310	405	674	991	310	112	235	334	395	425
5	931	360	590	916	1,154	1,811	615	306	490	652	722	916
10	2,472	1,236	1,984	2,373	2,995	4,088	1,777	971	1,560	1,774	2,088	2,512
15	4,459	2,790	3,740	3,798	5,189	7,174	3,573	2,532	3,021	3,771	3,840	4,712
20	6,774	4,752	5,319	5,720	7,102	11,638	5,949	3,672	5,219	5,551	6,828	8,497
25	9,417	5,832	7,573	8,505	10,575	15,447	8,574	4,752	6,851	7,661	10,575	13,215
30	11,764	6,998	9,481	10,395	13,748	19,191	10,788	5,832	8,324	9,923	13,748	16,523
35	13,564	7,776	10,527	12,789	15,482	22,337	12,364	6,480	9,907	11,110	15,482	18,822
40	12,449	7,776	10,728	12,831	13,834	17,415	11,642	6,480	9,184	11,892	13,672	17,415
看　護　師												
1年	185	110	134	168	227	292	119	110	112	115	121	135
3	470	274	327	395	580	928	310	109	301	340	368	429
5	868	423	591	812	1,013	1,635	600	291	536	615	678	912
10	2,330	1,440	1,878	2,244	2,544	3,833	1,733	948	1,536	1,716	2,054	2,373
15	4,189	2,935	3,561	3,861	4,575	6,577	3,406	2,654	2,953	3,539	3,720	4,120
20	6,468	5,146	5,520	5,792	6,534	9,791	5,773	4,250	5,259	5,599	6,213	7,531
25	9,100	6,682	7,361	8,124	9,568	14,504	8,345	5,500	6,653	7,659	9,568	12,406
30	11,579	8,100	9,166	10,148	12,659	18,065	10,626	6,750	8,068	10,148	12,659	15,564
35	13,309	8,974	10,504	12,166	14,535	21,456	12,130	7,500	9,669	11,598	14,535	18,088
40	13,691	8,974	11,169	12,655	15,964	21,456	12,832	7,500	9,126	12,335	15,964	20,215
准看護師												
1年	97	86	—	—	—	108	86	86	—	—	—	86
3	294	223	256	263	325	411	209	92	160	252	261	279
5	598	360	473	538	750	843	439	269	353	421	473	730
10	1,708	1,236	1,498	1,738	1,971	2,044	1,362	869	1,125	1,282	1,583	1,970
15	3,220	2,622	3,036	3,207	3,422	3,798	2,718	2,411	2,577	2,640	2,876	3,067
20	4,732	4,240	4,556	4,739	4,785	5,505	4,354	3,672	4,158	4,338	4,735	4,842
25	6,608	5,487	5,969	6,175	7,076	8,505	6,071	4,752	5,356	5,681	6,425	8,505
30	8,130	6,810	7,244	7,517	8,851	10,395	7,531	5,832	6,637	6,810	8,204	10,395
35	9,300	7,595	8,032	8,765	10,354	11,970	8,614	6,480	7,375	8,287	9,406	11,970
40	10,282	7,595	8,728	10,225	11,092	14,512	10,097	6,615	8,783	9,953	10,854	14,512

モデル退職金のばらつき〈病床規模計〉

表8−2 病床規模別にみた職種別勤続年数別モデル退職金のばらつき （200〜399床）

〔単位：千円〕

勤続年数	法人（病院）都合退職						自己都合退職					
	平均	最低	第1四分位	中位数	第3四分位	最高	平均	最低	第1四分位	中位数	第3四分位	最高
臨床検査技師												
1年	162	86	104	156	210	263	105	86	100	105	110	126
3	436	199	279	380	570	866	273	101	221	292	345	380
5	811	306	518	763	989	1,531	537	269	447	600	653	763
10	2,151	1,050	1,722	1,992	2,404	3,647	1,580	859	1,439	1,651	1,815	2,093
15	3,973	2,455	3,198	3,571	4,443	6,628	3,166	2,160	2,689	3,289	3,605	3,930
20	6,075	4,070	4,605	5,120	6,641	10,492	5,331	3,145	4,514	4,789	6,048	7,812
25	8,666	4,995	6,534	7,593	9,747	15,132	7,868	4,070	6,181	6,688	9,665	12,950
30	10,667	5,994	8,315	9,366	11,701	18,787	9,818	4,995	7,664	9,090	11,701	16,179
35	12,353	6,660	9,139	11,311	12,972	22,253	11,297	5,550	9,139	10,657	12,749	18,752
40	11,338	6,660	9,582	10,772	12,676	17,415	10,598	5,550	8,473	10,686	11,796	17,415
診療放射線技師												
1年	177	86	126	192	218	263	105	86	100	105	110	126
3	469	254	292	380	591	866	308	136	292	336	348	380
5	874	472	537	810	1,034	1,531	588	269	498	612	675	810
10	2,342	1,383	1,890	2,093	2,855	3,647	1,662	859	1,458	1,703	1,902	2,117
15	4,134	2,455	3,289	3,571	5,069	6,628	3,350	2,373	3,289	3,535	3,638	4,022
20	6,465	4,441	4,789	5,924	6,856	10,492	5,743	4,441	4,789	5,296	6,426	7,812
25	9,351	5,982	6,778	8,558	10,935	15,132	8,597	5,982	6,688	7,593	10,935	12,950
30	11,667	7,479	8,899	10,088	13,365	18,787	10,768	7,479	8,315	9,281	13,365	16,179
35	13,645	9,075	10,019	12,166	15,390	22,253	12,482	9,075	9,731	11,328	15,390	18,752
40	12,978	10,772	11,352	12,533	12,819	17,415	12,384	9,562	10,772	11,352	12,819	17,415
臨床工学技士												
1年	175	94	118	172	229	263	107	94	102	105	110	126
3	510	263	307	473	667	866	326	263	296	341	348	380
5	960	513	689	862	1,235	1,531	627	513	603	622	664	730
10	2,472	1,485	1,757	2,373	3,144	3,647	1,634	1,458	1,503	1,629	1,711	1,890
15	4,458	2,790	3,147	4,320	5,530	6,628	3,412	2,790	3,138	3,553	3,621	3,930
20	7,208	4,423	5,576	6,641	9,032	10,492	6,126	4,423	5,293	5,861	7,235	7,812
25	10,497	6,105	8,518	9,747	13,046	15,132	9,367	6,105	7,049	9,720	11,090	12,950
30	12,889	7,489	10,165	11,880	16,250	18,787	11,540	7,489	8,393	11,880	13,908	16,179
35	15,323	8,765	12,331	14,108	19,253	22,253	13,579	8,765	10,168	14,108	16,191	18,752
40	13,671	10,225	11,956	13,523	15,238	17,415	12,929	9,562	10,059	12,369	15,238	17,415
理学療法士・作業療法士・言語聴覚士												
1年	180	94	126	197	218	263	107	94	102	105	110	126
3	458	254	294	380	592	866	295	109	288	336	349	380
5	861	497	575	822	1,030	1,531	585	269	505	612	653	822
10	2,339	1,485	1,807	2,346	2,668	3,647	1,726	859	1,520	1,723	1,910	2,480
15	4,168	2,790	3,310	3,769	4,838	6,628	3,383	2,373	3,202	3,460	3,621	4,145
20	6,486	4,580	5,060	5,841	6,749	10,492	5,753	4,580	4,837	5,294	6,343	7,812
25	9,299	5,975	7,055	8,532	10,445	15,132	8,503	5,975	6,595	7,691	10,445	12,950
30	11,588	7,470	9,015	10,242	12,991	18,787	10,658	7,470	8,224	9,647	12,991	16,179
35	13,408	9,065	9,909	12,378	14,749	22,253	12,241	8,154	9,430	11,305	14,749	18,752
40	12,683	9,362	10,949	12,025	14,017	17,415	11,987	8,154	9,862	11,138	13,763	17,415

表8－3　病床規模別にみた職種別勤続年数別モデル退職金のばらつき　（200～399床）

〔単位：千円〕

勤続年数	法人（病院）都合退職						自己都合退職					
	平均	最低	第1四分位	中位数	第3四分位	最高	平均	最低	第1四分位	中位数	第3四分位	最高
管理栄養士												
1年	163	94	104	154	214	254	107	94	99	105	113	126
3	420	200	270	380	495	808	262	101	207	269	331	380
5	780	273	544	721	905	1,476	517	257	427	513	663	748
10	2,109	1,056	1,790	1,890	2,196	3,527	1,505	880	1,300	1,596	1,790	2,000
15	3,760	2,790	3,075	3,503	3,681	6,200	3,054	2,172	2,796	2,993	3,373	3,767
20	5,869	4,050	4,630	5,266	6,006	9,855	5,188	3,162	4,201	5,266	6,006	7,581
25	8,478	5,022	6,098	7,341	9,720	14,952	7,737	4,092	5,582	7,341	9,720	12,792
30	10,581	6,026	7,359	9,791	12,184	18,661	9,720	5,022	7,030	9,791	12,184	16,072
35	12,113	6,696	8,533	10,865	13,466	22,227	11,127	5,580	7,949	10,865	13,466	18,731
40	12,302	6,696	8,808	10,087	15,238	22,227	11,601	5,580	7,239	10,087	15,238	20,939
介護福祉士												
1年	94	94	―	―	―	94	94	94	―	―	―	94
3	287	230	240	283	309	375	190	77	122	230	240	283
5	587	485	513	632	641	666	425	242	316	388	513	666
10	1,600	1,485	1,549	1,564	1,567	1,835	1,215	774	1,095	1,155	1,485	1,564
15	2,822	2,542	2,622	2,743	2,839	3,366	2,429	2,034	2,134	2,610	2,622	2,743
20	4,178	3,440	4,038	4,262	4,427	4,725	3,874	2,924	3,420	4,038	4,262	4,725
25	5,929	4,537	5,573	5,580	5,907	8,049	5,530	3,839	4,280	5,573	5,907	8,049
30	7,314	5,487	6,636	6,837	7,771	9,838	6,861	4,779	5,082	6,837	7,771	9,838
35	8,452	5,487	8,001	8,074	8,726	11,970	7,927	4,779	6,160	8,001	8,726	11,970
40	9,284	5,487	8,441	9,334	9,612	13,545	8,742	4,779	6,440	9,334	9,612	13,545
介護職員												
1年	83	79	―	―	―	86	86	86	―	―	―	86
3	253	163	204	250	299	347	212	136	194	215	234	283
5	435	250	367	457	513	589	383	222	356	367	457	513
10	1,368	858	1,383	1,413	1,520	1,667	1,205	715	994	1,383	1,413	1,520
15	2,614	2,355	2,430	2,569	2,752	2,963	2,224	1,788	2,171	2,327	2,380	2,455
20	3,816	3,240	3,351	3,791	4,256	4,441	3,385	2,618	3,085	3,240	3,540	4,441
25	5,307	4,158	4,171	4,738	5,874	7,593	4,806	3,388	3,897	4,121	5,030	7,593
30	6,438	4,989	5,117	5,740	7,060	9,281	5,860	4,158	4,670	5,000	6,190	9,281
35	7,533	5,544	6,032	6,951	8,452	10,687	6,846	4,620	5,565	6,038	7,318	10,687
40	8,429	5,544	6,846	7,677	9,260	12,819	7,720	4,620	5,775	6,720	8,665	12,819
事務・大学卒												
1年	157	86	99	146	205	259	103	86	99	103	107	118
3	418	192	283	354	500	822	272	110	251	293	328	380
5	795	293	532	785	917	1,492	526	249	469	522	628	785
10	2,154	1,008	1,794	2,040	2,482	3,610	1,539	840	1,414	1,606	1,815	2,040
15	3,812	2,455	3,122	3,299	4,042	6,389	3,084	2,076	2,815	3,167	3,455	3,849
20	5,910	3,916	4,687	5,319	6,121	9,879	5,257	3,026	4,470	5,157	5,753	7,599
25	8,389	4,806	6,740	7,669	8,356	14,764	7,670	3,916	6,125	7,510	8,168	12,625
30	10,570	5,767	8,119	9,574	11,134	18,554	9,661	4,806	7,326	9,281	11,134	15,980
35	12,227	6,408	9,158	11,023	13,057	21,875	11,099	5,340	8,862	10,687	12,897	18,438
40	11,064	6,408	9,372	10,995	12,428	16,447	10,353	5,340	8,156	10,560	11,907	16,447

モデル退職金のばらつき〈病床規模計〉

表8-4　病床規模別にみた職種別勤続年数別モデル退職金のばらつき　（200～399床）

〔単位：千円〕

勤続年数	法人（病院）都合退職						自己都合退職					
	平均	最低	第1四分位	中位数	第3四分位	最高	平均	最低	第1四分位	中位数	第3四分位	最高
事務・高校卒												
1年	140	70	94	141	187	209	85	70	80	85	90	102
3	353	217	231	307	360	677	219	84	217	231	270	307
5	656	370	462	598	683	1,247	440	243	375	422	512	642
10	1,868	1,282	1,530	1,586	1,918	2,984	1,290	777	1,193	1,287	1,508	1,586
15	3,342	2,287	2,645	2,863	3,543	5,595	2,618	2,152	2,358	2,645	2,790	3,225
20	5,331	3,260	4,080	4,334	5,505	9,085	4,647	3,260	3,894	4,253	5,008	6,988
25	7,744	4,200	5,434	7,138	8,505	13,563	6,964	4,200	5,374	6,046	8,505	10,991
30	9,991	5,190	6,592	8,784	10,395	17,843	9,045	5,190	6,592	8,004	10,395	15,362
35	11,745	6,230	7,715	10,661	12,825	21,482	10,543	5,778	7,715	9,029	12,825	18,110
40	12,561	6,634	9,001	11,120	14,512	21,744	11,809	5,778	8,484	9,945	14,512	20,486

表9−1　病床規模別にみた職種別勤続年数別モデル退職金のばらつき　（100〜199床）

〔単位：千円〕

勤続年数	法人（病院）都合退職						自己都合退職					
	平均	最低	第1四分位	中位数	第3四分位	最高	平均	最低	第1四分位	中位数	第3四分位	最高
医　師												
1年	547	532	—	—	—	562	192	177	—	—	—	207
3	787	304	361	435	1,141	1,766	485	152	221	435	613	1,137
5	1,427	485	713	880	2,057	3,083	876	357	452	616	1,101	2,055
10	3,593	610	2,055	2,772	4,063	8,117	2,403	610	1,659	2,041	2,944	5,569
15	6,496	735	4,262	5,314	7,701	13,741	4,610	735	3,031	4,497	5,781	9,538
20	10,369	860	7,515	9,272	12,599	20,000	8,840	860	6,377	8,186	10,555	19,217
25	13,748	960	11,955	13,727	17,338	23,330	12,825	960	10,516	13,258	17,332	20,000
30	17,836	1,000	16,323	19,256	20,813	30,034	16,705	1,000	15,332	18,267	20,813	25,910
35	21,684	1,000	19,520	25,113	26,346	35,031	20,380	1,000	18,897	24,171	26,063	29,609
40	28,017	12,455	27,625	30,000	34,974	35,031	26,645	9,964	27,625	30,000	32,600	33,034
薬剤師												
1年	304	296	—	—	—	312	106	98	—	—	—	114
3	542	192	315	385	889	1,000	338	106	177	199	435	868
5	997	422	638	827	1,470	1,864	640	320	400	452	686	1,470
10	2,429	1,097	1,392	2,089	3,456	4,448	1,716	811	1,230	1,371	1,617	3,830
15	4,665	2,146	2,748	4,219	5,917	8,334	3,457	1,785	2,463	2,812	3,844	5,917
20	7,445	3,557	4,654	6,201	8,458	14,876	6,194	3,238	4,277	4,654	8,036	12,473
25	10,281	5,234	6,678	9,010	12,574	20,000	9,110	5,234	6,298	6,678	10,526	17,596
30	12,963	7,107	8,828	11,381	18,960	20,000	11,894	7,107	8,755	8,828	16,565	20,000
35	16,390	9,642	9,666	14,227	22,900	25,728	14,772	7,716	9,664	10,944	21,062	23,295
40	16,431	9,911	10,172	11,020	17,191	33,860	14,781	7,928	10,172	11,020	13,224	31,562
看護師												
1年	312	295	—	—	—	328	109	98	—	—	—	120
3	442	144	231	363	440	1,043	259	117	150	186	334	628
5	823	243	477	698	854	1,837	499	243	349	378	610	1,113
10	1,949	589	1,148	1,670	2,201	4,308	1,338	589	919	1,148	1,538	2,836
15	3,721	917	2,374	3,175	3,874	7,667	2,731	917	2,037	2,533	3,354	5,322
20	6,020	1,449	4,005	4,613	7,249	13,358	4,991	1,449	3,485	4,117	5,902	11,200
25	8,561	1,876	5,759	6,254	11,328	19,036	7,470	1,876	5,490	5,959	9,421	15,687
30	10,878	2,330	7,390	8,231	16,602	20,000	9,996	2,330	7,340	7,768	14,434	20,000
35	13,885	2,809	9,042	11,212	20,985	25,547	12,585	2,809	8,657	9,776	19,452	23,131
40	13,545	3,314	8,417	10,689	14,132	33,637	12,322	3,314	7,232	10,689	11,528	31,354
准看護師												
1年	268	256	—	—	—	280	99	94	—	—	—	103
3	384	144	191	322	375	920	229	106	136	152	301	601
5	709	243	412	596	748	1,619	451	243	295	337	563	1,061
10	1,627	589	901	1,328	1,864	3,664	1,149	589	811	860	1,345	2,709
15	2,993	917	1,921	2,480	3,249	6,291	2,255	917	1,609	1,949	2,639	4,872
20	4,791	1,449	3,307	3,643	5,311	9,936	4,211	1,449	2,768	3,468	4,196	10,466
25	6,860	1,876	4,672	5,159	9,478	13,191	6,460	1,876	4,306	5,055	7,793	15,650
30	9,227	2,330	6,023	6,807	14,000	17,367	8,721	2,330	5,777	6,543	12,130	20,000
35	12,163	2,809	7,333	9,679	18,452	22,829	11,345	2,809	7,024	8,383	18,179	20,670
40	13,110	3,314	7,398	8,820	17,273	30,296	11,712	3,314	6,764	8,820	14,043	28,240

モデル退職金のばらつき〈病床規模計〉

表9-2 病床規模別にみた職種別勤続年数別モデル退職金のばらつき （100～199床）

〔単位：千円〕

勤続年数	法人（病院）都合退職						自己都合退職					
	平均	最低	第1四分位	中位数	第3四分位	最高	平均	最低	第1四分位	中位数	第3四分位	最高
臨床検査技師												
1年	298	283	―	―	―	312	104	94	―	―	―	114
3	424	168	216	292	478	1,000	228	83	117	166	245	601
5	846	356	445	586	1,113	1,864	478	255	306	356	530	1,061
10	1,875	971	1,062	1,329	1,684	4,448	1,206	684	930	1,033	1,123	2,709
15	3,700	2,012	2,073	2,533	4,425	7,834	2,557	1,408	1,840	2,117	2,936	4,872
20	6,159	3,075	3,461	3,917	8,399	12,482	4,965	2,460	3,042	3,558	6,346	10,466
25	8,955	4,253	5,216	5,670	12,503	18,992	7,713	3,402	5,025	5,226	10,527	15,650
30	11,438	5,432	7,079	7,452	18,100	20,000	10,460	4,346	6,729	7,150	15,745	20,000
35	14,401	5,598	8,748	9,642	21,986	24,098	13,072	4,478	7,636	9,642	20,149	21,818
40	13,695	5,763	8,190	11,020	11,649	31,855	12,495	4,611	8,190	8,961	11,020	29,693
診療放射線技師												
1年	298	283	―	―	―	312	104	94	―	―	―	114
3	420	144	179	308	484	1,000	231	83	140	172	226	601
5	811	243	396	637	964	1,864	470	243	339	376	454	1,061
10	1,874	589	1,045	1,669	1,706	4,448	1,218	589	971	1,062	1,123	2,709
15	3,365	917	2,104	2,524	3,587	7,834	2,376	917	1,696	2,060	2,648	4,872
20	5,852	1,449	3,600	4,202	7,733	12,482	4,748	1,449	3,151	3,503	6,128	10,466
25	8,096	1,876	5,218	5,762	10,737	18,992	6,963	1,876	4,547	5,224	9,091	15,650
30	10,785	2,330	7,107	7,632	18,295	20,000	9,880	2,330	6,105	7,107	16,188	20,000
35	13,421	2,809	8,173	9,641	21,205	25,185	12,190	2,809	7,128	8,965	20,011	22,803
40	12,636	3,314	8,175	9,816	11,492	33,192	11,545	3,314	6,970	8,787	10,505	30,939
臨床工学技士												
1年	312	312	―	―	―	312	114	114	―	―	―	114
3	404	179	180	218	442	1,000	200	125	127	154	227	368
5	804	384	401	484	887	1,864	409	280	283	334	460	686
10	1,683	1,040	1,068	1,135	1,255	4,448	1,018	728	782	946	1,080	1,637
15	3,325	2,091	2,150	2,185	2,365	7,834	2,288	1,529	1,612	2,091	2,365	3,844
20	4,897	3,287	3,362	3,582	3,844	11,709	3,941	2,629	2,728	3,214	3,795	8,036
25	7,191	4,574	5,234	5,463	5,757	14,928	6,570	3,659	5,234	5,463	5,757	12,738
30	9,515	5,830	7,107	7,178	8,060	19,400	8,736	4,664	7,107	7,178	8,060	16,671
35	12,031	5,995	8,202	9,290	13,119	23,548	10,812	4,796	7,902	9,290	12,200	19,873
40	8,869	6,161	―	9,425	―	11,020	8,458	4,929	―	9,425	―	11,020
理学療法士・作業療法士・言語聴覚士												
1年	224	77	―	283	―	312	95	77	―	94	―	114
3	443	144	226	367	515	1,000	264	114	152	184	327	601
5	831	243	439	704	926	1,864	523	243	369	383	647	1,061
10	1,942	589	1,076	1,669	2,433	4,448	1,350	589	950	1,090	1,631	2,709
15	3,720	917	2,176	3,376	4,157	7,834	2,726	917	2,068	2,623	3,591	4,872
20	6,035	1,449	3,652	4,912	7,330	12,482	4,996	1,449	3,502	4,372	5,941	10,466
25	8,643	1,876	5,427	6,500	11,434	18,992	7,528	1,876	5,221	6,252	9,439	15,650
30	10,743	2,330	7,465	8,109	14,881	20,000	9,906	2,330	7,150	8,109	12,414	20,000
35	13,930	2,809	7,916	11,841	21,205	25,185	12,570	2,809	7,479	10,221	20,011	22,803
40	13,469	3,314	8,149	9,605	15,479	33,192	12,170	3,314	6,929	9,605	12,543	30,939

表9-3　病床規模別にみた職種別勤続年数別モデル退職金のばらつき　（100～199床）

〔単位：千円〕

勤続年数	法人（病院）都合退職						自己都合退職					
	平均	最低	第1四分位	中位数	第3四分位	最高	平均	最低	第1四分位	中位数	第3四分位	最高
管理栄養士												
1年	292	283	—	—	—	300	102	94	—	—	—	110
3	393	140	196	293	385	963	231	84	140	153	309	601
5	757	243	380	618	672	1,795	469	243	292	342	660	1,061
10	1,778	589	901	1,478	1,875	4,283	1,217	589	817	955	1,457	2,709
15	3,288	917	1,827	2,630	3,439	7,544	2,379	917	1,711	1,822	2,965	4,872
20	5,384	1,449	3,070	3,886	6,547	12,482	4,434	1,449	2,923	3,008	5,412	10,466
25	7,443	1,876	4,599	5,390	10,030	18,992	6,746	1,876	4,245	4,817	8,733	15,650
30	9,869	2,330	6,142	7,166	15,108	20,000	9,080	2,330	5,659	6,569	13,375	20,000
35	12,178	2,809	7,485	8,137	20,424	24,098	11,143	2,809	7,146	7,856	19,192	21,818
40	11,809	3,314	7,274	8,745	10,744	31,855	10,784	3,314	6,229	8,412	9,134	29,693
介護福祉士												
1年	225	225	—	—	—	225	83	83	—	—	—	83
3	284	123	151	260	292	729	145	83	116	137	153	268
5	567	255	321	508	551	1,513	318	238	258	282	319	556
10	1,335	619	718	1,045	1,461	3,565	837	618	683	723	980	1,312
15	2,569	964	1,535	1,960	2,785	6,777	1,784	964	1,378	1,523	1,917	3,325
20	4,222	1,525	2,585	3,179	4,492	10,363	3,360	1,525	2,449	2,633	3,438	7,112
25	6,100	1,976	3,749	4,706	6,814	13,634	5,319	1,976	3,451	3,898	6,134	11,520
30	8,154	2,456	5,046	6,162	9,172	18,271	7,330	2,456	4,514	5,208	8,827	15,740
35	10,892	2,963	5,941	7,962	15,030	23,378	9,648	2,963	5,368	6,498	13,091	21,162
40	12,523	3,498	6,466	8,450	15,910	30,964	11,233	3,498	5,877	7,851	13,335	28,863
介護職員												
1年	—	—	—	—	—	—	—	—	—	—	—	—
3	199	136	138	227	231	263	109	79	95	113	122	138
5	419	233	340	443	487	586	262	215	237	253	267	346
10	960	563	713	950	1,141	1,460	702	546	595	690	737	973
15	1,724	876	1,394	1,789	2,077	2,455	1,330	876	1,231	1,355	1,516	1,636
20	2,723	1,382	2,316	2,873	3,365	3,552	2,264	1,382	2,177	2,301	2,561	2,815
25	4,016	1,787	3,509	4,210	4,847	5,553	3,499	1,787	3,299	3,522	4,096	4,649
30	5,725	2,217	4,768	5,622	6,260	9,931	5,092	2,217	4,355	4,742	5,645	8,677
35	7,679	2,670	5,689	6,352	7,609	17,202	6,917	2,670	4,845	6,171	6,426	15,575
40	9,515	3,148	5,969	6,958	9,003	24,702	8,675	3,148	5,117	6,958	7,335	23,025
事務・大学卒												
1年	292	281	—	—	—	302	102	93	—	—	—	111
3	404	146	158	286	467	973	221	95	131	153	210	610
5	774	255	333	588	954	1,732	452	232	296	331	481	1,091
10	1,796	619	876	1,418	1,952	4,261	1,166	604	851	908	1,301	2,772
15	3,396	964	1,830	2,438	3,484	7,546	2,364	964	1,706	1,967	2,564	4,955
20	5,543	1,525	3,168	3,722	7,172	12,244	4,488	1,525	2,910	3,281	5,683	10,266
25	8,262	1,976	4,647	5,146	11,597	18,848	7,091	1,976	4,417	5,005	9,709	15,532
30	10,598	2,456	6,163	7,068	17,667	20,000	9,648	2,456	5,998	7,068	15,436	20,000
35	13,404	2,963	7,615	10,398	21,598	24,098	12,129	2,963	7,277	8,938	20,373	21,818
40	12,555	3,498	7,323	8,843	13,819	31,855	11,373	3,498	6,278	8,843	11,166	29,693

モデル退職金のばらつき〈病床規模計〉

表9-4 病床規模別にみた職種別勤続年数別モデル退職金のばらつき （100～199床）

〔単位：千円〕

勤続年数	法人（病院）都合退職						自己都合退職					
	平均	最低	第1四分位	中位数	第3四分位	最高	平均	最低	第1四分位	中位数	第3四分位	最高
事務・高校卒												
1年	236	225	—	—	—	246	83	82	—	—	—	83
3	346	131	144	238	380	882	194	79	107	135	171	588
5	688	233	318	483	831	1,581	404	232	237	282	406	1,054
10	1,591	563	821	1,098	1,676	3,679	1,045	563	658	821	1,117	2,698
15	3,019	876	1,675	1,897	3,024	6,925	2,100	876	1,372	1,675	2,016	4,807
20	4,989	1,382	2,828	3,168	5,220	11,772	4,036	1,382	2,534	2,828	4,136	9,870
25	7,546	1,787	4,048	5,005	10,004	18,338	6,478	1,787	4,048	4,981	8,375	15,111
30	9,830	2,217	5,418	7,068	15,417	20,000	8,989	2,217	5,418	6,854	13,469	20,000
35	12,565	2,670	7,256	9,790	20,599	22,648	11,397	2,670	6,989	8,470	19,171	20,506
40	14,542	3,148	7,663	11,662	22,350	30,073	13,283	3,148	7,389	10,044	20,788	28,032

表10-1 病床規模別にみた職種別勤続年数別モデル退職金のばらつき （100床未満）

〔単位：千円〕

勤続年数	法人（病院）都合退職						自己都合退職					
	平均	最低	第1四分位	中位数	第3四分位	最高	平均	最低	第1四分位	中位数	第3四分位	最高
医　師												
1年	—	—	—	—	—	—	—	—	—	—	—	—
3	900	900	—	—	—	900	540	540	—	—	—	540
5	1,500	1,500	—	—	—	1,500	900	900	—	—	—	900
10	4,400	4,400	—	—	—	4,400	3,200	3,200	—	—	—	3,200
15	9,000	9,000	—	—	—	9,000	4,800	4,800	—	—	—	4,800
20	9,900	9,900	—	—	—	9,900	7,200	7,200	—	—	—	7,200
25	13,500	13,500	—	—	—	13,500	11,250	11,250	—	—	—	11,250
30	18,000	18,000	—	—	—	18,000	15,000	15,000	—	—	—	15,000
35	21,000	21,000	—	—	—	21,000	17,000	17,000	—	—	—	17,000
40	24,000	24,000	—	—	—	24,000	20,000	20,000	—	—	—	20,000
薬剤師												
1年	201	201	—	—	—	201	—	—	—	—	—	—
3	295	270	—	306	—	310	191	102	—	162	—	310
5	594	535	—	600	—	648	443	321	—	360	—	648
10	1,389	1,127	—	1,200	—	1,841	1,234	902	—	960	—	1,841
15	2,661	1,785	—	2,475	—	3,723	2,294	1,547	—	1,800	—	3,536
20	3,800	2,505	—	3,300	—	5,594	3,416	2,254	—	2,400	—	5,594
25	5,788	3,285	—	6,300	—	7,780	5,351	3,022	—	5,250	—	7,780
30	8,037	4,110	—	9,720	—	10,281	7,406	3,836	—	8,100	—	10,281
35	10,650	4,992	—	13,097	—	13,860	9,785	4,707	—	11,550	—	13,097
40	12,659	5,910	—	15,840	—	16,228	11,681	5,614	—	13,200	—	16,228
看護師												
1年	198	198	—	—	—	198	—	—	—	—	—	—
3	326	307	—	310	—	360	209	102	—	216	—	310
5	642	528	—	648	—	750	472	317	—	450	—	648
10	1,535	1,115	—	1,650	—	1,841	1,311	892	—	1,200	—	1,841
15	2,985	1,766	—	3,465	—	3,723	2,591	1,530	—	2,520	—	3,723
20	4,231	2,480	—	4,620	—	5,594	3,729	2,232	—	3,360	—	5,594
25	6,978	3,253	—	7,780	—	9,900	6,341	2,993	—	7,780	—	8,250
30	8,744	4,072	—	10,281	—	11,880	7,994	3,801	—	9,900	—	10,281
35	11,468	4,926	—	13,097	—	16,380	10,464	4,644	—	13,097	—	13,650
40	13,593	5,830	—	16,228	—	18,720	12,455	5,538	—	15,600	—	16,228
准看護師												
1年	176	176	—	—	—	176	—	—	—	—	—	—
3	276	270	—	274	—	284	179	91	—	162	—	284
5	555	471	—	595	—	600	412	282	—	360	—	595
10	1,338	995	—	1,320	—	1,700	1,152	796	—	960	—	1,700
15	2,504	1,586	—	2,475	—	3,450	2,208	1,374	—	1,800	—	3,450
20	3,580	2,240	—	3,300	—	5,200	3,205	2,016	—	2,400	—	5,200
25	5,502	2,956	—	6,300	—	7,250	5,073	2,719	—	5,250	—	7,250
30	6,960	3,720	—	7,560	—	9,600	6,457	3,472	—	6,300	—	9,600
35	10,214	4,532	—	12,250	—	13,860	9,358	4,273	—	11,550	—	12,250
40	12,137	5,370	—	15,200	—	15,840	11,167	5,101	—	13,200	—	15,200

モデル退職金のばらつき〈病床規模計〉

表10-2 病床規模別にみた職種別勤続年数別モデル退職金のばらつき （100床未満）

〔単位：千円〕

勤続年数	法人（病院）都合退職							自己都合退職						
	平均	最低	第1四分位	中位数	第3四分位	最高	平均	最低	第1四分位	中位数	第3四分位	最高
臨床検査技師													
1年	—	—	—	—	—	—	—	—	—	—	—	—
3	360	360	—	—	—	360	216	216	—	—	—	216
5	750	750	—	—	—	750	450	450	—	—	—	450
10	1,650	1,650	—	—	—	1,650	1,200	1,200	—	—	—	1,200
15	3,465	3,465	—	—	—	3,465	2,520	2,520	—	—	—	2,520
20	4,620	4,620	—	—	—	4,620	3,360	3,360	—	—	—	3,360
25	8,100	8,100	—	—	—	8,100	6,750	6,750	—	—	—	6,750
30	9,720	9,720	—	—	—	9,720	8,100	8,100	—	—	—	8,100
35	13,860	13,860	—	—	—	13,860	11,550	11,550	—	—	—	11,550
40	15,840	15,840	—	—	—	15,840	13,200	13,200	—	—	—	13,200
診療放射線技師													
1年	190	190	—	—	—	190	—	—	—	—	—	—
3	328	296	—	—	—	360	157	98	—	—	—	216
5	630	509	—	—	—	750	378	305	—	—	—	450
10	1,364	1,077	—	—	—	1,650	1,031	862	—	—	—	1,200
15	2,588	1,710	—	—	—	3,465	2,001	1,482	—	—	—	2,520
20	3,513	2,405	—	—	—	4,620	2,762	2,164	—	—	—	3,360
25	5,630	3,160	—	—	—	8,100	4,829	2,907	—	—	—	6,750
30	6,840	3,960	—	—	—	9,720	5,898	3,696	—	—	—	8,100
35	9,332	4,803	—	—	—	13,860	8,040	4,529	—	—	—	11,550
40	10,765	5,690	—	—	—	15,840	9,303	5,405	—	—	—	13,200
臨床工学技士													
1年	—	—	—	—	—	—	—	—	—	—	—	—
3	360	360	—	—	—	360	216	216	—	—	—	216
5	750	750	—	—	—	750	450	450	—	—	—	450
10	1,650	1,650	—	—	—	1,650	1,200	1,200	—	—	—	1,200
15	3,465	3,465	—	—	—	3,465	2,520	2,520	—	—	—	2,520
20	4,620	4,620	—	—	—	4,620	3,360	3,360	—	—	—	3,360
25	8,100	8,100	—	—	—	8,100	6,750	6,750	—	—	—	6,750
30	9,720	9,720	—	—	—	9,720	8,100	8,100	—	—	—	8,100
35	13,860	13,860	—	—	—	13,860	11,550	11,550	—	—	—	11,550
40	15,840	15,840	—	—	—	15,840	13,200	13,200	—	—	—	13,200
理学療法士・作業療法士・言語聴覚士													
1年	—	—	—	—	—	—	—	—	—	—	—	—
3	360	360	—	—	—	360	216	216	—	—	—	216
5	750	750	—	—	—	750	450	450	—	—	—	450
10	1,650	1,650	—	—	—	1,650	1,200	1,200	—	—	—	1,200
15	3,465	3,465	—	—	—	3,465	2,520	2,520	—	—	—	2,520
20	4,620	4,620	—	—	—	4,620	3,360	3,360	—	—	—	3,360
25	8,100	8,100	—	—	—	8,100	6,750	6,750	—	—	—	6,750
30	9,720	9,720	—	—	—	9,720	8,100	8,100	—	—	—	8,100
35	13,860	13,860	—	—	—	13,860	11,550	11,550	—	—	—	11,550
40	15,840	15,840	—	—	—	15,840	13,200	13,200	—	—	—	13,200

表10-3　病床規模別にみた職種別勤続年数別モデル退職金のばらつき　（100床未満）

〔単位：千円〕

勤続年数	法人（病院）都合退職						自己都合退職					
	平均	最低	第1四分位	中位数	第3四分位	最高	平均	最低	第1四分位	中位数	第3四分位	最高
管理栄養士												
1年	177	177	—	—	—	177	—	—	—	—	—	—
3	318	276	—	—	—	360	154	92	—	—	—	216
5	613	475	—	—	—	750	368	285	—	—	—	450
10	1,325	1,000	—	—	—	1,650	1,000	800	—	—	—	1,200
15	2,526	1,586	—	—	—	3,465	1,947	1,374	—	—	—	2,520
20	3,430	2,240	—	—	—	4,620	2,688	2,016	—	—	—	3,360
25	5,528	2,956	—	—	—	8,100	4,735	2,719	—	—	—	6,750
30	6,724	3,727	—	—	—	9,720	5,790	3,479	—	—	—	8,100
35	9,203	4,546	—	—	—	13,860	7,968	4,286	—	—	—	11,650
40	10,630	5,420	—	—	—	15,840	9,175	5,149	—	—	—	13,200
介護福祉士												
1年	—	—	—	—	—	—	—	—	—	—	—	—
3	225	225	—	—	—	225	135	135	—	—	—	135
5	450	450	—	—	—	450	270	270	—	—	—	270
10	990	990	—	—	—	990	720	720	—	—	—	720
15	2,475	2,475	—	—	—	2,475	1,800	1,800	—	—	—	1,800
20	3,300	3,300	—	—	—	3,300	2,400	2,400	—	—	—	2,400
25	6,300	6,300	—	—	—	6,300	5,250	5,250	—	—	—	5,250
30	7,560	7,560	—	—	—	7,560	6,300	6,300	—	—	—	6,300
35	8,820	8,820	—	—	—	8,820	7,350	7,350	—	—	—	7,350
40	10,080	10,080	—	—	—	10,080	8,400	8,400	—	—	—	8,400
介護職員												
1年	156	156	—	—	—	156	—	—	—	—	—	—
3	212	180	—	—	—	244	95	81	—	—	—	108
5	399	375	—	—	—	422	239	225	—	—	—	253
10	863	825	—	—	—	900	660	600	—	—	—	720
15	1,955	1,434	—	—	—	2,475	1,522	1,243	—	—	—	1,800
20	2,670	2,040	—	—	—	3,300	2,118	1,836	—	—	—	2,400
25	4,502	2,703	—	—	—	6,300	3,869	2,487	—	—	—	5,250
30	5,486	3,412	—	—	—	7,560	4,743	3,185	—	—	—	6,300
35	6,493	4,165	—	—	—	8,820	5,639	3,927	—	—	—	7,350
40	7,520	4,960	—	—	—	10,080	6,556	4,712	—	—	—	8,400
事務・大学卒												
1年	190	190	—	—	—	190	—	—	—	—	—	—
3	328	296	—	—	—	360	157	98	—	—	—	216
5	554	508	—	—	—	600	333	305	—	—	—	360
10	1,526	1,072	—	—	—	1,980	1,149	858	—	—	—	1,440
15	2,336	1,702	—	—	—	2,970	1,818	1,475	—	—	—	2,160
20	3,838	2,395	—	—	—	5,280	2,998	2,155	—	—	—	3,840
25	5,175	3,150	—	—	—	7,200	4,449	2,898	—	—	—	6,000
30	8,460	3,960	—	—	—	12,960	7,248	3,696	—	—	—	10,800
35	9,966	4,812	—	—	—	15,120	8,569	4,537	—	—	—	12,600
40	14,370	5,700	—	—	—	23,040	12,307	5,414	—	—	—	19,200

モデル退職金のばらつき〈病床規模計〉

表10-4 病床規模別にみた職種別勤続年数別モデル退職金のばらつき （100床未満）

〔単位：千円〕

勤続年数	法人（病院）都合退職							自己都合退職						
	平均	最低	第1四分位	中位数	第3四分位	最高	平均	最低	第1四分位	中位数	第3四分位	最高

事務・高校卒

勤続年数	平均	最低	第1四分位	中位数	第3四分位	最高	平均	最低	第1四分位	中位数	第3四分位	最高
1年	167	167	―	―	―	167	―	―	―	―	―	―
3	243	225	―	―	―	261	111	87	―	―	―	135
5	413	375	―	―	―	450	248	225	―	―	―	270
10	1,138	955	―	―	―	1,320	862	764	―	―	―	960
15	1,753	1,526	―	―	―	1,980	1,381	1,322	―	―	―	1,440
20	3,060	2,160	―	―	―	3,960	2,412	1,944	―	―	―	2,880
25	4,124	2,847	―	―	―	5,400	3,560	2,619	―	―	―	4,500
30	6,113	3,585	―	―	―	8,640	5,273	3,346	―	―	―	7,200
35	9,743	4,366	―	―	―	15,120	8,358	4,116	―	―	―	12,600
40	14,115	5,190	―	―	―	23,040	12,065	4,930	―	―	―	19,200

表11−1−1 地域別にみた職種別勤続年数別モデル退職金（医師）

〔単位：千円，（ ）は集計病院数〕

勤続年数	所定内賃金 Ⓐ	退職金算定基礎額 Ⓑ	法人（病院）都合退職 退職金総額 Ⓒ	退職一時金	年金現価額	所定内賃金比 Ⓒ÷Ⓐ (倍)	算定基礎額比 Ⓒ÷Ⓑ (倍)	自己都合退職 退職金総額 Ⓓ	退職一時金	年金現価額	所定内賃金比 Ⓓ÷Ⓐ (倍)	算定基礎額比 Ⓓ÷Ⓑ (倍)
全国平均												
1年	535.0(21)	340.3(17)	415(11)	415	—	0.8	1.2	171(11)	171	—	0.3	0.5
3	608.4(22)	366.9(22)	944(22)	919	25	1.6	2.6	580(22)	555	25	1.0	1.6
5	680.1(22)	394.9(22)	1,727(22)	1,683	44	2.5	4.4	1,073(22)	1,030	43	1.6	2.7
10	806.8(24)	473.6(24)	4,417(24)	4,256	161	5.5	9.3	3,184(24)	3,022	162	3.9	6.7
15	893.4(23)	525.8(23)	7,778(23)	7,494	284	8.7	14.8	5,839(23)	5,555	284	6.5	11.1
20	963.9(23)	586.6(23)	11,850(23)	11,400	450	12.3	20.2	10,185(23)	9,735	450	10.6	17.4
25	1,037.6(22)	625.7(22)	15,833(22)	15,232	601	15.3	25.3	14,585(22)	13,984	601	14.1	23.3
30	1,089.0(22)	659.2(22)	20,020(22)	19,267	753	18.4	30.4	18,490(22)	17,737	753	17.0	28.0
35	1,115.4(21)	685.0(21)	23,580(21)	22,618	962	21.1	34.4	21,534(21)	20,571	963	19.3	31.4
40	1,132.9(18)	646.5(18)	27,215(18)	25,873	1,342	24.0	42.1	25,871(18)	24,530	1,341	22.8	40.0
政令指定都市・東京都												
1年	668.2(2)	340.0(1)	84(1)	84	—	0.1	0.2	84(1)	84	—	0.1	0.2
3	712.3(2)	453.0(2)	956(2)	956	—	1.3	2.1	956(2)	956	—	1.3	2.1
5	748.0(2)	473.4(2)	1,675(2)	1,675	—	2.2	3.5	1,675(2)	1,675	—	2.2	3.5
10	877.2(2)	528.3(2)	5,283(2)	5,283	—	6.0	10.0	5,283(2)	5,283	—	6.0	10.0
15	982.3(2)	587.0(2)	8,805(2)	8,805	—	9.0	15.0	8,805(2)	8,805	—	9.0	15.0
20	1,076.5(2)	637.9(2)	12,759(2)	12,759	—	11.9	20.0	12,759(2)	12,759	—	11.9	20.0
25	1,395.0(1)	703.2(1)	17,581(1)	17,581	—	12.6	25.0	17,581(1)	17,581	—	12.6	25.0
30	1,451.2(1)	722.9(1)	21,689(1)	21,689	—	14.9	30.0	21,689(1)	21,689	—	14.9	30.0
35	1,507.5(1)	742.6(1)	25,994(1)	25,994	—	17.2	35.0	25,994(1)	25,994	—	17.2	35.0
40	1,563.7(1)	762.3(1)	30,495(1)	30,495	—	19.5	40.0	30,495(1)	30,495	—	19.5	40.0
その他												
1年	521.0(19)	340.3(16)	448(10)	448	—	0.9	1.3	180(10)	180	—	0.3	0.5
3	598.0(20)	358.3(20)	943(20)	916	27	1.6	2.6	542(20)	515	27	0.9	1.5
5	673.3(20)	387.1(20)	1,732(20)	1,684	48	2.6	4.5	1,013(20)	965	48	1.5	2.6
10	800.4(22)	468.7(22)	4,338(22)	4,162	176	5.4	9.3	2,993(22)	2,817	176	3.7	6.4
15	884.9(21)	519.9(21)	7,680(21)	7,369	311	8.7	14.8	5,557(21)	5,246	311	6.3	10.7
20	953.2(21)	581.7(21)	11,763(21)	11,270	493	12.3	20.2	9,940(21)	9,447	493	10.4	17.1
25	1,020.5(21)	622.0(21)	15,750(21)	15,120	630	15.4	25.3	14,442(21)	13,812	630	14.2	23.2
30	1,071.7(21)	656.2(21)	19,941(21)	19,152	789	18.6	30.4	18,337(21)	17,548	789	17.1	27.9
35	1,095.8(20)	682.2(20)	23,459(20)	22,449	1,010	21.4	34.4	21,311(20)	20,300	1,011	19.4	31.2
40	1,107.6(17)	639.7(17)	27,022(17)	25,602	1,420	24.4	42.2	25,599(17)	24,179	1,420	23.1	40.0

職種別モデル退職金〈地域別〉

表11-1-2　地域別にみた職種別勤続年数別モデル退職金（医師）

〔単位：千円，（　）は集計病院数〕

勤続年数	所定内賃金 Ⓐ	退職金算定基礎額 Ⓑ	法人（病院）都合退職					自己都合退職				
			退職金総額 Ⓒ	退職一時金	年金現価額	所定内賃金比 Ⓒ÷Ⓐ	算定基礎額比 Ⓒ÷Ⓑ	退職金総額 Ⓓ	退職一時金	年金現価額	所定内賃金比 Ⓓ÷Ⓐ	算定基礎額比 Ⓓ÷Ⓑ
						(倍)	(倍)				(倍)	(倍)
北海道・東北												
1年	463.8(3)	271.3(2)	512(1)	512	—	1.1	1.9	152(1)	152	—	0.3	0.6
3	625.4(3)	342.6(3)	919(3)	919	—	1.5	2.7	491(3)	491	—	0.8	1.4
5	671.9(3)	384.4(3)	1,920(3)	1,920	—	2.9	5.0	904(3)	904	—	1.3	2.4
10	807.7(3)	508.4(3)	4,308(3)	4,308	—	5.3	8.5	2,737(3)	2,737	—	3.4	5.4
15	933.3(3)	623.4(3)	7,244(3)	7,244	—	7.8	11.6	5,298(3)	5,298	—	5.7	8.5
20	1,048.0(3)	733.7(3)	11,807(3)	11,807	—	11.3	16.1	10,186(3)	10,186	—	9.7	13.9
25	1,109.9(3)	809.3(3)	15,084(3)	15,084	—	13.6	18.6	14,127(3)	14,127	—	12.7	17.5
30	1,126.4(3)	846.2(3)	18,473(3)	18,473	—	16.4	21.8	17,341(3)	17,341	—	15.4	20.5
35	1,118.3(3)	874.5(3)	21,299(3)	21,299	—	19.0	24.4	19,815(3)	19,815	—	17.7	22.7
40	1,060.5(2)	999.3(2)	21,011(2)	21,011	—	19.8	21.0	20,191(2)	20,191	—	19.0	20.2
関東												
1年	659.2(6)	432.4(5)	469(4)	469	—	0.7	1.1	200(4)	200	—	0.3	0.5
3	710.7(7)	464.8(7)	937(7)	937	—	1.3	2.0	657(7)	657	—	0.9	1.4
5	808.6(7)	493.3(7)	1,546(7)	1,546	—	1.9	3.1	1,190(7)	1,190	—	1.5	2.4
10	924.4(7)	552.1(7)	4,033(7)	4,033	—	4.4	7.3	3,319(7)	3,319	—	3.6	6.0
15	1,002.8(7)	584.8(7)	6,898(7)	6,898	—	6.9	11.8	5,968(7)	5,968	—	6.0	10.2
20	1,097.2(7)	646.4(7)	10,576(7)	10,576	—	9.6	16.4	9,666(7)	9,666	—	8.8	15.0
25	1,123.7(7)	670.8(7)	14,328(7)	14,328	—	12.8	21.4	13,849(7)	13,849	—	12.3	20.6
30	1,183.0(7)	692.5(7)	18,080(7)	18,080	—	15.3	26.1	17,491(7)	17,491	—	14.8	25.3
35	1,222.1(6)	726.5(6)	20,014(6)	20,014	—	16.4	27.5	19,110(6)	19,110	—	15.6	26.3
40	1,151.0(5)	556.2(5)	26,151(5)	26,151	—	22.7	47.0	25,752(5)	25,752	—	22.4	46.3
中部・近畿												
1年	429.4(7)	308.0(6)	358(4)	358	—	0.8	1.2	147(4)	147	—	0.3	0.5
3	490.0(7)	307.2(7)	1,025(7)	1,018	7	2.1	3.3	604(7)	597	7	1.2	2.0
5	554.3(7)	336.4(7)	1,897(7)	1,881	16	3.4	5.6	1,171(7)	1,156	15	2.1	3.5
10	685.6(8)	426.7(8)	4,757(8)	4,712	45	6.9	11.1	3,237(8)	3,192	45	4.7	7.6
15	769.0(8)	482.6(8)	8,482(8)	8,394	88	11.0	17.6	6,125(8)	6,037	88	8.0	12.7
20	805.0(8)	533.7(8)	12,832(8)	12,680	152	15.9	24.0	11,011(8)	10,859	152	13.7	20.6
25	916.4(7)	570.2(7)	17,339(7)	17,070	269	18.9	30.4	16,001(7)	15,733	268	17.5	28.1
30	964.7(7)	607.1(7)	22,112(7)	21,734	378	22.9	36.4	20,515(7)	20,138	377	21.3	33.8
35	994.7(7)	629.6(7)	27,202(7)	26,676	526	27.3	43.2	25,194(7)	24,668	526	25.3	40.0
40	1,101.2(6)	620.8(6)	31,223(6)	30,452	771	28.4	50.3	29,944(6)	29,173	771	27.2	48.2
中国・四国・九州・沖縄												
1年	576.5(5)	308.2(4)	371(2)	371	—	0.6	1.2	172(2)	172	—	0.3	0.6
3	620.9(5)	328.1(5)	854(5)	756	98	1.4	2.6	491(5)	393	98	0.8	1.5
5	681.2(5)	345.4(5)	1,626(5)	1,456	170	2.4	4.7	876(5)	706	170	1.3	2.5
10	830.6(6)	427.3(6)	4,466(6)	3,881	585	5.4	10.5	3,179(6)	2,593	586	3.8	7.4
15	915.2(5)	453.7(5)	8,202(5)	7,039	1,163	9.0	18.1	5,526(5)	4,362	1,164	6.0	12.2
20	981.1(5)	499.2(5)	12,087(5)	10,260	1,827	12.3	24.2	9,589(5)	7,762	1,827	9.8	19.2
25	1,043.2(5)	530.1(5)	16,280(5)	14,010	2,270	15.6	30.7	13,907(5)	11,637	2,270	13.3	26.2
30	1,108.9(5)	573.4(5)	20,737(5)	17,952	2,785	18.7	36.2	17,741(5)	14,956	2,785	16.0	30.9
35	1,154.5(5)	599.2(5)	24,157(5)	20,852	3,305	20.9	40.3	20,348(5)	17,043	3,305	17.6	34.0
40	1,182.0(5)	626.7(5)	25,950(5)	22,046	3,904	22.0	41.4	23,376(5)	19,473	3,903	19.8	37.3

表11-2-1 地域別にみた職種別勤続年数別モデル退職金（薬剤師）

〔単位：千円．（　）は集計病院数〕

勤続年数	所定内賃金 Ⓐ	退職金算定基礎額 Ⓑ	法人（病院）都合退職					自己都合退職				
			退職金総額 Ⓒ	退職一時金	年金現価額	所定内賃金比 Ⓒ÷Ⓐ（倍）	算定基礎額比 Ⓒ÷Ⓑ（倍）	退職金総額 Ⓓ	退職一時金	年金現価額	所定内賃金比 Ⓓ÷Ⓐ（倍）	算定基礎額比 Ⓓ÷Ⓑ（倍）
全国平均												
1年	238.9(28)	197.7(25)	240(14)	240	—	1.0	1.2	114(11)	114	—	0.5	0.6
3	248.7(28)	207.1(28)	545(28)	536	9	2.2	2.6	337(28)	328	9	1.4	1.6
5	264.8(29)	220.2(29)	986(29)	960	26	3.7	4.5	647(29)	622	25	2.4	2.9
10	303.5(30)	253.3(30)	2,441(30)	2,384	57	8.0	9.6	1,740(30)	1,683	57	5.7	6.9
15	327.3(29)	281.8(29)	4,638(29)	4,534	104	14.2	16.5	3,538(29)	3,434	104	10.8	12.6
20	360.8(29)	307.2(29)	7,196(29)	7,043	153	19.9	23.4	6,137(29)	5,983	154	17.0	20.0
25	378.7(28)	321.1(28)	10,063(28)	9,844	219	26.6	31.3	9,029(28)	8,810	219	23.8	28.1
30	396.2(28)	340.9(28)	12,766(28)	12,498	268	32.2	37.4	11,633(28)	11,364	269	29.4	34.1
35	403.9(26)	346.9(26)	15,411(26)	15,073	338	38.2	44.4	13,880(26)	13,541	339	34.4	40.0
40	393.3(18)	333.2(18)	14,772(18)	14,202	570	37.6	44.3	13,643(18)	13,073	570	34.7	40.9
政令指定都市・東京都												
1年	235.5(6)	201.8(5)	160(3)	160	—	0.7	0.8	51(1)	51	—	0.2	0.3
3	244.7(6)	213.4(6)	461(6)	461	—	1.9	2.2	324(6)	324	—	1.3	1.5
5	258.4(6)	223.8(6)	850(6)	850	—	3.3	3.8	675(6)	675	—	2.6	3.0
10	286.0(6)	246.1(6)	2,220(6)	2,220	—	7.8	9.0	2,030(6)	2,030	—	7.1	8.2
15	309.1(6)	268.1(6)	3,796(6)	3,796	—	12.3	14.2	3,589(6)	3,589	—	11.6	13.4
20	331.2(6)	289.0(6)	5,491(6)	5,491	—	16.6	19.0	5,306(6)	5,306	—	16.0	18.4
25	344.3(5)	293.8(5)	7,145(5)	7,145	—	20.8	24.3	6,853(5)	6,853	—	19.9	23.3
30	365.6(5)	313.9(5)	9,281(5)	9,281	—	25.4	29.6	8,979(5)	8,979	—	24.6	28.6
35	384.6(5)	331.9(5)	10,656(5)	10,656	—	27.7	32.1	10,352(5)	10,352	—	26.9	31.2
40	376.8(4)	326.7(4)	10,898(4)	10,898	—	28.9	33.4	10,516(4)	10,516	—	27.9	32.2
その他												
1年	239.8(22)	196.7(20)	261(11)	261	—	1.1	1.3	120(10)	120	—	0.5	0.6
3	249.8(22)	205.3(22)	568(22)	556	12	2.3	2.8	341(22)	329	12	1.4	1.7
5	266.4(23)	219.2(23)	1,021(23)	989	32	3.8	4.7	639(23)	608	31	2.4	2.9
10	307.9(24)	255.2(24)	2,497(24)	2,425	72	8.1	9.8	1,667(24)	1,596	71	5.4	6.5
15	332.1(23)	285.4(23)	4,858(23)	4,727	131	14.6	17.0	3,525(23)	3,393	132	10.6	12.3
20	368.6(23)	311.9(23)	7,641(23)	7,447	194	20.7	24.5	6,353(23)	6,160	193	17.2	20.4
25	386.1(23)	327.0(23)	10,697(23)	10,431	266	27.7	32.7	9,501(23)	9,235	266	24.6	29.1
30	402.9(23)	346.8(23)	13,524(23)	13,197	327	33.6	39.0	12,210(23)	11,883	327	30.3	35.2
35	408.5(21)	350.5(21)	16,543(21)	16,124	419	40.5	47.2	14,720(21)	14,300	420	36.0	42.0
40	398.0(14)	335.1(14)	15,879(14)	15,146	733	39.9	47.4	14,537(14)	13,803	734	36.5	43.4

職種別モデル退職金〈地域別〉

表11-2-2　地域別にみた職種別勤続年数別モデル退職金（薬　剤　師）

〔単位：千円，（　）は集計病院数〕

勤続年数	所定内賃金 Ⓐ	退職金算定基礎額 Ⓑ	法人（病院）都合退職					自己都合退職				
			退職金総額 Ⓒ	退職一時金	年金現価額	所定内賃金比 Ⓒ÷Ⓐ（倍）	算定基礎額比 Ⓒ÷Ⓑ（倍）	退職金総額 Ⓓ	退職一時金	年金現価額	所定内賃金比 Ⓓ÷Ⓐ（倍）	算定基礎額比 Ⓓ÷Ⓑ（倍）
北海道・東北													
1年	228.3(3)	193.5(3)	243(1)	243	―	1.1	1.3	97(1)	97	―	0.4	0.5
3	239.2(4)	202.8(4)	505(4)	505	―	2.1	2.5	293(4)	293	―	1.2	1.4
5	249.7(4)	213.0(4)	930(4)	930	―	3.7	4.4	540(4)	540	―	2.2	2.5
10	280.5(4)	243.0(4)	2,558(4)	2,558	―	9.1	10.5	1,505(4)	1,505	―	5.4	6.2
15	311.7(4)	273.4(4)	5,066(4)	5,066	―	16.3	18.5	3,615(4)	3,615	―	11.6	13.2
20	332.0(4)	293.4(4)	7,126(4)	7,126	―	21.5	24.3	5,979(4)	5,979	―	18.0	20.4
25	349.0(4)	310.1(4)	9,350(4)	9,350	―	26.8	30.1	8,358(4)	8,358	―	23.9	27.0
30	364.9(4)	325.6(4)	11,750(4)	11,750	―	32.2	36.1	10,574(4)	10,574	―	29.0	32.5
35	378.8(4)	339.4(4)	14,038(4)	14,038	―	37.1	41.4	12,536(4)	12,536	―	33.1	36.9
40	411.9(3)	375.4(3)	16,214(3)	16,214	―	39.4	43.2	14,807(3)	14,807	―	35.9	39.4
関東													
1年	243.6(8)	195.4(7)	247(6)	247	―	1.0	1.3	133(4)	133	―	0.5	0.7
3	252.8(8)	204.9(8)	516(8)	516	―	2.0	2.5	341(8)	341	―	1.3	1.7
5	266.5(8)	217.5(8)	846(8)	846	―	3.2	3.9	621(8)	621	―	2.3	2.9
10	300.8(8)	243.0(8)	2,145(8)	2,145	―	7.1	8.8	1,738(8)	1,738	―	5.8	7.2
15	330.8(8)	268.6(8)	4,043(8)	4,043	―	12.2	15.1	3,352(8)	3,352	―	10.1	12.5
20	381.1(8)	294.7(8)	6,431(8)	6,431	―	16.9	21.8	5,801(8)	5,801	―	15.2	19.7
25	393.5(8)	295.6(8)	8,986(8)	8,986	―	22.8	30.4	8,538(8)	8,538	―	21.7	28.9
30	413.2(8)	317.3(8)	11,435(8)	11,435	―	27.7	36.0	10,906(8)	10,906	―	26.4	34.4
35	423.6(8)	322.9(8)	13,558(8)	13,558	―	32.0	42.0	12,892(8)	12,892	―	30.4	39.9
40	388.5(6)	288.0(6)	12,002(6)	12,002	―	30.9	41.7	11,722(6)	11,722	―	30.2	40.7
中部・近畿													
1年	231.9(9)	208.5(8)	240(5)	240	―	1.0	1.2	100(4)	100	―	0.4	0.5
3	242.4(8)	207.9(8)	653(8)	653	―	2.7	3.1	369(8)	369	―	1.5	1.8
5	266.2(9)	222.1(9)	1,150(9)	1,150	―	4.3	5.2	692(9)	692	―	2.6	3.1
10	319.0(10)	261.3(10)	2,676(10)	2,676	―	8.4	10.2	1,791(10)	1,791	―	5.6	6.9
15	337.0(9)	293.5(9)	5,166(9)	5,166	―	15.3	17.6	3,739(9)	3,739	―	11.1	12.7
20	371.2(9)	325.2(9)	8,247(9)	8,247	―	22.2	25.4	6,814(9)	6,814	―	18.4	21.0
25	395.2(8)	342.4(8)	11,963(8)	11,963	―	30.3	34.9	10,447(8)	10,447	―	26.4	30.5
30	413.8(8)	361.4(8)	15,119(8)	15,119	―	36.5	41.8	13,701(8)	13,701	―	33.1	37.9
35	416.5(8)	364.2(8)	18,306(8)	18,306	―	44.0	50.3	16,531(8)	16,531	―	39.7	45.4
40	385.8(4)	318.8(4)	18,061(4)	18,061	―	46.8	56.7	16,495(4)	16,495	―	42.8	51.7
中国・四国・九州・沖縄													
1年	246.1(8)	189.4(7)	214(2)	214	―	0.9	1.1	113(2)	113	―	0.5	0.6
3	255.6(8)	210.5(8)	487(8)	454	33	1.9	2.3	325(8)	292	33	1.3	1.5
5	269.1(8)	224.3(8)	969(8)	877	92	3.6	4.3	676(8)	585	91	2.5	3.0
10	298.4(8)	259.0(8)	2,386(8)	2,171	215	8.0	9.2	1,796(8)	1,581	215	6.0	6.9
15	320.8(8)	286.0(8)	4,426(8)	4,049	377	13.8	15.5	3,459(8)	3,081	378	10.8	12.1
20	343.3(8)	306.3(8)	6,813(8)	6,258	555	19.8	22.2	5,790(8)	5,234	556	16.9	18.9
25	362.2(8)	330.7(8)	9,596(8)	8,830	766	26.5	29.0	8,437(8)	7,671	766	23.3	25.5
30	377.4(8)	351.6(8)	12,253(8)	11,313	940	32.5	34.8	10,822(8)	9,882	940	28.7	30.8
35	377.6(6)	360.8(6)	14,937(6)	13,471	1,466	39.6	41.4	12,558(6)	11,091	1,467	33.3	34.8
40	393.8(5)	373.7(5)	14,600(5)	12,547	2,053	37.1	39.1	12,968(5)	10,915	2,053	32.9	34.7

表11-3-1 地域別にみた職種別勤続年数別モデル退職金（看 護 師）

〔単位：千円，（ ）は集計病院数〕

勤続年数	所定内賃金 Ⓐ	退職金算定基礎額 Ⓑ	法人（病院）都合退職					自 己 都 合 退 職				
			退職金総額 Ⓒ	退職一時金	年金現価額	所定内賃金比 Ⓒ÷Ⓐ（倍）	算定基礎額比 Ⓒ÷Ⓑ（倍）	退職金総額 Ⓓ	退職一時金	年金現価額	所定内賃金比 Ⓓ÷Ⓐ（倍）	算定基礎額比 Ⓓ÷Ⓑ（倍）

全国平均

勤続年数	Ⓐ	Ⓑ	Ⓒ	一時金	年金	Ⓒ÷Ⓐ	Ⓒ÷Ⓑ	Ⓓ	一時金	年金	Ⓓ÷Ⓐ	Ⓓ÷Ⓑ
1年	231.6(31)	197.0(26)	234(14)	234	—	1.0	1.2	113(11)	113	—	0.5	0.6
3	241.6(32)	198.4(32)	497(31)	488	9	2.1	2.5	308(31)	299	9	1.3	1.6
5	253.3(32)	208.6(32)	883(32)	860	23	3.5	4.2	583(32)	561	22	2.3	2.8
10	281.4(33)	233.3(33)	2,177(33)	2,125	52	7.7	9.3	1,561(33)	1,510	51	5.5	6.7
15	308.8(32)	259.7(32)	4,063(32)	3,970	93	13.2	15.6	3,142(32)	3,048	94	10.2	12.1
20	338.5(32)	285.4(32)	6,441(32)	6,303	138	19.0	22.6	5,530(32)	5,392	138	16.3	19.4
25	357.1(31)	305.0(31)	9,214(31)	9,017	197	25.8	30.2	8,263(31)	8,066	197	23.1	27.1
30	376.5(30)	319.4(30)	11,747(30)	11,497	250	31.2	36.8	10,720(30)	10,471	249	28.5	33.6
35	392.5(28)	332.7(28)	14,341(28)	14,028	313	36.5	43.1	12,946(28)	12,633	313	33.0	38.9
40	387.0(22)	329.9(22)	14,712(22)	14,247	465	38.0	44.6	13,640(22)	13,176	464	35.2	41.3

政令指定都市・東京都

勤続年数	Ⓐ	Ⓑ	Ⓒ	一時金	年金	Ⓒ÷Ⓐ	Ⓒ÷Ⓑ	Ⓓ	一時金	年金	Ⓓ÷Ⓐ	Ⓓ÷Ⓑ
1年	227.6(6)	190.1(5)	149(3)	149	—	0.7	0.8	47(1)	47	—	0.2	0.2
3	237.7(6)	204.2(6)	436(6)	436	—	1.8	2.1	306(6)	306	—	1.3	1.5
5	248.0(6)	214.0(6)	804(6)	804	—	3.2	3.8	640(6)	640	—	2.6	3.0
10	271.4(6)	235.8(6)	2,117(6)	2,117	—	7.8	9.0	1,937(6)	1,937	—	7.1	8.2
15	293.6(6)	256.8(6)	3,622(6)	3,622	—	12.3	14.1	3,450(6)	3,450	—	11.8	13.4
20	318.3(6)	277.6(6)	5,254(6)	5,254	—	16.5	18.9	5,076(6)	5,076	—	15.9	18.3
25	329.1(5)	283.0(5)	6,831(5)	6,831	—	20.8	24.1	6,551(5)	6,551	—	19.9	23.1
30	345.5(5)	298.2(5)	8,720(5)	8,720	—	25.2	29.2	8,434(5)	8,434	—	24.4	28.3
35	360.6(5)	312.3(5)	9,945(5)	9,945	—	27.6	31.8	9,657(5)	9,657	—	26.8	30.9
40	368.7(4)	321.0(4)	10,731(4)	10,731	—	29.1	33.4	10,369(4)	10,369	—	28.1	32.3

その他

勤続年数	Ⓐ	Ⓑ	Ⓒ	一時金	年金	Ⓒ÷Ⓐ	Ⓒ÷Ⓑ	Ⓓ	一時金	年金	Ⓓ÷Ⓐ	Ⓓ÷Ⓑ
1年	232.5(25)	198.7(21)	257(11)	257	—	1.1	1.3	119(10)	119	—	0.5	0.6
3	242.5(26)	197.1(26)	511(25)	501	10	2.1	2.6	308(25)	298	10	1.3	1.6
5	254.6(26)	207.3(26)	901(26)	873	28	3.5	4.3	570(26)	542	28	2.2	2.8
10	283.6(27)	232.7(27)	2,190(27)	2,126	64	7.7	9.4	1,478(27)	1,415	63	5.2	6.4
15	312.3(26)	260.3(26)	4,165(26)	4,050	115	13.3	16.0	3,071(26)	2,955	116	9.8	11.8
20	343.1(26)	287.2(26)	6,715(26)	6,544	171	19.6	23.4	5,635(26)	5,465	170	16.4	19.6
25	362.5(26)	309.2(26)	9,673(26)	9,438	235	26.7	31.3	8,592(26)	8,357	235	23.7	27.8
30	382.7(25)	323.6(25)	12,352(25)	12,053	299	32.3	38.2	11,178(25)	10,878	300	29.2	34.5
35	399.5(23)	337.2(23)	15,296(23)	14,915	381	38.3	45.4	13,660(23)	13,279	381	34.2	40.5
40	391.1(18)	331.9(18)	15,596(18)	15,028	568	39.9	47.0	14,367(18)	13,799	568	36.7	43.3

表11-3-2 地域別にみた職種別勤続年数別モデル退職金（看護師）

〔単位：千円，（ ）は集計病院数〕

勤続年数	所定内賃金 Ⓐ	退職金算定基礎額 Ⓑ	法人（病院）都合退職					自己都合退職				
			退職金総額 Ⓒ	退職一時金	年金現価額	所定内賃金比 Ⓒ÷Ⓐ	算定基礎額比 Ⓒ÷Ⓑ	退職金総額 Ⓓ	退職一時金	年金現価額	所定内賃金比 Ⓓ÷Ⓐ	算定基礎額比 Ⓓ÷Ⓑ
						(倍)	(倍)				(倍)	(倍)
北海道・東北												
1年	218.1(3)	185.9(3)	246(1)	246	—	1.1	1.3	98(1)	98	—	0.4	0.5
3	227.6(4)	193.4(4)	483(4)	483	—	2.1	2.5	279(4)	279	—	1.2	1.4
5	239.2(4)	204.7(4)	896(4)	896	—	3.7	4.4	521(4)	521	—	2.2	2.5
10	266.3(4)	231.0(4)	2,420(4)	2,420	—	9.1	10.5	1,432(4)	1,432	—	5.4	6.2
15	294.4(4)	258.4(4)	4,450(4)	4,450	—	15.1	17.2	3,307(4)	3,307	—	11.2	12.8
20	324.8(4)	288.0(4)	6,987(4)	6,987	—	21.5	24.3	5,884(4)	5,884	—	18.1	20.4
25	342.1(4)	305.0(4)	9,198(4)	9,198	—	26.9	30.2	8,249(4)	8,249	—	24.1	27.0
30	358.1(4)	320.8(4)	11,587(4)	11,587	—	32.4	36.1	10,456(4)	10,456	—	29.2	32.6
35	374.1(4)	336.5(4)	13,921(4)	13,921	—	37.2	41.4	12,470(4)	12,470	—	33.3	37.1
40	402.7(3)	368.9(3)	15,965(3)	15,965	—	39.6	43.3	14,610(3)	14,610	—	36.3	39.6
関東												
1年	245.6(8)	199.5(7)	245(6)	245	—	1.0	1.2	133(4)	133	—	0.5	0.7
3	255.2(8)	209.8(8)	512(8)	512	—	2.0	2.4	340(8)	340	—	1.3	1.6
5	265.6(8)	217.8(8)	824(8)	824	—	3.1	3.8	606(8)	606	—	2.3	2.8
10	297.9(8)	241.7(8)	2,099(8)	2,099	—	7.0	8.7	1,701(8)	1,701	—	5.7	7.0
15	332.1(8)	263.9(8)	3,955(8)	3,955	—	11.9	15.0	3,262(8)	3,262	—	9.8	12.4
20	366.3(8)	289.9(8)	6,282(8)	6,282	—	17.2	21.7	5,658(8)	5,658	—	15.4	19.5
25	389.6(8)	308.4(8)	8,999(8)	8,999	—	23.1	29.2	8,532(8)	8,532	—	21.9	27.7
30	409.7(8)	319.6(8)	11,541(8)	11,541	—	28.2	36.1	11,008(8)	11,008	—	26.9	34.4
35	419.2(8)	325.8(8)	13,538(8)	13,538	—	32.3	41.6	12,869(8)	12,869	—	30.7	39.5
40	381.9(6)	294.1(6)	12,120(6)	12,120	—	31.7	41.2	11,822(6)	11,822	—	31.0	40.2
中部・近畿												
1年	243.3(10)	196.8(9)	228(5)	228	—	0.9	1.2	96(4)	96	—	0.4	0.5
3	255.9(10)	195.8(10)	553(10)	553	—	2.2	2.8	314(10)	314	—	1.2	1.6
5	269.2(10)	205.8(10)	1,004(10)	1,004	—	3.7	4.9	597(10)	597	—	2.2	2.9
10	295.2(11)	231.1(11)	2,282(11)	2,282	—	7.7	9.9	1,523(11)	1,523	—	5.2	6.6
15	326.0(10)	261.0(10)	4,344(10)	4,344	—	13.3	16.6	3,165(10)	3,165	—	9.7	12.1
20	356.7(10)	290.8(10)	6,959(10)	6,959	—	19.5	23.9	5,797(10)	5,797	—	16.3	19.9
25	382.0(9)	308.9(9)	10,396(9)	10,396	—	27.2	33.7	8,988(9)	8,988	—	23.5	29.1
30	399.8(9)	325.4(9)	13,192(9)	13,192	—	33.0	40.5	11,983(9)	11,983	—	30.0	36.8
35	407.0(9)	330.7(9)	15,942(9)	15,942	—	39.2	48.2	14,391(9)	14,391	—	35.4	43.5
40	404.7(7)	326.9(7)	17,709(7)	17,709	—	43.8	54.2	16,332(7)	16,332	—	40.4	50.0
中国・四国・九州・沖縄												
1年	212.7(10)	199.5(7)	212(2)	212	—	1.0	1.1	113(2)	113	—	0.5	0.6
3	222.1(10)	194.0(10)	427(9)	398	29	1.9	2.2	284(9)	255	29	1.3	1.5
5	233.3(10)	205.6(10)	804(10)	731	73	3.4	3.9	576(10)	503	73	2.5	2.8
10	259.0(10)	230.0(10)	2,025(10)	1,854	171	7.8	8.8	1,544(10)	1,373	171	6.0	6.7
15	278.6(10)	255.4(10)	3,714(10)	3,414	300	13.3	14.5	2,957(10)	2,656	301	10.6	11.6
20	303.4(10)	275.5(10)	5,830(10)	5,388	442	19.2	21.2	5,020(10)	4,578	442	16.5	18.2
25	314.8(10)	298.6(10)	8,330(10)	7,720	610	26.5	27.9	7,401(10)	6,791	610	23.5	24.8
30	331.9(9)	312.5(9)	10,556(9)	9,724	832	31.8	33.8	9,319(9)	8,488	831	28.1	29.8
35	354.0(7)	341.2(7)	13,439(7)	12,187	1,252	38.0	39.4	11,445(7)	10,194	1,251	32.3	33.5
40	363.7(6)	349.7(6)	13,179(6)	11,475	1,704	36.2	37.7	11,834(6)	10,130	1,704	32.5	33.8

表11-4-1　地域別にみた職種別勤続年数別モデル退職金（准看護師）

〔単位：千円，（　）は集計病院数〕

勤続年数	所定内賃金 Ⓐ	退職金算定基礎額 Ⓑ	法人（病院）都合退職					自己都合退職				
			退職金総額 Ⓒ	退職一時金	年金現価額	所定内賃金比 Ⓒ÷Ⓐ	算定基礎額比 Ⓒ÷Ⓑ	退職金総額 Ⓓ	退職一時金	年金現価額	所定内賃金比 Ⓓ÷Ⓐ	算定基礎額比 Ⓓ÷Ⓑ
						(倍)	(倍)				(倍)	(倍)
全国平均												
1年	192.4(23)	161.9(19)	202(7)	202	—	1.0	1.2	93(5)	93	—	0.5	0.6
3	202.7(24)	162.7(24)	366(23)	356	10	1.8	2.2	243(23)	234	9	1.2	1.5
5	212.3(24)	170.9(24)	660(24)	636	24	3.1	3.9	477(24)	453	24	2.2	2.8
10	233.8(25)	189.1(25)	1,604(25)	1,549	55	6.9	8.5	1,274(25)	1,220	54	5.5	6.7
15	253.0(24)	205.5(24)	2,980(24)	2,880	100	11.8	14.5	2,489(24)	2,389	100	9.8	12.1
20	275.0(25)	225.5(25)	4,603(25)	4,461	142	16.7	20.4	4,205(25)	4,063	142	15.3	18.6
25	291.6(23)	240.2(23)	6,522(23)	6,310	212	22.4	27.2	6,129(23)	5,916	213	21.0	25.5
30	308.6(23)	253.1(23)	8,484(23)	8,224	260	27.5	33.5	8,016(23)	7,756	260	26.0	31.7
35	327.4(21)	271.0(21)	10,610(21)	10,276	334	32.4	39.1	9,947(21)	9,613	334	30.4	36.7
40	333.0(20)	276.1(20)	11,620(20)	11,211	409	34.9	42.1	10,964(19)	10,533	431	32.9	39.7
政令指定都市・東京都												
1年	198.7(5)	165.6(4)	108(2)	108	—	0.5	0.7	40(1)	40	—	0.2	0.2
3	207.8(5)	177.6(5)	347(5)	347	—	1.7	2.0	254(5)	254	—	1.2	1.4
5	216.6(5)	185.9(5)	651(5)	651	—	3.0	3.5	536(5)	536	—	2.5	2.9
10	237.8(5)	205.7(5)	1,778(5)	1,778	—	7.5	8.6	1,634(5)	1,634	—	6.9	7.9
15	258.9(5)	225.4(5)	3,064(5)	3,064	—	11.8	13.6	2,890(5)	2,890	—	11.2	12.8
20	279.3(5)	244.6(5)	4,445(5)	4,445	—	15.9	18.2	4,262(5)	4,262	—	15.3	17.4
25	286.0(4)	245.8(4)	5,467(4)	5,467	—	19.1	22.2	5,170(4)	5,170	—	18.1	21.0
30	301.0(4)	259.3(4)	6,912(4)	6,912	—	23.0	26.7	6,607(4)	6,607	—	22.0	25.5
35	315.0(4)	272.1(4)	8,166(4)	8,166	—	25.9	30.0	7,856(4)	7,856	—	24.9	28.9
40	328.0(4)	283.8(4)	9,461(4)	9,461	—	28.8	33.3	9,149(4)	9,149	—	27.9	32.2
その他												
1年	190.7(18)	160.9(15)	240(5)	240	—	1.3	1.5	106(4)	106	—	0.6	0.7
3	201.4(19)	158.8(19)	371(18)	359	12	1.8	2.3	240(18)	228	12	1.2	1.5
5	211.1(19)	166.9(19)	662(19)	632	30	3.1	4.0	461(19)	430	31	2.2	2.8
10	232.8(20)	184.9(20)	1,560(20)	1,492	68	6.7	8.4	1,185(20)	1,116	69	5.1	6.4
15	251.5(19)	200.2(19)	2,958(19)	2,832	126	11.8	14.8	2,384(19)	2,257	127	9.5	11.9
20	273.9(20)	220.8(20)	4,642(20)	4,465	177	16.9	21.0	4,190(20)	4,013	177	15.3	19.0
25	292.8(19)	239.0(19)	6,744(19)	6,487	257	23.0	28.2	6,330(19)	6,073	257	21.6	26.5
30	310.2(19)	251.8(19)	8,815(19)	8,500	315	28.4	35.0	8,313(19)	7,997	316	26.8	33.0
35	330.3(17)	270.7(17)	11,185(17)	10,772	413	33.9	41.3	10,439(17)	10,026	413	31.6	38.6
40	334.2(16)	274.1(16)	12,160(16)	11,648	512	36.4	44.4	11,448(15)	10,902	546	34.3	41.8

表11-4-2　地域別にみた職種別勤続年数別モデル退職金（准看護師）

〔単位：千円，（　）は集計病院数〕

勤続年数	所定内賃金 Ⓐ	退職金算定基礎額 Ⓑ	法人（病院）都合退職					自己都合退職				
			退職金総額 Ⓒ	退職一時金	年金現価額	所定内賃金比 Ⓒ÷Ⓐ (倍)	算定基礎額比 Ⓒ÷Ⓑ (倍)	退職金総額 Ⓓ	退職一時金	年金現価額	所定内賃金比 Ⓓ÷Ⓐ (倍)	算定基礎額比 Ⓓ÷Ⓑ (倍)
北海道・東北												
1年	167.8(2)	147.3(2)	―	―	―	―	―	―	―	―	―	―
3	186.2(3)	161.5(3)	316(3)	316	―	1.7	2.0	223(3)	223	―	1.2	1.4
5	195.5(3)	170.5(3)	659(3)	659	―	3.4	3.9	428(3)	428	―	2.2	2.5
10	219.4(3)	193.8(3)	1,827(3)	1,827	―	8.3	9.4	1,263(3)	1,263	―	5.8	6.5
15	239.7(3)	213.5(3)	3,400(3)	3,400	―	14.2	15.9	2,869(3)	2,869	―	12.0	13.4
20	268.3(3)	241.9(3)	5,182(3)	5,182	―	19.3	21.4	4,765(3)	4,765	―	17.8	19.7
25	290.9(3)	264.3(3)	7,134(3)	7,134	―	24.5	27.0	6,559(3)	6,559	―	22.5	24.8
30	307.8(3)	281.0(3)	9,101(3)	9,101	―	29.6	32.4	8,415(3)	8,415	―	27.3	29.9
35	323.3(3)	296.4(3)	10,986(3)	10,986	―	34.0	37.1	10,144(3)	10,144	―	31.4	34.2
40	337.6(3)	310.7(3)	12,461(3)	12,461	―	36.9	40.1	11,583(3)	11,583	―	34.3	37.3
関東												
1年	211.9(7)	159.3(6)	224(5)	224	―	1.1	1.4	110(3)	110	―	0.5	0.7
3	221.0(7)	170.7(7)	445(7)	445	―	2.0	2.6	275(7)	275	―	1.2	1.6
5	230.5(7)	178.6(7)	719(7)	719	―	3.1	4.0	501(7)	501	―	2.2	2.8
10	259.2(7)	197.5(7)	1,780(7)	1,780	―	6.9	9.0	1,392(7)	1,392	―	5.4	7.0
15	283.1(7)	215.1(7)	3,385(7)	3,385	―	12.0	15.7	2,716(7)	2,716	―	9.6	12.6
20	314.2(7)	236.8(7)	5,244(7)	5,244	―	16.7	22.1	4,613(7)	4,613	―	14.7	19.5
25	328.8(7)	251.2(7)	7,269(7)	7,269	―	22.1	28.9	6,806(7)	6,806	―	20.7	27.1
30	353.9(7)	266.9(7)	9,451(7)	9,451	―	26.7	35.4	8,901(7)	8,901	―	25.1	33.3
35	362.6(7)	273.6(7)	11,297(7)	11,297	―	31.2	41.3	10,605(7)	10,605	―	29.2	38.8
40	369.5(7)	278.7(7)	12,290(7)	12,290	―	33.3	44.1	12,443(6)	12,443	―	33.7	44.6
中部・近畿												
1年	205.4(7)	170.5(6)	148(2)	148	―	0.7	0.9	67(2)	67	―	0.3	0.4
3	221.2(7)	168.9(7)	381(7)	381	―	1.7	2.3	262(7)	262	―	1.2	1.6
5	235.3(7)	177.1(7)	703(7)	703	―	3.0	4.0	522(7)	522	―	2.2	2.9
10	251.6(8)	193.5(8)	1,577(8)	1,577	―	6.3	8.1	1,276(8)	1,276	―	5.1	6.6
15	270.5(7)	207.0(7)	2,946(7)	2,946	―	10.9	14.2	2,447(7)	2,447	―	9.0	11.8
20	292.4(7)	228.5(7)	4,770(7)	4,770	―	16.3	20.9	4,484(7)	4,484	―	15.3	19.6
25	308.3(6)	237.1(6)	7,007(6)	7,007	―	22.7	29.6	6,818(6)	6,818	―	22.1	28.8
30	323.4(6)	250.0(6)	9,580(6)	9,580	―	29.6	38.3	9,344(6)	9,344	―	28.9	37.4
35	335.3(6)	259.8(6)	11,735(6)	11,735	―	35.0	45.2	11,398(6)	11,398	―	34.0	43.9
40	330.0(5)	254.0(5)	12,890(5)	12,890	―	39.1	50.7	11,853(5)	11,853	―	35.9	46.7
中国・四国・九州・沖縄												
1年	167.0(7)	160.5(5)	―	―	―	―	―	―	―	―	―	―
3	173.1(7)	149.0(7)	280(6)	245	35	1.6	1.9	193(6)	158	35	1.1	1.3
5	178.3(7)	157.0(7)	560(7)	476	84	3.1	3.6	429(7)	345	84	2.4	2.7
10	194.2(7)	173.5(7)	1,362(7)	1,166	196	7.0	7.8	1,160(7)	964	196	6.0	6.7
15	211.3(7)	190.9(7)	2,429(7)	2,086	343	11.5	12.7	2,141(7)	1,798	343	10.1	11.2
20	227.9(8)	206.9(8)	3,677(8)	3,235	442	16.1	17.8	3,393(8)	2,950	443	14.9	16.4
25	240.4(7)	221.5(7)	5,098(7)	4,400	698	21.2	23.0	4,677(7)	3,979	698	19.5	21.1
30	250.9(7)	230.1(7)	6,313(7)	5,457	856	25.2	27.4	5,823(7)	4,967	856	23.2	25.3
35	271.0(5)	265.5(5)	8,072(5)	6,669	1,403	29.8	30.4	7,166(5)	5,764	1,402	26.4	27.0
40	282.2(5)	273.6(5)	8,906(5)	7,270	1,636	31.6	32.6	7,928(5)	6,292	1,636	28.1	29.0

表11－5－1　地域別にみた職種別勤続年数別モデル退職金（臨床検査技師）

〔単位：千円，（ ）は集計病院数〕

勤続年数	所定内賃金 Ⓐ	退職金算定基礎額 Ⓑ	法人（病院）都合退職					自己都合退職				
			退職金総額 Ⓒ	退職一時金	年金現価額	所定内賃金比 Ⓒ÷Ⓐ	算定基礎額比 Ⓒ÷Ⓑ	退職金総額 Ⓓ	退職一時金	年金現価額	所定内賃金比 Ⓓ÷Ⓐ	算定基礎額比 Ⓓ÷Ⓑ
						（倍）	（倍）				（倍）	（倍）
全国平均												
1年	202.2(25)	177.9(22)	221(13)	221	－	1.1	1.2	105(11)	105	－	0.5	0.6
3	214.1(26)	181.6(26)	490(26)	481	9	2.3	2.7	290(26)	281	9	1.4	1.6
5	227.1(25)	193.0(25)	906(25)	881	25	4.0	4.7	567(25)	542	25	2.5	2.9
10	259.0(28)	220.1(28)	2,173(28)	2,122	51	8.4	9.9	1,497(28)	1,445	52	5.8	6.8
15	286.8(26)	248.6(26)	4,195(26)	4,099	96	14.6	16.9	3,107(26)	3,010	97	10.8	12.5
20	322.5(26)	275.3(26)	6,713(26)	6,571	142	20.8	24.4	5,627(26)	5,484	143	17.4	20.4
25	342.8(25)	294.5(25)	9,705(25)	9,500	205	28.3	33.0	8,587(25)	8,382	205	25.0	29.2
30	359.5(26)	309.2(26)	12,144(26)	11,903	241	33.8	39.3	11,021(26)	10,780	241	30.7	35.6
35	366.7(25)	318.7(25)	14,686(25)	14,393	293	40.0	46.1	13,202(25)	12,909	293	36.0	41.4
40	344.2(16)	294.1(16)	13,780(16)	13,246	534	40.0	46.9	12,704(16)	12,169	535	36.9	43.2
政令指定都市・東京都												
1年	208.0(4)	185.3(3)	115(2)	115	－	0.6	0.6	44(1)	44	－	0.2	0.2
3	217.0(4)	195.1(4)	461(4)	461	－	2.1	2.4	328(4)	328	－	1.5	1.7
5	226.0(4)	203.4(4)	840(4)	840	－	3.7	4.1	661(4)	661	－	2.9	3.2
10	252.6(4)	224.1(4)	2,239(4)	2,239	－	8.9	10.0	2,040(4)	2,040	－	8.1	9.1
15	275.8(4)	243.7(4)	3,742(4)	3,742	－	13.6	15.4	3,560(4)	3,560	－	12.9	14.6
20	301.0(4)	262.6(4)	5,420(4)	5,420	－	18.0	20.6	5,228(4)	5,228	－	17.4	19.9
25	305.7(3)	258.6(3)	7,097(3)	7,097	－	23.2	27.4	6,743(3)	6,743	－	22.1	26.1
30	319.7(3)	270.7(3)	9,034(3)	9,034	－	28.3	33.4	8,670(3)	8,670	－	27.1	32.0
35	330.9(3)	280.3(3)	9,807(3)	9,807	－	29.6	35.0	9,442(3)	9,442	－	28.5	33.7
40	320.7(2)	271.4(2)	9,625(2)	9,625	－	30.0	35.5	9,078(2)	9,078	－	28.3	33.4
その他												
1年	201.0(21)	176.8(19)	241(11)	241	－	1.2	1.4	111(10)	111	－	0.6	0.6
3	213.6(22)	179.2(22)	495(22)	485	10	2.3	2.8	283(22)	273	10	1.3	1.6
5	227.3(21)	191.0(21)	918(21)	889	29	4.0	4.8	549(21)	520	29	2.4	2.9
10	260.1(24)	219.5(24)	2,162(24)	2,102	60	8.3	9.8	1,406(24)	1,346	60	5.4	6.4
15	288.8(22)	249.5(22)	4,278(22)	4,164	114	14.8	17.1	3,025(22)	2,910	115	10.5	12.1
20	326.4(22)	277.6(22)	6,948(22)	6,780	168	21.3	25.0	5,699(22)	5,531	168	17.5	20.5
25	347.8(22)	299.4(22)	10,060(22)	9,828	232	28.9	33.6	8,838(22)	8,606	232	25.4	29.5
30	364.7(23)	314.3(23)	12,549(23)	12,277	272	34.4	39.9	11,327(23)	11,055	272	31.1	36.0
35	371.6(22)	324.0(22)	15,352(22)	15,019	333	41.3	47.4	13,714(22)	13,381	333	36.9	42.3
40	347.6(14)	297.3(14)	14,373(14)	13,763	610	41.4	48.3	13,221(14)	12,611	610	38.0	44.5

職種別モデル退職金〈地域別〉

表11-5-2 地域別にみた職種別勤続年数別モデル退職金（臨床検査技師）

〔単位：千円，（ ）は集計病院数〕

勤続年数	所定内賃金 Ⓐ	退職金算定基礎額 Ⓑ	法人（病院）都合退職 退職金総額 Ⓒ	退職一時金	年金現価額	所定内賃金比 Ⓒ÷Ⓐ (倍)	算定基礎額比 Ⓒ÷Ⓑ (倍)	自己都合退職 退職金総額 Ⓓ	退職一時金	年金現価額	所定内賃金比 Ⓓ÷Ⓐ (倍)	算定基礎額比 Ⓓ÷Ⓑ (倍)
北海道・東北												
1年	214.9(2)	191.4(2)	227(1)	227	—	1.1	1.2	90(1)	90	—	0.4	0.5
3	218.4(3)	191.5(3)	517(3)	517	—	2.4	2.7	259(3)	259	—	1.2	1.4
5	230.4(3)	203.2(3)	944(3)	944	—	4.1	4.6	463(3)	463	—	2.0	2.3
10	256.7(3)	228.5(3)	2,548(3)	2,548	—	9.9	11.2	1,263(3)	1,263	—	4.9	5.5
15	282.1(3)	253.1(3)	4,567(3)	4,567	—	16.2	18.0	3,074(3)	3,074	—	10.9	12.1
20	308.9(3)	279.1(3)	7,205(3)	7,205	—	23.3	25.8	5,734(3)	5,734	—	18.6	20.5
25	321.9(3)	291.8(3)	9,357(3)	9,357	—	29.1	32.1	8,088(3)	8,088	—	25.1	27.7
30	333.2(3)	302.7(3)	11,633(3)	11,633	—	34.9	38.4	10,121(3)	10,121	—	30.4	33.4
35	342.4(3)	311.7(3)	13,707(3)	13,707	—	40.0	44.0	11,766(3)	11,766	—	34.4	37.7
40	378.1(2)	351.8(2)	15,896(2)	15,896	—	42.0	45.2	13,859(2)	13,859	—	36.7	39.4
関東												
1年	217.5(7)	178.0(6)	238(5)	238	—	1.1	1.3	124(4)	124	—	0.6	0.7
3	227.7(7)	187.3(7)	506(7)	506	—	2.2	2.7	342(7)	342	—	1.5	1.8
5	240.7(7)	198.7(7)	821(7)	821	—	3.4	4.1	600(7)	600	—	2.5	3.0
10	276.9(7)	224.6(7)	2,114(7)	2,114	—	7.6	9.4	1,688(7)	1,688	—	6.1	7.5
15	307.6(7)	250.4(7)	4,013(7)	4,013	—	13.0	16.0	3,289(7)	3,289	—	10.7	13.1
20	361.3(7)	277.1(7)	6,453(7)	6,453	—	17.9	23.3	5,796(7)	5,796	—	16.0	20.9
25	376.4(7)	291.2(7)	9,260(7)	9,260	—	24.6	31.8	8,815(7)	8,815	—	23.4	30.3
30	401.1(7)	304.7(7)	11,838(7)	11,838	—	29.5	38.9	11,305(7)	11,305	—	28.2	37.1
35	409.7(7)	310.4(7)	14,041(7)	14,041	—	34.3	45.2	13,357(7)	13,357	—	32.6	43.0
40	359.7(5)	261.5(5)	12,070(5)	12,070	—	33.6	46.2	11,848(5)	11,848	—	32.9	45.3
中部・近畿												
1年	196.6(9)	180.0(8)	214(5)	214	—	1.1	1.2	90(4)	90	—	0.5	0.5
3	214.3(9)	182.5(9)	549(9)	549	—	2.6	3.0	312(9)	312	—	1.5	1.7
5	228.3(8)	191.6(8)	1,065(8)	1,065	—	4.7	5.6	637(8)	637	—	2.8	3.3
10	266.0(10)	223.4(10)	2,297(10)	2,297	—	8.6	10.3	1,525(10)	1,525	—	5.7	6.8
15	293.8(9)	253.5(9)	4,477(9)	4,477	—	15.2	17.7	3,211(9)	3,211	—	10.9	12.7
20	329.3(9)	286.1(9)	7,246(9)	7,246	—	22.0	25.3	5,990(9)	5,990	—	18.2	20.9
25	359.8(8)	308.9(8)	11,060(8)	11,060	—	30.7	35.8	9,530(8)	9,530	—	26.5	30.9
30	379.5(8)	327.7(8)	13,999(8)	13,999	—	36.9	42.7	12,693(8)	12,693	—	33.4	38.7
35	377.1(8)	329.3(8)	16,757(8)	16,757	—	44.4	50.9	15,104(8)	15,104	—	40.1	45.9
40	331.9(4)	273.4(4)	15,679(4)	15,679	—	47.2	57.3	14,466(4)	14,466	—	43.6	52.9
中国・四国・九州・沖縄												
1年	190.3(7)	170.8(6)	195(2)	195	—	1.0	1.1	104(2)	104	—	0.5	0.6
3	198.5(7)	170.7(7)	386(7)	355	31	1.9	2.3	221(7)	190	31	1.1	1.3
5	210.7(7)	184.5(7)	792(7)	705	87	3.8	4.3	497(7)	410	87	2.4	2.7
10	235.5(8)	208.9(8)	1,928(8)	1,749	179	8.2	9.2	1,381(8)	1,202	179	5.9	6.6
15	259.1(7)	238.6(7)	3,856(7)	3,497	359	14.9	16.2	2,805(7)	2,446	359	10.8	11.8
20	280.7(7)	258.0(7)	6,077(7)	5,549	528	21.6	23.6	4,944(7)	4,415	529	17.6	19.2
25	298.6(7)	282.4(7)	8,750(7)	8,021	729	29.3	31.0	7,494(7)	6,765	729	25.1	26.5
30	312.9(8)	297.1(8)	10,748(8)	9,965	783	34.3	36.2	9,438(8)	8,655	783	30.2	31.8
35	322.3(7)	318.0(7)	13,385(7)	12,338	1,047	41.5	42.1	11,488(7)	10,441	1,047	35.6	36.1
40	325.0(5)	320.1(5)	13,125(5)	11,415	1,710	40.4	41.0	11,687(5)	9,977	1,710	36.0	36.5

表11-6-1 地域別にみた職種別勤続年数別モデル退職金（診療放射線技師）

〔単位：千円，（ ）は集計病院数〕

勤続年数	所定内賃金 Ⓐ	退職金算定基礎額 Ⓑ	法人（病院）都合退職					自己都合退職				
			退職金総額 Ⓒ	退職一時金	年金現価額	所定内賃金比 Ⓒ÷Ⓐ (倍)	算定基礎額比 Ⓒ÷Ⓑ (倍)	退職金総額 Ⓓ	退職一時金	年金現価額	所定内賃金比 Ⓓ÷Ⓐ (倍)	算定基礎額比 Ⓓ÷Ⓑ (倍)
全国平均												
1年	213.5(24)	184.7(21)	225(13)	225	—	1.1	1.2	103(11)	103	—	0.5	0.6
3	224.3(24)	187.0(24)	500(24)	490	10	2.2	2.7	293(24)	283	10	1.3	1.6
5	238.6(24)	199.6(24)	916(24)	889	27	3.8	4.6	567(24)	540	27	2.4	2.8
10	270.2(25)	226.3(25)	2,222(25)	2,161	61	8.2	9.8	1,490(25)	1,429	61	5.5	6.6
15	297.7(26)	254.6(26)	4,055(26)	3,952	103	13.6	15.9	2,999(26)	2,896	103	10.1	11.8
20	333.4(25)	283.5(25)	6,674(25)	6,517	157	20.0	23.5	5,587(25)	5,430	157	16.8	19.7
25	353.4(25)	301.5(25)	9,490(25)	9,273	217	26.9	31.5	8,385(25)	8,168	217	23.7	27.8
30	371.6(24)	318.6(24)	12,209(24)	11,932	277	32.9	38.3	11,056(24)	10,778	278	29.8	34.7
35	377.4(23)	329.8(23)	14,880(23)	14,541	339	39.4	45.1	13,326(23)	12,988	338	35.3	40.4
40	356.1(15)	310.0(15)	13,757(15)	13,151	606	38.6	44.4	12,700(15)	12,095	605	35.7	41.0
政令指定都市・東京都												
1年	214.8(4)	185.9(3)	142(3)	142	—	0.7	0.8	44(1)	44	—	0.2	0.2
3	223.3(4)	195.2(4)	438(4)	438	—	2.0	2.2	330(4)	330	—	1.5	1.7
5	232.6(4)	204.1(4)	769(4)	769	—	3.3	3.8	640(4)	640	—	2.8	3.1
10	257.2(4)	223.2(4)	1,991(4)	1,991	—	7.7	8.9	1,878(4)	1,878	—	7.3	8.4
15	284.4(4)	242.9(4)	3,308(4)	3,308	—	11.6	13.6	3,251(4)	3,251	—	11.4	13.4
20	304.7(4)	262.0(4)	4,804(4)	4,804	—	15.8	18.3	4,744(4)	4,744	—	15.6	18.1
25	309.4(3)	258.0(3)	5,961(3)	5,961	—	19.3	23.1	5,877(3)	5,877	—	19.0	22.8
30	324.4(3)	271.3(3)	7,673(3)	7,673	—	23.7	28.3	7,585(3)	7,585	—	23.4	28.0
35	339.2(3)	284.4(3)	8,726(3)	8,726	—	25.7	30.7	8,635(3)	8,635	—	25.5	30.4
40	332.4(2)	276.9(2)	8,231(2)	8,231	—	24.8	29.7	8,089(2)	8,089	—	24.3	29.2
その他												
1年	213.2(20)	184.5(18)	250(10)	250	—	1.2	1.4	109(10)	109	—	0.5	0.6
3	224.5(20)	185.4(20)	512(20)	501	11	2.3	2.8	285(20)	273	12	1.3	1.5
5	239.8(20)	198.8(20)	945(20)	913	32	3.9	4.8	552(20)	520	32	2.3	2.8
10	272.7(21)	226.9(21)	2,266(21)	2,194	72	8.3	10.0	1,416(21)	1,344	72	5.2	6.2
15	300.1(22)	256.7(22)	4,191(22)	4,069	122	14.0	16.3	2,953(22)	2,832	121	9.8	11.5
20	338.9(21)	287.6(21)	7,031(21)	6,844	187	20.7	24.4	5,747(21)	5,560	187	17.0	20.0
25	359.3(22)	307.5(22)	9,971(22)	9,725	246	27.8	32.4	8,727(22)	8,481	246	24.3	28.4
30	378.3(21)	325.4(21)	12,857(21)	12,540	317	34.0	39.5	11,551(21)	11,235	316	30.5	35.5
35	383.2(20)	336.7(20)	15,803(20)	15,414	389	41.2	46.9	14,030(20)	13,641	389	36.6	41.7
40	359.7(13)	315.1(13)	14,607(13)	13,908	699	40.6	46.4	13,410(13)	12,711	699	37.3	42.6

職種別モデル退職金〈地域別〉

表11-6-2　地域別にみた職種別勤続年数別モデル退職金（診療放射線技師）

〔単位：千円，（　）は集計病院数〕

勤続年数	所定内賃金 Ⓐ	退職金算定基礎額 Ⓑ	法人（病院）都合退職					自己都合退職				
			退職金総額 Ⓒ	退職一時金	年金現価額	所定内賃金比 Ⓒ÷Ⓐ	算定基礎額比 Ⓒ÷Ⓑ	退職金総額 Ⓓ	退職一時金	年金現価額	所定内賃金比 Ⓓ÷Ⓐ	算定基礎額比 Ⓓ÷Ⓑ
						(倍)	(倍)				(倍)	(倍)
北海道・東北												
1年	214.9(2)	191.4(2)	227(1)	227	—	1.1	1.2	90(1)	90	—	0.4	0.5
3	218.4(3)	191.5(3)	517(3)	517	—	2.4	2.7	259(3)	259	—	1.2	1.4
5	230.4(3)	203.2(3)	944(3)	944	—	4.1	4.6	463(3)	463	—	2.0	2.3
10	256.7(3)	228.5(3)	2,548(3)	2,548	—	9.9	11.2	1,263(3)	1,263	—	4.9	5.5
15	282.1(3)	253.1(3)	4,567(3)	4,567	—	16.2	18.0	3,074(3)	3,074	—	10.9	12.1
20	308.9(3)	279.1(3)	7,205(3)	7,205	—	23.3	25.8	5,734(3)	5,734	—	18.6	20.5
25	321.9(3)	291.8(3)	9,357(3)	9,357	—	29.1	32.1	8,088(3)	8,088	—	25.1	27.7
30	333.2(3)	302.7(3)	11,633(3)	11,633	—	34.9	38.4	10,121(3)	10,121	—	30.4	33.4
35	342.4(3)	311.7(3)	13,707(3)	13,707	—	40.0	44.0	11,766(3)	11,766	—	34.4	37.7
40	378.1(2)	351.8(2)	15,896(2)	15,896	—	42.0	45.2	13,859(2)	13,859	—	36.7	39.4
関東												
1年	217.4(6)	193.7(5)	246(5)	246	—	1.1	1.3	120(4)	120	—	0.6	0.6
3	228.5(6)	201.7(6)	534(6)	534	—	2.3	2.6	323(6)	323	—	1.4	1.6
5	243.1(6)	215.2(6)	877(6)	877	—	3.6	4.1	595(6)	595	—	2.4	2.8
10	279.7(6)	243.8(6)	2,201(6)	2,201	—	7.9	9.0	1,696(6)	1,696	—	6.1	7.0
15	312.3(6)	272.8(6)	3,941(6)	3,941	—	12.6	14.4	3,238(6)	3,238	—	10.4	11.9
20	366.3(6)	301.3(6)	6,446(6)	6,446	—	17.6	21.4	5,794(6)	5,794	—	15.8	19.2
25	383.8(6)	319.1(6)	9,384(6)	9,384	—	24.4	29.4	8,977(6)	8,977	—	23.4	28.1
30	400.7(6)	332.0(6)	11,932(6)	11,932	—	29.8	35.9	11,433(6)	11,433	—	28.5	34.4
35	411.6(6)	340.2(6)	14,263(6)	14,263	—	34.7	41.9	13,604(6)	13,604	—	33.1	40.0
40	348.8(4)	295.2(4)	11,674(4)	11,674	—	33.5	39.5	11,603(4)	11,603	—	33.3	39.3
中部・近畿												
1年	209.7(10)	179.7(9)	216(5)	216	—	1.0	1.2	90(4)	90	—	0.4	0.5
3	223.7(9)	180.7(9)	535(9)	535	—	2.4	3.0	309(9)	309	—	1.4	1.7
5	239.6(9)	191.9(9)	989(9)	989	—	4.1	5.2	603(9)	603	—	2.5	3.1
10	270.9(10)	219.3(10)	2,253(10)	2,253	—	8.3	10.3	1,513(10)	1,513	—	5.6	6.9
15	298.7(11)	245.9(11)	3,970(11)	3,970	—	13.3	16.1	2,891(11)	2,891	—	9.7	11.8
20	333.4(10)	279.6(10)	6,756(10)	6,756	—	20.3	24.2	5,613(10)	5,613	—	16.8	20.1
25	356.9(10)	293.8(10)	9,640(10)	9,640	—	27.0	32.8	8,311(10)	8,311	—	23.3	28.3
30	380.3(9)	317.2(9)	12,865(9)	12,865	—	33.8	40.6	11,718(9)	11,718	—	30.8	36.9
35	379.5(9)	319.4(9)	15,424(9)	15,424	—	40.6	48.3	13,943(9)	13,943	—	36.7	43.7
40	345.0(5)	265.8(5)	13,557(5)	13,557	—	39.3	51.0	12,569(5)	12,569	—	36.4	47.3
中国・四国・九州・沖縄												
1年	215.2(6)	182.1(5)	195(2)	195	—	0.9	1.1	104(2)	104	—	0.5	0.6
3	224.0(6)	179.6(6)	405(6)	366	39	1.8	2.3	254(6)	215	39	1.1	1.4
5	236.7(6)	194.0(6)	832(6)	724	108	3.5	4.3	538(6)	430	108	2.3	2.8
10	266.6(6)	219.2(6)	2,030(6)	1,777	253	7.6	9.3	1,360(6)	1,106	254	5.1	6.2
15	288.9(6)	253.0(6)	4,070(6)	3,625	445	14.1	16.1	2,922(6)	2,477	445	10.1	11.5
20	312.7(6)	274.3(6)	6,502(6)	5,847	655	20.8	23.7	5,264(6)	4,609	655	16.8	19.2
25	332.7(6)	301.8(6)	9,413(6)	8,509	904	28.3	31.2	8,067(6)	7,164	903	24.2	26.7
30	348.4(6)	315.2(6)	11,791(6)	10,682	1,109	33.8	37.4	10,152(6)	9,044	1,108	29.1	32.2
35	353.8(5)	347.1(5)	15,346(5)	13,789	1,557	43.4	44.2	12,819(5)	11,262	1,557	36.2	36.9
40	366.0(4)	359.1(4)	15,019(4)	12,749	2,270	41.0	41.8	13,382(4)	11,112	2,270	36.6	37.3

表11-7-1 地域別にみた職種別勤続年数別モデル退職金（臨床工学技士）

〔単位：千円，（ ）は集計病院数〕

勤続年数	所定内賃金 Ⓐ	退職金算定基礎額 Ⓑ	法人（病院）都合退職					自己都合退職				
			退職金総額 Ⓒ	退職一時金	年金現価額	所定内賃金比 Ⓒ÷Ⓐ（倍）	算定基礎額比 Ⓒ÷Ⓑ（倍）	退職金総額 Ⓓ	退職一時金	年金現価額	所定内賃金比 Ⓓ÷Ⓐ（倍）	算定基礎額比 Ⓓ÷Ⓑ（倍）
全国平均												
1年	202.4(17)	183.0(16)	231(10)	231	—	1.1	1.3	107(10)	107	—	0.5	0.6
3	215.5(16)	190.1(16)	553(16)	540	13	2.6	2.9	319(16)	306	13	1.5	1.7
5	230.7(16)	205.5(16)	1,008(16)	971	37	4.4	4.9	606(16)	569	37	2.6	2.9
10	267.1(18)	235.9(18)	2,304(18)	2,228	76	8.6	9.8	1,469(18)	1,346	123	5.5	6.2
15	298.4(17)	271.6(17)	4,488(17)	4,346	142	15.0	16.5	3,215(17)	3,074	141	10.8	11.8
20	337.5(18)	296.4(18)	7,015(18)	6,818	197	20.8	23.7	5,757(18)	5,560	197	17.1	19.4
25	355.5(16)	320.6(16)	10,488(16)	10,182	306	29.5	32.7	9,297(16)	8,991	306	26.2	29.0
30	368.7(16)	332.0(16)	13,220(16)	12,845	375	35.9	39.8	11,777(16)	11,403	374	31.9	35.5
35	381.9(15)	349.4(15)	16,444(15)	15,976	468	43.1	47.1	14,421(15)	13,953	468	37.8	41.3
40	348.9(10)	325.5(10)	14,125(10)	13,307	818	40.5	43.4	13,100(10)	12,282	818	37.5	40.2
政令指定都市・東京都												
1年	197.9(1)	176.2(1)	44(1)	44	—	0.2	0.2	44(1)	44	—	0.2	0.2
3	213.1(1)	191.4(1)	574(1)	574	—	2.7	3.0	574(1)	574	—	2.7	3.0
5	228.3(1)	206.6(1)	1,033(1)	1,033	—	4.5	5.0	1,033(1)	1,033	—	4.5	5.0
10	265.8(1)	244.1(1)	2,441(1)	2,441	—	9.2	10.0	2,441(1)	2,441	—	9.2	10.0
15	302.5(1)	280.8(1)	4,212(1)	4,212	—	13.9	15.0	4,212(1)	4,212	—	13.9	15.0
20	336.8(1)	315.1(1)	6,302(1)	6,302	—	18.7	20.0	6,302(1)	6,302	—	18.7	20.0
25	—	—	—	—	—	—	—	—	—	—	—	—
30	—	—	—	—	—	—	—	—	—	—	—	—
35	—	—	—	—	—	—	—	—	—	—	—	—
40	—	—	—	—	—	—	—	—	—	—	—	—
その他												
1年	202.7(16)	183.4(15)	252(9)	252	—	1.2	1.4	113(9)	113	—	0.6	0.6
3	215.7(15)	190.0(15)	552(15)	538	14	2.6	2.9	302(15)	288	14	1.4	1.6
5	230.9(15)	205.4(15)	1,006(15)	967	39	4.4	4.9	577(15)	538	39	2.5	2.8
10	267.1(17)	235.5(17)	2,296(17)	2,215	81	8.6	9.7	1,411(17)	1,282	129	5.3	6.0
15	298.1(16)	271.1(16)	4,505(16)	4,355	150	15.1	16.6	3,153(16)	3,003	150	10.6	11.6
20	337.5(17)	295.3(17)	7,057(17)	6,849	208	20.9	23.9	5,725(17)	5,517	208	17.0	19.4
25	355.5(16)	320.6(16)	10,488(16)	10,182	306	29.5	32.7	9,297(16)	8,991	306	26.2	29.0
30	368.7(16)	332.0(16)	13,220(16)	12,845	375	35.9	39.8	11,777(16)	11,403	374	31.9	35.5
35	381.9(15)	349.4(15)	16,444(15)	15,976	468	43.1	47.1	14,421(15)	13,953	468	37.8	41.3
40	348.9(10)	325.5(10)	14,125(10)	13,307	818	40.5	43.4	13,100(10)	12,282	818	37.5	40.2

職種別モデル退職金〈地域別〉

表11-7-2 地域別にみた職種別勤続年数別モデル退職金（臨床工学技士）

〔単位：千円，（ ）は集計病院数〕

勤続年数	所定内賃金 Ⓐ	退職金算定基礎額 Ⓑ	法人（病院）都合退職					自己都合退職				
			退職金総額 Ⓒ	退職一時金	年金現価額	所定内賃金比 Ⓒ÷Ⓐ (倍)	算定基礎額比 Ⓒ÷Ⓑ (倍)	退職金総額 Ⓓ	退職一時金	年金現価額	所定内賃金比 Ⓓ÷Ⓐ (倍)	算定基礎額比 Ⓓ÷Ⓑ (倍)
北海道・東北											
1年	214.9(2)	191.4(2)	227(1)	227	—	1.1	1.2	90(1)	90	—	0.4	0.5
3	226.0(2)	202.3(2)	649(2)	649	—	2.9	3.2	320(2)	320	—	1.4	1.6
5	239.0(2)	215.2(2)	1,147(2)	1,147	—	4.8	5.3	560(2)	560	—	2.3	2.6
10	267.3(2)	242.8(2)	2,963(2)	2,963	—	11.1	12.2	1,466(2)	1,466	—	5.5	6.0
15	295.8(2)	270.9(2)	5,272(2)	5,272	—	17.8	19.5	3,425(2)	3,425	—	11.6	12.6
20	330.9(2)	305.2(2)	8,413(2)	8,413	—	25.4	27.6	6,207(2)	6,207	—	18.8	20.3
25	345.8(2)	319.9(2)	10,691(2)	10,691	—	30.9	33.4	8,789(2)	8,789	—	25.4	27.5
30	357.9(2)	331.8(2)	13,001(2)	13,001	—	36.3	39.2	10,733(2)	10,733	—	30.0	32.3
35	369.7(2)	343.5(2)	15,551(2)	15,551	—	42.1	45.3	12,640(2)	12,640	—	34.2	36.8
40	378.1(2)	351.8(2)	15,896(2)	15,896	—	42.0	45.2	13,859(2)	13,859	—	36.7	39.4
関東											
1年	225.8(4)	201.9(4)	276(4)	276	—	1.2	1.4	126(4)	126	—	0.6	0.6
3	238.4(4)	211.1(4)	676(4)	676	—	2.8	3.2	398(4)	398	—	1.7	1.9
5	257.2(4)	228.3(4)	1,097(4)	1,097	—	4.3	4.8	719(4)	719	—	2.8	3.1
10	307.9(4)	267.4(4)	2,571(4)	2,571	—	8.4	9.6	1,869(4)	1,869	—	6.1	7.0
15	353.8(4)	308.1(4)	4,817(4)	4,817	—	13.6	15.6	3,820(4)	3,820	—	10.8	12.4
20	429.0(4)	347.6(4)	8,223(4)	8,223	—	19.2	23.7	7,305(4)	7,305	—	17.0	21.0
25	447.3(4)	367.6(4)	12,098(4)	12,098	—	27.0	32.9	11,551(4)	11,551	—	25.8	31.4
30	463.7(4)	379.5(4)	15,353(4)	15,353	—	33.1	40.5	14,671(4)	14,671	—	31.6	38.7
35	472.1(4)	385.2(4)	18,299(4)	18,299	—	38.8	47.5	17,380(4)	17,380	—	36.8	45.1
40	397.6(2)	330.3(2)	15,964(2)	15,964	—	40.1	48.3	15,964(2)	15,964	—	40.1	48.3
中部・近畿											
1年	200.7(5)	180.1(5)	198(3)	198	—	1.0	1.1	88(3)	88	—	0.4	0.5
3	219.5(4)	195.5(4)	633(4)	633	—	2.9	3.2	352(4)	352	—	1.6	1.8
5	235.2(4)	210.8(4)	1,174(4)	1,174	—	5.0	5.6	655(4)	655	—	2.8	3.1
10	268.9(6)	239.2(6)	2,264(6)	2,264	—	8.4	9.5	1,367(6)	1,229	138	5.1	5.7
15	302.1(5)	278.0(5)	4,577(5)	4,577	—	15.1	16.5	3,122(5)	3,122	—	10.3	11.2
20	335.1(6)	294.0(6)	6,470(6)	6,470	—	19.3	22.0	5,246(6)	5,246	—	15.7	17.8
25	352.7(4)	323.4(4)	10,850(4)	10,850	—	30.8	33.5	9,533(4)	9,533	—	27.0	29.5
30	362.4(4)	333.2(4)	13,951(4)	13,951	—	38.5	41.9	12,365(4)	12,365	—	34.1	37.1
35	367.0(4)	345.7(4)	17,109(4)	17,109	—	46.6	49.5	14,962(4)	14,962	—	40.8	43.3
40	307.7(2)	282.7(2)	10,223(2)	10,223	—	33.2	36.2	10,223(2)	10,223	—	33.2	36.2
中国・四国・九州・沖縄											
1年	184.2(6)	167.4(5)	195(2)	195	—	1.1	1.2	104(2)	104	—	0.6	0.6
3	194.1(6)	168.3(6)	387(6)	352	35	2.0	2.3	243(6)	208	35	1.3	1.4
5	207.3(6)	183.5(6)	791(6)	694	97	3.8	4.3	513(6)	416	97	2.5	2.8
10	237.9(6)	209.4(6)	1,947(6)	1,718	229	8.2	9.3	1,305(6)	1,076	229	5.5	6.2
15	259.1(6)	242.3(6)	3,933(6)	3,533	400	15.2	16.2	2,820(6)	2,420	400	10.9	11.6
20	281.1(6)	261.9(6)	6,289(6)	5,699	590	22.4	24.0	5,086(6)	4,496	590	18.1	19.4
25	299.2(6)	287.7(6)	9,105(6)	8,291	814	30.4	31.6	7,806(6)	6,992	814	26.1	27.1
30	313.2(6)	299.5(6)	11,383(6)	10,385	998	36.3	38.0	9,805(6)	8,807	998	31.3	32.7
35	326.4(5)	326.0(5)	14,785(5)	13,383	1,402	45.3	45.4	12,333(5)	10,930	1,403	37.8	37.8
40	330.6(4)	331.4(4)	14,271(4)	12,226	2,045	43.2	43.1	12,727(4)	10,682	2,045	38.5	38.4

表11-8-1　地域別にみた職種別勤続年数別モデル退職金(理学療法士・作業療法士・言語聴覚士)

〔単位：千円，（　）は集計病院数〕

勤続年数	所定内賃金 Ⓐ	退職金算定基礎額 Ⓑ	法人（病院）都合退職					自己都合退職				
			退職金総額 Ⓒ	退職一時金	年金現価額	所定内賃金比 Ⓒ÷Ⓐ	算定基礎額比 Ⓒ÷Ⓑ	退職金総額 Ⓓ	退職一時金	年金現価額	所定内賃金比 Ⓓ÷Ⓐ	算定基礎額比 Ⓓ÷Ⓑ
						(倍)	(倍)				(倍)	(倍)
全国平均												
1年	216.5(29)	187.7(24)	217(13)	217	―	1.0	1.2	102(12)	102	―	0.5	0.5
3	228.3(29)	189.4(29)	500(28)	491	9	2.2	2.6	307(28)	299	8	1.3	1.6
5	243.3(29)	201.4(29)	895(29)	873	22	3.7	4.4	585(29)	563	22	2.4	2.9
10	276.1(30)	228.1(30)	2,209(30)	2,157	52	8.0	9.7	1,565(30)	1,513	52	5.7	6.9
15	302.8(28)	257.5(28)	4,149(28)	4,052	97	13.7	16.1	3,146(28)	3,049	97	10.4	12.2
20	338.0(28)	284.0(28)	6,633(28)	6,491	142	19.6	23.4	5,625(28)	5,483	142	16.6	19.8
25	359.2(27)	303.2(27)	9,570(27)	9,367	203	26.6	31.6	8,521(27)	8,317	204	23.7	28.1
30	378.6(28)	318.4(28)	11,947(28)	11,706	241	31.6	37.5	10,887(28)	10,646	241	28.8	34.2
35	388.1(25)	327.4(25)	14,750(25)	14,434	316	38.0	45.1	13,242(25)	12,926	316	34.1	40.4
40	374.1(17)	308.1(17)	13,847(17)	13,305	542	37.0	44.9	12,787(17)	12,245	542	34.2	41.5
政令指定都市・東京都												
1年	214.0(5)	191.7(4)	106(3)	106	―	0.5	0.6	61(2)	61	―	0.3	0.3
3	225.6(4)	202.6(4)	480(4)	480	―	2.1	2.4	337(4)	337	―	1.5	1.7
5	235.2(4)	211.4(4)	876(4)	876	―	3.7	4.1	683(4)	683	―	2.9	3.2
10	262.4(4)	232.5(4)	2,421(4)	2,421	―	9.2	10.4	2,207(4)	2,207	―	8.4	9.5
15	291.7(4)	253.8(4)	3,902(4)	3,902	―	13.4	15.4	3,704(4)	3,704	―	12.7	14.6
20	313.1(4)	273.5(4)	5,641(4)	5,641	―	18.0	20.6	5,431(4)	5,431	―	17.3	19.9
25	322.7(3)	273.5(3)	7,514(3)	7,514	―	23.3	27.5	7,125(3)	7,125	―	22.1	26.0
30	351.0(4)	298.3(4)	9,180(4)	9,180	―	26.2	30.8	8,878(4)	8,878	―	25.3	29.8
35	349.0(3)	296.0(3)	10,339(3)	10,339	―	29.6	34.9	9,936(3)	9,936	―	28.5	33.6
40	338.3(2)	285.5(2)	10,061(2)	10,061	―	29.7	35.2	9,457(2)	9,457	―	28.0	33.1
その他												
1年	217.0(24)	186.9(20)	251(10)	251	―	1.2	1.3	110(10)	110	―	0.5	0.6
3	228.7(25)	187.4(25)	503(24)	493	10	2.2	2.7	302(24)	292	10	1.3	1.6
5	244.6(25)	199.8(25)	898(25)	872	26	3.7	4.5	570(25)	544	26	2.3	2.9
10	278.2(26)	227.4(26)	2,176(26)	2,117	59	7.8	9.6	1,466(26)	1,407	59	5.3	6.4
15	304.7(24)	258.2(24)	4,190(24)	4,077	113	13.7	16.2	3,053(24)	2,940	113	10.0	11.8
20	342.2(24)	285.7(24)	6,799(24)	6,633	166	19.9	23.8	5,657(24)	5,491	166	16.5	19.8
25	363.8(24)	306.9(24)	9,827(24)	9,598	229	27.0	32.0	8,695(24)	8,466	229	23.9	28.3
30	383.2(24)	321.7(24)	12,408(24)	12,127	281	32.4	38.6	11,221(24)	10,940	281	29.3	34.9
35	393.4(22)	331.7(22)	15,352(22)	14,993	359	39.0	46.3	13,693(22)	13,334	359	34.8	41.3
40	378.9(15)	311.1(15)	14,351(15)	13,737	614	37.9	46.1	13,231(15)	12,616	615	34.9	42.5

表11-8-2　地域別にみた職種別勤続年数別モデル退職金(理学療法士・作業療法士・言語聴覚士)

〔単位：千円，( ) は集計病院数〕

勤続年数	所定内賃金 Ⓐ	退職金算定基礎額 Ⓑ	法人（病院）都合退職					自己都合退職				
			退職金総額 Ⓒ	退職一時金	年金現価額	所定内賃金比 Ⓒ÷Ⓐ (倍)	算定基礎額比 Ⓒ÷Ⓑ (倍)	退職金総額 Ⓓ	退職一時金	年金現価額	所定内賃金比 Ⓓ÷Ⓐ (倍)	算定基礎額比 Ⓓ÷Ⓑ (倍)

北海道・東北

1年	212.7(3)	189.3(3)	152(2)	152	—	0.7	0.8	84(2)	84	—	0.4	0.4
3	218.4(3)	191.5(3)	517(3)	517	—	2.4	2.7	259(3)	259	—	1.2	1.4
5	230.4(3)	203.2(3)	944(3)	944	—	4.1	4.6	463(3)	463	—	2.0	2.3
10	256.7(3)	228.5(3)	2,548(3)	2,548	—	9.9	11.2	1,263(3)	1,263	—	4.9	5.5
15	282.1(3)	253.1(3)	4,567(3)	4,567	—	16.2	18.0	3,074(3)	3,074	—	10.9	12.1
20	308.9(3)	279.1(3)	7,205(3)	7,205	—	23.3	25.8	5,734(3)	5,734	—	18.6	20.5
25	321.9(3)	291.8(3)	9,357(3)	9,357	—	29.1	32.1	8,088(3)	8,088	—	25.1	27.7
30	347.6(4)	310.6(4)	10,730(4)	10,730	—	30.9	34.5	9,596(4)	9,596	—	27.6	30.9
35	342.4(3)	311.7(3)	13,707(3)	13,707	—	40.0	44.0	11,766(3)	11,766	—	34.4	37.7
40	378.1(2)	351.8(2)	15,896(2)	15,896	—	42.0	45.2	13,859(2)	13,859	—	36.7	39.4

関東

1年	225.0(6)	183.6(5)	262(4)	262	—	1.2	1.4	122(4)	122	—	0.5	0.7
3	236.0(6)	192.6(6)	551(6)	551	—	2.3	2.9	373(6)	373	—	1.6	1.9
5	251.2(6)	205.8(6)	913(6)	913	—	3.6	4.4	665(6)	665	—	2.6	3.2
10	293.5(6)	235.7(6)	2,380(6)	2,380	—	8.1	10.1	1,912(6)	1,912	—	6.5	8.1
15	330.1(6)	266.1(6)	4,201(6)	4,201	—	12.7	15.8	3,536(6)	3,536	—	10.7	13.3
20	397.9(6)	298.9(6)	7,007(6)	7,007	—	17.6	23.4	6,395(6)	6,395	—	16.1	21.4
25	416.9(6)	316.4(6)	10,170(6)	10,170	—	24.4	32.1	9,805(6)	9,805	—	23.5	31.0
30	446.4(6)	332.9(6)	13,094(6)	13,094	—	29.3	39.3	12,639(6)	12,639	—	28.3	38.0
35	456.9(6)	339.8(6)	15,662(6)	15,662	—	34.3	46.1	15,049(6)	15,049	—	32.9	44.3
40	418.3(4)	293.4(4)	14,088(4)	14,088	—	33.7	48.0	14,088(4)	14,088	—	33.7	48.0

中部・近畿

1年	216.7(10)	187.5(9)	217(5)	217	—	1.0	1.2	90(4)	90	—	0.4	0.5
3	231.4(10)	187.9(10)	534(10)	534	—	2.3	2.8	302(10)	302	—	1.3	1.6
5	248.0(10)	200.5(10)	977(10)	977	—	3.9	4.9	595(10)	595	—	2.4	3.0
10	280.8(11)	227.0(11)	2,228(11)	2,228	—	7.9	9.8	1,501(11)	1,501	—	5.3	6.6
15	310.7(10)	258.0(10)	4,312(10)	4,312	—	13.9	16.7	3,122(10)	3,122	—	10.0	12.1
20	341.8(10)	288.5(10)	6,944(10)	6,944	—	20.3	24.1	5,757(10)	5,757	—	16.8	20.0
25	371.0(9)	309.5(9)	10,479(9)	10,479	—	28.2	33.9	9,025(9)	9,025	—	24.3	29.2
30	389.5(9)	327.1(9)	13,270(9)	13,270	—	34.1	40.6	12,006(9)	12,006	—	30.8	36.7
35	388.1(9)	329.2(9)	15,897(9)	15,897	—	41.0	48.3	14,303(9)	14,303	—	36.9	43.4
40	358.9(5)	282.0(5)	14,536(5)	14,536	—	40.5	51.5	13,303(5)	13,303	—	37.1	47.2

中国・四国・九州・沖縄

1年	212.3(10)	190.1(7)	195(2)	195	—	0.9	1.0	104(2)	104	—	0.5	0.5
3	223.6(10)	188.4(10)	422(9)	395	27	1.9	2.2	284(9)	258	26	1.3	1.5
5	237.8(10)	199.2(10)	788(10)	722	66	3.3	4.0	565(10)	500	65	2.4	2.8
10	266.2(10)	224.6(10)	1,983(10)	1,829	154	7.4	8.8	1,518(10)	1,364	154	5.7	6.8
15	282.7(9)	252.8(9)	3,793(9)	3,492	301	13.4	15.0	2,937(9)	2,636	301	10.4	11.6
20	303.7(9)	270.6(9)	5,849(9)	5,406	443	19.3	21.6	4,929(9)	4,486	443	16.2	18.2
25	321.5(9)	292.0(9)	8,333(9)	7,722	611	25.9	28.5	7,304(9)	6,693	611	22.7	25.0
30	336.1(9)	303.6(9)	10,401(9)	9,652	749	30.9	34.3	9,173(9)	8,423	750	27.3	30.2
35	348.7(7)	321.3(7)	12,941(7)	11,813	1,128	37.1	40.3	10,961(7)	9,833	1,128	31.4	34.1
40	356.1(6)	325.1(6)	12,428(6)	10,893	1,535	34.9	38.2	11,132(6)	9,597	1,535	31.3	34.2

表11－9－1　地域別にみた職種別勤続年数別モデル退職金（管理栄養士）

〔単位：千円，（　）は集計病院数〕

勤続年数	所定内賃金 Ⓐ	退職金算定基礎額 Ⓑ	法人（病院）都合退職					自己都合退職				
			退職金総額 Ⓒ	退職一時金	年金現価額	所定内賃金比 Ⓒ÷Ⓐ	算定基礎額比 Ⓒ÷Ⓑ	退職金総額 Ⓓ	退職一時金	年金現価額	所定内賃金比 Ⓓ÷Ⓐ	算定基礎額比 Ⓓ÷Ⓑ
						（倍）	（倍）				（倍）	（倍）
全国平均												
1年	194.1(27)	175.7(23)	211(14)	211	—	1.1	1.2	103(11)	103	—	0.5	0.6
3	204.0(28)	176.9(28)	460(28)	452	8	2.3	2.6	270(28)	262	8	1.3	1.5
5	217.1(27)	187.7(27)	845(27)	822	23	3.9	4.5	532(27)	510	22	2.4	2.8
10	245.4(28)	213.2(28)	2,077(28)	2,027	50	8.5	9.7	1,421(28)	1,370	51	5.8	6.7
15	271.2(29)	240.4(29)	3,857(29)	3,772	85	14.2	16.0	2,897(29)	2,812	85	10.7	12.1
20	302.6(28)	264.4(28)	6,191(28)	6,061	130	20.5	23.4	5,207(28)	5,078	129	17.2	19.7
25	321.5(27)	283.2(27)	8,833(27)	8,648	185	27.5	31.2	7,928(27)	7,742	186	24.7	28.0
30	336.8(27)	296.8(27)	11,283(27)	11,055	228	33.5	38.0	10,223(27)	9,996	227	30.4	34.4
35	348.7(27)	309.9(27)	13,532(27)	13,266	266	38.8	43.7	12,192(27)	11,926	266	35.0	39.3
40	343.9(19)	300.7(19)	13,894(19)	13,453	441	40.4	46.2	12,943(19)	12,502	441	37.6	43.0
政令指定都市・東京都												
1年	205.7(5)	182.3(4)	134(3)	134	—	0.7	0.7	44(1)	44	—	0.2	0.2
3	214.3(5)	186.8(5)	414(5)	414	—	1.9	2.2	271(5)	271	—	1.3	1.5
5	222.7(5)	194.6(5)	750(5)	750	—	3.4	3.9	569(5)	569	—	2.6	2.9
10	247.0(5)	213.3(5)	1,932(5)	1,932	—	7.8	9.1	1,733(5)	1,733	—	7.0	8.1
15	267.0(5)	231.3(5)	3,221(5)	3,221	—	12.1	13.9	3,032(5)	3,032	—	11.4	13.1
20	289.5(5)	249.1(5)	4,660(5)	4,660	—	16.1	18.7	4,461(5)	4,461	—	15.4	17.9
25	293.2(4)	245.5(4)	5,865(4)	5,865	—	20.0	23.9	5,540(4)	5,540	—	18.9	22.6
30	306.7(4)	257.5(4)	7,471(4)	7,471	—	24.4	29.0	7,135(4)	7,135	—	23.3	27.7
35	321.5(5)	273.9(5)	8,074(5)	8,074	—	25.1	29.5	7,803(5)	7,803	—	24.3	28.5
40	311.8(3)	262.3(3)	7,866(3)	7,866	—	25.2	30.0	7,411(3)	7,411	—	23.8	28.3
その他												
1年	191.5(22)	174.3(19)	232(11)	232	—	1.2	1.3	109(10)	109	—	0.6	0.6
3	201.7(23)	174.7(23)	470(23)	460	10	2.3	2.7	270(23)	260	10	1.3	1.5
5	215.9(22)	186.1(22)	866(22)	839	27	4.0	4.7	523(22)	496	27	2.4	2.8
10	245.0(23)	213.2(23)	2,109(23)	2,048	61	8.6	9.9	1,353(23)	1,292	61	5.5	6.3
15	272.1(24)	242.3(24)	3,990(24)	3,887	103	14.7	16.5	2,869(24)	2,766	103	10.5	11.8
20	305.5(23)	267.7(23)	6,524(23)	6,366	158	21.4	24.4	5,369(23)	5,211	158	17.6	20.1
25	326.4(23)	289.7(23)	9,349(23)	9,131	218	28.6	32.3	8,343(23)	8,125	218	25.6	28.8
30	342.0(23)	303.6(23)	11,946(23)	11,679	267	34.9	39.3	10,760(23)	10,493	267	31.5	35.4
35	354.9(22)	318.1(22)	14,772(22)	14,446	326	41.6	46.4	13,190(22)	12,863	327	37.2	41.5
40	349.9(16)	307.9(16)	15,025(16)	14,501	524	42.9	48.8	13,980(16)	13,457	523	40.0	45.4

職種別モデル退職金〈地域別〉

表11-9-2 地域別にみた職種別勤続年数別モデル退職金（管理栄養士）

〔単位：千円，（ ）は集計病院数〕

勤続年数	所定内賃金 Ⓐ	退職金算定基礎額 Ⓑ	法人（病院）都合退職					自己都合退職				
			退職金総額 Ⓒ	退職一時金	年金現価額	所定内賃金比 Ⓒ÷Ⓐ (倍)	算定基礎額比 Ⓒ÷Ⓑ (倍)	退職金総額 Ⓓ	退職一時金	年金現価額	所定内賃金比 Ⓓ÷Ⓐ (倍)	算定基礎額比 Ⓓ÷Ⓑ (倍)
北海道・東北												
1年	188.2(2)	164.7(2)	227(1)	227	—	1.2	1.4	90(1)	90	—	0.5	0.5
3	204.3(3)	177.1(3)	476(3)	476	—	2.3	2.7	233(3)	233	—	1.1	1.3
5	213.8(3)	186.2(3)	865(3)	865	—	4.0	4.6	414(3)	414	—	1.9	2.2
10	240.1(3)	211.5(3)	2,338(3)	2,338	—	9.7	11.1	1,115(3)	1,115	—	4.6	5.3
15	263.0(3)	233.5(3)	4,173(3)	4,173	—	15.9	17.9	2,767(3)	2,767	—	10.5	11.8
20	286.6(3)	256.3(3)	6,655(3)	6,655	—	23.2	26.0	5,346(3)	5,346	—	18.7	20.9
25	299.0(3)	268.2(3)	8,702(3)	8,702	—	29.1	32.4	7,637(3)	7,637	—	25.5	28.5
30	310.0(3)	278.8(3)	10,917(3)	10,917	—	35.2	39.2	9,642(3)	9,642	—	31.1	34.6
35	323.0(4)	290.5(4)	11,510(4)	11,510	—	35.6	39.6	10,269(4)	10,269	—	31.8	35.3
40	328.8(2)	302.5(2)	14,088(2)	14,088	—	42.8	46.6	12,480(2)	12,480	—	38.0	41.3
関東												
1年	210.0(7)	185.6(6)	215(6)	215	—	1.0	1.2	120(4)	120	—	0.6	0.6
3	219.7(7)	190.2(7)	467(7)	467	—	2.1	2.5	288(7)	288	—	1.3	1.5
5	232.5(7)	202.1(7)	765(7)	765	—	3.3	3.8	531(7)	531	—	2.3	2.6
10	264.8(7)	227.6(7)	1,968(7)	1,968	—	7.4	8.6	1,528(7)	1,528	—	5.8	6.7
15	294.3(7)	254.0(7)	3,754(7)	3,754	—	12.8	14.8	3,020(7)	3,020	—	10.3	11.9
20	343.8(7)	280.4(7)	6,031(7)	6,031	—	17.5	21.5	5,361(7)	5,361	—	15.6	19.1
25	359.3(7)	296.1(7)	8,227(7)	8,227	—	22.9	27.8	8,187(7)	8,187	—	22.8	27.6
30	374.3(7)	307.6(7)	10,987(7)	10,987	—	29.4	35.7	10,432(7)	10,432	—	27.9	33.9
35	382.6(7)	314.8(7)	13,108(7)	13,108	—	34.3	41.6	12,406(7)	12,406	—	32.4	39.4
40	376.3(6)	303.3(6)	13,849(6)	13,849	—	36.8	45.7	13,618(6)	13,618	—	36.2	44.9
中部・近畿												
1年	192.7(10)	174.9(9)	209(5)	209	—	1.1	1.2	88(4)	88	—	0.5	0.5
3	202.0(10)	174.6(10)	500(10)	500	—	2.5	2.9	288(10)	288	—	1.4	1.6
5	219.7(9)	185.2(9)	952(9)	952	—	4.3	5.1	583(9)	583	—	2.7	3.2
10	245.9(10)	208.6(10)	2,159(10)	2,159	—	8.8	10.3	1,447(10)	1,447	—	5.9	6.9
15	276.4(10)	236.3(10)	3,982(10)	3,982	—	14.4	16.9	2,887(10)	2,887	—	10.4	12.2
20	306.2(10)	265.6(10)	6,434(10)	6,434	—	21.0	24.2	5,349(10)	5,349	—	17.5	20.1
25	332.7(9)	286.6(9)	9,795(9)	9,795	—	29.4	34.2	8,462(9)	8,462	—	25.4	29.5
30	351.1(9)	304.2(9)	12,400(9)	12,400	—	35.3	40.8	11,269(9)	11,269	—	32.1	37.0
35	351.8(9)	306.3(9)	14,825(9)	14,825	—	42.1	48.4	13,396(9)	13,396	—	38.1	43.7
40	324.9(6)	275.0(6)	14,352(6)	14,352	—	44.2	52.2	13,345(6)	13,345	—	41.1	48.5
中国・四国・九州・沖縄												
1年	183.6(8)	170.8(6)	199(2)	199	—	1.1	1.2	106(2)	106	—	0.6	0.6
3	192.6(8)	167.9(8)	398(8)	371	27	2.1	2.4	246(8)	219	27	1.3	1.5
5	201.9(8)	178.5(8)	786(8)	711	75	3.9	4.4	518(8)	443	75	2.6	2.9
10	229.8(8)	206.9(8)	1,973(8)	1,798	175	8.6	9.5	1,408(8)	1,233	175	6.1	6.8
15	250.1(9)	236.8(9)	3,693(9)	3,419	274	14.8	15.6	2,856(9)	2,583	273	11.4	12.1
20	268.2(8)	252.0(8)	5,853(8)	5,400	453	21.8	23.2	4,842(8)	4,389	453	18.1	19.2
25	284.3(8)	273.6(8)	8,331(8)	7,705	626	29.3	30.4	7,208(8)	6,583	625	25.4	26.3
30	298.0(8)	285.6(8)	10,422(8)	9,655	767	35.0	36.5	9,081(8)	8,314	767	30.5	31.8
35	325.7(7)	321.0(7)	13,448(7)	12,422	1,026	41.3	41.9	11,530(7)	10,504	1,026	35.4	35.9
40	333.8(5)	327.7(5)	13,323(5)	11,647	1,676	39.9	40.7	11,837(5)	10,161	1,676	35.5	36.1

表11-10-1 地域別にみた職種別勤続年数別モデル退職金（介護福祉士）

〔単位：千円，（　）は集計病院数〕

勤続年数	所定内賃金 Ⓐ	退職金算定基礎額 Ⓑ	法人（病院）都合退職					自己都合退職				
			退職金総額 Ⓒ	退職一時金	年金現価額	所定内賃金比 Ⓒ÷Ⓐ	算定基礎額比 Ⓒ÷Ⓑ	退職金総額 Ⓓ	退職一時金	年金現価額	所定内賃金比 Ⓓ÷Ⓐ	算定基礎額比 Ⓓ÷Ⓑ
						(倍)	(倍)				(倍)	(倍)
全国平均												
1年	170.1(14)	146.9(12)	160(2)	160	—	0.9	1.1	89(2)	89	—	0.5	0.6
3	176.5(15)	143.0(15)	282(15)	269	13	1.6	2.0	169(15)	157	12	1.0	1.2
5	187.5(15)	153.8(15)	562(15)	526	36	3.0	3.7	363(15)	328	35	1.9	2.4
10	203.6(15)	163.9(15)	1,397(15)	1,313	84	6.9	8.5	984(15)	901	83	4.8	6.0
15	222.3(15)	184.3(15)	2,630(15)	2,484	146	11.8	14.3	2,035(15)	1,889	146	9.2	11.0
20	238.4(15)	199.3(15)	4,105(15)	3,889	216	17.2	20.6	3,483(15)	3,268	215	14.6	17.5
25	252.2(15)	216.1(15)	5,989(15)	5,692	297	23.7	27.7	5,369(15)	5,072	297	21.3	24.8
30	263.0(15)	225.3(15)	7,712(15)	7,347	365	29.3	34.2	7,038(15)	6,673	365	26.8	31.2
35	278.6(14)	236.4(14)	9,639(14)	9,181	458	34.6	40.8	8,725(14)	8,267	458	31.3	36.9
40	287.7(14)	243.5(14)	10,939(14)	10,406	533	38.0	44.9	9,981(14)	9,447	534	34.7	41.0
政令指定都市・東京都												
1年	167.3(1)	150.5(1)	—	—	—	—	—	—	—	—	—	—
3	171.8(1)	154.5(1)	309(1)	309	—	1.8	2.0	77(1)	77	—	0.4	0.5
5	175.7(1)	158.0(1)	632(1)	632	—	3.6	4.0	316(1)	316	—	1.8	2.0
10	183.4(1)	165.0(1)	1,567(1)	1,567	—	8.5	9.5	1,155(1)	1,155	—	6.3	7.0
15	188.4(1)	169.5(1)	2,542(1)	2,542	—	13.5	15.0	2,034(1)	2,034	—	10.8	12.0
20	191.2(1)	172.0(1)	3,440(1)	3,440	—	18.0	20.0	2,924(1)	2,924	—	15.3	17.0
25	194.0(1)	174.5(1)	4,537(1)	4,537	—	23.4	26.0	3,839(1)	3,839	—	19.8	22.0
30	196.8(1)	177.0(1)	5,487(1)	5,487	—	27.9	31.0	4,779(1)	4,779	—	24.3	27.0
35	196.8(1)	177.0(1)	5,487(1)	5,487	—	27.9	31.0	4,779(1)	4,779	—	24.3	27.0
40	196.8(1)	177.0(1)	5,487(1)	5,487	—	27.9	31.0	4,779(1)	4,779	—	24.3	27.0
その他												
1年	170.3(13)	146.5(11)	160(2)	160	—	0.9	1.1	89(2)	89	—	0.5	0.6
3	176.8(14)	142.2(14)	280(14)	266	14	1.6	2.0	176(14)	162	14	1.0	1.2
5	188.3(14)	153.5(14)	557(14)	519	38	3.0	3.6	367(14)	328	39	1.9	2.4
10	205.0(14)	163.9(14)	1,385(14)	1,295	90	6.8	8.4	972(14)	883	89	4.7	5.9
15	224.7(14)	185.4(14)	2,636(14)	2,479	157	11.7	14.2	2,036(14)	1,879	157	9.1	11.0
20	241.8(14)	201.3(14)	4,152(14)	3,921	231	17.2	20.6	3,523(14)	3,292	231	14.6	17.5
25	256.3(14)	219.1(14)	6,093(14)	5,775	318	23.8	27.8	5,479(14)	5,160	319	21.4	25.0
30	267.7(14)	228.7(14)	7,871(14)	7,480	391	29.4	34.4	7,199(14)	6,809	390	26.9	31.5
35	284.9(13)	240.9(13)	9,958(13)	9,466	492	35.0	41.3	9,028(13)	8,536	492	31.7	37.5
40	294.7(13)	248.7(13)	11,359(13)	10,784	575	38.5	45.7	10,381(13)	9,807	574	35.2	41.7

職種別モデル退職金〈地域別〉

表11-10-2 地域別にみた職種別勤続年数別モデル退職金（介護福祉士）

〔単位：千円，（ ）は集計病院数〕

勤続年数	所定内賃金Ⓐ	退職金算定基礎額Ⓑ	法人（病院）都合退職					自己都合退職				
			退職金総額Ⓒ	退職一時金	年金現価額	所定内賃金比Ⓒ÷Ⓐ（倍）	算定基礎額比Ⓒ÷Ⓑ（倍）	退職金総額Ⓓ	退職一時金	年金現価額	所定内賃金比Ⓓ÷Ⓐ（倍）	算定基礎額比Ⓓ÷Ⓑ（倍）
北海道・東北												
1年	140.3(1)	140.3(1)	—	—	—	—	—	—	—	—	—	—
3	160.7(2)	148.8(2)	303(2)	303	—	1.9	2.0	176(2)	176	—	1.1	1.2
5	167.8(2)	155.6(2)	563(2)	563	—	3.4	3.6	315(2)	315	—	1.9	2.0
10	183.6(2)	170.6(2)	1,692(2)	1,692	—	9.2	9.9	935(2)	935	—	5.1	5.5
15	201.5(2)	187.9(2)	3,103(2)	3,103	—	15.4	16.5	2,372(2)	2,372	—	11.8	12.6
20	209.9(2)	196.0(2)	4,345(2)	4,345	—	20.7	22.2	3,841(2)	3,841	—	18.3	19.6
25	218.1(2)	204.0(2)	5,744(2)	5,744	—	26.3	28.2	5,094(2)	5,094	—	23.4	25.0
30	226.1(2)	211.7(2)	7,204(2)	7,204	—	31.9	34.0	6,427(2)	6,427	—	28.4	30.4
35	232.5(2)	218.0(2)	8,400(2)	8,400	—	36.1	38.5	7,443(2)	7,443	—	32.0	34.1
40	237.7(2)	223.2(2)	9,027(2)	9,027	—	38.0	40.4	8,026(2)	8,026	—	33.8	36.0
関東												
1年	187.6(3)	141.3(3)	160(2)	160	—	0.9	1.1	89(2)	89	—	0.5	0.6
3	197.0(3)	148.8(3)	435(3)	435	—	2.2	2.9	282(3)	282	—	1.4	1.9
5	218.3(3)	167.7(3)	845(3)	845	—	3.9	5.0	526(3)	526	—	2.4	3.1
10	261.8(3)	192.1(3)	2,110(3)	2,110	—	8.1	11.0	1,359(3)	1,359	—	5.2	7.1
15	300.5(3)	220.8(3)	3,904(3)	3,904	—	13.0	17.7	2,753(3)	2,753	—	9.2	12.5
20	327.2(3)	242.7(3)	6,230(3)	6,230	—	19.0	25.7	5,146(3)	5,146	—	15.7	21.2
25	339.7(3)	261.0(3)	8,925(3)	8,925	—	26.3	34.2	8,220(3)	8,220	—	24.2	31.5
30	349.6(3)	268.7(3)	11,477(3)	11,477	—	32.8	42.7	10,633(3)	10,633	—	30.4	39.6
35	358.1(3)	275.2(3)	13,734(3)	13,734	—	38.4	49.9	12,603(3)	12,603	—	35.2	45.8
40	361.5(3)	276.8(3)	14,715(3)	14,715	—	40.7	53.2	13,584(3)	13,584	—	37.6	49.1
中部・近畿												
1年	183.9(5)	157.8(4)	—	—	—	—	—	—	—	—	—	—
3	189.8(5)	147.7(5)	236(5)	236	—	1.2	1.6	130(5)	130	—	0.7	0.9
5	202.6(5)	158.7(5)	447(5)	447	—	2.2	2.8	293(5)	293	—	1.4	1.8
10	205.6(5)	158.1(5)	1,037(5)	1,037	—	5.0	6.6	787(5)	787	—	3.8	5.0
15	218.9(5)	173.0(5)	2,021(5)	2,021	—	9.2	11.7	1,581(5)	1,581	—	7.2	9.1
20	235.1(5)	191.4(5)	3,510(5)	3,510	—	14.9	18.3	2,907(5)	2,907	—	12.4	15.2
25	252.7(5)	205.1(5)	5,385(5)	5,385	—	21.3	26.3	4,731(5)	4,731	—	18.7	23.1
30	263.5(5)	215.0(5)	7,235(5)	7,235	—	27.5	33.7	6,647(5)	6,647	—	25.2	30.9
35	280.9(5)	228.5(5)	9,780(5)	9,780	—	34.8	42.8	8,947(5)	8,947	—	31.9	39.2
40	292.5(5)	238.0(5)	12,031(5)	12,031	—	41.1	50.6	11,140(5)	11,140	—	38.1	46.8
中国・四国・九州・沖縄												
1年	151.8(5)	141.7(4)	—	—	—	—	—	—	—	—	—	—
3	157.0(5)	132.6(5)	227(5)	189	38	1.4	1.7	139(5)	101	38	0.9	1.0
5	161.8(5)	139.8(5)	507(5)	400	107	3.1	3.6	355(5)	248	107	2.2	2.5
10	174.6(5)	150.2(5)	1,210(5)	960	250	6.9	8.1	977(5)	727	250	5.6	6.5
15	187.2(5)	172.4(5)	2,285(5)	1,846	439	12.2	13.3	1,924(5)	1,485	439	10.3	11.2
20	199.8(5)	182.6(5)	3,328(5)	2,682	646	16.7	18.2	2,919(5)	2,272	647	14.6	16.0
25	212.8(5)	205.1(5)	4,931(5)	4,039	892	23.2	24.0	4,407(5)	3,515	892	20.7	21.5
30	225.3(5)	215.0(5)	6,133(5)	5,039	1,094	27.2	28.5	5,517(5)	4,423	1,094	24.5	25.7
35	239.2(4)	226.2(4)	7,010(4)	5,409	1,601	29.3	31.0	6,179(4)	4,578	1,601	25.8	27.3
40	251.2(4)	235.7(4)	7,699(4)	5,832	1,867	30.6	32.7	6,808(4)	4,941	1,867	27.1	28.9

表11-11-1　地域別にみた職種別勤続年数別モデル退職金（介護職員）

〔単位：千円，（　）は集計病院数〕

勤続年数	所定内賃金 Ⓐ	退職金算定基礎額 Ⓑ	法人（病院）都合退職					自己都合退職				
			退職金総額 Ⓒ	退職一時金	年金現価額	所定内賃金比 Ⓒ÷Ⓐ	算定基礎額比 Ⓒ÷Ⓑ	退職金総額 Ⓓ	退職一時金	年金現価額	所定内賃金比 Ⓓ÷Ⓐ	算定基礎額比 Ⓓ÷Ⓑ
						（倍）	（倍）				（倍）	（倍）
全国平均												
1年	163.6(13)	140.0(10)	107(3)	107	—	0.7	0.8	86(1)	86	—	0.5	0.6
3	168.9(12)	131.7(12)	226(12)	226	—	1.3	1.7	156(12)	156	—	0.9	1.2
5	173.5(14)	139.5(14)	427(14)	427	—	2.5	3.1	319(14)	319	—	1.8	2.3
10	186.7(14)	148.6(14)	1,113(14)	1,113	—	6.0	7.5	915(14)	915	—	4.9	6.2
15	199.7(13)	160.8(13)	2,075(13)	2,075	—	10.4	12.9	1,707(13)	1,707	—	8.5	10.6
20	212.1(13)	169.7(13)	3,114(13)	3,114	—	14.7	18.3	2,684(13)	2,684	—	12.7	15.8
25	222.6(13)	181.3(13)	4,564(13)	4,564	—	20.5	25.2	4,074(13)	4,074	—	18.3	22.5
30	232.5(13)	189.8(13)	5,945(13)	5,945	—	25.6	31.3	5,361(13)	5,361	—	23.1	28.2
35	243.2(13)	199.3(13)	7,437(13)	7,437	—	30.6	37.3	6,743(13)	6,743	—	27.7	33.8
40	253.9(13)	206.9(13)	8,823(13)	8,823	—	34.7	42.6	8,068(13)	8,068	—	31.8	39.0
政令指定都市・東京都												
1年	179.5(2)	156.0(1)	156(1)	156	—	0.9	1.0	—	—	—	—	—
3	185.0(2)	154.0(2)	231(2)	231	—	1.2	1.5	149(2)	149	—	0.8	1.0
5	190.0(2)	158.0(2)	395(2)	395	—	2.1	2.5	310(2)	310	—	1.6	2.0
10	200.5(2)	166.0(2)	1,210(2)	1,210	—	6.0	7.3	1,120(2)	1,120	—	5.6	6.7
15	211.1(2)	174.1(2)	1,895(2)	1,895	—	9.0	10.9	1,799(2)	1,799	—	8.5	10.3
20	222.5(2)	183.0(2)	2,640(2)	2,640	—	11.9	14.4	2,538(2)	2,538	—	11.4	13.9
25	233.6(2)	191.6(2)	3,439(2)	3,439	—	14.7	17.9	3,331(2)	3,331	—	14.3	17.4
30	244.2(2)	199.7(2)	4,286(2)	4,286	—	17.6	21.5	4,173(2)	4,173	—	17.1	20.9
35	254.5(2)	207.5(2)	5,180(2)	5,180	—	20.4	25.0	5,061(2)	5,061	—	19.9	24.4
40	264.5(2)	215.0(2)	6,120(2)	6,120	—	23.1	28.5	5,996(2)	5,996	—	22.7	27.9
その他												
1年	160.7(11)	138.2(9)	83(2)	83	—	0.5	0.6	86(1)	86	—	0.5	0.6
3	165.7(10)	127.2(10)	225(10)	225	—	1.4	1.8	157(10)	157	—	0.9	1.2
5	170.7(12)	136.5(12)	433(12)	433	—	2.5	3.2	320(12)	320	—	1.9	2.3
10	184.5(12)	145.7(12)	1,097(12)	1,097	—	5.9	7.5	881(12)	881	—	4.8	6.0
15	197.6(11)	158.4(11)	2,108(11)	2,108	—	10.7	13.3	1,690(11)	1,690	—	8.6	10.7
20	210.3(11)	167.3(11)	3,200(11)	3,200	—	15.2	19.1	2,711(11)	2,711	—	12.9	16.2
25	220.6(11)	179.4(11)	4,768(11)	4,768	—	21.6	26.6	4,209(11)	4,209	—	19.1	23.5
30	230.4(11)	188.0(11)	6,247(11)	6,247	—	27.1	33.2	5,577(11)	5,577	—	24.2	29.7
35	241.2(11)	197.9(11)	7,848(11)	7,848	—	32.5	39.7	7,049(11)	7,049	—	29.2	35.6
40	252.0(11)	205.4(11)	9,314(11)	9,314	—	37.0	45.3	8,445(11)	8,445	—	33.5	41.1

職種別モデル退職金〈地域別〉

表11-11-2 地域別にみた職種別勤続年数別モデル退職金（介護職員）

〔単位：千円，（ ）は集計病院数〕

勤続年数	所定内賃金 Ⓐ	退職金算定基礎額 Ⓑ	法人（病院）都合退職					自己都合退職				
			退職金総額 Ⓒ	退職一時金	年金現価額	所定内賃金比 Ⓒ÷Ⓐ (倍)	算定基礎額比 Ⓒ÷Ⓑ (倍)	退職金総額 Ⓓ	退職一時金	年金現価額	所定内賃金比 Ⓓ÷Ⓐ (倍)	算定基礎額比 Ⓓ÷Ⓑ (倍)
北海道・東北												
1年	130.0(1)	130.0(1)	―	―	―	―	―	―	―	―	―	―
3	133.6(1)	133.6(1)	347(1)	347	―	2.6	2.6	213(1)	213	―	1.6	1.6
5	137.1(1)	137.1(1)	589(1)	589	―	4.3	4.3	356(1)	356	―	2.6	2.6
10	146.3(1)	146.3(1)	1,667(1)	1,667	―	11.4	11.4	994(1)	994	―	6.8	6.8
15	158.5(1)	158.5(1)	2,963(1)	2,963	―	18.7	18.7	2,298(1)	2,298	―	14.5	14.5
20	180.0(1)	180.0(1)	4,194(1)	4,194	―	23.3	23.3	3,240(1)	3,240	―	18.0	18.0
25	190.0(1)	190.0(1)	5,301(1)	5,301	―	27.9	27.9	4,066(1)	4,066	―	21.4	21.4
30	200.0(1)	200.0(1)	6,320(1)	6,320	―	31.6	31.6	4,840(1)	4,840	―	24.2	24.2
35	210.0(1)	210.0(1)	7,707(1)	7,707	―	36.7	36.7	5,880(1)	5,880	―	28.0	28.0
40	220.0(1)	220.0(1)	8,074(1)	8,074	―	36.7	36.7	6,160(1)	6,160	―	28.0	28.0
関東												
1年	183.3(5)	138.4(4)	107(3)	107	―	0.6	0.8	86(1)	86	―	0.5	0.6
3	189.6(5)	144.0(5)	239(5)	239	―	1.3	1.7	201(5)	201	―	1.1	1.4
5	196.9(5)	149.6(5)	410(5)	410	―	2.1	2.7	370(5)	370	―	1.9	2.5
10	215.8(5)	161.2(5)	1,183(5)	1,183	―	5.5	7.3	1,118(5)	1,118	―	5.2	6.9
15	230.2(5)	171.5(5)	2,239(5)	2,239	―	9.7	13.1	2,022(5)	2,022	―	8.8	11.8
20	242.7(5)	180.4(5)	3,329(5)	3,329	―	13.7	18.5	3,134(5)	3,134	―	12.9	17.4
25	251.4(5)	186.4(5)	4,727(5)	4,727	―	18.8	25.4	4,530(5)	4,530	―	18.0	24.3
30	259.2(5)	191.9(5)	5,812(5)	5,812	―	22.4	30.3	5,600(5)	5,600	―	21.6	29.2
35	266.8(5)	197.2(5)	6,818(5)	6,818	―	25.6	34.6	6,585(5)	6,585	―	24.7	33.4
40	274.3(5)	202.4(5)	7,890(5)	7,890	―	28.8	39.0	7,656(5)	7,656	―	27.9	37.8
中部・近畿												
1年	161.6(5)	144.8(4)	―	―	―	―	―	―	―	―	―	―
3	166.1(4)	131.2(4)	192(4)	192	―	1.2	1.5	109(4)	109	―	0.7	0.8
5	172.8(5)	138.9(5)	403(5)	403	―	2.3	2.9	264(5)	264	―	1.5	1.9
10	179.9(5)	143.4(5)	923(5)	923	―	5.1	6.4	705(5)	705	―	3.9	4.9
15	190.2(5)	150.6(5)	1,673(5)	1,673	―	8.8	11.1	1,319(5)	1,319	―	6.9	8.8
20	201.3(5)	158.0(5)	2,663(5)	2,663	―	13.2	16.9	2,232(5)	2,232	―	11.1	14.1
25	213.3(5)	165.8(5)	3,981(5)	3,981	―	18.7	24.0	3,528(5)	3,528	―	16.5	21.3
30	225.5(5)	179.3(5)	5,799(5)	5,799	―	25.7	32.3	5,253(5)	5,253	―	23.3	29.3
35	240.0(5)	195.5(5)	8,111(5)	8,111	―	33.8	41.5	7,417(5)	7,417	―	30.9	37.9
40	255.7(5)	206.7(5)	10,281(5)	10,281	―	40.2	49.7	9,501(5)	9,501	―	37.2	46.0
中国・四国・九州・沖縄												
1年	136.2(2)	137.0(1)	―	―	―	―	―	―	―	―	―	―
3	140.7(2)	101.0(2)	204(2)	204	―	1.4	2.0	111(2)	111	―	0.8	1.1
5	147.7(3)	124.8(3)	444(3)	444	―	3.0	3.6	310(3)	310	―	2.1	2.5
10	163.2(3)	137.0(3)	1,129(3)	1,129	―	6.9	8.2	901(3)	901	―	5.5	6.6
15	167.7(2)	161.0(2)	2,227(2)	2,227	―	13.3	13.8	1,592(2)	1,592	―	9.5	9.9
20	179.0(2)	167.2(2)	3,163(2)	3,163	―	17.7	18.9	2,410(2)	2,410	―	13.5	14.4
25	190.1(2)	202.8(2)	5,245(2)	5,245	―	27.6	25.9	4,301(2)	4,301	―	22.6	21.2
30	199.7(2)	206.0(2)	6,457(2)	6,457	―	32.3	31.3	5,291(2)	5,291	―	26.5	25.7
35	209.1(2)	209.1(2)	7,169(2)	7,169	―	34.3	34.3	5,882(2)	5,882	―	28.1	28.1
40	215.8(2)	212.2(2)	7,882(2)	7,882	―	36.5	37.1	6,474(2)	6,474	―	30.0	30.5

表11-12-1 地域別にみた職種別勤続年数別モデル退職金（事務・大学卒）

〔単位：千円，（ ）は集計病院数〕

勤続年数	所定内賃金 Ⓐ	退職金算定基礎額 Ⓑ	法人（病院）都合退職					自己都合退職				
			退職金総額 Ⓒ	退職一時金	年金現価額	所定内賃金比 Ⓒ÷Ⓐ	算定基礎額比 Ⓒ÷Ⓑ	退職金総額 Ⓓ	退職一時金	年金現価額	所定内賃金比 Ⓓ÷Ⓐ	算定基礎額比 Ⓓ÷Ⓑ
						(倍)	(倍)				(倍)	(倍)
全国平均												
1年	193.2(27)	174.0(24)	215(14)	215	—	1.1	1.2	103(11)	103	—	0.5	0.6
3	203.1(29)	177.9(29)	464(28)	456	8	2.3	2.6	277(28)	269	8	1.4	1.6
5	215.7(28)	186.8(28)	827(28)	805	22	3.8	4.4	524(28)	501	23	2.4	2.8
10	245.2(29)	212.7(29)	2,069(29)	2,018	51	8.4	9.7	1,421(29)	1,370	51	5.8	6.7
15	272.3(30)	236.9(30)	3,776(30)	3,690	86	13.9	15.9	2,853(30)	2,767	86	10.5	12.0
20	303.8(30)	263.7(30)	6,078(30)	5,951	127	20.0	23.0	5,143(30)	5,017	126	16.9	19.5
25	325.7(29)	281.2(29)	8,747(29)	8,566	181	26.9	31.1	7,772(29)	7,591	181	23.9	27.6
30	342.8(28)	299.7(28)	11,312(28)	11,082	230	33.0	37.7	10,228(28)	9,998	230	29.8	34.1
35	353.4(27)	307.9(27)	13,609(27)	13,330	279	38.5	44.2	12,204(27)	11,924	280	34.5	39.6
40	331.2(19)	293.1(19)	12,778(19)	12,315	463	38.6	43.6	11,741(19)	11,278	463	35.5	40.1
政令指定都市・東京都												
1年	211.6(5)	188.5(4)	136(3)	136	—	0.6	0.7	44(1)	44	—	0.2	0.2
3	218.9(5)	194.8(5)	424(5)	424	—	1.9	2.2	276(5)	276	—	1.3	1.4
5	226.7(5)	202.1(5)	766(5)	766	—	3.4	3.8	580(5)	580	—	2.6	2.9
10	248.3(5)	218.1(5)	1,963(5)	1,963	—	7.9	9.0	1,759(5)	1,759	—	7.1	8.1
15	267.2(5)	235.1(5)	3,253(5)	3,253	—	12.2	13.8	3,058(5)	3,058	—	11.4	13.0
20	287.2(5)	250.6(5)	4,653(5)	4,653	—	16.2	18.6	4,451(5)	4,451	—	15.5	17.8
25	293.1(4)	250.2(4)	5,913(4)	5,913	—	20.2	23.6	5,589(4)	5,589	—	19.1	22.3
30	304.7(4)	260.4(4)	7,463(4)	7,463	—	24.5	28.7	7,133(4)	7,133	—	23.4	27.4
35	315.3(4)	269.8(4)	8,227(4)	8,227	—	26.1	30.5	7,895(4)	7,895	—	25.0	29.3
40	313.9(3)	271.0(3)	8,148(3)	8,148	—	26.0	30.1	7,701(3)	7,701	—	24.5	28.4
その他												
1年	189.1(22)	171.0(20)	237(11)	237	—	1.3	1.4	109(10)	109	—	0.6	0.6
3	199.8(24)	174.4(24)	473(23)	463	10	2.4	2.7	277(23)	268	9	1.4	1.6
5	213.3(23)	183.5(23)	840(23)	813	27	3.9	4.6	511(23)	484	27	2.4	2.8
10	244.6(24)	211.6(24)	2,091(24)	2,030	61	8.5	9.9	1,350(24)	1,289	61	5.5	6.4
15	273.3(25)	237.3(25)	3,881(25)	3,777	104	14.2	16.4	2,812(25)	2,709	103	10.3	11.9
20	307.2(25)	266.3(25)	6,363(25)	6,211	152	20.7	23.9	5,282(25)	5,130	152	17.2	19.8
25	331.0(25)	286.2(25)	9,200(25)	8,990	210	27.8	32.1	8,121(25)	7,911	210	24.5	28.4
30	349.1(24)	306.3(24)	11,953(24)	11,685	268	34.2	39.0	10,744(24)	10,476	268	30.8	35.1
35	360.0(23)	314.5(23)	14,545(23)	14,217	328	40.4	46.2	12,953(23)	12,625	328	36.0	41.2
40	334.4(16)	297.3(16)	13,647(16)	13,097	550	40.8	45.9	12,499(16)	11,949	550	37.4	42.0

職種別モデル退職金〈地域別〉

表11−12−2　地域別にみた職種別勤続年数別モデル退職金（事務・大学卒）

〔単位：千円，（　）は集計病院数〕

勤続年数	所定内賃金 Ⓐ	退職金算定基礎額 Ⓑ	法人（病院）都合退職					自己都合退職				
			退職金総額 Ⓒ	退職一時金	年金現価額	所定内賃金比 Ⓒ÷Ⓐ (倍)	算定基礎額比 Ⓒ÷Ⓑ (倍)	退職金総額 Ⓓ	退職一時金	年金現価額	所定内賃金比 Ⓓ÷Ⓐ (倍)	算定基礎額比 Ⓓ÷Ⓑ (倍)
北海道・東北												
1年	198.0(2)	174.5(2)	227(1)	227	—	1.1	1.3	90(1)	90	—	0.5	0.5
3	209.6(3)	182.6(3)	493(3)	493	—	2.4	2.7	243(3)	243	—	1.2	1.3
5	221.9(3)	194.6(3)	905(3)	905	—	4.1	4.7	439(3)	439	—	2.0	2.3
10	255.4(3)	227.0(3)	2,521(3)	2,521	—	9.9	11.1	1,245(3)	1,245	—	4.9	5.5
15	285.5(3)	256.1(3)	4,602(3)	4,602	—	16.1	18.0	3,100(3)	3,100	—	10.9	12.1
20	312.4(3)	282.0(3)	7,252(3)	7,252	—	23.2	25.7	5,810(3)	5,810	—	18.6	20.6
25	325.9(3)	295.0(3)	9,451(3)	9,451	—	29.0	32.0	8,218(3)	8,218	—	25.2	27.9
30	337.0(3)	305.8(3)	11,772(3)	11,772	—	34.9	38.5	10,300(3)	10,300	—	30.6	33.7
35	348.1(3)	316.6(3)	13,924(3)	13,924	—	40.0	44.0	12,030(3)	12,030	—	34.6	38.0
40	371.3(2)	345.0(2)	15,648(2)	15,648	—	42.1	45.4	13,670(2)	13,670	—	36.8	39.6
関東												
1年	206.8(8)	174.5(7)	226(6)	226	—	1.1	1.3	121(4)	121	—	0.6	0.7
3	216.7(8)	185.0(8)	468(8)	468	—	2.2	2.5	303(8)	303	—	1.4	1.6
5	226.6(8)	192.4(8)	753(8)	753	—	3.3	3.9	543(8)	543	—	2.4	2.8
10	258.9(8)	216.9(8)	1,915(8)	1,915	—	7.4	8.8	1,531(8)	1,531	—	5.9	7.1
15	285.7(8)	237.8(8)	3,573(8)	3,573	—	12.5	15.0	2,934(8)	2,934	—	10.3	12.3
20	327.2(8)	260.3(8)	5,645(8)	5,645	—	17.3	21.7	5,084(8)	5,084	—	15.5	19.5
25	348.1(8)	275.6(8)	8,159(8)	8,159	—	23.4	29.6	7,741(8)	7,741	—	22.2	28.1
30	370.4(8)	290.0(8)	10,535(8)	10,535	—	28.4	36.3	10,048(8)	10,048	—	27.1	34.6
35	382.7(8)	299.5(8)	12,599(8)	12,599	—	32.9	42.1	11,975(8)	11,975	—	31.3	40.0
40	333.5(6)	258.1(6)	10,630(6)	10,630	—	31.9	41.2	10,404(6)	10,404	—	31.2	40.3
中部・近畿												
1年	189.7(9)	175.4(8)	207(5)	207	—	1.1	1.2	88(4)	88	—	0.5	0.5
3	200.1(9)	173.9(9)	513(9)	513	—	2.6	3.0	298(9)	298	—	1.5	1.7
5	216.0(9)	185.3(9)	954(9)	954	—	4.4	5.1	583(9)	583	—	2.7	3.1
10	246.0(10)	209.5(10)	2,172(10)	2,172	—	8.8	10.4	1,448(10)	1,448	—	5.9	6.9
15	275.7(10)	237.4(10)	3,991(10)	3,991	—	14.5	16.8	2,882(10)	2,882	—	10.5	12.1
20	306.8(10)	265.5(10)	6,400(10)	6,400	—	20.9	24.1	5,307(10)	5,307	—	17.3	20.0
25	335.1(9)	290.6(9)	9,865(9)	9,865	—	29.4	33.9	8,489(9)	8,489	—	25.3	29.2
30	359.3(9)	313.1(9)	12,663(9)	12,663	—	35.2	40.4	11,461(9)	11,461	—	31.9	36.6
35	359.5(9)	312.8(9)	15,165(9)	15,165	—	42.2	48.5	13,653(9)	13,653	—	38.0	43.6
40	326.7(5)	268.0(5)	13,673(5)	13,673	—	41.9	51.0	12,533(5)	12,533	—	38.4	46.8
中国・四国・九州・沖縄												
1年	182.4(8)	171.6(7)	197(2)	197	—	1.1	1.1	105(2)	105	—	0.6	0.6
3	191.8(9)	174.1(9)	394(8)	366	28	2.1	2.3	241(8)	213	28	1.3	1.4
5	202.0(8)	180.0(8)	730(8)	652	78	3.6	4.1	469(8)	391	78	2.3	2.6
10	226.7(8)	207.3(8)	1,924(8)	1,740	184	8.5	9.3	1,343(8)	1,158	185	5.9	6.5
15	252.1(9)	229.2(9)	3,443(9)	3,155	288	13.7	15.0	2,667(9)	2,380	287	10.6	11.6
20	276.9(9)	258.5(9)	5,714(9)	5,291	423	20.6	22.1	4,793(9)	4,370	423	17.3	18.5
25	296.6(9)	272.2(9)	7,916(9)	7,332	584	26.7	29.1	6,934(9)	6,350	584	23.4	25.5
30	298.8(8)	292.1(8)	10,397(8)	9,592	805	34.8	35.6	8,995(8)	8,190	805	30.1	30.8
35	314.3(7)	307.4(7)	12,628(7)	11,551	1,077	40.2	41.1	10,676(7)	9,599	1,077	34.0	34.7
40	319.2(6)	331.9(6)	13,225(6)	11,759	1,466	41.4	39.8	11,776(6)	10,310	1,466	36.9	35.5

表11-13-1 地域別にみた職種別勤続年数別モデル退職金（事務・高校卒）

〔単位：千円，（ ）は集計病院数〕

勤続年数	所定内賃金 Ⓐ	退職金算定基礎額 Ⓑ	法人（病院）都合退職					自己都合退職				
			退職金総額 Ⓒ	退職一時金	年金現価額	所定内賃金比 Ⓒ÷Ⓐ	算定基礎額比 Ⓒ÷Ⓑ	退職金総額 Ⓓ	退職一時金	年金現価額	所定内賃金比 Ⓓ÷Ⓐ	算定基礎額比 Ⓓ÷Ⓑ
						(倍)	(倍)				(倍)	(倍)
全国平均												
1年	162.1(25)	144.4(22)	183(11)	183	—	1.1	1.3	84(10)	84	—	0.5	0.6
3	172.4(26)	146.9(26)	377(24)	369	8	2.2	2.6	227(24)	219	8	1.3	1.5
5	183.7(27)	156.5(27)	671(26)	651	20	3.7	4.3	440(26)	420	20	2.4	2.8
10	211.6(26)	179.7(26)	1,688(26)	1,641	47	8.0	9.4	1,186(26)	1,139	47	5.6	6.6
15	237.8(26)	202.6(26)	3,146(26)	3,065	81	13.2	15.5	2,384(26)	2,303	81	10.0	11.8
20	265.8(26)	229.5(26)	5,236(26)	5,116	120	19.7	22.8	4,418(26)	4,298	120	16.6	19.3
25	295.6(25)	251.7(25)	7,740(25)	7,568	172	26.2	30.7	6,856(25)	6,684	172	23.2	27.2
30	316.6(25)	271.5(25)	10,187(25)	9,976	211	32.2	37.5	9,256(25)	9,045	211	29.2	34.1
35	333.4(24)	290.6(24)	12,595(24)	12,338	257	37.8	43.3	11,333(24)	11,075	258	34.0	39.0
40	339.7(24)	299.8(24)	14,072(24)	13,772	300	41.4	46.9	13,060(24)	12,760	300	38.4	43.6
政令指定都市・東京都												
1年	178.5(4)	159.2(3)	102(2)	102	—	0.6	0.6	37(1)	37	—	0.2	0.2
3	185.6(4)	161.6(4)	323(4)	323	—	1.7	2.0	217(4)	217	—	1.2	1.3
5	192.6(4)	168.2(4)	593(4)	593	—	3.1	3.5	461(4)	461	—	2.4	2.7
10	208.9(4)	182.8(4)	1,567(4)	1,567	—	7.5	8.6	1,402(4)	1,402	—	6.7	7.7
15	225.3(4)	197.7(4)	2,584(4)	2,584	—	11.5	13.1	2,386(4)	2,386	—	10.6	12.1
20	241.3(4)	212.3(4)	3,706(4)	3,706	—	15.4	17.5	3,499(4)	3,499	—	14.5	16.5
25	236.5(3)	201.6(3)	4,160(3)	4,160	—	17.6	20.6	3,806(3)	3,806	—	16.1	18.9
30	244.5(3)	207.8(3)	5,110(3)	5,110	—	20.9	24.6	4,749(3)	4,749	—	19.4	22.9
35	252.3(3)	213.8(3)	5,743(3)	5,743	—	22.8	26.9	5,375(3)	5,375	—	21.3	25.1
40	259.0(3)	218.8(3)	6,381(3)	6,381	—	24.6	29.2	6,009(3)	6,009	—	23.2	27.5
その他												
1年	158.9(21)	142.0(19)	201(9)	201	—	1.3	1.4	89(9)	89	—	0.6	0.6
3	170.0(22)	144.2(22)	387(20)	378	9	2.3	2.7	229(20)	220	9	1.3	1.6
5	182.1(23)	154.5(23)	686(22)	662	24	3.8	4.4	436(22)	413	23	2.4	2.8
10	212.1(22)	179.2(22)	1,710(22)	1,655	55	8.1	9.5	1,146(22)	1,091	55	5.4	6.4
15	240.1(22)	203.5(22)	3,248(22)	3,152	96	13.5	16.0	2,384(22)	2,288	96	9.9	11.7
20	270.3(22)	232.6(22)	5,514(22)	5,373	141	20.4	23.7	4,585(22)	4,444	141	17.0	19.7
25	303.6(22)	258.6(22)	8,228(22)	8,032	196	27.1	31.8	7,272(22)	7,076	196	24.0	28.1
30	326.5(22)	280.2(22)	10,879(22)	10,640	239	33.3	38.8	9,871(22)	9,631	240	30.2	35.2
35	345.0(21)	301.6(21)	13,574(21)	13,280	294	39.3	45.0	12,184(21)	11,890	294	35.3	40.4
40	351.2(21)	311.4(21)	15,171(21)	14,828	343	43.2	48.7	14,067(21)	13,724	343	40.1	45.2

職種別モデル退職金〈地域別〉

表11-13-2　地域別にみた職種別勤続年数別モデル退職金（事務・高校卒）

〔単位：千円，（　）は集計病院数〕

勤続年数	所定内賃金 Ⓐ	退職金算定基礎額 Ⓑ	法人（病院）都合退職					自己都合退職				
			退職金総額 Ⓒ	退職一時金	年金現価額	所定内賃金比 Ⓒ÷Ⓐ	算定基礎額比 Ⓒ÷Ⓑ	退職金総額 Ⓓ	退職一時金	年金現価額	所定内賃金比 Ⓓ÷Ⓐ	算定基礎額比 Ⓓ÷Ⓑ
						(倍)	(倍)				(倍)	(倍)
北海道・東北												
1年	156.9(2)	133.9(2)	186(1)	186	―	1.2	1.4	74(1)	74	―	0.5	0.6
3	174.6(3)	148.5(3)	397(3)	397	―	2.3	2.7	195(3)	195	―	1.1	1.3
5	186.1(3)	159.6(3)	739(3)	739	―	4.0	4.6	356(3)	356	―	1.9	2.2
10	210.1(3)	182.8(3)	2,025(3)	2,025	―	9.6	11.1	987(3)	987	―	4.7	5.4
15	235.5(3)	207.4(3)	3,722(3)	3,722	―	15.8	17.9	2,479(3)	2,479	―	10.5	12.0
20	266.1(3)	237.4(3)	6,186(3)	6,186	―	23.3	26.1	4,924(3)	4,924	―	18.5	20.7
25	288.9(3)	259.7(3)	8,386(3)	8,386	―	29.0	32.3	7,265(3)	7,265	―	25.1	28.0
30	306.7(3)	277.0(3)	10,740(3)	10,740	―	35.0	38.8	9,354(3)	9,354	―	30.5	33.8
35	316.0(3)	286.1(3)	12,692(3)	12,692	―	40.2	44.4	10,900(3)	10,900	―	34.5	38.1
40	324.2(3)	294.2(3)	13,334(3)	13,334	―	41.1	45.3	12,094(3)	12,094	―	37.3	41.1
関東												
1年	175.0(7)	147.3(6)	202(5)	202	―	1.2	1.4	97(4)	97	―	0.6	0.7
3	182.5(7)	152.1(7)	403(7)	403	―	2.2	2.6	261(7)	261	―	1.4	1.7
5	197.1(7)	165.5(7)	687(7)	687	―	3.5	4.1	487(7)	487	―	2.5	2.9
10	232.0(7)	190.2(7)	1,730(7)	1,730	―	7.5	9.1	1,381(7)	1,381	―	6.0	7.3
15	262.5(7)	214.5(7)	3,155(7)	3,155	―	12.0	14.7	2,632(7)	2,632	―	10.0	12.3
20	295.2(7)	238.4(7)	5,179(7)	5,179	―	17.5	21.7	4,684(7)	4,684	―	15.9	19.6
25	339.6(7)	263.5(7)	7,788(7)	7,788	―	22.9	29.6	7,453(7)	7,453	―	21.9	28.3
30	367.5(7)	279.7(7)	10,366(7)	10,366	―	28.2	37.1	9,971(7)	9,971	―	27.1	35.6
35	380.5(7)	291.4(7)	12,499(7)	12,499	―	32.8	42.9	11,963(7)	11,963	―	31.4	41.1
40	390.8(7)	298.7(7)	13,744(7)	13,744	―	35.2	46.0	13,180(7)	13,180	―	33.7	44.1
中部・近畿												
1年	164.2(8)	151.1(7)	164(3)	164	―	1.0	1.1	67(3)	67	―	0.4	0.4
3	178.4(8)	152.5(8)	406(7)	406	―	2.3	2.7	256(7)	256	―	1.4	1.7
5	192.2(8)	161.2(8)	763(7)	763	―	4.0	4.7	502(7)	502	―	2.6	3.1
10	217.2(8)	182.8(8)	1,736(8)	1,736	―	8.0	9.5	1,235(8)	1,235	―	5.7	6.8
15	247.3(8)	207.1(8)	3,239(8)	3,239	―	13.1	15.6	2,381(8)	2,381	―	9.6	11.5
20	277.2(8)	235.5(8)	5,348(8)	5,348	―	19.3	22.7	4,480(8)	4,480	―	16.2	19.0
25	308.9(7)	261.9(7)	8,318(7)	8,318	―	26.9	31.8	7,092(7)	7,092	―	23.0	27.1
30	332.4(7)	287.2(7)	11,065(7)	11,065	―	33.3	38.5	10,138(7)	10,138	―	30.5	35.3
35	351.3(7)	304.1(7)	13,468(7)	13,468	―	38.3	44.3	12,303(7)	12,303	―	35.0	40.5
40	349.9(7)	300.3(7)	15,489(7)	15,489	―	44.3	51.6	14,555(7)	14,555	―	41.6	48.5
中国・四国・九州・沖縄												
1年	149.9(8)	138.1(7)	162(2)	162	―	1.1	1.2	86(2)	86	―	0.6	0.6
3	156.8(8)	136.1(8)	313(7)	286	27	2.0	2.3	178(7)	152	26	1.1	1.3
5	165.0(9)	144.3(9)	565(9)	508	57	3.4	3.9	383(9)	326	57	2.3	2.7
10	188.8(8)	166.3(8)	1,476(8)	1,326	150	7.8	8.9	1,040(8)	889	151	5.5	6.3
15	207.6(8)	185.9(8)	2,831(8)	2,566	265	13.6	15.2	2,134(8)	1,870	264	10.3	11.5
20	228.7(8)	212.6(8)	4,818(8)	4,428	390	21.1	22.7	3,935(8)	3,545	390	17.2	18.5
25	247.8(8)	229.5(8)	6,950(8)	6,412	538	28.0	30.3	5,973(8)	5,435	538	24.1	26.0
30	262.0(8)	248.5(8)	9,055(8)	8,396	659	34.6	36.4	7,823(8)	7,164	659	29.9	31.5
35	276.0(7)	278.4(7)	11,776(7)	10,894	882	42.7	42.3	9,917(7)	9,036	881	35.9	35.6
40	284.9(7)	302.7(7)	13,299(7)	12,270	1,029	46.7	43.9	11,859(7)	10,830	1,029	41.6	39.2

第3部

個別病院モデル退職金 実支給退職金一覧

■ 職種別勤続年数別モデル退職金実態/96
　実際に退職金を支払った事例
　　　　　　　　（最近の退職者から遡って5名の退職金）

　■ 退職金受給のための最低勤続年数
　■ 退職金計算上の勤続年数または支給額の固定制度
　■ 退職金支給率表（支給月数等）

　北海道/96　　東北/109　　関東/114　　中部/159
　近畿/169　　中国・四国/209　　九州・沖縄/219

ポイント制採用病院モデル退職金/249

※個別病院モデル退職金実態一覧の、各表の病院名記号（地域）後の★印は、公立・公的病院を示します。
　　公立病院（独立行政法人、国立大学法人、都道府県、市町村）
　　公的病院（日赤、済生会、厚生連、国民健康保険、
　　　　　　　地域医療機能推進機構（厚生年金、社会保険）、労災病院）

病院名(番号)	所在地	病床規模
35	北海道★	400床以上

医　師

(単位：千円)

勤続年数	所定内賃金 Ⓐ	退職金算定基礎額 Ⓑ	法人（病院）都合退職			所定内賃金比 Ⓒ÷Ⓐ	算定基礎額比 Ⓒ÷Ⓑ	自己都合退職			所定内賃金比 Ⓓ÷Ⓐ	算定基礎額比 Ⓓ÷Ⓑ
			退職金総額 Ⓒ	退職一時金	年金現価額			退職金総額 Ⓓ	退職一時金	年金現価額		
						(倍)	(倍)				(倍)	(倍)
1年	685.4	292.7	512	512	—	0.7	1.7	152	152	—	0.2	0.5
3	737.2	337.8	1,810	1,810	—	2.5	5.4	528	528	—	0.7	1.6
5	766.7	363.4	3,997	3,997	—	5.2	11.0	948	948	—	1.2	2.6
10	849.2	435.2	8,289	8,289	—	9.8	19.0	3,576	3,576	—	4.2	8.2
15	901.0	480.2	12,323	12,323	—	13.7	25.7	6,485	6,485	—	7.2	13.5
20	920.1	511.3	16,622	16,622	—	18.1	32.5	11,758	11,758	—	12.8	23.0
25	870.8	528.1	20,873	20,873	—	24.0	39.5	18,001	18,001	—	20.7	34.1
30	795.3	538.6	25,453	25,453	—	32.0	47.3	22,056	22,056	—	27.7	41.0
35	661.1	538.6	29,319	29,319	—	44.3	54.4	24,867	24,867	—	37.6	46.2
40	661.1	538.6	29,319	29,319	—	44.3	54.4	27,679	27,679	—	41.9	51.4

薬　剤　師

(単位：千円)

勤続年数	所定内賃金 Ⓐ	退職金算定基礎額 Ⓑ	法人（病院）都合退職			所定内賃金比 Ⓒ÷Ⓐ	算定基礎額比 Ⓒ÷Ⓑ	自己都合退職			所定内賃金比 Ⓓ÷Ⓐ	算定基礎額比 Ⓓ÷Ⓑ
			退職金総額 Ⓒ	退職一時金	年金現価額			退職金総額 Ⓓ	退職一時金	年金現価額		
						(倍)	(倍)				(倍)	(倍)
1年	234.2	186.8	243	243	—	1.0	1.3	97	97	—	0.4	0.5
3	247.1	199.4	780	780	—	3.2	3.9	312	312	—	1.3	1.6
5	260.1	212.0	1,383	1,383	—	5.3	6.5	553	553	—	2.1	2.6
10	298.3	249.1	3,250	3,250	—	10.9	13.0	1,300	1,300	—	4.4	5.2
15	348.5	297.8	7,325	7,325	—	21.0	24.6	3,863	3,863	—	11.1	13.0
20	376.6	325.1	10,211	10,211	—	27.1	31.4	7,297	7,297	—	19.4	22.4
25	389.7	337.8	12,983	12,983	—	33.3	38.4	11,147	11,147	—	28.6	33.0
30	401.1	348.9	16,099	16,099	—	40.1	46.1	13,899	13,899	—	34.7	39.8
35	412.6	360.0	19,154	19,154	—	46.4	53.2	16,179	16,179	—	39.2	44.9
40	414.7	362.1	19,258	19,258	—	46.4	53.2	18,155	18,155	—	43.8	50.1

看　護　師

(単位：千円)

勤続年数	所定内賃金 Ⓐ	退職金算定基礎額 Ⓑ	法人（病院）都合退職			所定内賃金比 Ⓒ÷Ⓐ	算定基礎額比 Ⓒ÷Ⓑ	自己都合退職			所定内賃金比 Ⓓ÷Ⓐ	算定基礎額比 Ⓓ÷Ⓑ
			退職金総額 Ⓒ	退職一時金	年金現価額			退職金総額 Ⓓ	退職一時金	年金現価額		
						(倍)	(倍)				(倍)	(倍)
1年	236.6	189.2	246	246	—	1.0	1.3	98	98	—	0.4	0.5
3	246.9	199.2	779	779	—	3.2	3.9	311	311	—	1.3	1.6
5	256.4	208.4	1,359	1,359	—	5.3	6.5	543	543	—	2.1	2.6
10	285.2	236.4	3,085	3,085	—	10.8	13.0	1,234	1,234	—	4.3	5.2
15	320.8	270.9	5,479	5,479	—	17.1	20.2	2,922	2,922	—	9.1	10.8
20	367.6	316.4	9,972	9,972	—	27.1	31.5	7,119	7,119	—	19.4	22.5
25	383.1	331.4	12,762	12,762	—	33.3	38.5	10,960	10,960	—	28.6	33.1
30	394.6	342.6	15,832	15,832	—	40.1	46.2	13,671	13,671	—	34.6	39.9
35	405.6	353.3	18,822	18,822	—	46.4	53.3	15,902	15,902	—	39.2	45.0
40	412.1	359.6	19,134	19,134	—	46.4	53.2	18,039	18,039	—	43.8	50.2

個別病院のモデル退職金

● 北海道

准看護師

(単位：千円)

勤続年数	所定内賃金 Ⓐ	退職金算定基礎額 Ⓑ	法人（病院）都合退職			所定内賃金比 Ⓒ÷Ⓐ (倍)	算定基礎額比 Ⓒ÷Ⓑ (倍)	自己都合退職			所定内賃金比 Ⓓ÷Ⓐ (倍)	算定基礎額比 Ⓓ÷Ⓑ (倍)
			退職金総額 Ⓒ	退職一時金	年金現価額			退職金総額 Ⓓ	退職一時金	年金現価額		
1年												
3												
5												
10			採用なし									
15												
20												
25												
30												
35												
40												

臨床検査技師

(単位：千円)

勤続年数	所定内賃金 Ⓐ	退職金算定基礎額 Ⓑ	法人（病院）都合退職			所定内賃金比 Ⓒ÷Ⓐ (倍)	算定基礎額比 Ⓒ÷Ⓑ (倍)	自己都合退職			所定内賃金比 Ⓓ÷Ⓐ (倍)	算定基礎額比 Ⓓ÷Ⓑ (倍)
			退職金総額 Ⓒ	退職一時金	年金現価額			退職金総額 Ⓓ	退職一時金	年金現価額		
1年	221.2	174.2	227	227	—	1.0	1.3	90	90	—	0.4	0.5
3	234.2	186.8	731	731	—	3.1	3.9	292	292	—	1.2	1.6
5	247.1	199.4	1,301	1,301	—	5.3	6.5	520	520	—	2.1	2.6
10	284.1	235.3	3,070	3,070	—	10.8	13.0	1,228	1,228	—	4.3	5.2
15	320.6	270.7	5,475	5,475	—	17.1	20.2	2,920	2,920	—	9.1	10.8
20	367.5	316.3	9,970	9,970	—	27.1	31.5	7,117	7,117	—	19.4	22.5
25	384.9	333.2	12,824	12,824	—	33.3	38.5	11,013	11,013	—	28.6	33.1
30	396.6	344.5	15,913	15,913	—	40.1	46.2	13,740	13,740	—	34.6	39.9
35	408.0	355.6	18,936	18,936	—	46.4	53.3	15,997	15,997	—	39.2	45.0
40	414.7	362.1	19,258	19,258	—	46.4	53.2	18,155	18,155	—	43.8	50.1

診療放射線技師

(単位：千円)

勤続年数	所定内賃金 Ⓐ	退職金算定基礎額 Ⓑ	法人（病院）都合退職			所定内賃金比 Ⓒ÷Ⓐ (倍)	算定基礎額比 Ⓒ÷Ⓑ (倍)	自己都合退職			所定内賃金比 Ⓓ÷Ⓐ (倍)	算定基礎額比 Ⓓ÷Ⓑ (倍)
			退職金総額 Ⓒ	退職一時金	年金現価額			退職金総額 Ⓓ	退職一時金	年金現価額		
1年	221.2	174.2	227	227	—	1.0	1.3	90	90	—	0.4	0.5
3	234.2	186.8	731	731	—	3.1	3.9	292	292	—	1.2	1.6
5	247.1	199.4	1,301	1,301	—	5.3	6.5	520	520	—	2.1	2.6
10	284.1	235.3	3,070	3,070	—	10.8	13.0	1,228	1,228	—	4.3	5.2
15	320.6	270.7	5,475	5,475	—	17.1	20.2	2,920	2,920	—	9.1	10.8
20	367.5	316.3	9,970	9,970	—	27.1	31.5	7,117	7,117	—	19.4	22.5
25	384.9	333.2	12,824	12,824	—	33.3	38.5	11,013	11,013	—	28.6	33.1
30	396.6	344.5	15,913	15,913	—	40.1	46.2	13,740	13,740	—	34.6	39.9
35	408.0	355.6	18,936	18,936	—	46.4	53.3	15,997	15,997	—	39.2	45.0
40	414.7	362.1	19,258	19,258	—	46.4	53.2	18,155	18,155	—	43.8	50.1

臨床工学技士

(単位：千円)

勤続年数	所定内賃金 Ⓐ	退職金算定基礎額 Ⓑ	法人（病院）都合退職			所定内賃金比 Ⓒ÷Ⓐ	算定基礎額比 Ⓒ÷Ⓑ	自己都合退職			所定内賃金比 Ⓓ÷Ⓐ	算定基礎額比 Ⓓ÷Ⓑ
			退職金総額 Ⓒ	退職一時金	年金現価額			退職金総額 Ⓓ	退職一時金	年金現価額		
						(倍)	(倍)				(倍)	(倍)
1年	221.2	174.2	227	227	—	1.0	1.3	90	90	—	0.4	0.5
3	234.2	186.8	731	731	—	3.1	3.9	292	292	—	1.2	1.6
5	247.1	199.4	1,301	1,301	—	5.3	6.5	520	520	—	2.1	2.6
10	284.1	235.3	3,070	3,070	—	10.8	13.0	1,228	1,228	—	4.3	5.2
15	320.6	270.7	5,475	5,475	—	17.1	20.2	2,920	2,920	—	9.1	10.8
20	367.5	316.3	9,970	9,970	—	27.1	31.5	7,117	7,117	—	19.4	22.5
25	384.9	333.2	12,824	12,824	—	33.3	38.5	11,013	11,013	—	28.6	33.1
30	396.6	344.5	15,913	15,913	—	40.1	46.2	13,740	13,740	—	34.6	39.9
35	408.0	355.6	18,936	18,936	—	46.4	53.3	15,997	15,997	—	39.2	45.0
40	414.7	362.1	19,258	19,258	—	46.4	53.2	18,155	18,155	—	43.8	50.1

理学療法士・作業療法士・言語聴覚士

(単位：千円)

勤続年数	所定内賃金 Ⓐ	退職金算定基礎額 Ⓑ	法人（病院）都合退職			所定内賃金比 Ⓒ÷Ⓐ	算定基礎額比 Ⓒ÷Ⓑ	自己都合退職			所定内賃金比 Ⓓ÷Ⓐ	算定基礎額比 Ⓓ÷Ⓑ
			退職金総額 Ⓒ	退職一時金	年金現価額			退職金総額 Ⓓ	退職一時金	年金現価額		
						(倍)	(倍)				(倍)	(倍)
1年	221.2	174.2	227	227	—	1.0	1.3	90	90	—	0.4	0.5
3	234.2	186.8	731	731	—	3.1	3.9	292	292	—	1.2	1.6
5	247.1	199.4	1,301	1,301	—	5.3	6.5	520	520	—	2.1	2.6
10	284.1	235.3	3,070	3,070	—	10.8	13.0	1,228	1,228	—	4.3	5.2
15	320.6	270.7	5,475	5,475	—	17.1	20.2	2,920	2,920	—	9.1	10.8
20	367.5	316.3	9,970	9,970	—	27.1	31.5	7,117	7,117	—	19.4	22.5
25	384.9	333.2	12,824	12,824	—	33.3	38.5	11,013	11,013	—	28.6	33.1
30	396.6	344.5	15,913	15,913	—	40.1	46.2	13,740	13,740	—	34.6	39.9
35	408.0	355.6	18,936	18,936	—	46.4	53.3	15,997	15,997	—	39.2	45.0
40	414.7	362.1	19,258	19,258	—	46.4	53.2	18,155	18,155	—	43.8	50.1

管理栄養士

(単位：千円)

勤続年数	所定内賃金 Ⓐ	退職金算定基礎額 Ⓑ	法人（病院）都合退職			所定内賃金比 Ⓒ÷Ⓐ	算定基礎額比 Ⓒ÷Ⓑ	自己都合退職			所定内賃金比 Ⓓ÷Ⓐ	算定基礎額比 Ⓓ÷Ⓑ
			退職金総額 Ⓒ	退職一時金	年金現価額			退職金総額 Ⓓ	退職一時金	年金現価額		
						(倍)	(倍)				(倍)	(倍)
1年	221.2	174.2	227	227	—	1.0	1.3	90	90	—	0.4	0.5
3	234.2	186.8	731	731	—	3.1	3.9	292	292	—	1.2	1.6
5	247.1	199.4	1,301	1,301	—	5.3	6.5	520	520	—	2.1	2.6
10	284.1	235.3	3,070	3,070	—	10.8	13.0	1,228	1,228	—	4.3	5.2
15	320.6	270.7	5,475	5,475	—	17.1	20.2	2,920	2,920	—	9.1	10.8
20	367.5	316.3	9,970	9,970	—	27.1	31.5	7,117	7,117	—	19.4	22.5
25	384.9	333.2	12,824	12,824	—	33.3	38.5	11,013	11,013	—	28.6	33.1
30	396.6	344.5	15,913	15,913	—	40.1	46.2	13,740	13,740	—	34.6	39.9
35	408.0	355.6	18,936	18,936	—	46.4	53.3	15,997	15,997	—	39.2	45.0
40	414.7	362.1	19,258	19,258	—	46.4	53.2	18,155	18,155	—	43.8	50.1

個別病院のモデル退職金

●北海道

介護福祉士

(単位：千円)

勤続年数	所定内賃金 Ⓐ	退職金算定基礎額 Ⓑ	法人（病院）都合退職					自己都合退職				
			退職金総額 Ⓒ	退職一時金	年金現価額	所定内賃金比 Ⓒ÷Ⓐ	算定基礎額比 Ⓒ÷Ⓑ	退職金総額 Ⓓ	退職一時金	年金現価額	所定内賃金比 Ⓓ÷Ⓐ	算定基礎額比 Ⓓ÷Ⓑ
						(倍)	(倍)				(倍)	(倍)
1年												
3												
5												
10			採用なし									
15												
20												
25												
30												
35												
40												

介護職員

(単位：千円)

勤続年数	所定内賃金 Ⓐ	退職金算定基礎額 Ⓑ	法人（病院）都合退職					自己都合退職				
			退職金総額 Ⓒ	退職一時金	年金現価額	所定内賃金比 Ⓒ÷Ⓐ	算定基礎額比 Ⓒ÷Ⓑ	退職金総額 Ⓓ	退職一時金	年金現価額	所定内賃金比 Ⓓ÷Ⓐ	算定基礎額比 Ⓓ÷Ⓑ
						(倍)	(倍)				(倍)	(倍)
1年												
3												
5												
10			採用なし									
15												
20												
25												
30												
35												
40												

事務・大学卒

(単位：千円)

勤続年数	所定内賃金 Ⓐ	退職金算定基礎額 Ⓑ	法人（病院）都合退職					自己都合退職				
			退職金総額 Ⓒ	退職一時金	年金現価額	所定内賃金比 Ⓒ÷Ⓐ	算定基礎額比 Ⓒ÷Ⓑ	退職金総額 Ⓓ	退職一時金	年金現価額	所定内賃金比 Ⓓ÷Ⓐ	算定基礎額比 Ⓓ÷Ⓑ
						(倍)	(倍)				(倍)	(倍)
1年	221.2	174.2	227	227	—	1.0	1.3	90	90	—	0.4	0.5
3	234.2	186.8	731	731	—	3.1	3.9	292	292	—	1.2	1.6
5	247.1	199.4	1,301	1,301	—	5.3	6.5	520	520	—	2.1	2.6
10	284.1	235.3	3,070	3,070	—	10.8	13.0	1,228	1,228	—	4.3	5.2
15	320.6	270.7	5,475	5,475	—	17.1	20.2	2,920	2,920	—	9.1	10.8
20	367.5	316.3	9,970	9,970	—	27.1	31.5	7,117	7,117	—	19.4	22.5
25	384.9	333.2	12,824	12,824	—	33.3	38.5	11,013	11,013	—	28.6	33.1
30	396.6	344.5	15,913	15,913	—	40.1	46.2	13,740	13,740	—	34.6	39.9
35	408.0	355.6	18,936	18,936	—	46.4	53.3	15,997	15,997	—	39.2	45.0
40	414.7	362.1	19,258	19,258	—	46.4	53.2	18,155	18,155	—	43.8	50.1

事務・高校卒

(単位：千円)

勤続年数	所定内賃金 Ⓐ	退職金算定基礎額 Ⓑ	法人（病院）都合退職					自己都合退職				
			退職金総額 Ⓒ	退職一時金	年金現価額	所定内賃金比 Ⓒ÷Ⓐ	算定基礎額比 Ⓒ÷Ⓑ	退職金総額 Ⓓ	退職一時金	年金現価額	所定内賃金比 Ⓓ÷Ⓐ	算定基礎額比 Ⓓ÷Ⓑ
						(倍)	(倍)				(倍)	(倍)
1年	188.8	142.8	186	186	—	1.0	1.3	74	74	—	0.4	0.5
3	199.6	153.3	600	600	—	3.0	3.9	240	240	—	1.2	1.6
5	213.6	166.8	1,088	1,088	—	5.1	6.5	435	435	—	2.0	2.6
10	247.1	199.4	2,602	2,602	—	10.5	13.0	1,040	1,040	—	4.2	5.2
15	284.1	235.3	4,759	4,759	—	16.8	20.2	2,538	2,538	—	8.9	10.8
20	320.6	270.7	8,720	8,720	—	27.2	32.2	6,185	6,185	—	19.3	22.8
25	351.6	300.8	11,704	11,704	—	33.3	38.9	10,068	10,068	—	28.6	33.5
30	384.9	333.2	15,433	15,433	—	40.1	46.3	13,332	13,332	—	34.6	40.0
35	396.6	344.5	18,385	18,385	—	46.4	53.4	15,538	15,538	—	39.2	45.1
40	408.0	355.6	18,936	18,936	—	46.4	53.3	17,853	17,853	—	43.8	50.2

退職金支給事例
＊実際に退職金を支払った事例
（最近の退職者から遡って5名までの退職者・常勤（正規）職員のみ）

退職年月（西暦）	退職事由	職種	退職時年齢	勤続年月数	所定内賃金（円）	退職金額（千円）
2015年03月	自己都合	医師	43歳	01年00月		262
2015年03月	自己都合	医師	49歳	09年00月		2,767
2015年03月	自己都合	助産師	40歳	10年11月		3,035
2015年03月	自己都合	臨床検査技師	58歳	34年09月		24,433
2015年03月	自己都合	看護師	49歳	21年00月		8,963

退職金受給のための最低勤続年数

定年退職の場合	6カ月
法人（病院）都合退職の場合	6カ月
自己都合退職の場合	6カ月

退職金計算上の勤続年数または支給額の固定制度
定年退職勤続35年、自己都合退職勤続43年。

■退職金支給率表（支給月数等）

勤続年数	法人（病院）都合退職	自己都合退職
1年	1.305	0.522
2	2.61	1.044
3	3.915	1.566
4	5.22	2.088
5	6.525	2.61
10	13.05	5.22
15	20.2275	10.788
20	27.405	20.445
25	34.5825	29.145
30	42.4125	36.105
35	49.59	41.325
40	49.59	46.545
45	49.59	49.59

個別病院のモデル退職金

病院名(番号)	所在地	病床規模
33	北海道	200～399床

医 師

(単位：千円)

勤続年数	所定内賃金 Ⓐ	退職金算定基礎額 Ⓑ	法人（病院）都合退職 退職金総額 Ⓒ	退職一時金	年金現価額	所定内賃金比 Ⓒ÷Ⓐ	算定基礎額比 Ⓒ÷Ⓑ	自己都合退職 退職金総額 Ⓓ	退職一時金	年金現価額	所定内賃金比 Ⓓ÷Ⓐ	算定基礎額比 Ⓓ÷Ⓑ
						(倍)	(倍)				(倍)	(倍)
1年	250.0	250.0	—	—	—	—	—	—	—	—	—	—
3	370.0	370.0	370	370	—	1.0	1.0	370	370	—	1.0	1.0
5	450.0	450.0	675	675	—	1.5	1.5	675	675	—	1.5	1.5
10	700.0	700.0	1,750	1,750	—	2.5	2.5	1,750	1,750	—	2.5	2.5
15	950.0	950.0	3,800	3,800	—	4.0	4.0	3,800	3,800	—	4.0	4.0
20	1,200.0	1,200.0	9,000	9,000	—	7.5	7.5	9,000	9,000	—	7.5	7.5
25	1,360.0	1,360.0	10,880	10,880	—	8.0	8.0	10,880	10,880	—	8.0	8.0
30	1,410.0	1,410.0	12,267	12,267	—	8.7	8.7	12,267	12,267	—	8.7	8.7
35	1,460.0	1,460.0	12,702	12,702	—	8.7	8.7	12,702	12,702	—	8.7	8.7
40	1,460.0	1,460.0	12,702	12,702	—	8.7	8.7	12,702	12,702	—	8.7	8.7

薬 剤 師

(単位：千円)

勤続年数	所定内賃金 Ⓐ	退職金算定基礎額 Ⓑ	法人（病院）都合退職 退職金総額 Ⓒ	退職一時金	年金現価額	所定内賃金比 Ⓒ÷Ⓐ	算定基礎額比 Ⓒ÷Ⓑ	自己都合退職 退職金総額 Ⓓ	退職一時金	年金現価額	所定内賃金比 Ⓓ÷Ⓐ	算定基礎額比 Ⓓ÷Ⓑ
						(倍)	(倍)				(倍)	(倍)
1年	233.7	233.7	—	—	—	—	—	—	—	—	—	—
3	246.4	246.4	640	640	—	2.6	2.6	394	394	—	1.6	1.6
5	250.8	250.8	1,078	1,078	—	4.3	4.3	652	652	—	2.6	2.6
10	280.7	280.7	3,199	3,199	—	11.4	11.4	1,908	1,908	—	6.8	6.8
15	303.0	303.0	5,666	5,666	—	18.7	18.7	4,393	4,393	—	14.5	14.5
20	315.5	315.5	7,351	7,351	—	23.3	23.3	5,679	5,679	—	18.0	18.0
25	328.0	328.0	9,151	9,151	—	27.9	27.9	7,019	7,019	—	21.4	21.4
30	338.5	338.5	10,696	10,696	—	31.6	31.6	8,191	8,191	—	24.2	24.2
35	348.5	348.5	12,789	12,789	—	36.7	36.7	9,758	9,758	—	28.0	28.0
40	358.5	358.5	13,156	13,156	—	36.7	36.7	10,038	10,038	—	28.0	28.0

看 護 師

(単位：千円)

勤続年数	所定内賃金 Ⓐ	退職金算定基礎額 Ⓑ	法人（病院）都合退職 退職金総額 Ⓒ	退職一時金	年金現価額	所定内賃金比 Ⓒ÷Ⓐ	算定基礎額比 Ⓒ÷Ⓑ	自己都合退職 退職金総額 Ⓓ	退職一時金	年金現価額	所定内賃金比 Ⓓ÷Ⓐ	算定基礎額比 Ⓓ÷Ⓑ
						(倍)	(倍)				(倍)	(倍)
1年	208.7	208.7	—	—	—	—	—	—	—	—	—	—
3	217.9	217.9	566	566	—	2.6	2.6	348	348	—	1.6	1.6
5	231.0	231.0	993	993	—	4.3	4.3	600	600	—	2.6	2.6
10	250.4	250.4	2,855	2,855	—	11.4	11.4	1,703	1,703	—	6.8	6.8
15	271.1	271.1	5,069	5,069	—	18.7	18.7	3,930	3,930	—	14.5	14.5
20	294.2	294.2	6,856	6,856	—	23.3	23.3	5,296	5,296	—	18.0	18.0
25	306.7	306.7	8,558	8,558	—	27.9	27.9	6,564	6,564	—	21.4	21.4
30	319.2	319.2	10,088	10,088	—	31.6	31.6	7,725	7,725	—	24.2	24.2
35	331.5	331.5	12,166	12,166	—	36.7	36.7	9,282	9,282	—	28.0	28.0
40	341.5	341.5	12,533	12,533	—	36.7	36.7	9,562	9,562	—	28.0	28.0

准看護師

(単位：千円)

勤続年数	所定内賃金Ⓐ	退職金算定基礎額Ⓑ	法人（病院）都合退職					自己都合退職				
			退職金総額Ⓒ	退職一時金	年金現価額	所定内賃金比Ⓒ÷Ⓐ	算定基礎額比Ⓒ÷Ⓑ	退職金総額Ⓓ	退職一時金	年金現価額	所定内賃金比Ⓓ÷Ⓐ	算定基礎額比Ⓓ÷Ⓑ
						(倍)	(倍)				(倍)	(倍)
1年	148.7	148.7	—	—	—	—	—	—	—	—	—	—
3	158.1	158.1	411	411	—	2.6	2.6	252	252	—	1.6	1.6
5	162.3	162.3	843	843	—	5.2	5.2	421	421	—	2.6	2.6
10	179.3	179.3	2,044	2,044	—	11.4	11.4	1,219	1,219	—	6.8	6.8
15	189.5	189.5	3,543	3,543	—	18.7	18.7	2,747	2,747	—	14.5	14.5
20	236.3	236.3	5,505	5,505	—	23.3	23.3	4,253	4,253	—	18.0	18.0
25	265.5	265.5	7,407	7,407	—	27.9	27.9	5,681	5,681	—	21.4	21.4
30	278.0	278.0	8,784	8,784	—	31.6	31.6	6,727	6,727	—	24.2	24.2
35	290.5	290.5	10,661	10,661	—	36.7	36.7	8,134	8,134	—	28.0	28.0
40	303.0	303.0	11,120	11,120	—	36.7	36.7	8,484	8,484	—	28.0	28.0

臨床検査技師

(単位：千円)

勤続年数	所定内賃金Ⓐ	退職金算定基礎額Ⓑ	法人（病院）都合退職					自己都合退職				
			退職金総額Ⓒ	退職一時金	年金現価額	所定内賃金比Ⓒ÷Ⓐ	算定基礎額比Ⓒ÷Ⓑ	退職金総額Ⓓ	退職一時金	年金現価額	所定内賃金比Ⓓ÷Ⓐ	算定基礎額比Ⓓ÷Ⓑ
						(倍)	(倍)				(倍)	(倍)
1年	208.7	208.7	—	—	—	—	—	—	—	—	—	—
3	217.9	217.9	566	566	—	2.6	2.6	348	348	—	1.6	1.6
5	231.0	231.0	993	993	—	4.3	4.3	600	600	—	2.6	2.6
10	250.4	250.4	2,855	2,855	—	11.4	11.4	1,703	1,703	—	6.8	6.8
15	271.1	271.1	5,069	5,069	—	18.7	18.7	3,930	3,930	—	14.5	14.5
20	294.2	294.2	6,856	6,856	—	23.3	23.3	5,296	5,296	—	18.0	18.0
25	306.7	306.7	8,558	8,558	—	27.9	27.9	6,564	6,564	—	21.4	21.4
30	319.2	319.2	10,088	10,088	—	31.6	31.6	7,725	7,725	—	24.2	24.2
35	331.5	331.5	12,166	12,166	—	36.7	36.7	9,282	9,282	—	28.0	28.0
40	341.5	341.5	12,533	12,533	—	36.7	36.7	9,562	9,562	—	28.0	28.0

診療放射線技師

(単位：千円)

勤続年数	所定内賃金Ⓐ	退職金算定基礎額Ⓑ	法人（病院）都合退職					自己都合退職				
			退職金総額Ⓒ	退職一時金	年金現価額	所定内賃金比Ⓒ÷Ⓐ	算定基礎額比Ⓒ÷Ⓑ	退職金総額Ⓓ	退職一時金	年金現価額	所定内賃金比Ⓓ÷Ⓐ	算定基礎額比Ⓓ÷Ⓑ
						(倍)	(倍)				(倍)	(倍)
1年	208.7	208.7	—	—	—	—	—	—	—	—	—	—
3	217.9	217.9	566	566	—	2.6	2.6	348	348	—	1.6	1.6
5	231.0	231.0	993	993	—	4.3	4.3	600	600	—	2.6	2.6
10	250.4	250.4	2,855	2,855	—	11.4	11.4	1,703	1,703	—	6.8	6.8
15	271.1	271.1	5,069	5,069	—	18.7	18.7	3,930	3,930	—	14.5	14.5
20	294.2	294.2	6,856	6,856	—	23.3	23.3	5,296	5,296	—	18.0	18.0
25	306.7	306.7	8,558	8,558	—	27.9	27.9	6,564	6,564	—	21.4	21.4
30	319.2	319.2	10,088	10,088	—	31.6	31.6	7,725	7,725	—	24.2	24.2
35	331.5	331.5	12,166	12,166	—	36.7	36.7	9,282	9,282	—	28.0	28.0
40	341.5	341.5	12,533	12,533	—	36.7	36.7	9,562	9,562	—	28.0	28.0

個別病院のモデル退職金

●北海道

臨床工学技士

(単位：千円)

勤続年数	所定内賃金 Ⓐ	退職金算定基礎額 Ⓑ	法人（病院）都合退職					自己都合退職				
			退職金総額 Ⓒ	退職一時金	年金現価額	所定内賃金比 Ⓒ÷Ⓐ	算定基礎額比 Ⓒ÷Ⓑ	退職金総額 Ⓓ	退職一時金	年金現価額	所定内賃金比 Ⓓ÷Ⓐ	算定基礎額比 Ⓓ÷Ⓑ
						(倍)	(倍)				(倍)	(倍)
1年	208.7	208.7	—	—	—	—	—	—	—	—	—	—
3	217.9	217.9	566	566	—	2.6	2.6	348	348	—	1.6	1.6
5	231.0	231.0	993	993	—	4.3	4.3	600	600	—	2.6	2.6
10	250.4	250.4	2,855	2,855	—	11.4	11.4	1,703	1,703	—	6.8	6.8
15	271.1	271.1	5,069	5,069	—	18.7	18.7	3,930	3,930	—	14.5	14.5
20	294.2	294.2	6,856	6,856	—	23.3	23.3	5,296	5,296	—	18.0	18.0
25	306.7	306.7	8,558	8,558	—	27.9	27.9	6,564	6,564	—	21.4	21.4
30	319.2	319.2	10,088	10,088	—	31.6	31.6	7,725	7,725	—	24.2	24.2
35	331.5	331.5	12,166	12,166	—	36.7	36.7	9,282	9,282	—	28.0	28.0
40	341.5	341.5	12,533	12,533	—	36.7	36.7	9,562	9,562	—	28.0	28.0

理学療法士・作業療法士・言語聴覚士

(単位：千円)

勤続年数	所定内賃金 Ⓐ	退職金算定基礎額 Ⓑ	法人（病院）都合退職					自己都合退職				
			退職金総額 Ⓒ	退職一時金	年金現価額	所定内賃金比 Ⓒ÷Ⓐ	算定基礎額比 Ⓒ÷Ⓑ	退職金総額 Ⓓ	退職一時金	年金現価額	所定内賃金比 Ⓓ÷Ⓐ	算定基礎額比 Ⓓ÷Ⓑ
						(倍)	(倍)				(倍)	(倍)
1年	208.7	208.7	—	—	—	—	—	—	—	—	—	—
3	217.9	217.9	566	566	—	2.6	2.6	348	348	—	1.6	1.6
5	231.0	231.0	993	993	—	4.3	4.3	600	600	—	2.6	2.6
10	250.4	250.4	2,855	2,855	—	11.4	11.4	1,703	1,703	—	6.8	6.8
15	271.1	271.1	5,069	5,069	—	18.7	18.7	3,930	3,930	—	14.5	14.5
20	294.2	294.2	6,856	6,856	—	23.3	23.3	5,296	5,296	—	18.0	18.0
25	306.7	306.7	8,558	8,558	—	27.9	27.9	6,564	6,564	—	21.4	21.4
30	319.2	319.2	10,088	10,088	—	31.6	31.6	7,725	7,725	—	24.2	24.2
35	331.5	331.5	12,166	12,166	—	36.7	36.7	9,282	9,282	—	28.0	28.0
40	341.5	341.5	12,533	12,533	—	36.7	36.7	9,562	9,562	—	28.0	28.0

管理栄養士

(単位：千円)

勤続年数	所定内賃金 Ⓐ	退職金算定基礎額 Ⓑ	法人（病院）都合退職					自己都合退職				
			退職金総額 Ⓒ	退職一時金	年金現価額	所定内賃金比 Ⓒ÷Ⓐ	算定基礎額比 Ⓒ÷Ⓑ	退職金総額 Ⓓ	退職一時金	年金現価額	所定内賃金比 Ⓓ÷Ⓐ	算定基礎額比 Ⓓ÷Ⓑ
						(倍)	(倍)				(倍)	(倍)
1年	155.3	155.3	—	—	—	—	—	—	—	—	—	—
3	164.4	164.4	427	427	—	2.6	2.6	263	263	—	1.6	1.6
5	167.8	167.8	721	721	—	4.3	4.3	436	436	—	2.6	2.6
10	183.0	183.0	2,086	2,086	—	11.4	11.4	1,189	1,189	—	6.5	6.5
15	193.0	193.0	3,609	3,609	—	18.7	18.7	2,798	2,798	—	14.5	14.5
20	203.0	203.0	4,729	4,729	—	23.3	23.3	3,654	3,654	—	18.0	18.0
25	213.0	213.0	5,942	5,942	—	27.9	27.9	4,558	4,558	—	21.4	21.4
30	223.0	223.0	7,046	7,046	—	31.6	31.6	5,396	5,396	—	24.2	24.2
35	233.0	233.0	8,551	8,551	—	36.7	36.7	6,524	6,524	—	28.0	28.0
40	243.0	243.0	8,918	8,918	—	36.7	36.7	6,804	6,804	—	28.0	28.0

介護福祉士

(単位：千円)

勤続年数	所定内賃金 Ⓐ	退職金算定基礎額 Ⓑ	法人（病院）都合退職					自己都合退職				
			退職金総額 Ⓒ	退職一時金	年金現価額	所定内賃金比 Ⓒ÷Ⓐ	算定基礎額比 Ⓒ÷Ⓑ	退職金総額 Ⓓ	退職一時金	年金現価額	所定内賃金比 Ⓓ÷Ⓐ	算定基礎額比 Ⓓ÷Ⓑ
						(倍)	(倍)				(倍)	(倍)
1年	140.3	140.3	—	—	—	—	—	—	—	—	—	—
3	144.2	144.2	375	375	—	2.6	2.6	230	230	—	1.6	1.6
5	149.3	149.3	641	641	—	4.3	4.3	388	388	—	2.6	2.6
10	161.0	161.0	1,835	1,835	—	11.4	11.4	1,095	1,095	—	6.8	6.8
15	180.0	180.0	3,366	3,366	—	18.7	18.7	2,610	2,610	—	14.5	14.5
20	190.0	190.0	4,427	4,427	—	23.3	23.3	3,420	3,420	—	18.0	18.0
25	200.0	200.0	5,580	5,580	—	27.9	27.9	4,280	4,280	—	21.4	21.4
30	210.0	210.0	6,636	6,636	—	31.6	31.6	5,082	5,082	—	24.2	24.2
35	220.0	220.0	8,074	8,074	—	36.7	36.7	6,160	6,160	—	28.0	28.0
40	230.0	230.0	8,441	8,441	—	36.7	36.7	6,440	6,440	—	28.0	28.0

介 護 職 員

(単位：千円)

勤続年数	所定内賃金 Ⓐ	退職金算定基礎額 Ⓑ	法人（病院）都合退職					自己都合退職				
			退職金総額 Ⓒ	退職一時金	年金現価額	所定内賃金比 Ⓒ÷Ⓐ	算定基礎額比 Ⓒ÷Ⓑ	退職金総額 Ⓓ	退職一時金	年金現価額	所定内賃金比 Ⓓ÷Ⓐ	算定基礎額比 Ⓓ÷Ⓑ
						(倍)	(倍)				(倍)	(倍)
1年	130.0	130.0	—	—	—	—	—	—	—	—	—	—
3	133.6	133.6	347	347	—	2.6	2.6	213	213	—	1.6	1.6
5	137.1	137.1	589	589	—	4.3	4.3	356	356	—	2.6	2.6
10	146.3	146.3	1,667	1,667	—	11.4	11.4	994	994	—	6.8	6.8
15	158.5	158.5	2,963	2,963	—	18.7	18.7	2,298	2,298	—	14.5	14.5
20	180.0	180.0	4,194	4,194	—	23.3	23.3	3,240	3,240	—	18.0	18.0
25	190.0	190.0	5,301	5,301	—	27.9	27.9	4,066	4,066	—	21.4	21.4
30	200.0	200.0	6,320	6,320	—	31.6	31.6	4,840	4,840	—	24.2	24.2
35	210.0	210.0	7,707	7,707	—	36.7	36.7	5,880	5,880	—	28.0	28.0
40	220.0	220.0	8,074	8,074	—	36.7	36.7	6,160	6,160	—	28.0	28.0

事務・大学卒

(単位：千円)

勤続年数	所定内賃金 Ⓐ	退職金算定基礎額 Ⓑ	法人（病院）都合退職					自己都合退職				
			退職金総額 Ⓒ	退職一時金	年金現価額	所定内賃金比 Ⓒ÷Ⓐ	算定基礎額比 Ⓒ÷Ⓑ	退職金総額 Ⓓ	退職一時金	年金現価額	所定内賃金比 Ⓓ÷Ⓐ	算定基礎額比 Ⓓ÷Ⓑ
						(倍)	(倍)				(倍)	(倍)
1年	174.9	174.9	—	—	—	—	—	—	—	—	—	—
3	188.1	188.1	489	489	—	2.6	2.6	300	300	—	1.6	1.6
5	201.0	201.0	864	864	—	4.3	4.3	522	522	—	2.6	2.6
10	236.3	236.3	2,693	2,693	—	11.4	11.4	1,606	1,606	—	6.8	6.8
15	265.5	265.5	4,964	4,964	—	18.7	18.7	3,849	3,849	—	14.5	14.5
20	278.0	278.0	6,477	6,477	—	23.3	23.3	5,004	5,004	—	18.0	18.0
25	290.5	290.5	8,104	8,104	—	27.9	27.9	6,216	6,216	—	21.4	21.4
30	303.0	303.0	9,574	9,574	—	31.6	31.6	7,332	7,332	—	24.2	24.2
35	315.5	315.5	11,578	11,578	—	36.7	36.7	8,834	8,834	—	28.0	28.0
40	328.0	328.0	12,037	12,037	—	36.7	36.7	9,184	9,184	—	28.0	28.0

個別病院のモデル退職金

●北海道

事務・高校卒

(単位：千円)

勤続年数	所定内賃金 Ⓐ	退職金算定基礎額 Ⓑ	法人（病院）都合退職					自己都合退職				
			退職金総額 Ⓒ	退職一時金	年金現価額	所定内賃金比 Ⓒ÷Ⓐ	算定基礎額比 Ⓒ÷Ⓑ	退職金総額 Ⓓ	退職一時金	年金現価額	所定内賃金比 Ⓓ÷Ⓐ	算定基礎額比 Ⓓ÷Ⓑ
						(倍)	(倍)				(倍)	(倍)
1年	125.1	125.1	—	—	—	—	—	—	—	—	—	—
3	138.7	138.7	360	360	—	2.6	2.6	221	221	—	1.6	1.6
5	149.7	149.7	643	643	—	4.3	4.3	389	389	—	2.6	2.6
10	168.3	168.3	1,918	1,918	—	11.4	11.4	1,144	1,144	—	6.8	6.8
15	189.5	189.5	3,543	3,543	—	18.7	18.7	2,747	2,747	—	14.5	14.5
20	236.3	236.3	5,505	5,505	—	23.3	23.3	4,253	4,253	—	18.0	18.0
25	265.5	265.5	7,407	7,407	—	27.9	27.9	5,681	5,681	—	21.4	21.4
30	278.0	278.0	8,784	8,784	—	31.6	31.6	6,727	6,727	—	24.2	24.2
35	290.5	290.5	10,661	10,661	—	36.7	36.7	8,134	8,134	—	28.0	28.0
40	303.0	303.0	11,120	11,120	—	36.7	36.7	8,484	8,484	—	28.0	28.0

退職金支給事例

*実際に退職金を支払った事例
（最近の退職者から遡って5名までの退職者・常勤(正規)職員のみ）

退職年月（西暦）	退職事由	職種	退職時年齢	勤続年月数	所定内賃金（円）	退職金額（千円）
2015年03月	自己都合	管理栄養士	25歳	03年00月	157,900	252
2015年03月	自己都合	事務	36歳	15年00月	263,100	3,814
2015年03月	自己都合	言語聴覚士	30歳	06年00月	224,250	874
2015年03月	自己都合	作業療法士	29歳	04年00月	220,050	462
2015年03月	自己都合	作業療法士	30歳	08年00月	226,350	1,199

退職金受給のための最低勤続年数

定年退職の場合	3年
法人(病院)都合退職の場合	3年
自己都合退職の場合	3年

退職金計算上の勤続年数または支給額の固定制度

一定勤続年数35年で固定。

■退職金支給率表（支給月数等）

勤続年数	法人（病院）都合退職	自己都合退職
1年	0	0
2	0	0
3	2.6	1.6
4	3.5	2.1
5	4.3	2.6
10	11.4	6.8
15	18.7	14.5
20	23.3	18.0
25	27.9	21.4
30	31.6	24.2
35	36.7	28.0
40	36.7	28.0
45	36.7	28.0

病院名(番号)	所在地	病床規模
54	北海道	100床未満

医　師

(単位：千円)

勤続年数	所定内賃金 Ⓐ	退職金算定基礎額 Ⓑ	法人（病院）都合退職					自己都合退職				
			退職金総額 Ⓒ	退職一時金	年金現価額	所定内賃金比 Ⓒ÷Ⓐ (倍)	算定基礎額比 Ⓒ÷Ⓑ (倍)	退職金総額 Ⓓ	退職一時金	年金現価額	所定内賃金比 Ⓓ÷Ⓐ (倍)	算定基礎額比 Ⓓ÷Ⓑ (倍)
1年												
3												
5												
10			年　俸　制									
15												
20												
25												
30												
35												
40												

薬　剤　師

(単位：千円)

勤続年数	所定内賃金 Ⓐ	退職金算定基礎額 Ⓑ	退職金総額 Ⓒ	退職一時金	年金現価額	所定内賃金比 Ⓒ÷Ⓐ (倍)	算定基礎額比 Ⓒ÷Ⓑ (倍)	退職金総額 Ⓓ	退職一時金	年金現価額	所定内賃金比 Ⓓ÷Ⓐ (倍)	算定基礎額比 Ⓓ÷Ⓑ (倍)
1年	217.0	160.0	—	—	—	—	—	—	—	—	—	—
3	229.6	172.6	310	310	—	1.4	1.8	310	310	—	1.4	1.8
5	242.2	185.2	648	648	—	2.7	3.5	648	648	—	2.7	3.5
10	273.7	216.7	1,841	1,841	—	6.7	8.5	1,841	1,841	—	6.7	8.5
15	305.2	248.2	3,723	3,723	—	12.2	15.0	3,536	3,536	—	11.6	14.2
20	336.7	279.7	5,594	5,594	—	16.6	20.0	5,594	5,594	—	16.6	20.0
25	368.2	311.2	7,780	7,780	—	21.1	25.0	7,780	7,780	—	21.1	25.0
30	399.7	342.7	10,281	10,281	—	25.7	30.0	10,281	10,281	—	25.7	30.0
35	431.2	374.2	13,097	13,097	—	30.4	35.0	13,097	13,097	—	30.4	35.0
40	462.7	405.7	16,228	16,228	—	35.1	40.0	16,228	16,228	—	35.1	40.0

看　護　師

(単位：千円)

勤続年数	所定内賃金 Ⓐ	退職金算定基礎額 Ⓑ	退職金総額 Ⓒ	退職一時金	年金現価額	所定内賃金比 Ⓒ÷Ⓐ (倍)	算定基礎額比 Ⓒ÷Ⓑ (倍)	退職金総額 Ⓓ	退職一時金	年金現価額	所定内賃金比 Ⓓ÷Ⓐ (倍)	算定基礎額比 Ⓓ÷Ⓑ (倍)
1年	209.0	160.0	—	—	—	—	—	—	—	—	—	—
3	221.6	172.6	310	310	—	1.4	1.8	310	310	—	1.4	1.8
5	234.2	185.2	648	648	—	2.8	3.5	648	648	—	2.8	3.5
10	265.7	216.7	1,841	1,841	—	6.9	8.5	1,841	1,841	—	6.9	8.5
15	297.2	248.2	3,723	3,723	—	12.5	15.0	3,723	3,723	—	12.5	15.0
20	328.7	279.7	5,594	5,594	—	17.0	20.0	5,594	5,594	—	17.0	20.0
25	360.2	311.2	7,780	7,780	—	21.6	25.0	7,780	7,780	—	21.6	25.0
30	391.7	342.7	10,281	10,281	—	26.2	30.0	10,281	10,281	—	26.2	30.0
35	423.2	374.2	13,097	13,097	—	30.9	35.0	13,097	13,097	—	30.9	35.0
40	454.7	405.7	16,228	16,228	—	35.7	40.0	16,228	16,228	—	35.7	40.0

個別病院のモデル退職金

●北海道

准看護師

(単位：千円)

勤続年数	所定内賃金 Ⓐ	退職金算定基礎額 Ⓑ	法人（病院）都合退職					自己都合退職				
			退職金総額 Ⓒ	退職一時金	年金現価額	所定内賃金比 Ⓒ÷Ⓐ	算定基礎額比 Ⓒ÷Ⓑ	退職金総額 Ⓓ	退職一時金	年金現価額	所定内賃金比 Ⓓ÷Ⓐ	算定基礎額比 Ⓓ÷Ⓑ
						(倍)	(倍)				(倍)	(倍)
1年	187.0	146.0	—	—	—	—	—	—	—	—	—	—
3	199.0	158.0	284	284	—	1.4	1.8	284	284	—	1.4	1.8
5	211.0	170.0	595	595	—	2.8	3.5	595	595	—	2.8	3.5
10	241.0	200.0	1,700	1,700	—	7.1	8.5	1,700	1,700	—	7.1	8.5
15	271.0	230.0	3,450	3,450	—	12.7	15.0	3,450	3,450	—	12.7	15.0
20	301.0	260.0	5,200	5,200	—	17.3	20.0	5,200	5,200	—	17.3	20.0
25	331.0	290.0	7,250	7,250	—	21.9	25.0	7,250	7,250	—	21.9	25.0
30	361.0	320.0	9,600	9,600	—	26.6	30.0	9,600	9,600	—	26.6	30.0
35	391.0	350.0	12,250	12,250	—	31.3	35.0	12,250	12,250	—	31.3	35.0
40	421.0	380.0	15,200	15,200	—	36.1	40.0	15,200	15,200	—	36.1	40.0

臨床検査技師

(単位：千円)

勤続年数	所定内賃金 Ⓐ	退職金算定基礎額 Ⓑ	法人（病院）都合退職					自己都合退職				
			退職金総額 Ⓒ	退職一時金	年金現価額	所定内賃金比 Ⓒ÷Ⓐ	算定基礎額比 Ⓒ÷Ⓑ	退職金総額 Ⓓ	退職一時金	年金現価額	所定内賃金比 Ⓓ÷Ⓐ	算定基礎額比 Ⓓ÷Ⓑ
						(倍)	(倍)				(倍)	(倍)
1年～40			採用なし										

診療放射線技師

(単位：千円)

勤続年数	所定内賃金 Ⓐ	退職金算定基礎額 Ⓑ	法人（病院）都合退職					自己都合退職				
			退職金総額 Ⓒ	退職一時金	年金現価額	所定内賃金比 Ⓒ÷Ⓐ	算定基礎額比 Ⓒ÷Ⓑ	退職金総額 Ⓓ	退職一時金	年金現価額	所定内賃金比 Ⓓ÷Ⓐ	算定基礎額比 Ⓓ÷Ⓑ
						(倍)	(倍)				(倍)	(倍)
1年～40			採用なし										

事務・高校卒

(単位:千円)

勤続年数	所定内賃金 Ⓐ	退職金算定基礎額 Ⓑ	法人(病院)都合退職					自己都合退職				
			退職金総額 Ⓒ	退職一時金	年金現価額	所定内賃金比 Ⓒ÷Ⓐ (倍)	算定基礎額比 Ⓒ÷Ⓑ (倍)	退職金総額 Ⓓ	退職一時金	年金現価額	所定内賃金比 Ⓓ÷Ⓐ (倍)	算定基礎額比 Ⓓ÷Ⓑ (倍)
1年			採用なし(専門学校卒のみ)										
3													
5													
10													
15													
20													
25													
30													
35													
40													

退職金支給事例
＊実際に退職金を支払った事例
(最近の退職者から遡って5名までの退職者・常勤(正規)職員のみ)

退職年月(西暦)	退職事由	職種	退職時年齢	勤続年月数	所定内賃金(円)	退職金額(千円)
2015年02月	自己都合	事務(専門学校卒)	31歳	05年07月	―	711
2015年02月	法人都合	事務(専門学校卒)	60歳	08年07月	―	1,706
2014年09月	法人都合	看護師	60歳	21年06月	―	8,587
2014年06月	自己都合	看護師	35歳	06年07月	―	1,144
2014年03月	法人都合	検査助手	60歳	39年11月	―	16,541

退職金受給のための最低勤続年数

定年退職の場合	年
法人(病院)都合退職の場合	年
自己都合退職の場合	2年

退職金計算上の勤続年数または支給額の固定制度
定年まで増額。

■退職金支給率表(支給月数等)

勤続年数	法人(病院)都合退職	自己都合退職
1年	0%	0%
2	40	40
3	60	60
4	60	60
5	70	70
10	85	85
15	100	95
20	100	100
25	100	100
30	100	100
35	100	100
40	100	100
45	100	100

(年数×基礎×率)

《お断り・紙幅の関係から下記の職種欄を、採用なしのため削除させていただきました》
※臨床検査技師/診療放射線技師/臨床工学技師/理学療法士・作業療法士/言語聴覚士/管理栄養士/看護福祉士/介護職員/事務・大学卒・高校卒

個別病院のモデル退職金

病院名(番号)	所在地	病床規模
2	宮城県	200～399床

医 師

(単位：千円)

勤続年数	所定内賃金 Ⓐ	退職金算定基礎額 Ⓑ	法人(病院)都合退職 退職金総額 Ⓒ	退職一時金	年金現価額	所定内賃金比 Ⓒ÷Ⓐ (倍)	算定基礎額比 Ⓒ÷Ⓑ (倍)	自己都合退職 退職金総額 Ⓓ	退職一時金	年金現価額	所定内賃金比 Ⓓ÷Ⓐ (倍)	算定基礎額比 Ⓓ÷Ⓑ (倍)
1年												
3												
5												
10												
15			採用なし									
20												
25												
30												
35												
40												

薬 剤 師

(単位：千円)

勤続年数	所定内賃金 Ⓐ	退職金算定基礎額 Ⓑ	退職金総額 Ⓒ	退職一時金	年金現価額	所定内賃金比 Ⓒ÷Ⓐ (倍)	算定基礎額比 Ⓒ÷Ⓑ (倍)	退職金総額 Ⓓ	退職一時金	年金現価額	所定内賃金比 Ⓓ÷Ⓐ (倍)	算定基礎額比 Ⓓ÷Ⓑ (倍)
1年	—	—	—	—	—	—	—	—	—	—	—	—
3	234.0	192.9	289	289	—	1.2	1.5	154	154	—	0.7	0.8
5	246.0	204.0	612	612	—	2.5	3.0	306	306	—	1.2	1.5
10	269.6	225.8	1,942	1,942	—	7.2	8.6	971	971	—	3.6	4.3
15	290.3	244.9	3,551	3,551	—	12.2	14.5	2,669	2,669	—	9.2	10.9
20	299.5	253.4	5,346	5,346	—	17.8	21.1	5,346	5,346	—	17.8	21.1
25	310.4	263.5	7,484	7,484	—	24.1	28.4	7,484	7,484	—	24.1	28.4
30	320.3	272.6	9,923	9,923	—	31.0	36.4	9,923	9,923	—	31.0	36.4
35	322.9	275.0	11,110	11,110	—	34.4	40.4	11,110	11,110	—	34.4	40.4
40												

看 護 師

(単位：千円)

勤続年数	所定内賃金 Ⓐ	退職金算定基礎額 Ⓑ	退職金総額 Ⓒ	退職一時金	年金現価額	所定内賃金比 Ⓒ÷Ⓐ (倍)	算定基礎額比 Ⓒ÷Ⓑ (倍)	退職金総額 Ⓓ	退職一時金	年金現価額	所定内賃金比 Ⓓ÷Ⓐ (倍)	算定基礎額比 Ⓓ÷Ⓑ (倍)
1年	—	—	—	—	—	—	—	—	—	—	—	—
3	224.2	183.9	275	275	—	1.2	1.5	147	147	—	0.7	0.8
5	235.3	194.2	582	582	—	2.5	3.0	291	291	—	1.2	1.5
10	263.9	220.6	1,897	1,897	—	7.2	8.6	948	948	—	3.6	4.3
15	288.8	243.5	3,530	3,530	—	12.2	14.5	2,654	2,654	—	9.2	10.9
20	308.7	261.9	5,526	5,526	—	17.9	21.1	5,526	5,526	—	17.9	21.1
25	318.3	270.8	7,690	7,690	—	24.2	28.4	7,690	7,690	—	24.2	28.4
30	327.0	278.8	10,148	10,148	—	31.0	36.4	10,148	10,148	—	31.0	36.4
35	336.0	287.1	11,598	11,598	—	34.5	40.4	11,598	11,598	—	34.5	40.4
40												

准看護師

(単位:千円)

勤続年数	所定内賃金 Ⓐ	退職金算定基礎額 Ⓑ	法人（病院）都合退職					自己都合退職				
			退職金総額 Ⓒ	退職一時金	年金現価額	所定内賃金比 Ⓒ÷Ⓐ	算定基礎額比 Ⓒ÷Ⓑ	退職金総額 Ⓓ	退職一時金	年金現価額	所定内賃金比 Ⓓ÷Ⓐ	算定基礎額比 Ⓓ÷Ⓑ
						(倍)	(倍)				(倍)	(倍)
1年	—	—	—	—	—	—	—	—	—	—	—	—
3	201.6	168.6	252	252	—	1.3	1.5	134	134	—	0.7	0.8
5	213.3	179.4	538	538	—	2.5	3.0	269	269	—	1.3	1.5
10	237.9	202.1	1,738	1,738	—	7.3	8.6	869	869	—	3.7	4.3
15	258.6	221.2	3,207	3,207	—	12.4	14.5	2,411	2,411	—	9.3	10.9
20	267.6	229.5	4,842	4,842	—	18.1	21.1	4,842	4,842	—	18.1	21.1
25	276.3	237.5	6,745	6,745	—	24.4	28.4	6,745	6,745	—	24.4	28.4
30	284.4	245.0	8,918	8,918	—	31.4	36.4	8,918	8,918	—	31.4	36.4
35	288.4	248.7	10,047	10,047	—	34.8	40.4	10,047	10,047	—	34.8	40.4
40	288.9	249.2	11,064	11,064	—	38.3	44.4	11,064	11,064	—	38.3	44.4

臨床検査技師

(単位:千円)

勤続年数	所定内賃金 Ⓐ	退職金算定基礎額 Ⓑ	法人（病院）都合退職					自己都合退職				
			退職金総額 Ⓒ	退職一時金	年金現価額	所定内賃金比 Ⓒ÷Ⓐ	算定基礎額比 Ⓒ÷Ⓑ	退職金総額 Ⓓ	退職一時金	年金現価額	所定内賃金比 Ⓓ÷Ⓐ	算定基礎額比 Ⓓ÷Ⓑ
						(倍)	(倍)				(倍)	(倍)
1年	—	—	—	—	—	—	—	—	—	—	—	—
3	203.0	169.9	254	254	—	1.3	1.5	136	136	—	0.7	0.8
5	213.2	179.3	537	537	—	2.5	3.0	269	269	—	1.3	1.5
10	235.5	199.9	1,719	1,719	—	7.3	8.6	859	859	—	3.6	4.3
15	254.8	217.7	3,156	3,156	—	12.4	14.5	2,373	2,373	—	9.3	10.9
20	264.9	227.0	4,789	4,789	—	18.1	21.1	4,789	4,789	—	18.1	21.1
25	274.1	235.5	6,688	6,688	—	24.4	28.4	6,688	6,688	—	24.4	28.4
30	283.8	244.5	8,899	8,899	—	31.4	36.4	8,899	8,899	—	31.4	36.4
35	287.6	248.0	10,019	10,019	—	34.8	40.4	10,019	10,019	—	34.8	40.4
40												

診療放射線技師

(単位:千円)

勤続年数	所定内賃金 Ⓐ	退職金算定基礎額 Ⓑ	法人（病院）都合退職					自己都合退職				
			退職金総額 Ⓒ	退職一時金	年金現価額	所定内賃金比 Ⓒ÷Ⓐ	算定基礎額比 Ⓒ÷Ⓑ	退職金総額 Ⓓ	退職一時金	年金現価額	所定内賃金比 Ⓓ÷Ⓐ	算定基礎額比 Ⓓ÷Ⓑ
						(倍)	(倍)				(倍)	(倍)
1年	—	—	—	—	—	—	—	—	—	—	—	—
3	203.0	169.9	254	254	—	1.3	1.5	136	136	—	0.7	0.8
5	213.2	179.3	537	537	—	2.5	3.0	269	269	—	1.3	1.5
10	235.5	199.9	1,719	1,719	—	7.3	8.6	859	859	—	3.6	4.3
15	254.8	217.7	3,156	3,156	—	12.4	14.5	2,373	2,373	—	9.3	10.9
20	264.9	227.0	4,789	4,789	—	18.1	21.1	4,789	4,789	—	18.1	21.1
25	274.1	235.5	6,688	6,688	—	24.4	28.4	6,688	6,688	—	24.4	28.4
30	283.8	244.5	8,899	8,899	—	31.4	36.4	8,899	8,899	—	31.4	36.4
35	287.6	248.0	10,019	10,019	—	34.8	40.4	10,019	10,019	—	34.8	40.4
40												

●宮城県

臨床工学技士

（単位：千円）

勤続年数	所定内賃金Ⓐ	退職金算定基礎額Ⓑ	法人（病院）都合退職					自己都合退職				
			退職金総額Ⓒ	退職一時金	年金現価額	所定内賃金比Ⓒ÷Ⓐ（倍）	算定基礎額比Ⓒ÷Ⓑ（倍）	退職金総額Ⓓ	退職一時金	年金現価額	所定内賃金比Ⓓ÷Ⓐ（倍）	算定基礎額比Ⓓ÷Ⓑ（倍）
1年												
3												
5												
10												
15			採用なし									
20												
25												
30												
35												
40												

作業療法士

（単位：千円）

勤続年数	所定内賃金Ⓐ	退職金算定基礎額Ⓑ	法人（病院）都合退職					自己都合退職				
			退職金総額Ⓒ	退職一時金	年金現価額	所定内賃金比Ⓒ÷Ⓐ（倍）	算定基礎額比Ⓒ÷Ⓑ（倍）	退職金総額Ⓓ	退職一時金	年金現価額	所定内賃金比Ⓓ÷Ⓐ（倍）	算定基礎額比Ⓓ÷Ⓑ（倍）
1年	—	—	—	—	—	—	—	—	—	—	—	—
3	203.0	169.9	254	254	—	1.3	1.5	136	136	—	0.7	0.8
5	213.2	179.3	537	537	—	2.5	3.0	269	269	—	1.3	1.5
10	235.5	199.9	1,719	1,719	—	7.3	8.6	859	859	—	3.6	4.3
15	254.8	217.7	3,156	3,156	—	12.4	14.5	2,373	2,373	—	9.3	10.9
20	264.9	227.0	4,789	4,789	—	18.1	21.1	4,789	4,789	—	18.1	21.1
25	274.1	235.5	6,688	6,688	—	24.4	28.4	6,688	6,688	—	24.4	28.4
30	283.8	244.5	8,899	8,899	—	31.4	36.4	8,899	8,899	—	31.4	36.4
35	287.6	248.0	10,019	10,019	—	34.8	40.4	10,019	10,019	—	34.8	40.4
40	—	—	—	—	—	—	—	—	—	—	—	—

管理栄養士

（単位：千円）

勤続年数	所定内賃金Ⓐ	退職金算定基礎額Ⓑ	法人（病院）都合退職					自己都合退職				
			退職金総額Ⓒ	退職一時金	年金現価額	所定内賃金比Ⓒ÷Ⓐ（倍）	算定基礎額比Ⓒ÷Ⓑ（倍）	退職金総額Ⓓ	退職一時金	年金現価額	所定内賃金比Ⓓ÷Ⓐ（倍）	算定基礎額比Ⓓ÷Ⓑ（倍）
1年	—	—	—	—	—	—	—	—	—	—	—	—
3	214.3	180.3	270	270	—	1.3	1.5	144	144	—	0.7	0.8
5	226.4	191.5	574	574	—	2.5	3.0	287	287	—	1.3	1.5
10	253.2	216.2	1,859	1,859	—	7.3	8.6	929	929	—	3.7	4.3
15	275.6	236.9	3,435	3,435	—	12.5	14.5	2,582	2,582	—	9.4	10.9
20	289.4	249.6	5,266	5,266	—	18.2	21.1	5,266	5,266	—	18.2	21.1
25	299.0	258.5	7,341	7,341	—	24.6	28.4	7,341	7,341	—	24.6	28.4
30	310.4	269.0	9,791	9,791	—	31.5	36.4	9,791	9,791	—	31.5	36.4
35	315.8	274.0	11,069	11,069	—	35.1	40.4	11,069	11,069	—	35.1	40.4
40	—	—	—	—	—	—	—	—	—	—	—	—

介護福祉士

(単位：千円)

勤続年数	所定内賃金 Ⓐ	退職金算定基礎額 Ⓑ	法人（病院）都合退職					自己都合退職				
			退職金総額 Ⓒ	退職一時金	年金現価額	所定内賃金比 Ⓒ÷Ⓐ (倍)	算定基礎額比 Ⓒ÷Ⓑ (倍)	退職金総額 Ⓓ	退職一時金	年金現価額	所定内賃金比 Ⓓ÷Ⓐ (倍)	算定基礎額比 Ⓓ÷Ⓑ (倍)
1年	—	—	—	—	—	—	—	—	—	—	—	—
3	177.3	153.5	230	230	—	1.3	1.5	122	122	—	0.7	0.8
5	186.4	161.9	485	485	—	2.6	3.0	242	242	—	1.3	1.5
10	206.2	180.2	1,549	1,549	—	7.5	8.6	774	774	—	3.8	4.3
15	223.1	195.8	2,839	2,839	—	12.7	14.5	2,134	2,134	—	9.6	10.9
20	229.8	202.0	4,262	4,262	—	18.5	21.1	4,262	4,262	—	18.5	21.1
25	236.3	208.0	5,907	5,907	—	25.0	28.4	5,907	5,907	—	25.0	28.4
30	242.3	213.5	7,771	7,771	—	32.1	36.4	7,771	7,771	—	32.1	36.4
35	245.0	216.0	8,726	8,726	—	35.6	40.4	8,726	8,726	—	35.6	40.4
40	245.5	216.5	9,612	9,612	—	39.2	44.4	9,612	9,612	—	39.2	44.4

介護職員

(単位：千円)

勤続年数	所定内賃金 Ⓐ	退職金算定基礎額 Ⓑ	法人（病院）都合退職					自己都合退職				
			退職金総額 Ⓒ	退職一時金	年金現価額	所定内賃金比 Ⓒ÷Ⓐ (倍)	算定基礎額比 Ⓒ÷Ⓑ (倍)	退職金総額 Ⓓ	退職一時金	年金現価額	所定内賃金比 Ⓓ÷Ⓐ (倍)	算定基礎額比 Ⓓ÷Ⓑ (倍)
1年												
3												
5												
10												
15			採用なし										
20												
25												
30												
35												
40												

事務・大学卒

(単位：千円)

勤続年数	所定内賃金 Ⓐ	退職金算定基礎額 Ⓑ	法人（病院）都合退職					自己都合退職				
			退職金総額 Ⓒ	退職一時金	年金現価額	所定内賃金比 Ⓒ÷Ⓐ (倍)	算定基礎額比 Ⓒ÷Ⓑ (倍)	退職金総額 Ⓓ	退職一時金	年金現価額	所定内賃金比 Ⓓ÷Ⓐ (倍)	算定基礎額比 Ⓓ÷Ⓑ (倍)
1年	—	—	—	—	—	—	—	—	—	—	—	—
3	206.5	173.1	259	259	—	1.3	1.5	138	138	—	0.7	0.8
5	217.6	183.4	550	550	—	2.5	3.0	275	275	—	1.3	1.5
10	245.8	209.4	1,800	1,800	—	7.3	8.6	900	900	—	3.7	4.3
15	270.5	232.2	3,366	3,366	—	12.4	14.5	2,531	2,531	—	9.4	10.9
20	291.6	251.7	5,310	5,310	—	18.2	21.1	5,310	5,310	—	18.2	21.1
25	302.3	261.5	7,426	7,426	—	24.6	28.4	7,426	7,426	—	24.6	28.4
30	311.5	270.0	9,828	9,828	—	31.6	36.4	9,828	9,828	—	31.6	36.4
35	320.9	278.7	11,259	11,259	—	35.1	40.4	11,259	11,259	—	35.1	40.4
40												

個別病院のモデル退職金

●宮城県

事務・高校卒

(単位：千円)

勤続年数	所定内賃金 Ⓐ	退職金算定基礎額 Ⓑ	法人（病院）都合退職					自己都合退職				
			退職金総額 Ⓒ	退職一時金	年金現価額	所定内賃金比 Ⓒ÷Ⓐ	算定基礎額比 Ⓒ÷Ⓑ	退職金総額 Ⓓ	退職一時金	年金現価額	所定内賃金比 Ⓓ÷Ⓐ	算定基礎額比 Ⓓ÷Ⓑ
						(倍)	(倍)				(倍)	(倍)
1年	—	—	—	—	—	—	—	—	—	—	—	—
3	185.5	153.7	230	230	—	1.2	1.5	123	123	—	0.7	0.8
5	195.0	162.5	487	487	—	2.5	3.0	243	243	—	1.2	1.5
10	214.8	180.8	1,554	1,554	—	7.2	8.6	777	777	—	3.6	4.3
15	232.9	197.5	2,863	2,863	—	12.3	14.5	2,152	2,152	—	9.2	10.9
20	241.5	205.4	4,334	4,334	—	17.9	21.1	4,334	4,334	—	17.9	21.1
25	249.6	212.9	6,046	6,046	—	24.2	28.4	6,046	6,046	—	24.2	28.4
30	257.2	219.9	8,004	8,004	—	31.1	36.4	8,004	8,004	—	31.1	36.4
35	261.1	223.5	9,029	9,029	—	34.6	40.4	9,029	9,029	—	34.6	40.4
40	261.6	224.0	9,945	9,945	—	38.0	44.4	9,945	9,945	—	38.0	44.4

退職金支給事例
＊実際に退職金を支払った事例
（最近の退職者から遡って5名までの退職者・常勤（正規）職員のみ）

退職年月（西暦）	退職事由	職　種	退職時年齢	勤続年月数	所定内賃金（円）	退職金額（千円）
2015年03月	自己都合	介護福祉士	51歳	10年09月	179,325	905
2015年03月	自己都合	看護師	54歳	14年08月	259,513	2,673
2015年01月	自己都合	看護師	51歳	13年05月	234,821	1,945
2014年10月	自己都合	作業療法士	30歳	02年07月	180,957	122
2014年09月	自己都合	看護師	49歳	16年03月	258,100	3,368

退職金受給のための最低勤続年数

定年退職の場合	2年
法人（病院）都合退職の場合	2年
自己都合退職の場合	2年

退職金計算上の勤続年数または支給額の固定制度
定年まで増額。

■退職金支給率表（支給月数等）

勤続年数	法人（病院）都合退職	自己都合退職
1年	0	0
2	1.0	0.5
3	1.5	0.8
4	2.0	1.0
5	3.0	1.5
10	8.6	4.3
15	14.5	10.9
20	21.1	21.1
25	28.4	28.4
30	36.4	36.4
35	40.4	40.4
40	44.4	44.4
45	48.4	48.4

病院名(番号)	所在地	病床規模
85	群馬県★	100～199床

医　師

(単位：千円)

勤続年数	所定内賃金 A	退職金算定基礎額 B	法人(病院)都合退職					自己都合退職				
			退職金総額 C	退職一時金	年金現価額	所定内賃金比 C÷A	算定基礎額比 C÷B	退職金総額 D	退職一時金	年金現価額	所定内賃金比 D÷A	算定基礎額比 D÷B
						(倍)	(倍)				(倍)	(倍)
1年	835.3	375.2	562	562	―	0.7	1.5	207	207	―	0.2	0.6
3	855.1	392.6	1,766	1,766	―	2.1	4.5	650	650	―	0.8	1.7
5	867.5	403.4	3,025	3,025	―	3.5	7.5	1,113	1,113	―	1.3	2.8
10	1,047.4	474.4	8,117	8,117	―	7.7	17.1	3,119	3,119	―	3.0	6.6
15	1,108.0	496.9	12,804	12,804	―	11.6	25.8	6,294	6,294	―	5.7	12.7
20	1,181.1	549.0	19,196	19,196	―	16.3	35.0	12,821	12,821	―	10.9	23.4
25	1,177.8	583.2	23,330	23,330	―	19.8	40.0	19,977	19,977	―	17.0	34.3
30	1,150.1	618.3	30,034	30,034	―	26.1	48.6	25,910	25,910	―	22.5	41.9
35	1,108.0	620.3	35,031	35,031	―	31.6	56.5	29,609	29,609	―	26.7	47.7
40	1,067.2	620.3	35,031	35,031	―	32.8	56.5	33,034	33,034	―	31.0	53.3

薬　剤　師

(単位：千円)

勤続年数	所定内賃金 A	退職金算定基礎額 B	法人(病院)都合退職					自己都合退職				
			退職金総額 C	退職一時金	年金現価額	所定内賃金比 C÷A	算定基礎額比 C÷B	退職金総額 D	退職一時金	年金現価額	所定内賃金比 D÷A	算定基礎額比 D÷B
						(倍)	(倍)				(倍)	(倍)
1年	208.3	208.3	312	312	―	1.5	1.5	114	114	―	0.5	0.5
3	222.2	222.2	1,000	1,000	―	4.5	4.5	368	368	―	1.7	1.7
5	248.6	248.6	1,864	1,864	―	7.5	7.5	686	686	―	2.8	2.8
10	363.5	296.5	4,448	4,448	―	13.7	15.0	1,637	1,637	―	5.1	5.5
15	376.9	336.9	7,834	7,834	―	20.8	23.3	3,844	3,844	―	10.2	11.4
20	452.9	371.7	11,709	11,709	―	25.9	31.5	8,036	8,036	―	17.7	21.6
25	455.0	408.8	14,928	14,928	―	32.8	48.3	12,738	12,738	―	28.0	41.3
30	468.6	409.1	19,400	19,400	―	41.4	47.4	16,671	16,671	―	35.6	40.8
35	487.5	420.4	23,548	23,548	―	48.3	56.0	19,873	19,873	―	40.8	47.3
40	―	―	―	―	―	―	―	―	―	―	―	―

看　護　師

(単位：千円)

勤続年数	所定内賃金 A	退職金算定基礎額 B	法人(病院)都合退職					自己都合退職				
			退職金総額 C	退職一時金	年金現価額	所定内賃金比 C÷A	算定基礎額比 C÷B	退職金総額 D	退職一時金	年金現価額	所定内賃金比 D÷A	算定基礎額比 D÷B
						(倍)	(倍)				(倍)	(倍)
1年	218.9	218.9	328	328	―	1.5	1.5	120	120	―	0.5	0.5
3	231.8	231.8	1,043	1,043	―	4.5	4.5	383	383	―	1.7	1.7
5	245.0	245.0	1,837	1,837	―	7.5	7.5	676	676	―	2.8	2.8
10	314.2	287.2	4,308	4,308	―	13.7	15.0	1,585	1,585	―	5.0	5.5
15	364.1	324.1	7,536	7,536	―	20.7	23.3	3,698	3,698	―	10.2	11.4
20	393.7	353.7	11,141	11,141	―	28.3	31.5	7,647	7,647	―	19.4	21.6
25	445.4	387.0	14,807	14,807	―	33.2	38.3	12,581	12,581	―	28.2	32.5
30	454.7	396.3	19,027	19,027	―	41.8	48.0	16,383	16,383	―	36.0	41.3
35	473.9	408.3	22,699	22,699	―	47.9	55.6	19,131	19,131	―	40.4	46.9
40	―	―	―	―	―	―	―	―	―	―	―	―

個別病院のモデル退職金

● 群馬県

准看護師

(単位：千円)

勤続年数	所定内賃金 Ⓐ	退職金算定基礎額 Ⓑ	法人（病院）都合退職					自己都合退職				
			退職金総額 Ⓒ	退職一時金	年金現価額	所定内賃金比 Ⓒ÷Ⓐ	算定基礎額比 Ⓒ÷Ⓑ	退職金総額 Ⓓ	退職一時金	年金現価額	所定内賃金比 Ⓓ÷Ⓐ	算定基礎額比 Ⓓ÷Ⓑ
						(倍)	(倍)				(倍)	(倍)
1年	186.6	186.6	280	280	—	1.5	1.5	103	103	—	0.6	0.6
3	204.5	204.5	920	920	—	4.5	4.5	338	338	—	1.7	1.7
5	215.9	215.9	1,619	1,619	—	7.5	7.5	595	595	—	2.8	2.8
10	271.2	244.2	3,664	3,664	—	13.5	15.0	1,348	1,348	—	5.0	5.5
15	310.6	270.6	6,291	6,291	—	20.3	23.2	3,087	3,087	—	9.9	11.4
20	355.4	315.4	9,936	9,936	—	28.0	31.5	6,819	6,819	—	19.2	21.6
25	368.6	335.6	12,273	12,273	—	35.2	36.6	10,343	10,343	—	29.7	30.8
30	378.8	365.8	16,559	16,559	—	43.7	45.3	14,119	14,119	—	37.3	38.6
35	388.9	375.9	20,717	20,717	—	53.3	55.1	17,431	17,431	—	44.8	46.4
40	393.8	380.8	20,973	20,973	—	53.3	55.1	17,645	17,645	—	44.8	46.3

臨床検査技師

(単位：千円)

勤続年数	所定内賃金 Ⓐ	退職金算定基礎額 Ⓑ	法人（病院）都合退職					自己都合退職				
			退職金総額 Ⓒ	退職一時金	年金現価額	所定内賃金比 Ⓒ÷Ⓐ	算定基礎額比 Ⓒ÷Ⓑ	退職金総額 Ⓓ	退職一時金	年金現価額	所定内賃金比 Ⓓ÷Ⓐ	算定基礎額比 Ⓓ÷Ⓑ
						(倍)	(倍)				(倍)	(倍)
1年	208.3	208.3	312	312	—	1.5	1.5	114	114	—	0.5	0.5
3	222.2	222.2	1,000	1,000	—	4.5	4.5	368	368	—	1.7	1.7
5	248.6	248.6	1,864	1,864	—	7.5	7.5	686	686	—	2.8	2.8
10	323.5	296.5	4,448	4,448	—	13.7	15.0	1,637	1,637	—	5.1	5.5
15	376.9	336.9	7,834	7,834	—	20.8	23.3	3,844	3,844	—	10.2	11.4
20	452.9	371.7	11,709	11,709	—	25.9	31.5	8,036	8,036	—	17.7	21.6
25	455.0	380.8	14,928	14,928	—	32.8	39.2	12,738	12,738	—	28.0	33.5
30	468.6	409.1	19,400	19,400	—	41.4	47.4	16,671	16,671	—	35.6	40.8
35	487.5	420.4	23,548	23,548	—	48.3	56.0	19,873	19,873	—	40.8	47.3
40	—	—	—	—	—	—	—	—	—	—	—	—

診療放射線技師

(単位：千円)

勤続年数	所定内賃金 Ⓐ	退職金算定基礎額 Ⓑ	法人（病院）都合退職					自己都合退職				
			退職金総額 Ⓒ	退職一時金	年金現価額	所定内賃金比 Ⓒ÷Ⓐ	算定基礎額比 Ⓒ÷Ⓑ	退職金総額 Ⓓ	退職一時金	年金現価額	所定内賃金比 Ⓓ÷Ⓐ	算定基礎額比 Ⓓ÷Ⓑ
						(倍)	(倍)				(倍)	(倍)
1年	208.3	208.3	312	312	—	1.5	1.5	114	114	—	0.5	0.5
3	222.2	222.2	1,000	1,000	—	4.5	4.5	368	368	—	1.7	1.7
5	248.6	248.6	1,864	1,864	—	7.5	7.5	686	686	—	2.8	2.8
10	323.5	296.5	4,448	4,448	—	13.7	15.0	1,637	1,637	—	5.1	5.5
15	376.6	336.9	7,834	7,834	—	20.8	23.3	3,844	3,844	—	10.2	11.4
20	452.9	371.7	11,709	11,709	—	25.9	31.5	8,036	8,036	—	17.7	21.6
25	455.0	380.8	14,928	14,928	—	32.8	39.2	12,738	12,738	—	28.0	33.5
30	468.6	409.1	19,400	19,400	—	41.4	47.4	16,671	16,671	—	35.6	40.8
35	487.5	420.4	23,548	23,548	—	48.3	56.0	19,873	19,873	—	40.8	47.3
40	—	—	—	—	—	—	—	—	—	—	—	—

臨床工学技士

(単位：千円)

勤続年数	所定内賃金 A	退職金算定基礎額 B	法人（病院）都合退職					自己都合退職				
			退職金総額 C	退職一時金	年金現価額	所定内賃金比 C÷A	算定基礎額比 C÷B	退職金総額 D	退職一時金	年金現価額	所定内賃金比 D÷A	算定基礎額比 D÷B
						(倍)	(倍)				(倍)	(倍)
1年	208.3	208.3	312	312	—	1.5	1.5	114	114	—	0.5	0.5
3	222.2	222.2	1,000	1,000	—	4.5	4.5	368	368	—	1.7	1.7
5	248.6	248.6	1,864	1,864	—	7.5	7.5	686	686	—	2.8	2.8
10	323.5	296.5	4,448	4,448	—	13.7	15.0	1,637	1,637	—	5.1	5.5
15	376.9	336.9	7,834	7,834	—	20.8	23.3	3,844	3,844	—	10.2	11.4
20	452.9	371.7	11,709	11,709	—	25.9	31.5	8,036	8,036	—	17.7	21.6
25	455.0	380.8	14,928	14,928	—	32.8	39.2	12,738	12,738	—	28.0	33.5
30	468.6	409.1	19,400	19,400	—	41.4	47.4	16,671	16,671	—	35.6	40.8
35	487.5	420.4	23,548	23,548	—	48.3	56.0	19,873	19,873	—	40.8	47.3
40	—	—										

理学療法士・作業療法士・言語聴覚士

(単位：千円)

勤続年数	所定内賃金 A	退職金算定基礎額 B	法人（病院）都合退職					自己都合退職				
			退職金総額 C	退職一時金	年金現価額	所定内賃金比 C÷A	算定基礎額比 C÷B	退職金総額 D	退職一時金	年金現価額	所定内賃金比 D÷A	算定基礎額比 D÷B
						(倍)	(倍)				(倍)	(倍)
1年	208.3	208.3	312	312	—	1.5	1.5	114	114	—	0.5	0.5
3	222.2	222.2	1,000	1,000	—	4.5	4.5	368	368	—	1.7	1.7
5	248.6	248.6	1,864	1,864	—	7.5	7.5	686	686	—	2.8	2.8
10	323.5	296.5	4,448	4,448	—	13.7	15.0	1,637	1,637	—	5.1	5.5
15	376.9	336.9	7,834	7,834	—	20.8	23.3	3,844	3,844	—	10.2	11.4
20	452.9	371.7	11,709	11,709	—	25.9	31.5	8,036	8,036	—	17.7	21.6
25	455.0	380.8	14,928	14,928	—	32.8	39.2	12,738	12,738	—	28.0	33.5
30	468.6	409.1	19,400	19,400	—	41.4	47.4	16,671	16,671	—	35.6	40.8
35	487.5	420.4	23,548	23,548	—	48.3	56.0	19,873	19,873	—	40.8	47.3
40	—	—										

管理栄養士

(単位：千円)

勤続年数	所定内賃金 A	退職金算定基礎額 B	法人（病院）都合退職					自己都合退職				
			退職金総額 C	退職一時金	年金現価額	所定内賃金比 C÷A	算定基礎額比 C÷B	退職金総額 D	退職一時金	年金現価額	所定内賃金比 D÷A	算定基礎額比 D÷B
						(倍)	(倍)				(倍)	(倍)
1年	200.6	200.6	300	300	—	1.5	1.5	110	110	—	0.5	0.5
3	214.0	214.0	963	963	—	4.5	4.5	354	354	—	1.7	1.7
5	239.4	239.4	1,795	1,795	—	7.5	7.5	660	660	—	2.8	2.8
10	312.5	285.5	4,283	4,283	—	13.7	15.0	1,576	1,576	—	5.0	5.5
15	364.4	324.4	7,544	7,544	—	20.7	23.3	3,701	3,701	—	10.2	11.4
20	439.1	357.9	11,275	11,275	—	25.7	31.5	7,739	7,739	—	17.6	21.6
25	440.9	366.7	11,412	11,412	—	25.9	31.1	12,303	12,303	—	27.9	33.6
30	453.4	393.9	18,720	18,720	—	41.3	47.5	16,092	16,092	—	35.5	40.9
35	464.3	404.8	22,731	22,731	—	49.0	56.2	19,192	19,192	—	41.3	47.4
40	—	—										

個別病院のモデル退職金

●群馬県

介護福祉士

(単位：千円)

勤続年数	所定内賃金Ⓐ	退職金算定基礎額Ⓑ	法人（病院）都合退職					自己都合退職				
			退職金総額Ⓒ	退職一時金	年金現価額	所定内賃金比Ⓒ÷Ⓐ	算定基礎額比Ⓒ÷Ⓑ	退職金総額Ⓓ	退職一時金	年金現価額	所定内賃金比Ⓓ÷Ⓐ	算定基礎額比Ⓓ÷Ⓑ
						(倍)	(倍)				(倍)	(倍)
1年	150.5	150.5	225	225	—	1.5	1.5	83	83	—	0.6	0.6
3	162.2	162.2	729	729	—	4.5	4.5	268	268	—	1.7	1.7
5	201.8	201.8	1,513	1,513	—	7.5	7.5	556	556	—	2.8	2.8
10	264.7	237.7	3,565	3,565	—	13.5	15.0	1,312	1,312	—	5.0	5.5
15	331.5	291.5	6,777	6,777	—	20.4	23.2	3,325	3,325	—	10.0	11.4
20	369.0	329.0	10,363	10,363	—	28.1	31.5	7,112	7,112	—	19.3	21.6
25	380.7	367.7	13,634	13,634	—	35.8	37.1	11,520	11,520	—	30.3	31.3
30	392.5	379.5	18,271	18,271	—	46.6	48.1	15,740	15,740	—	40.1	41.5
35	401.3	388.3	21,613	21,613	—	53.9	55.7	18,219	18,219	—	45.4	46.9
40	401.3	388.3	21,613	21,613	—	53.9	55.7	18,219	18,219	—	45.4	46.9

介護職員

(単位：千円)

勤続年数	所定内賃金Ⓐ	退職金算定基礎額Ⓑ	法人（病院）都合退職					自己都合退職				
			退職金総額Ⓒ	退職一時金	年金現価額	所定内賃金比Ⓒ÷Ⓐ	算定基礎額比Ⓒ÷Ⓑ	退職金総額Ⓓ	退職一時金	年金現価額	所定内賃金比Ⓓ÷Ⓐ	算定基礎額比Ⓓ÷Ⓑ
1年												
3												
5												
10			採用なし										
15												
20												
25												
30												
35												
40												

事務・大学卒

(単位：千円)

勤続年数	所定内賃金Ⓐ	退職金算定基礎額Ⓑ	法人（病院）都合退職					自己都合退職				
			退職金総額Ⓒ	退職一時金	年金現価額	所定内賃金比Ⓒ÷Ⓐ	算定基礎額比Ⓒ÷Ⓑ	退職金総額Ⓓ	退職一時金	年金現価額	所定内賃金比Ⓓ÷Ⓐ	算定基礎額比Ⓓ÷Ⓑ
						(倍)	(倍)				(倍)	(倍)
1年	201.8	201.8	302	302	—	1.5	1.5	111	111	—	0.6	0.6
3	216.3	216.3	973	973	—	4.5	4.5	358	358	—	1.7	1.7
5	231.0	231.0	1,732	1,732	—	7.5	7.5	637	637	—	2.8	2.8
10	311.1	284.1	4,261	4,261	—	13.7	15.0	1,568	1,568	—	5.0	5.5
15	364.6	324.6	7,546	7,546	—	20.7	23.2	3,703	3,703	—	10.2	11.4
20	379.9	339.9	10,706	10,706	—	28.2	31.5	7,348	7,348	—	19.3	21.6
25	437.6	381.7	14,897	14,897	—	34.0	39.0	12,702	12,702	—	29.0	33.3
30	469.9	400.6	19,354	19,354	—	41.2	48.3	16,682	16,682	—	35.5	41.6
35	491.8	417.4	23,864	23,864	—	48.5	57.2	20,216	20,216	—	41.1	48.4
40	—											

事務・高校卒

(単位：千円)

勤続年数	所定内賃金Ⓐ	退職金算定基礎額Ⓑ	法人（病院）都合退職					自己都合退職				
			退職金総額Ⓒ	退職一時金	年金現価額	所定内賃金比Ⓒ÷Ⓐ	算定基礎額比Ⓒ÷Ⓑ	退職金総額Ⓓ	退職一時金	年金現価額	所定内賃金比Ⓓ÷Ⓐ	算定基礎額比Ⓓ÷Ⓑ
						(倍)	(倍)				(倍)	(倍)
1年	150.5	150.5	225	225	—	1.5	1.5	83	83	—	0.6	0.6
3	162.2	162.2	729	729	—	4.5	4.5	268	268	—	1.7	1.7
5	201.8	201.8	1,513	1,513	—	7.5	7.5	556	556	—	2.8	2.8
10	264.7	237.7	3,565	3,565	—	13.5	15.0	1,312	1,312	—	5.0	5.5
15	331.5	291.5	6,777	6,777	—	20.4	23.2	3,325	3,325	—	10.0	11.4
20	369.0	329.0	10,363	10,363	—	28.1	31.5	7,112	7,112	—	19.3	21.6
25	423.6	367.7	13,634	13,634	—	32.2	37.1	11,520	11,520	—	27.2	31.3
30	440.3	379.5	18,271	18,271	—	41.5	48.1	15,740	15,740	—	35.7	41.5
35	469.9	400.6	22,395	22,395	—	47.7	55.9	18,894	18,894	—	40.2	47.2
40	497.0	422.6	24,162	24,162	—	48.6	57.2	20,468	20,468	—	41.2	48.4

退職金支給事例　＊実際に退職金を支払った事例
（最近の退職者から遡って5名までの退職者・常勤（正規）職員のみ）

退職年月（西暦）	退職事由	職　種	退職時年齢	勤続年月数	所定内賃金（円）	退職金額（千円）
2015年03月	自己都合	薬剤師	41歳	18年05月	336,960	5,557
2015年03月	自己都合	准看護師	41歳	10年06月	273,416	1,607
2015年03月	自己都合	医師	39歳	04年00月	1,092,877	1,162
2015年03月	自己都合	医師	30歳	01年00月	890,526	237
2014年12月	自己都合	看護師	33歳	00年09月	244,608	147

退職金受給のための最低勤続年数

定年退職の場合	6カ月
法人（病院）都合退職の場合	6カ月
自己都合退職の場合	6カ月

退職金計算上の勤続年数または支給額の固定制度
一定勤続年数35年で固定。

■退職金支給率表（支給月数等）

勤続年数	法人（病院）都合退職	自己都合退職
1年	1.5	0.552
2	3.0	1.104
3	4.5	1.656
4	6.0	2.208
5	7.5	2.76
10	15.0	5.52
15	23.25	11.408
20	31.5	21.62
25	36.57	30.82
30	44.85	38.18
35	52.44	43.7
40	52.44	49.22
45	52.44	52.44

個別病院のモデル退職金

病院名(番号) **20**　所在地 **埼玉県**　病床規模 **400床以上**

医　師

(単位：千円)

勤続年数	所定内賃金 A	退職金算定基礎額 B	法人(病院)都合退職					自己都合退職				
			退職金総額 C	退職一時金	年金現価額	所定内賃金比 C÷A (倍)	算定基礎額比 C÷B (倍)	退職金総額 D	退職一時金	年金現価額	所定内賃金比 D÷A (倍)	算定基礎額比 D÷B (倍)
1年												
3												
5												
10												
15												
20												
25												
30												
35												
40												

薬　剤　師

(単位：千円)

勤続年数	所定内賃金 A	退職金算定基礎額 B	法人(病院)都合退職					自己都合退職				
			退職金総額 C	退職一時金	年金現価額	所定内賃金比 C÷A (倍)	算定基礎額比 C÷B (倍)	退職金総額 D	退職一時金	年金現価額	所定内賃金比 D÷A (倍)	算定基礎額比 D÷B (倍)
1年	288.0	144.0	—	—	—	—	—	—	—	—	—	—
3	296.0	148.0	444	444	—	1.5	3.0	439	439	—	1.5	3.0
5	304.0	152.0	760	760	—	2.5	5.0	752	752	—	2.5	4.9
10	343.0	166.5	1,831	1,831	—	5.3	11.0	1,815	1,815	—	5.3	10.9
15	367.0	178.5	3,213	3,213	—	8.8	18.0	3,186	3,186	—	8.7	17.8
20	439.0	204.5	5,317	5,317	—	12.1	26.0	5,278	5,278	—	12.0	25.8
25	458.5	214.2	7,498	7,498	—	16.4	35.0	7,446	7,446	—	16.2	34.8
30	548.0	249.0	10,458	10,458	—	19.1	42.0	10,395	10,395	—	19.0	41.7
35	558.0	254.0	12,446	12,446	—	22.3	49.0	12,372	12,372	—	22.2	48.7
40	568.0	259.0	14,504	14,504	—	25.5	56.0	14,420	14,420	—	25.4	55.7

看　護　師

(単位：千円)

勤続年数	所定内賃金 A	退職金算定基礎額 B	法人(病院)都合退職					自己都合退職				
			退職金総額 C	退職一時金	年金現価額	所定内賃金比 C÷A (倍)	算定基礎額比 C÷B (倍)	退職金総額 D	退職一時金	年金現価額	所定内賃金比 D÷A (倍)	算定基礎額比 D÷B (倍)
1年	238.0	119.0	—	—	—	—	—	—	—	—	—	—
3	246.0	123.0	369	369	—	1.5	3.0	369	369	—	1.5	3.0
5	254.0	127.0	635	635	—	2.5	5.0	635	635	—	2.5	5.0
10	293.0	141.5	1,556	1,556	—	5.3	11.0	1,556	1,556	—	5.3	11.0
15	317.0	153.5	2,763	2,763	—	8.7	18.0	2,763	2,763	—	8.7	18.0
20	389.0	179.5	4,667	4,667	—	12.0	26.0	4,667	4,667	—	12.0	26.0
25	408.5	189.2	6,623	6,623	—	16.2	35.0	6,623	6,623	—	16.2	35.0
30	498.0	224.0	9,408	9,408	—	18.9	42.0	9,408	9,408	—	18.9	42.0
35	508.0	229.0	11,221	11,221	—	22.1	49.0	11,221	11,221	—	22.1	49.0
40	518.0	234.0	13,104	13,104	—	25.3	56.0	13,104	13,104	—	25.3	56.0

准看護師

(単位：千円)

勤続年数	所定内賃金 Ⓐ	退職金算定基礎額 Ⓑ	法人（病院）都合退職						自己都合退職					
			退職金総額 Ⓒ	退職一時金	年金現価額	所定内賃金比 Ⓒ÷Ⓐ	算定基礎額比 Ⓒ÷Ⓑ	退職金総額 Ⓓ	退職一時金	年金現価額	所定内賃金比 Ⓓ÷Ⓐ	算定基礎額比 Ⓓ÷Ⓑ
						(倍)	(倍)				(倍)	(倍)
1年	203.0	101.5	—	—	—	—	—	—	—	—	—	—
3	211.0	105.5	316	316	—	1.5	3.0	316	316	—	1.5	3.0
5	219.0	109.5	547	547	—	2.5	5.0	547	547	—	2.5	5.0
10	258.0	124.0	1,364	1,364	—	5.3	11.0	1,364	1,364	—	5.3	11.0
15	282.0	136.0	2,448	2,448	—	8.7	18.0	2,448	2,448	—	8.7	18.0
20	354.0	162.0	4,212	4,212	—	11.9	26.0	4,212	4,212	—	11.9	26.0
25	373.5	171.7	6,011	6,011	—	16.1	35.0	6,011	6,011	—	16.1	35.0
30	463.0	206.5	8,673	8,673	—	18.7	42.0	8,673	8,673	—	18.7	42.0
35	473.0	211.5	10,363	10,363	—	21.9	49.0	10,363	10,363	—	21.9	49.0
40	483.0	216.5	12,124	12,124	—	25.1	56.0	12,124	12,124	—	25.1	56.0

臨床検査技師

(単位：千円)

勤続年数	所定内賃金 Ⓐ	退職金算定基礎額 Ⓑ	法人（病院）都合退職						自己都合退職					
			退職金総額 Ⓒ	退職一時金	年金現価額	所定内賃金比 Ⓒ÷Ⓐ	算定基礎額比 Ⓒ÷Ⓑ	退職金総額 Ⓓ	退職一時金	年金現価額	所定内賃金比 Ⓓ÷Ⓐ	算定基礎額比 Ⓓ÷Ⓑ
						(倍)	(倍)				(倍)	(倍)
1年	223.0	111.5	—	—	—	—	—	—	—	—	—	—
3	231.0	115.5	346	346	—	1.5	3.0	346	346	—	1.5	3.0
5	239.0	119.5	597	597	—	2.5	5.0	597	597	—	2.5	5.0
10	278.0	134.0	1,474	1,474	—	5.3	11.0	1,474	1,474	—	5.3	11.0
15	302.0	146.0	2,628	2,628	—	8.7	18.0	2,628	2,628	—	8.7	18.0
20	374.0	172.0	4,472	4,472	—	12.0	26.0	4,472	4,472	—	12.0	26.0
25	393.5	181.7	6,361	6,361	—	16.2	35.0	6,361	6,361	—	16.2	35.0
30	483.0	216.5	9,093	9,093	—	18.8	42.0	9,093	9,093	—	18.8	42.0
35	493.0	221.5	10,853	10,853	—	22.0	49.0	10,853	10,853	—	22.0	49.0
40	503.0	226.5	12,684	12,684	—	25.2	56.0	12,684	12,684	—	25.2	56.0

診療放射線技師

(単位：千円)

勤続年数	所定内賃金 Ⓐ	退職金算定基礎額 Ⓑ	法人（病院）都合退職						自己都合退職					
			退職金総額 Ⓒ	退職一時金	年金現価額	所定内賃金比 Ⓒ÷Ⓐ	算定基礎額比 Ⓒ÷Ⓑ	退職金総額 Ⓓ	退職一時金	年金現価額	所定内賃金比 Ⓓ÷Ⓐ	算定基礎額比 Ⓓ÷Ⓑ
						(倍)	(倍)				(倍)	(倍)
1年												
3												
5												
10												
15			採用なし									
20												
25												
30												
35												
40												

個別病院のモデル退職金

●埼玉県

臨床工学技士

(単位：千円)

勤続年数	所定内賃金 Ⓐ	退職金算定基礎額 Ⓑ	法人（病院）都合退職					自己都合退職				
			退職金総額 Ⓒ	退職一時金	年金現価額	所定内賃金比 Ⓒ÷Ⓐ (倍)	算定基礎額比 Ⓒ÷Ⓑ (倍)	退職金総額 Ⓓ	退職一時金	年金現価額	所定内賃金比 Ⓓ÷Ⓐ (倍)	算定基礎額比 Ⓓ÷Ⓑ (倍)
1年			採用なし								
3											
5											
10											
15											
20											
25											
30											
35											
40											

理学療法士・作業療法士

(単位：千円)

勤続年数	所定内賃金 Ⓐ	退職金算定基礎額 Ⓑ	法人（病院）都合退職					自己都合退職				
			退職金総額 Ⓒ	退職一時金	年金現価額	所定内賃金比 Ⓒ÷Ⓐ (倍)	算定基礎額比 Ⓒ÷Ⓑ (倍)	退職金総額 Ⓓ	退職一時金	年金現価額	所定内賃金比 Ⓓ÷Ⓐ (倍)	算定基礎額比 Ⓓ÷Ⓑ (倍)
1年	258.0	129.0	―	―	―	―	―	―	―	―	―	―
3	266.0	133.0	399	399	―	1.5	3.0	399	399	―	1.5	3.0
5	274.0	137.0	685	685	―	2.5	5.0	685	685	―	2.5	5.0
10	313.0	151.5	1,666	1,666	―	5.3	11.0	1,666	1,666	―	5.3	11.0
15	337.0	163.5	2,943	2,943	―	8.7	18.0	2,943	2,943	―	8.7	18.0
20	409.0	189.5	4,927	4,927	―	12.0	26.0	4,927	4,927	―	12.0	26.0
25	428.5	199.2	6,973	6,973	―	16.3	35.0	6,973	6,973	―	16.3	35.0
30	518.0	234.0	9,828	9,828	―	19.0	42.0	9,828	9,828	―	19.0	42.0
35	528.0	239.0	11,711	11,711	―	22.2	49.0	11,711	11,711	―	22.2	49.0
40	538.0	244.0	13,664	13,664	―	25.4	56.0	13,664	13,664	―	25.4	56.0

管理栄養士

(単位：千円)

勤続年数	所定内賃金 Ⓐ	退職金算定基礎額 Ⓑ	法人（病院）都合退職					自己都合退職				
			退職金総額 Ⓒ	退職一時金	年金現価額	所定内賃金比 Ⓒ÷Ⓐ (倍)	算定基礎額比 Ⓒ÷Ⓑ (倍)	退職金総額 Ⓓ	退職一時金	年金現価額	所定内賃金比 Ⓓ÷Ⓐ (倍)	算定基礎額比 Ⓓ÷Ⓑ (倍)
1年			採用なし								
3											
5											
10											
15											
20											
25											
30											
35											
40											

介護福祉士

(単位：千円)

勤続年数	所定内賃金 Ⓐ	退職金算定基礎額 Ⓑ	法人（病院）都合退職					自己都合退職				
			退職金総額 Ⓒ	退職一時金	年金現価額	所定内賃金比 Ⓒ÷Ⓐ	算定基礎額比 Ⓒ÷Ⓑ	退職金総額 Ⓓ	退職一時金	年金現価額	所定内賃金比 Ⓓ÷Ⓐ	算定基礎額比 Ⓓ÷Ⓑ
						(倍)	(倍)				(倍)	(倍)
1年	188.0	94.0	—	—	—	—	—	—	—	—	—	—
3	196.0	98.0	294	294	—	1.5	3.0	294	294	—	1.5	3.0
5	204.0	102.0	510	510	—	2.5	5.0	510	510	—	2.5	5.0
10	243.0	116.5	1,281	1,281	—	5.3	11.0	1,281	1,281	—	5.3	11.0
15	267.0	128.5	2,313	2,313	—	8.7	18.0	2,313	2,313	—	8.7	18.0
20	287.0	138.5	3,601	3,601	—	12.5	26.0	3,601	3,601	—	12.5	26.0
25	301.0	145.5	5,092	5,092	—	16.9	35.0	5,092	5,092	—	16.9	35.0
30	311.0	150.5	6,321	6,321	—	20.3	42.0	6,321	6,321	—	20.3	42.0
35	321.0	155.5	7,619	7,619	—	23.7	49.0	7,619	7,619	—	23.7	49.0
40	331.0	160.5	8,988	8,988	—	27.2	56.0	8,988	8,988	—	27.2	56.0

介護職員

(単位：千円)

勤続年数	所定内賃金 Ⓐ	退職金算定基礎額 Ⓑ	法人（病院）都合退職					自己都合退職				
			退職金総額 Ⓒ	退職一時金	年金現価額	所定内賃金比 Ⓒ÷Ⓐ	算定基礎額比 Ⓒ÷Ⓑ	退職金総額 Ⓓ	退職一時金	年金現価額	所定内賃金比 Ⓓ÷Ⓐ	算定基礎額比 Ⓓ÷Ⓑ
						(倍)	(倍)				(倍)	(倍)
1年	183.0	91.5	—	—	—	—	—	—	—	—	—	—
3	191.0	95.5	286	286	—	1.5	3.0	286	286	—	1.5	3.0
5	199.0	99.5	497	497	—	2.5	5.0	497	497	—	2.5	5.0
10	238.0	114.0	1,254	1,254	—	5.3	11.0	1,254	1,254	—	5.3	11.0
15	262.0	126.0	2,268	2,268	—	8.7	18.0	2,268	2,268	—	8.7	18.0
20	282.0	136.0	3,536	3,536	—	12.5	26.0	3,536	3,536	—	12.5	26.0
25	296.0	143.0	5,005	5,005	—	16.9	35.0	5,005	5,005	—	16.9	35.0
30	306.0	148.0	6,216	6,216	—	20.3	42.0	6,216	6,216	—	20.3	42.0
35	316.0	153.0	7,497	7,497	—	23.7	49.0	7,497	7,497	—	23.7	49.0
40	326.0	158.0	8,848	8,848	—	27.1	56.0	8,848	8,848	—	27.1	56.0

事務・大学卒

(単位：千円)

勤続年数	所定内賃金 Ⓐ	退職金算定基礎額 Ⓑ	法人（病院）都合退職					自己都合退職				
			退職金総額 Ⓒ	退職一時金	年金現価額	所定内賃金比 Ⓒ÷Ⓐ	算定基礎額比 Ⓒ÷Ⓑ	退職金総額 Ⓓ	退職一時金	年金現価額	所定内賃金比 Ⓓ÷Ⓐ	算定基礎額比 Ⓓ÷Ⓑ
						(倍)	(倍)				(倍)	(倍)
1年	193.0	96.5	—	—	—	—	—	—	—	—	—	—
3	201.0	100.5	301	301	—	1.5	3.0	301	301	—	1.5	3.0
5	209.0	104.5	522	522	—	2.5	5.0	522	522	—	2.5	5.0
10	248.0	119.0	1,309	1,309	—	5.3	11.0	1,309	1,309	—	5.3	11.0
15	272.0	131.0	2,358	2,358	—	8.7	18.0	2,358	2,358	—	8.7	18.0
20	344.0	157.0	4,082	4,082	—	11.9	26.0	4,082	4,082	—	11.9	26.0
25	363.5	166.7	5,836	5,836	—	16.1	35.0	5,836	5,836	—	16.1	35.0
30	453.0	201.5	8,463	8,463	—	18.7	42.0	8,463	8,463	—	18.7	42.0
35	463.0	206.5	10,118	10,118	—	21.9	49.0	10,118	10,118	—	21.9	49.0
40	473.0	211.5	11,844	11,844	—	25.0	56.0	11,844	11,844	—	25.0	56.0

個別病院のモデル退職金

●埼玉県

事務・高校卒

(単位：千円)

勤続年数	所定内賃金 Ⓐ	退職金算定基礎額 Ⓑ	法人（病院）都合退職					自己都合退職				
			退職金総額 Ⓒ	退職一時金	年金現価額	所定内賃金比 Ⓒ÷Ⓐ	算定基礎額比 Ⓒ÷Ⓑ	退職金総額 Ⓓ	退職一時金	年金現価額	所定内賃金比 Ⓓ÷Ⓐ	算定基礎額比 Ⓓ÷Ⓑ
						(倍)	(倍)				(倍)	(倍)
1年	183.0	91.5	―	―	―	―	―	―	―	―	―	―
3	191.0	95.5	286	286	―	1.5	3.0	286	286	―	1.5	3.0
5	199.0	99.5	497	497	―	2.5	5.0	497	497	―	2.5	5.0
10	238.0	114.0	1,254	1,254	―	5.3	11.0	1,254	1,254	―	5.3	11.0
15	262.0	126.0	2,268	2,268	―	8.7	18.0	2,268	2,268	―	8.7	18.0
20	334.0	152.0	3,952	3,952	―	11.8	26.0	3,952	3,952	―	11.8	26.0
25	353.5	161.7	5,661	5,661	―	16.0	35.0	5,661	5,661	―	16.0	35.0
30	443.0	196.5	8,253	8,253	―	18.6	42.0	8,253	8,253	―	18.6	42.0
35	453.0	201.5	9,873	9,873	―	21.8	49.0	9,873	9,873	―	21.8	49.0
40	463.0	206.5	11,564	11,564	―	25.0	56.0	11,564	11,564	―	25.0	56.0

退職金支給事例
＊実際に退職金を支払った事例
（最近の退職者から遡って5名までの退職者・常勤（正規）職員のみ）

退職年月（西暦）	退職事由	職　種	退職時年齢	勤続年月数	所定内賃金（円）	退職金額（千円）
2015年03月	自己都合	介護職員	60歳	11年01月	199,724	1,217
2015年03月	自己都合	看護師	60歳	05年07月	300,400	838
2015年03月	自己都合	介護職員	60歳	09年06月	186,200	884
2015年03月	自己都合	看護師	36歳	10年00月	281,448	1,351
2015年03月	自己都合	准看護師	60歳	10年04月	254,750	1,447

退職金受給のための最低勤続年数

定年退職の場合	2年
法人（病院）都合退職の場合	2年
自己都合退職の場合	2年

退職金計算上の勤続年数または支給額の固定制度
一定年齢満55歳で固定。

■退職金支給率表（支給月数等）

勤続年数	法人（病院）都合退職	自己都合退職
1年	1.0	1.0
2	1.0	1.0
3	1.0	1.0
4	1.0	1.0
5	1.0	1.0
10	1.1	1.1
15	1.2	1.2
20	1.3	1.3
25	1.4	1.4
30	1.4	1.4
35	1.4	1.4
40	1.4	1.4
45	1.4	1.4

病院名(番号)	所在地	病床規模
3	埼玉県	100床未満

医　師

(単位：千円)

勤続年数	所定内賃金 Ⓐ	退職金算定基礎額 Ⓑ	法人（病院）都合退職					自己都合退職				
			退職金総額 Ⓒ	退職一時金	年金現価額	所定内賃金比 Ⓒ÷Ⓐ	算定基礎額比 Ⓒ÷Ⓑ	退職金総額 Ⓓ	退職一時金	年金現価額	所定内賃金比 Ⓓ÷Ⓐ	算定基礎額比 Ⓓ÷Ⓑ
						(倍)	(倍)				(倍)	(倍)
1年	260.1	250.0	135	135	—	0.5	0.5	135	135	—	0.5	0.5
3	389.2	360.0	583	583	—	1.5	1.6	583	583	—	1.5	1.6
5	467.5	360.0	972	972	—	2.1	2.7	972	972	—	2.1	2.7
10	624.0	360.0	2,430	2,430	—	3.9	6.8	2,430	2,430	—	3.9	6.8
15	735.5	360.0	4,017	4,017	—	5.5	11.2	4,017	4,017	—	5.5	11.2
20	790.4	360.0	6,804	6,804	—	8.6	18.9	6,804	6,804	—	8.6	18.9
25	843.3	360.0	10,935	10,935	—	13.0	30.4	10,935	10,935	—	13.0	30.4
30	866.3	360.0	13,365	13,365	—	15.4	37.1	13,365	13,365	—	15.4	37.1
35	890.2	360.0	15,390	15,390	—	17.3	42.8	15,390	15,390	—	17.3	42.8
40	894.8	360.0	17,415	17,415	—	19.5	48.4	17,415	17,415	—	19.5	48.4

薬　剤　師

(単位：千円)

勤続年数	所定内賃金 Ⓐ	退職金算定基礎額 Ⓑ	法人（病院）都合退職					自己都合退職				
			退職金総額 Ⓒ	退職一時金	年金現価額	所定内賃金比 Ⓒ÷Ⓐ	算定基礎額比 Ⓒ÷Ⓑ	退職金総額 Ⓓ	退職一時金	年金現価額	所定内賃金比 Ⓓ÷Ⓐ	算定基礎額比 Ⓓ÷Ⓑ
						(倍)	(倍)				(倍)	(倍)
1年	251.3	250.0	135	135	—	0.5	0.5	135	135	—	0.5	0.5
3	263.2	250.0	405	405	—	1.5	1.6	405	405	—	1.5	1.6
5	275.5	265.0	715	715	—	2.6	2.7	715	715	—	2.6	2.7
10	310.5	300.0	2,025	2,025	—	6.5	6.8	2,025	2,025	—	6.5	6.8
15	340.1	340.0	3,794	3,794	—	11.2	11.2	3,794	3,794	—	11.2	11.2
20	360.3	360.0	6,804	6,804	—	18.9	18.9	6,804	6,804	—	18.9	18.9
25	366.3	360.0	10,935	10,935	—	29.9	30.4	10,935	10,935	—	29.9	30.4
30	373.6	360.0	13,365	13,365	—	35.8	37.1	13,365	13,365	—	35.8	37.1
35	393.2	360.0	15,390	15,390	—	39.1	42.8	15,390	15,390	—	39.1	42.8
40	409.7	360.0	17,415	17,415	—	42.5	48.4	17,415	17,415	—	42.5	48.4

看　護　師

(単位：千円)

勤続年数	所定内賃金 Ⓐ	退職金算定基礎額 Ⓑ	法人（病院）都合退職					自己都合退職				
			退職金総額 Ⓒ	退職一時金	年金現価額	所定内賃金比 Ⓒ÷Ⓐ	算定基礎額比 Ⓒ÷Ⓑ	退職金総額 Ⓓ	退職一時金	年金現価額	所定内賃金比 Ⓓ÷Ⓐ	算定基礎額比 Ⓓ÷Ⓑ
						(倍)	(倍)				(倍)	(倍)
1年	257.4	250.0	135	135	—	0.5	0.5	135	135	—	0.5	0.5
3	267.3	265.0	429	429	—	1.6	1.6	429	429	—	1.6	1.6
5	276.7	265.0	715	715	—	2.6	2.7	715	715	—	2.6	2.7
10	303.7	300.0	2,025	2,025	—	6.7	6.8	2,025	2,025	—	6.7	6.8
15	332.2	320.0	3,571	3,571	—	10.7	11.2	3,571	3,571	—	10.7	11.2
20	357.5	340.0	6,426	6,426	—	18.0	18.9	6,426	6,426	—	18.0	18.9
25	371.3	360.0	10,935	10,935	—	29.5	30.4	10,935	10,935	—	29.5	30.4
30	378.5	360.0	13,365	13,365	—	35.3	37.1	13,365	13,365	—	35.3	37.1
35	385.2	360.0	15,390	15,390	—	40.0	42.8	15,390	15,390	—	40.0	42.8
40	402.0	360.0	17,415	17,415	—	43.3	48.4	17,415	17,415	—	43.3	48.4

個別病院のモデル退職金

●埼玉県

准看護師
(単位:千円)

勤続年数	所定内賃金 Ⓐ	退職金算定基礎額 Ⓑ	法人(病院)都合退職			自己都合退職				
			退職金総額 Ⓒ	退職一時金	年金現価額	所定内賃金比 Ⓒ÷Ⓐ (倍)	算定基礎額比 Ⓒ÷Ⓑ (倍)	退職金総額 Ⓓ	退職一時金	年金現価額	所定内賃金比 Ⓓ÷Ⓐ (倍)	算定基礎額比 Ⓓ÷Ⓑ (倍)
1年												
3												
5												
10					採用なし							
15												
20												
25												
30												
35												
40												

臨床検査技師
(単位:千円)

勤続年数	所定内賃金 Ⓐ	退職金算定基礎額 Ⓑ	退職金総額 Ⓒ	退職一時金	年金現価額	所定内賃金比 Ⓒ÷Ⓐ (倍)	算定基礎額比 Ⓒ÷Ⓑ (倍)	退職金総額 Ⓓ	退職一時金	年金現価額	所定内賃金比 Ⓓ÷Ⓐ (倍)	算定基礎額比 Ⓓ÷Ⓑ (倍)
1年	235.7	235.0	126	126	―	0.5	0.5	126	126	―	0.5	0.5
3	244.3	235.0	380	380	―	1.6	1.6	380	380	―	1.6	1.6
5	269.6	250.0	675	675	―	2.5	2.7	675	675	―	2.5	2.7
10	291.7	280.0	1,890	1,890	―	6.5	6.8	1,890	1,890	―	6.5	6.8
15	322.7	320.0	3,571	3,571	―	11.1	11.2	3,571	3,571	―	11.1	11.2
20	349.4	340.0	6,426	6,426	―	18.4	18.9	6,426	6,426	―	18.4	18.9
25	361.0	360.0	10,935	10,935	―	30.3	30.4	10,935	10,935	―	30.3	30.4
30	389.6	360.0	13,365	13,365	―	34.3	37.1	13,365	13,365	―	34.3	37.1
35	390.0	360.0	15,390	15,390	―	39.5	42.8	15,390	15,390	―	39.5	42.8
40	407.4	360.0	17,415	17,415	―	42.7	48.4	17,415	17,415	―	42.7	48.4

診療放射線技師
(単位:千円)

勤続年数	所定内賃金 Ⓐ	退職金算定基礎額 Ⓑ	退職金総額 Ⓒ	退職一時金	年金現価額	所定内賃金比 Ⓒ÷Ⓐ (倍)	算定基礎額比 Ⓒ÷Ⓑ (倍)	退職金総額 Ⓓ	退職一時金	年金現価額	所定内賃金比 Ⓓ÷Ⓐ (倍)	算定基礎額比 Ⓓ÷Ⓑ (倍)
1年	235.7	235.0	126	126	―	0.5	0.5	126	126	―	0.5	0.5
3	244.3	235.0	380	380	―	1.6	1.6	380	380	―	1.6	1.6
5	259.6	250.0	675	675	―	2.6	2.7	675	675	―	2.6	2.7
10	291.7	280.0	1,890	1,890	―	6.5	6.8	1,890	1,890	―	6.5	6.8
15	322.7	320.0	3,571	3,571	―	11.1	11.2	3,571	3,571	―	11.1	11.2
20	349.4	340.0	6,426	6,426	―	18.4	18.9	6,426	6,426	―	18.4	18.9
25	361.0	360.0	10,935	10,935	―	30.3	30.4	10,935	10,935	―	30.3	30.4
30	389.6	360.0	13,365	13,365	―	34.3	37.1	13,365	13,365	―	34.3	37.1
35	390.0	360.0	15,390	15,390	―	39.5	42.8	15,390	15,390	―	39.5	42.8
40	407.4	360.0	17,415	17,415	―	42.7	48.4	17,415	17,415	―	42.7	48.4

臨床工学技士

(単位:千円)

勤続年数	所定内賃金 Ⓐ	退職金算定基礎額 Ⓑ	法人(病院)都合退職					自己都合退職				
			退職金総額 Ⓒ	退職一時金	年金現価額	所定内賃金比 Ⓒ÷Ⓐ	算定基礎額比 Ⓒ÷Ⓑ	退職金総額 Ⓓ	退職一時金	年金現価額	所定内賃金比 Ⓓ÷Ⓐ	算定基礎額比 Ⓓ÷Ⓑ
						(倍)	(倍)				(倍)	(倍)
1年	235.7	235.0	126	126	—	0.5	0.5	126	126	—	0.5	0.5
3	244.3	235.0	380	380	—	1.6	1.6	380	380	—	1.6	1.6
5	259.6	250.0	675	675	—	2.6	2.7	675	675	—	2.6	2.7
10	291.7	280.0	1,890	1,890	—	6.5	6.8	1,890	1,890	—	6.5	6.8
15	322.7	320.0	3,571	3,571	—	11.1	11.2	3,571	3,571	—	11.1	11.2
20	349.4	340.0	6,426	6,426	—	18.4	18.9	6,426	6,426	—	18.4	18.9
25	361.0	360.0	10,935	10,935	—	30.3	30.4	10,935	10,935	—	30.3	30.4
30	389.6	360.0	13,365	13,365	—	34.3	37.1	13,365	13,365	—	34.3	37.1
35	390.0	360.0	15,390	15,390	—	39.5	42.8	15,390	15,390	—	39.5	42.8
40	407.4	360.0	17,415	17,415	—	42.7	48.4	17,415	17,415	—	42.7	48.4

理学療法士・作業療法士

(単位:千円)

勤続年数	所定内賃金 Ⓐ	退職金算定基礎額 Ⓑ	法人(病院)都合退職					自己都合退職				
			退職金総額 Ⓒ	退職一時金	年金現価額	所定内賃金比 Ⓒ÷Ⓐ	算定基礎額比 Ⓒ÷Ⓑ	退職金総額 Ⓓ	退職一時金	年金現価額	所定内賃金比 Ⓓ÷Ⓐ	算定基礎額比 Ⓓ÷Ⓑ
						(倍)	(倍)				(倍)	(倍)
1年	235.7	235.0	126	126	—	0.5	0.5	126	126	—	0.5	0.5
3	244.3	235.0	380	380	—	1.6	1.6	380	380	—	1.6	1.6
5	259.6	250.0	675	675	—	2.6	2.7	675	675	—	2.6	2.7
10	291.7	280.0	1,890	1,890	—	6.5	6.8	1,890	1,890	—	6.5	6.8
15	322.7	320.0	3,571	3,571	—	11.1	11.2	3,571	3,571	—	11.1	11.2
20	349.4	340.0	6,426	6,426	—	18.4	18.9	6,426	6,426	—	18.4	18.9
25	361.0	360.0	10,935	10,935	—	30.3	30.4	10,935	10,935	—	30.3	30.4
30	389.6	360.0	13,365	13,365	—	34.3	37.1	13,365	13,365	—	34.3	37.1
35	390.0	360.0	15,390	15,390	—	39.5	42.8	15,390	15,390	—	39.5	42.8
40	407.4	360.0	17,415	17,415	—	42.7	48.4	17,415	17,415	—	42.7	48.4

管理栄養士

(単位:千円)

勤続年数	所定内賃金 Ⓐ	退職金算定基礎額 Ⓑ	法人(病院)都合退職					自己都合退職				
			退職金総額 Ⓒ	退職一時金	年金現価額	所定内賃金比 Ⓒ÷Ⓐ	算定基礎額比 Ⓒ÷Ⓑ	退職金総額 Ⓓ	退職一時金	年金現価額	所定内賃金比 Ⓓ÷Ⓐ	算定基礎額比 Ⓓ÷Ⓑ
						(倍)	(倍)				(倍)	(倍)
1年	235.7	235.0	126	126	—	0.5	0.5	126	126	—	0.5	0.5
3	244.3	235.0	380	380	—	1.6	1.6	380	380	—	1.6	1.6
5	259.6	250.0	675	675	—	2.6	2.7	675	675	—	2.6	2.7
10	291.7	280.0	1,890	1,890	—	6.5	6.8	1,890	1,890	—	6.5	6.8
15	322.7	320.0	3,571	3,571	—	11.1	11.2	3,571	3,571	—	11.1	11.2
20	349.4	340.0	6,426	6,426	—	18.4	18.9	6,426	6,426	—	18.4	18.9
25	361.0	360.0	10,935	10,935	—	30.3	30.4	10,935	10,935	—	30.3	30.4
30	389.6	360.0	13,365	13,365	—	34.3	37.1	13,365	13,365	—	34.3	37.1
35	390.0	360.0	15,390	15,390	—	39.5	42.8	15,390	15,390	—	39.5	42.8
40	407.4	360.0	17,415	17,415	—	42.7	48.4	17,415	17,415	—	42.7	48.4

個別病院のモデル退職金

●埼玉県

介護福祉士

(単位：千円)

勤続年数	所定内賃金 Ⓐ	退職金算定基礎額 Ⓑ	法人（病院）都合退職					自己都合退職				
			退職金総額 Ⓒ	退職一時金	年金現価額	所定内賃金比 Ⓒ÷Ⓐ (倍)	算定基礎額比 Ⓒ÷Ⓑ (倍)	退職金総額 Ⓓ	退職一時金	年金現価額	所定内賃金比 Ⓓ÷Ⓐ (倍)	算定基礎額比 Ⓓ÷Ⓑ (倍)
1年			採用なし								
3											
5											
10											
15											
20											
25											
30											
35											
40											

介護職員

(単位：千円)

勤続年数	所定内賃金 Ⓐ	退職金算定基礎額 Ⓑ	法人（病院）都合退職					自己都合退職				
			退職金総額 Ⓒ	退職一時金	年金現価額	所定内賃金比 Ⓒ÷Ⓐ (倍)	算定基礎額比 Ⓒ÷Ⓑ (倍)	退職金総額 Ⓓ	退職一時金	年金現価額	所定内賃金比 Ⓓ÷Ⓐ (倍)	算定基礎額比 Ⓓ÷Ⓑ (倍)
1年			採用なし								
3											
5											
10											
15											
20											
25											
30											
35											
40											

事務・大学卒

(単位：千円)

勤続年数	所定内賃金 Ⓐ	退職金算定基礎額 Ⓑ	法人（病院）都合退職					自己都合退職				
			退職金総額 Ⓒ	退職一時金	年金現価額	所定内賃金比 Ⓒ÷Ⓐ (倍)	算定基礎額比 Ⓒ÷Ⓑ (倍)	退職金総額 Ⓓ	退職一時金	年金現価額	所定内賃金比 Ⓓ÷Ⓐ (倍)	算定基礎額比 Ⓓ÷Ⓑ (倍)
1年	225.2	220.0	118	118	—	0.5	0.5	118	118	—	0.5	0.5
3	237.7	235.0	380	380	—	1.6	1.6	380	380	—	1.6	1.6
5	246.7	235.0	634	634	—	2.6	2.7	634	634	—	2.6	2.7
10	272.1	265.0	1,788	1,788	—	6.6	6.7	1,788	1,788	—	6.6	6.7
15	292.5	280.0	3,124	3,124	—	10.7	11.2	3,124	3,124	—	10.7	11.2
20	307.4	300.0	5,670	5,670	—	18.4	18.9	5,670	5,670	—	18.4	18.9
25	314.2	300.0	9,112	9,112	—	29.0	30.4	9,112	9,112	—	29.0	30.4
30	320.9	320.0	11,880	11,880	—	37.0	37.1	11,880	11,880	—	37.0	37.1
35	346.8	340.0	14,535	14,535	—	41.9	42.8	14,535	14,535	—	41.9	42.8
40	358.1	340.0	16,447	16,447	—	45.9	48.4	16,447	16,447	—	45.9	48.4

事務・高校卒

(単位：千円)

勤続年数	所定内賃金 Ⓐ	退職金算定基礎額 Ⓑ	法人（病院）都合退職					自己都合退職				
			退職金総額 Ⓒ	退職一時金	年金現価額	所定内賃金比 Ⓒ÷Ⓐ	算定基礎額比 Ⓒ÷Ⓑ	退職金総額 Ⓓ	退職一時金	年金現価額	所定内賃金比 Ⓓ÷Ⓐ	算定基礎額比 Ⓓ÷Ⓑ
						(倍)	(倍)				(倍)	(倍)
1年	192.3	190.0	102	102	—	0.5	0.5	102	102	—	0.5	0.5
3	198.8	190.0	307	307	—	1.5	1.6	307	307	—	1.5	1.6
5	213.1	205.0	553	553	—	2.6	2.7	553	553	—	2.6	2.7
10	245.1	235.0	1,586	1,586	—	6.5	6.7	1,586	1,586	—	6.5	6.7
15	262.9	250.0	2,790	2,790	—	10.6	11.2	2,790	2,790	—	10.6	11.2
20	277.4	265.0	5,008	5,008	—	18.1	18.9	5,008	5,008	—	18.1	18.9
25	289.9	280.0	8,505	8,505	—	29.3	30.4	8,505	8,505	—	29.3	30.4
30	299.9	280.0	10,395	10,395	—	34.7	37.1	10,395	10,395	—	34.7	37.1
35	307.8	300.0	12,825	12,825	—	41.7	42.8	12,825	12,825	—	41.7	42.8
40	311.8	300.0	14,512	14,512	—	46.5	48.4	14,512	14,512	—	46.5	48.4

個別病院のモデル退職金

病院名（番号）	所在地	病床規模
43	神奈川県	200～399床

医　師

(単位：千円)

勤続年数	所定内賃金 A	退職金算定基礎額 B	法人（病院）都合退職					自己都合退職				
			退職金総額 C	退職一時金	年金現価額	所定内賃金比 C÷A (倍)	算定基礎額比 C÷B (倍)	退職金総額 D	退職一時金	年金現価額	所定内賃金比 D÷A (倍)	算定基礎額比 D÷B (倍)
1年												
3												
5												
10												
15												
20												
25												
30												
35												
40												

薬　剤　師

(単位：千円)

勤続年数	所定内賃金 A	退職金算定基礎額 B	法人（病院）都合退職					自己都合退職				
			退職金総額 C	退職一時金	年金現価額	所定内賃金比 C÷A (倍)	算定基礎額比 C÷B (倍)	退職金総額 D	退職一時金	年金現価額	所定内賃金比 D÷A (倍)	算定基礎額比 D÷B (倍)
1年	250.0	180.0	108	108	—	0.4	0.6	—	—	—	—	—
3	256.0	186.0	223	223	—	0.9	1.2	186	186	—	0.7	1.0
5	270.0	200.0	360	360	—	1.3	1.8	320	320	—	1.2	1.6
10	276.0	206.0	1,236	1,236	—	4.5	6.0	1,030	1,030	—	3.7	5.0
15	281.0	211.0	3,798	3,798	—	13.5	18.0	2,532	2,532	—	9.0	12.0
20	286.0	216.0	4,752	4,752	—	16.6	22.0	3,672	3,672	—	12.8	17.0
25	286.0	216.0	5,832	5,832	—	20.4	27.0	4,752	4,752	—	16.6	22.0
30	286.0	216.0	6,998	6,998	—	24.5	32.4	5,832	5,832	—	20.4	27.0
35	286.0	216.0	7,776	7,776	—	27.2	36.0	6,480	6,480	—	22.7	30.0
40	286.0	216.0	7,776	7,776	—	27.2	36.0	6,480	6,480	—	22.7	30.0

看　護　師

(単位：千円)

勤続年数	所定内賃金 A	退職金算定基礎額 B	法人（病院）都合退職					自己都合退職				
			退職金総額 C	退職一時金	年金現価額	所定内賃金比 C÷A (倍)	算定基礎額比 C÷B (倍)	退職金総額 D	退職一時金	年金現価額	所定内賃金比 D÷A (倍)	算定基礎額比 D÷B (倍)
1年	223.0	223.0	133	133	—	0.6	0.6	—	—	—	—	—
3	229.0	229.0	274	274	—	1.2	1.2	229	229	—	1.0	1.0
5	235.0	235.0	423	423	—	1.8	1.8	376	376	—	1.6	1.6
10	240.0	240.0	1,440	1,440	—	6.0	6.0	1,200	1,200	—	5.0	5.0
15	245.0	245.0	4,410	4,410	—	18.0	18.0	2,940	2,940	—	12.0	12.0
20	250.0	250.0	5,500	5,500	—	22.0	22.0	4,250	4,250	—	17.0	17.0
25	250.0	250.0	6,750	6,750	—	27.0	27.0	5,500	5,500	—	22.0	22.0
30	250.0	250.0	8,100	8,100	—	32.4	32.4	6,750	6,750	—	27.0	27.0
35	250.0	250.0	9,000	9,000	—	36.0	36.0	7,500	7,500	—	30.0	30.0
40	250.0	250.0	9,000	9,000	—	36.0	36.0	7,500	7,500	—	30.0	30.0

准看護師

(単位：千円)

勤続年数	所定内賃金 Ⓐ	退職金算定基礎額 Ⓑ	法人（病院）都合退職					自己都合退職				
			退職金総額 Ⓒ	退職一時金	年金現価額	所定内賃金比 Ⓒ÷Ⓐ	算定基礎額比 Ⓒ÷Ⓑ	退職金総額 Ⓓ	退職一時金	年金現価額	所定内賃金比 Ⓓ÷Ⓐ	算定基礎額比 Ⓓ÷Ⓑ
						(倍)	(倍)				(倍)	(倍)
1年	210.0	180.0	108	108	—	0.5	0.6	—	—	—	—	—
3	216.0	186.0	223	223	—	1.0	1.2	186	186	—	0.9	1.0
5	220.0	190.0	360	360	—	1.6	1.9	320	320	—	1.5	1.7
10	225.0	195.0	1,236	1,236	—	5.5	6.3	1,030	1,030	—	4.6	5.3
15	230.0	200.0	3,798	3,798	—	16.5	19.0	2,532	2,532	—	11.0	12.7
20	235.0	205.0	4,752	4,752	—	20.2	23.2	3,672	3,672	—	15.6	17.9
25	235.0	205.0	5,832	5,832	—	24.8	28.4	4,752	4,752	—	20.2	23.2
30	235.0	205.0	6,998	6,998	—	29.8	34.1	5,832	5,832	—	24.8	28.4
35	235.0	205.0	7,776	7,776	—	33.1	37.9	6,480	6,480	—	27.6	31.6
40	235.0	205.0	7,776	7,776	—	33.1	37.9	—	—	—	—	—

臨床検査技師

(単位：千円)

勤続年数	所定内賃金 Ⓐ	退職金算定基礎額 Ⓑ	法人（病院）都合退職					自己都合退職				
			退職金総額 Ⓒ	退職一時金	年金現価額	所定内賃金比 Ⓒ÷Ⓐ	算定基礎額比 Ⓒ÷Ⓑ	退職金総額 Ⓓ	退職一時金	年金現価額	所定内賃金比 Ⓓ÷Ⓐ	算定基礎額比 Ⓓ÷Ⓑ
						(倍)	(倍)				(倍)	(倍)
1年	200.0	160.0	96	96	—	0.5	0.6	—	—	—	—	—
3	206.0	166.0	199	199	—	1.0	1.2	166	166	—	0.8	1.0
5	210.0	170.0	306	306	—	1.5	1.8	272	272	—	1.3	1.6
10	215.0	175.0	1,050	1,050	—	4.9	6.0	875	875	—	4.1	5.0
15	220.0	180.0	3,240	3,240	—	14.7	18.0	2,160	2,160	—	9.8	12.0
20	225.0	185.0	4,070	4,070	—	18.1	22.0	3,145	3,145	—	14.0	17.0
25	225.0	185.0	4,995	4,995	—	22.2	27.0	4,070	4,070	—	18.1	22.0
30	225.0	185.0	5,994	5,994	—	26.6	32.4	4,995	4,995	—	22.2	27.0
35	225.0	185.0	6,660	6,660	—	29.6	36.0	5,550	5,550	—	24.7	30.0
40	225.0	185.0	6,660	6,660	—	29.6	36.0	5,550	5,550	—	24.7	30.0

診療放射線技師

(単位：千円)

勤続年数	所定内賃金 Ⓐ	退職金算定基礎額 Ⓑ	法人（病院）都合退職					自己都合退職				
			退職金総額 Ⓒ	退職一時金	年金現価額	所定内賃金比 Ⓒ÷Ⓐ	算定基礎額比 Ⓒ÷Ⓑ	退職金総額 Ⓓ	退職一時金	年金現価額	所定内賃金比 Ⓓ÷Ⓐ	算定基礎額比 Ⓓ÷Ⓑ
						(倍)	(倍)				(倍)	(倍)
1年												
3												
5												
10												
15			採用なし										
20												
25												
30												
35												
40												

個別病院のモデル退職金

●神奈川県

臨床工学技士
(単位:千円)

勤続年数	所定内賃金 Ⓐ	退職金算定基礎額 Ⓑ	法人(病院)都合退職					自己都合退職				
			退職金総額 Ⓒ	退職一時金	年金現価額	所定内賃金比 Ⓒ÷Ⓐ (倍)	算定基礎額比 Ⓒ÷Ⓑ (倍)	退職金総額 Ⓓ	退職一時金	年金現価額	所定内賃金比 Ⓓ÷Ⓐ (倍)	算定基礎額比 Ⓓ÷Ⓑ (倍)
1年			採用なし									
3												
5												
10												
15												
20												
25												
30												
35												
40												

理学療法士・作業療法士・言語聴覚士
(単位:千円)

勤続年数	所定内賃金 Ⓐ	退職金算定基礎額 Ⓑ	法人(病院)都合退職					自己都合退職				
			退職金総額 Ⓒ	退職一時金	年金現価額	所定内賃金比 Ⓒ÷Ⓐ (倍)	算定基礎額比 Ⓒ÷Ⓑ (倍)	退職金総額 Ⓓ	退職一時金	年金現価額	所定内賃金比 Ⓓ÷Ⓐ (倍)	算定基礎額比 Ⓓ÷Ⓑ (倍)
1年			採用なし									
3												
5												
10												
15												
20												
25												
30												
35												
40												

管理栄養士
(単位:千円)

勤続年数	所定内賃金 Ⓐ	退職金算定基礎額 Ⓑ	法人(病院)都合退職					自己都合退職				
			退職金総額 Ⓒ	退職一時金	年金現価額	所定内賃金比 Ⓒ÷Ⓐ (倍)	算定基礎額比 Ⓒ÷Ⓑ (倍)	退職金総額 Ⓓ	退職一時金	年金現価額	所定内賃金比 Ⓓ÷Ⓐ (倍)	算定基礎額比 Ⓓ÷Ⓑ (倍)
1年	211.0	161.0	96	96	—	0.5	0.6	—	—	—	—	—
3	217.0	167.0	200	200	—	0.9	1.2	161	161	—	0.7	1.0
5	221.0	171.0	273	273	—	1.2	1.6	257	257	—	1.2	1.5
10	226.0	176.0	1,056	1,056	—	4.7	6.0	880	880	—	3.9	5.0
15	231.0	181.0	3,258	3,258	—	14.1	18.0	2,172	2,172	—	9.4	12.0
20	236.0	186.0	4,092	4,092	—	17.3	22.0	3,162	3,162	—	13.4	17.0
25	236.0	186.0	5,022	5,022	—	21.3	27.0	4,092	4,092	—	17.3	22.0
30	236.0	186.0	6,026	6,026	—	25.5	32.4	5,022	5,022	—	21.3	27.0
35	236.0	186.0	6,696	6,696	—	28.4	36.0	5,580	5,580	—	23.6	30.0
40	236.0	186.0	6,696	6,696	—	28.4	36.0	5,580	5,580	—	23.6	30.0

介護福祉士

(単位：千円)

勤続年数	所定内賃金 Ⓐ	退職金算定基礎額 Ⓑ	法人（病院）都合退職					自己都合退職				
			退職金総額 Ⓒ	退職一時金	年金現価額	所定内賃金比 Ⓒ÷Ⓐ (倍)	算定基礎額比 Ⓒ÷Ⓑ (倍)	退職金総額 Ⓓ	退職一時金	年金現価額	所定内賃金比 Ⓓ÷Ⓐ (倍)	算定基礎額比 Ⓓ÷Ⓑ (倍)
1年												
3												
5												
10												
15			採用なし									
20												
25												
30												
35												
40												

介護職員

(単位：千円)

勤続年数	所定内賃金 Ⓐ	退職金算定基礎額 Ⓑ	退職金総額 Ⓒ	退職一時金	年金現価額	所定内賃金比 Ⓒ÷Ⓐ (倍)	算定基礎額比 Ⓒ÷Ⓑ (倍)	退職金総額 Ⓓ	退職一時金	年金現価額	所定内賃金比 Ⓓ÷Ⓐ (倍)	算定基礎額比 Ⓓ÷Ⓑ (倍)
1年	157.0	132.0	79	79	—	0.5	0.6	—	—	—	—	—
3	161.0	136.0	163	163	—	1.0	1.2	136	136	—	0.8	1.0
5	164.0	139.0	250	250	—	1.5	1.8	222	222	—	1.4	1.6
10	169.0	143.0	858	858	—	5.1	6.0	715	715	—	4.2	5.0
15	174.0	149.0	2,682	2,682	—	15.4	18.0	1,788	1,788	—	10.3	12.0
20	179.0	154.0	3,388	3,388	—	18.9	22.0	2,618	2,618	—	14.6	17.0
25	179.0	154.0	4,158	4,158	—	23.2	27.0	3,388	3,388	—	18.9	22.0
30	179.0	154.0	4,989	4,989	—	27.9	32.4	4,158	4,158	—	23.2	27.0
35	179.0	154.0	5,544	5,544	—	31.0	36.0	4,620	4,620	—	25.8	30.0
40	179.0	154.0	5,544	5,544	—	31.0	36.0	4,620	4,620	—	25.8	30.0

事務・大学卒

(単位：千円)

勤続年数	所定内賃金 Ⓐ	退職金算定基礎額 Ⓑ	退職金総額 Ⓒ	退職一時金	年金現価額	所定内賃金比 Ⓒ÷Ⓐ (倍)	算定基礎額比 Ⓒ÷Ⓑ (倍)	退職金総額 Ⓓ	退職一時金	年金現価額	所定内賃金比 Ⓓ÷Ⓐ (倍)	算定基礎額比 Ⓓ÷Ⓑ (倍)
1年	182.0	156.0	93	93	—	0.5	0.6	—	—	—	—	—
3	186.0	160.0	192	192	—	1.0	1.2	156	156	—	0.8	1.0
5	189.0	163.0	293	293	—	1.6	1.8	249	249	—	1.3	1.5
10	194.0	168.0	1,008	1,008	—	5.2	6.0	840	840	—	4.3	5.0
15	199.0	173.0	3,114	3,114	—	15.6	18.0	2,076	2,076	—	10.4	12.0
20	204.0	178.0	3,916	3,916	—	19.2	22.0	3,026	3,026	—	14.8	17.0
25	204.0	178.0	4,806	4,806	—	23.6	27.0	3,916	3,916	—	19.2	22.0
30	204.0	178.0	5,767	5,767	—	28.3	32.4	4,806	4,806	—	23.6	27.0
35	204.0	178.0	6,408	6,408	—	31.4	36.0	5,340	5,340	—	26.2	30.0
40	204.0	178.0	6,408	6,408	—	31.4	36.0	5,340	5,340	—	26.2	30.0

個別病院のモデル退職金

●神奈川県

事務・高校卒

(単位：千円)

勤続年数	所定内賃金 Ⓐ	退職金算定基礎額 Ⓑ	法人（病院）都合退職					自己都合退職				
			退職金総額 Ⓒ	退職一時金	年金現価額	所定内賃金比 Ⓒ÷Ⓐ (倍)	算定基礎額比 Ⓒ÷Ⓑ (倍)	退職金総額 Ⓓ	退職一時金	年金現価額	所定内賃金比 Ⓓ÷Ⓐ (倍)	算定基礎額比 Ⓓ÷Ⓑ (倍)
1年			採用なし									
3												
5												
10												
15												
20												
25												
30												
35												
40												

退職金支給事例
＊実際に退職金を支払った事例
（最近の退職者から遡って5名までの退職者・常勤（正規）職員のみ）

退職年月（西暦）	退職事由	職　種	退職時年齢	勤続年月数	所定内賃金（円）	退職金額（千円）
2015年03月	自己都合	作業療法士	25歳	03年00月	186,000	186
2015年03月	自己都合	ケアワーカー	26歳	08年00月	135,000	405
2015年02月	自己都合	看護師	39歳	05年02月	232,000	371
2015年02月	自己都合	看護師	60歳	19年05月	262,000	5,502
2015年02月	自己都合	ケアワーカー	60歳	13年11月	139,000	1,334

退職金受給のための最低勤続年数

定年退職の場合	3年
法人（病院）都合退職の場合	0年
自己都合退職の場合	3年

退職金計算上の勤続年数または支給額の固定制度
一定勤続年数33年で固定。

■退職金支給率表（支給月数等）

勤続年数	法人（病院）都合退職	自己都合退職
1年	0.6	0.5
2	0.8	0.7
3	1.2	1.0
4	1.5	1.3
5	1.8	1.6
10	6.0	5.0
15	18.0	12.0
20	22.0	17.0
25	27.0	22.0
30	32.4	27.0
35	36.0	30.0
40	36.0	30.0
45	36.0	30.0

病院名（番号）	所在地	病床規模
99	神奈川県	200～399床

医　師

(単位：千円)

勤続年数	所定内賃金 Ⓐ	退職金算定基礎額 Ⓑ	法人（病院）都合退職					自己都合退職				
			退職金総額 Ⓒ	退職一時金	年金現価額	所定内賃金比 Ⓒ÷Ⓐ	算定基礎額比 Ⓒ÷Ⓑ	退職金総額 Ⓓ	退職一時金	年金現価額	所定内賃金比 Ⓓ÷Ⓐ	算定基礎額比 Ⓓ÷Ⓑ
						(倍)	(倍)				(倍)	(倍)
1年	260.1	250.0	135	135	—	0.5	0.5	135	135	—	0.5	0.5
3	389.2	360.0	583	583	—	1.5	1.6	583	583	—	1.5	1.6
5	467.5	360.0	972	972	—	2.1	2.7	972	972	—	2.1	2.7
10	624.0	360.0	2,430	2,430	—	3.9	6.8	2,430	2,430	—	3.9	6.8
15	735.5	360.0	4,017	4,017	—	5.5	11.2	4,017	4,017	—	5.5	11.2
20	790.4	360.0	6,804	6,804	—	8.6	18.9	6,804	6,804	—	8.6	18.9
25	843.3	360.0	10,935	10,935	—	13.0	30.4	10,935	10,935	—	13.0	30.4
30	866.3	360.0	13,365	13,365	—	15.4	37.1	13,365	13,365	—	15.4	37.1
35	890.2	360.0	15,390	15,390	—	17.3	42.8	15,390	15,390	—	17.3	42.8
40	894.8	360.0	17,415	17,415	—	19.5	48.4	17,415	17,415	—	19.5	48.4

薬　剤　師

(単位：千円)

勤続年数	所定内賃金 Ⓐ	退職金算定基礎額 Ⓑ	法人（病院）都合退職					自己都合退職				
			退職金総額 Ⓒ	退職一時金	年金現価額	所定内賃金比 Ⓒ÷Ⓐ	算定基礎額比 Ⓒ÷Ⓑ	退職金総額 Ⓓ	退職一時金	年金現価額	所定内賃金比 Ⓓ÷Ⓐ	算定基礎額比 Ⓓ÷Ⓑ
						(倍)	(倍)				(倍)	(倍)
1年	251.3	250.0	135	135	—	0.5	0.5	135	135	—	0.5	0.5
3	263.2	250.0	405	405	—	1.5	1.6	405	405	—	1.5	1.6
5	275.5	265.0	715	715	—	2.6	2.7	715	715	—	2.6	2.7
10	310.5	300.0	2,025	2,025	—	6.5	6.8	2,025	2,025	—	6.5	6.8
15	340.1	340.0	3,794	3,794	—	11.2	11.2	3,794	3,794	—	11.2	11.2
20	360.3	360.0	6,804	6,804	—	18.9	18.9	6,804	6,804	—	18.9	18.9
25	366.3	360.0	10,935	10,935	—	29.9	30.4	10,935	10,935	—	29.9	30.4
30	373.6	360.0	13,365	13,365	—	35.8	37.1	13,365	13,365	—	35.8	37.1
35	393.2	360.0	15,390	15,390	—	39.1	42.8	15,390	15,390	—	39.1	42.8
40	409.7	360.0	17,415	17,415	—	42.5	48.4	17,415	17,415	—	42.5	48.4

看　護　師

(単位：千円)

勤続年数	所定内賃金 Ⓐ	退職金算定基礎額 Ⓑ	法人（病院）都合退職					自己都合退職				
			退職金総額 Ⓒ	退職一時金	年金現価額	所定内賃金比 Ⓒ÷Ⓐ	算定基礎額比 Ⓒ÷Ⓑ	退職金総額 Ⓓ	退職一時金	年金現価額	所定内賃金比 Ⓓ÷Ⓐ	算定基礎額比 Ⓓ÷Ⓑ
						(倍)	(倍)				(倍)	(倍)
1年	257.4	250.0	135	135	—	0.5	0.5	135	135	—	0.5	0.5
3	267.3	265.0	429	429	—	1.6	1.6	429	429	—	1.6	1.6
5	276.7	265.0	715	715	—	2.6	2.7	715	715	—	2.6	2.7
10	303.7	300.0	2,025	2,025	—	6.7	6.8	2,025	2,025	—	6.7	6.8
15	332.2	320.0	3,571	3,571	—	10.7	11.2	3,571	3,571	—	10.7	11.2
20	357.5	340.0	6,426	6,426	—	18.0	18.9	6,426	6,426	—	18.0	18.9
25	371.3	360.0	10,935	10,935	—	29.5	30.4	10,935	10,935	—	29.5	30.4
30	378.5	360.0	13,365	13,365	—	35.3	37.1	13,365	13,365	—	35.3	37.1
35	385.2	360.0	15,390	15,390	—	40.0	42.8	15,390	15,390	—	40.0	42.8
40	402.0	360.0	17,415	17,415	—	43.3	48.4	17,415	17,415	—	43.3	48.4

個別病院のモデル退職金

●神奈川県

准看護師

(単位：千円)

勤続年数	所定内賃金 Ⓐ	退職金算定基礎額 Ⓑ	法人（病院）都合退職					自己都合退職				
			退職金総額 Ⓒ	退職一時金	年金現価額	所定内賃金比 Ⓒ÷Ⓐ (倍)	算定基礎額比 Ⓒ÷Ⓑ (倍)	退職金総額 Ⓓ	退職一時金	年金現価額	所定内賃金比 Ⓓ÷Ⓐ (倍)	算定基礎額比 Ⓓ÷Ⓑ (倍)
1年			採用なし								
3											
5											
10											
15											
20											
25											
30											
35											
40											

臨床検査技師

(単位：千円)

勤続年数	所定内賃金 Ⓐ	退職金算定基礎額 Ⓑ	法人（病院）都合退職					自己都合退職				
			退職金総額 Ⓒ	退職一時金	年金現価額	所定内賃金比 Ⓒ÷Ⓐ (倍)	算定基礎額比 Ⓒ÷Ⓑ (倍)	退職金総額 Ⓓ	退職一時金	年金現価額	所定内賃金比 Ⓓ÷Ⓐ (倍)	算定基礎額比 Ⓓ÷Ⓑ (倍)
1年	235.7	235.0	126	126	—	0.5	0.5	126	126	—	0.5	0.5
3	244.3	235.0	380	380	—	1.6	1.6	380	380	—	1.6	1.6
5	259.6	250.0	675	675	—	2.6	2.7	675	675	—	2.6	2.7
10	291.7	280.0	1,890	1,890	—	6.5	6.8	1,890	1,890	—	6.5	6.8
15	322.7	320.0	3,571	3,571	—	11.1	11.2	3,571	3,571	—	11.1	11.2
20	349.4	340.0	6,426	6,426	—	18.4	18.9	6,426	6,426	—	18.4	18.9
25	361.0	360.0	10,935	10,935	—	30.3	30.4	10,935	10,935	—	30.3	30.4
30	389.6	360.0	13,365	13,365	—	34.3	37.1	13,365	13,365	—	34.3	37.1
35	390.0	360.0	15,390	15,390	—	39.5	42.8	15,390	15,390	—	39.5	42.8
40	407.4	360.0	17,415	17,415	—	42.7	48.4	17,415	17,415	—	42.7	48.4

診療放射線技師

(単位：千円)

勤続年数	所定内賃金 Ⓐ	退職金算定基礎額 Ⓑ	法人（病院）都合退職					自己都合退職				
			退職金総額 Ⓒ	退職一時金	年金現価額	所定内賃金比 Ⓒ÷Ⓐ (倍)	算定基礎額比 Ⓒ÷Ⓑ (倍)	退職金総額 Ⓓ	退職一時金	年金現価額	所定内賃金比 Ⓓ÷Ⓐ (倍)	算定基礎額比 Ⓓ÷Ⓑ (倍)
1年	235.7	235.0	126	126	—	0.5	0.5	126	126	—	0.5	0.5
3	244.3	235.0	380	380	—	1.6	1.6	380	380	—	1.6	1.6
5	259.6	250.0	675	675	—	2.6	2.7	675	675	—	2.6	2.7
10	291.7	280.0	1,890	1,890	—	6.5	6.8	1,890	1,890	—	6.5	6.8
15	322.7	320.0	3,571	3,571	—	11.1	11.2	3,571	3,571	—	11.1	11.2
20	349.4	340.0	6,426	6,426	—	18.4	18.9	6,426	6,426	—	18.4	18.9
25	361.0	360.0	10,935	10,935	—	30.3	30.4	10,935	10,935	—	30.3	30.4
30	389.6	360.0	13,365	13,365	—	34.3	37.1	13,365	13,365	—	34.3	37.1
35	390.0	360.0	15,390	15,390	—	39.5	42.8	15,390	15,390	—	39.5	42.8
40	407.4	360.0	17,415	17,415	—	42.7	48.4	17,415	17,415	—	42.7	48.4

臨床工学技士

(単位：千円)

勤続年数	所定内賃金Ⓐ	退職金算定基礎額Ⓑ	法人（病院）都合退職					自己都合退職				
			退職金総額Ⓒ	退職一時金	年金現価額	所定内賃金比Ⓒ÷Ⓐ	算定基礎額比Ⓒ÷Ⓑ	退職金総額Ⓓ	退職一時金	年金現価額	所定内賃金比Ⓓ÷Ⓐ	算定基礎額比Ⓓ÷Ⓑ
						(倍)	(倍)				(倍)	(倍)
1年	235.7	235.0	126	126	—	0.5	0.5	126	126	—	0.5	0.5
3	244.3	235.0	380	380	—	1.6	1.6	380	380	—	1.6	1.6
5	259.6	250.0	675	675	—	2.6	2.7	675	675	—	2.6	2.7
10	291.7	280.0	1,890	1,890	—	6.5	6.8	1,890	1,890	—	6.5	6.8
15	322.7	320.0	3,571	3,571	—	11.1	11.2	3,571	3,571	—	11.1	11.2
20	349.4	340.0	6,426	6,426	—	18.4	18.9	6,426	6,426	—	18.4	18.9
25	361.0	360.0	10,935	10,935	—	30.3	30.4	10,935	10,935	—	30.3	30.4
30	389.6	360.0	13,365	13,365	—	34.3	37.1	13,365	13,365	—	34.3	37.1
35	390.0	360.0	15,390	15,390	—	39.5	42.8	15,390	15,390	—	39.5	42.8
40	407.4	360.0	17,415	17,415	—	42.7	48.4	17,415	17,415	—	42.7	48.4

理学療法士・作業療法士・言語聴覚士

(単位：千円)

勤続年数	所定内賃金Ⓐ	退職金算定基礎額Ⓑ	法人（病院）都合退職					自己都合退職				
			退職金総額Ⓒ	退職一時金	年金現価額	所定内賃金比Ⓒ÷Ⓐ	算定基礎額比Ⓒ÷Ⓑ	退職金総額Ⓓ	退職一時金	年金現価額	所定内賃金比Ⓓ÷Ⓐ	算定基礎額比Ⓓ÷Ⓑ
						(倍)	(倍)				(倍)	(倍)
1年	235.7	235.0	126	126	—	0.5	0.5	126	126	—	0.5	0.5
3	244.3	235.0	380	380	—	1.6	1.6	380	380	—	1.6	1.6
5	259.6	250.0	675	675	—	2.6	2.7	675	675	—	2.6	2.7
10	291.7	280.0	1,890	1,890	—	6.5	6.8	1,890	1,890	—	6.5	6.8
15	322.7	320.0	3,571	3,571	—	11.1	11.2	3,571	3,571	—	11.1	11.2
20	349.4	340.0	6,426	6,426	—	18.4	18.9	6,426	6,426	—	18.4	18.9
25	361.0	360.0	10,935	10,935	—	30.3	30.4	10,935	10,935	—	30.3	30.4
30	389.6	360.0	13,365	13,365	—	34.3	37.1	13,365	13,365	—	34.3	37.1
35	390.0	360.0	15,390	15,390	—	39.5	42.8	15,390	15,390	—	39.5	42.8
40	407.4	360.0	17,415	17,415	—	42.7	48.4	17,415	17,415	—	42.7	48.4

管理栄養士

(単位：千円)

勤続年数	所定内賃金Ⓐ	退職金算定基礎額Ⓑ	法人（病院）都合退職					自己都合退職				
			退職金総額Ⓒ	退職一時金	年金現価額	所定内賃金比Ⓒ÷Ⓐ	算定基礎額比Ⓒ÷Ⓑ	退職金総額Ⓓ	退職一時金	年金現価額	所定内賃金比Ⓓ÷Ⓐ	算定基礎額比Ⓓ÷Ⓑ
						(倍)	(倍)				(倍)	(倍)
1年	235.7	235.0	126	126	—	0.5	0.5	126	126	—	0.5	0.5
3	244.3	235.0	380	380	—	1.6	1.6	380	380	—	1.6	1.6
5	259.6	250.0	675	675	—	2.6	2.7	675	675	—	2.6	2.7
10	291.7	280.0	1,890	1,890	—	6.5	6.8	1,890	1,890	—	6.5	6.8
15	322.7	320.0	3,571	3,571	—	11.1	11.2	3,571	3,571	—	11.1	11.2
20	349.4	340.0	6,426	6,426	—	18.4	18.9	6,426	6,426	—	18.4	18.9
25	361.0	360.0	10,935	10,935	—	30.3	30.4	10,935	10,935	—	30.3	30.4
30	389.6	360.0	13,365	13,365	—	34.3	37.1	13,365	13,365	—	34.3	37.1
35	390.0	360.0	15,390	15,390	—	39.5	42.8	15,390	15,390	—	39.5	42.8
40	407.4	360.0	17,415	17,415	—	42.7	48.4	17,415	17,415	—	42.7	48.4

個別病院のモデル退職金

●神奈川県

介護福祉士

(単位：千円)

勤続年数	所定内賃金 Ⓐ	退職金算定基礎額 Ⓑ	法人（病院）都合退職					自己都合退職				
			退職金総額 Ⓒ	退職一時金	年金現価額	所定内賃金比 Ⓒ÷Ⓐ (倍)	算定基礎額比 Ⓒ÷Ⓑ (倍)	退職金総額 Ⓓ	退職一時金	年金現価額	所定内賃金比 Ⓓ÷Ⓐ (倍)	算定基礎額比 Ⓓ÷Ⓑ (倍)
1年			採用なし										
3													
5													
10													
15													
20													
25													
30													
35													
40													

介護職員

(単位：千円)

勤続年数	所定内賃金 Ⓐ	退職金算定基礎額 Ⓑ	法人（病院）都合退職					自己都合退職				
			退職金総額 Ⓒ	退職一時金	年金現価額	所定内賃金比 Ⓒ÷Ⓐ (倍)	算定基礎額比 Ⓒ÷Ⓑ (倍)	退職金総額 Ⓓ	退職一時金	年金現価額	所定内賃金比 Ⓓ÷Ⓐ (倍)	算定基礎額比 Ⓓ÷Ⓑ (倍)
1年			採用なし										
3													
5													
10													
15													
20													
25													
30													
35													
40													

事務・大学卒

(単位：千円)

勤続年数	所定内賃金 Ⓐ	退職金算定基礎額 Ⓑ	法人（病院）都合退職					自己都合退職				
			退職金総額 Ⓒ	退職一時金	年金現価額	所定内賃金比 Ⓒ÷Ⓐ (倍)	算定基礎額比 Ⓒ÷Ⓑ (倍)	退職金総額 Ⓓ	退職一時金	年金現価額	所定内賃金比 Ⓓ÷Ⓐ (倍)	算定基礎額比 Ⓓ÷Ⓑ (倍)
1年	225.2	220.0	118	118	―	0.5	0.5	118	118	―	0.5	0.5
3	237.7	235.0	380	380	―	1.6	1.6	380	380	―	1.6	1.6
5	246.7	235.0	634	634	―	2.6	2.7	634	634	―	2.6	2.7
10	272.1	265.0	1,788	1,788	―	6.6	6.7	1,788	1,788	―	6.6	6.7
15	292.5	280.0	3,124	3,124	―	10.7	11.2	3,124	3,124	―	10.7	11.2
20	307.4	300.0	5,670	5,670	―	18.4	18.9	5,670	5,670	―	18.4	18.9
25	314.2	300.0	9,112	9,112	―	29.0	30.4	9,112	9,112	―	29.0	30.4
30	320.9	320.0	11,880	11,880	―	37.0	37.1	11,880	11,880	―	37.0	37.1
35	346.8	340.0	14,535	14,535	―	41.9	42.8	14,535	14,535	―	41.9	42.8
40	358.1	340.0	16,447	16,447	―	45.9	48.4	16,447	16,447	―	45.9	48.4

事務・高校卒

(単位：千円)

勤続年数	所定内賃金 Ⓐ	退職金算定基礎額 Ⓑ	法人（病院）都合退職					自己都合退職				
			退職金総額 Ⓒ	退職一時金	年金現価額	所定内賃金比 Ⓒ÷Ⓐ	算定基礎額比 Ⓒ÷Ⓑ	退職金総額 Ⓓ	退職一時金	年金現価額	所定内賃金比 Ⓓ÷Ⓐ	算定基礎額比 Ⓓ÷Ⓑ
						(倍)	(倍)				(倍)	(倍)
1年	192.3	190.0	102	102	—	0.5	0.5	102	102	—	0.5	0.5
3	198.8	190.0	307	307	—	1.5	1.6	307	307	—	1.5	1.6
5	213.1	205.0	553	553	—	2.6	2.7	553	553	—	2.6	2.7
10	245.1	235.0	1,586	1,586	—	6.5	6.7	1,586	1,586	—	6.5	6.7
15	262.9	250.0	2,790	2,790	—	10.6	11.2	2,790	2,790	—	10.6	11.2
20	277.4	265.0	5,008	5,008	—	18.1	18.9	5,008	5,008	—	18.1	18.9
25	289.9	280.0	8,505	8,505	—	29.3	30.4	8,505	8,505	—	29.3	30.4
30	299.9	280.0	10,395	10,395	—	34.7	37.1	10,395	10,395	—	34.7	37.1
35	307.8	300.0	12,825	12,825	—	41.7	42.8	12,825	12,825	—	41.7	42.8
40	311.8	300.0	14,512	14,512	—	46.5	48.4	14,512	14,512	—	46.5	48.4

退職金支給事例　＊実際に退職金を支払った事例
（最近の退職者から遡って5名までの退職者・常勤（正規）職員のみ）

退職年月（西暦）	退職事由	職　種	退職時年齢	勤続年月数	所定内賃金（円）	退職金額（千円）
2015年03月	自己都合	医師	58歳	11年06月	1,299,090	2,877
2015年03月	自己都合	看護師	31歳	06年10月	299,300	1,073
2015年03月	自己都合	診療放射線技師	29歳	05年02月	265,020	594
2015年03月	自己都合	薬剤師	32歳	01年06月	274,410	126
2015年03月	自己都合	看護師	30歳	01年02月	276,790	126

退職金受給のための最低勤続年数

定年退職の場合	1年
法人（病院）都合退職の場合	1年
自己都合退職の場合	1年

退職金計算上の勤続年数または支給額の固定制度
基礎額の上限が36万円。

■退職金支給率表（支給月数等）

勤続年数	法人（病院）都合退職	自己都合退職
1年	0.54	0.54
2	0.54	0.54
3	1.62	1.62
4	1.62	1.62
5	2.7	2.7
10	6.75	6.75
15	11.16	11.16
20	18.9	18.9
25	30.375	30.375
30	37.125	37.125
35	42.75	42.75
40	48.375	48.375
45	48.375	48.375

個別病院のモデル退職金

病院名（番号）	所在地	病床規模
56	神奈川県	200～399床

医　　師

(単位：千円)

勤続年数	所定内賃金 Ⓐ	退職金算定基礎額 Ⓑ	法人（病院）都合退職					自己都合退職				
			退職金総額 Ⓒ	退職一時金	年金現価額	所定内賃金比 Ⓒ÷Ⓐ	算定基礎額比 Ⓒ÷Ⓑ	退職金総額 Ⓓ	退職一時金	年金現価額	所定内賃金比 Ⓓ÷Ⓐ	算定基礎額比 Ⓓ÷Ⓑ
						(倍)	(倍)				(倍)	(倍)
1年	900.0	—	—	—	—	—	—	—	—	—	—	—
3	956.2	538.0	807	807	—	0.8	1.5	807	807	—	0.8	1.5
5	1,001.2	553.7	1,384	1,384	—	1.4	2.5	1,384	1,384	—	1.4	2.5
10	1,125.0	600.7	6,007	6,007	—	5.3	10.0	6,007	6,007	—	5.3	10.0
15	1,237.5	640.2	9,603	9,603	—	7.8	15.0	9,603	9,603	—	7.8	15.0
20	1,350.0	679.6	13,592	13,592	—	10.1	20.0	13,592	13,592	—	10.1	20.0
25	1,395.0	703.2	17,581	17,581	—	12.6	25.0	17,581	17,581	—	12.6	25.0
30	1,451.2	722.9	21,689	21,689	—	14.9	30.0	21,689	21,689	—	14.9	30.0
35	1,507.5	742.6	25,994	25,994	—	17.2	35.0	25,994	25,994	—	17.2	35.0
40	1,563.7	762.3	30,495	30,495	—	19.5	40.0	30,495	30,495	—	19.5	40.0

薬　剤　師

(単位：千円)

勤続年数	所定内賃金 Ⓐ	退職金算定基礎額 Ⓑ	法人（病院）都合退職					自己都合退職				
			退職金総額 Ⓒ	退職一時金	年金現価額	所定内賃金比 Ⓒ÷Ⓐ	算定基礎額比 Ⓒ÷Ⓑ	退職金総額 Ⓓ	退職一時金	年金現価額	所定内賃金比 Ⓓ÷Ⓐ	算定基礎額比 Ⓓ÷Ⓑ
						(倍)	(倍)				(倍)	(倍)
1年	251.3	—	—	—	—	—	—	—	—	—	—	—
3	257.3	223.3	334	334	—	1.3	1.5	334	334	—	1.3	1.5
5	263.3	227.3	568	568	—	2.2	2.5	568	568	—	2.2	2.5
10	278.3	237.3	2,373	2,373	—	8.5	10.0	2,373	2,373	—	8.5	10.0
15	293.3	247.3	3,709	3,709	—	12.6	15.0	3,709	3,709	—	12.6	15.0
20	308.3	257.3	5,146	5,146	—	16.7	20.0	5,146	5,146	—	16.7	20.0
25	323.3	267.3	6,682	6,682	—	20.7	25.0	6,682	6,682	—	20.7	25.0
30	338.3	277.3	8,319	8,319	—	24.6	30.0	8,319	8,319	—	24.6	30.0
35	353.3	287.3	10,055	10,055	—	28.5	35.0	10,055	10,055	—	28.5	35.0
40	368.3	297.3	11,892	11,892	—	32.3	40.0	11,892	11,892	—	32.3	40.0

看　護　師

(単位：千円)

勤続年数	所定内賃金 Ⓐ	退職金算定基礎額 Ⓑ	法人（病院）都合退職					自己都合退職				
			退職金総額 Ⓒ	退職一時金	年金現価額	所定内賃金比 Ⓒ÷Ⓐ	算定基礎額比 Ⓒ÷Ⓑ	退職金総額 Ⓓ	退職一時金	年金現価額	所定内賃金比 Ⓓ÷Ⓐ	算定基礎額比 Ⓓ÷Ⓑ
						(倍)	(倍)				(倍)	(倍)
1年	241.3	—	—	—	—	—	—	—	—	—	—	—
3	251.3	217.3	325	325	—	1.3	1.5	325	325	—	1.3	1.5
5	261.3	225.3	563	563	—	2.2	2.5	563	563	—	2.2	2.5
10	278.3	237.3	2,373	2,373	—	8.5	10.0	2,373	2,373	—	8.5	10.0
15	293.3	247.3	3,709	3,709	—	12.6	15.0	3,709	3,709	—	12.6	15.0
20	308.3	257.3	5,146	5,146	—	16.7	20.0	5,146	5,146	—	16.7	20.0
25	323.3	267.3	6,682	6,682	—	20.7	25.0	6,682	6,682	—	20.7	25.0
30	338.3	277.3	8,319	8,319	—	24.6	30.0	8,319	8,319	—	24.6	30.0
35	353.3	287.3	10,055	10,055	—	28.5	35.0	10,055	10,055	—	28.5	35.0
40	368.3	297.3	11,892	11,892	—	32.3	40.0	11,892	11,892	—	32.3	40.0

准看護師

(単位:千円)

勤続年数	所定内賃金 Ⓐ	退職金算定基礎額 Ⓑ	法人(病院)都合退職					自己都合退職				
			退職金総額 Ⓒ	退職一時金	年金現価額	所定内賃金比 Ⓒ÷Ⓐ	算定基礎額比 Ⓒ÷Ⓑ	退職金総額 Ⓓ	退職一時金	年金現価額	所定内賃金比 Ⓓ÷Ⓐ	算定基礎額比 Ⓓ÷Ⓑ
						(倍)	(倍)				(倍)	(倍)
1年	215.5	—	—	—	—	—	—	—	—	—	—	—
3	220.5	186.5	279	279	—	1.3	1.5	279	279	—	1.3	1.5
5	225.5	189.5	473	473	—	2.1	2.5	473	473	—	2.1	2.5
10	238.0	197.0	1,970	1,970	—	8.3	10.0	1,970	1,970	—	8.3	10.0
15	250.5	204.5	3,067	3,067	—	12.2	15.0	3,067	3,067	—	12.2	15.0
20	263.0	212.0	4,240	4,240	—	16.1	20.0	4,240	4,240	—	16.1	20.0
25	275.5	219.5	5,487	5,487	—	19.9	25.0	5,487	5,487	—	19.9	25.0
30	288.0	227.0	6,810	6,810	—	23.6	30.0	6,810	6,810	—	23.6	30.0
35	300.5	234.5	8,287	8,287	—	27.6	35.3	8,287	8,287	—	27.6	35.3
40	313.0	242.0	9,680	9,680	—	30.9	40.0	9,680	9,680	—	30.9	40.0

臨床検査技師

(単位:千円)

勤続年数	所定内賃金 Ⓐ	退職金算定基礎額 Ⓑ	法人(病院)都合退職					自己都合退職				
			退職金総額 Ⓒ	退職一時金	年金現価額	所定内賃金比 Ⓒ÷Ⓐ	算定基礎額比 Ⓒ÷Ⓑ	退職金総額 Ⓓ	退職一時金	年金現価額	所定内賃金比 Ⓓ÷Ⓐ	算定基礎額比 Ⓓ÷Ⓑ
						(倍)	(倍)				(倍)	(倍)
1年	223.3	—	—	—	—	—	—	—	—	—	—	—
3	229.3	195.3	292	292	—	1.3	1.5	292	292	—	1.3	1.5
5	235.3	199.3	498	498	—	2.1	2.5	498	498	—	2.1	2.5
10	250.3	209.3	2,093	2,093	—	8.4	10.0	2,093	2,093	—	8.4	10.0
15	265.3	219.3	3,289	3,289	—	12.4	15.0	3,289	3,289	—	12.4	15.0
20	280.3	229.3	4,586	4,586	—	16.4	20.0	4,586	4,586	—	16.4	20.0
25	295.3	239.3	5,982	5,982	—	20.3	25.0	5,982	5,982	—	20.3	25.0
30	310.3	249.3	7,479	7,479	—	24.1	30.0	7,479	7,479	—	24.1	30.0
35	325.3	259.3	9,075	9,075	—	27.9	35.0	9,075	9,075	—	27.9	35.0
40	340.3	269.3	10,772	10,772	—	31.7	40.0	10,772	10,772	—	31.7	40.0

診療放射線技師

(単位:千円)

勤続年数	所定内賃金 Ⓐ	退職金算定基礎額 Ⓑ	法人(病院)都合退職					自己都合退職				
			退職金総額 Ⓒ	退職一時金	年金現価額	所定内賃金比 Ⓒ÷Ⓐ	算定基礎額比 Ⓒ÷Ⓑ	退職金総額 Ⓓ	退職一時金	年金現価額	所定内賃金比 Ⓓ÷Ⓐ	算定基礎額比 Ⓓ÷Ⓑ
						(倍)	(倍)				(倍)	(倍)
1年	223.3	—	—	—	—	—	—	—	—	—	—	—
3	229.3	195.3	292	292	—	1.3	1.5	292	292	—	1.3	1.5
5	235.3	199.3	498	498	—	2.1	2.5	498	498	—	2.1	2.5
10	250.3	209.3	2,093	2,093	—	8.4	10.0	2,093	2,093	—	8.4	10.0
15	265.3	219.3	3,289	3,289	—	12.4	15.0	3,289	3,289	—	12.4	15.0
20	280.3	229.3	4,586	4,586	—	16.4	20.0	4,586	4,586	—	16.4	20.0
25	295.3	239.3	5,982	5,982	—	20.3	25.0	5,982	5,982	—	20.3	25.0
30	310.3	249.3	7,479	7,479	—	24.1	30.0	7,479	7,479	—	24.1	30.0
35	325.3	259.3	9,075	9,075	—	27.9	35.0	9,075	9,075	—	27.9	35.0
40	340.3	269.3	10,772	10,772	—	31.7	40.0	10,772	10,772	—	31.7	40.0

個別病院のモデル退職金

●神奈川県

臨床工学技士

(単位：千円)

勤続年数	所定内賃金 Ⓐ	退職金算定基礎額 Ⓑ	法人（病院）都合退職					自己都合退職				
			退職金総額 Ⓒ	退職一時金	年金現価額	所定内賃金比 Ⓒ÷Ⓐ (倍)	算定基礎額比 Ⓒ÷Ⓑ (倍)	退職金総額 Ⓓ	退職一時金	年金現価額	所定内賃金比 Ⓓ÷Ⓐ (倍)	算定基礎額比 Ⓓ÷Ⓑ (倍)
1年												
3												
5												
10				採用 なし								
15												
20												
25												
30												
35												
40												

理学療法士・作業療法士・言語聴覚士

(単位：千円)

勤続年数	所定内賃金 Ⓐ	退職金算定基礎額 Ⓑ	退職金総額 Ⓒ	退職一時金	年金現価額	所定内賃金比 Ⓒ÷Ⓐ (倍)	算定基礎額比 Ⓒ÷Ⓑ (倍)	退職金総額 Ⓓ	退職一時金	年金現価額	所定内賃金比 Ⓓ÷Ⓐ (倍)	算定基礎額比 Ⓓ÷Ⓑ (倍)
1年	223.0	—	—	—	—	—	—	—	—	—	—	—
3	229.0	195.0	292	292	—	1.3	1.5	292	292	—	1.3	1.5
5	235.0	199.0	497	497	—	2.1	2.5	497	497	—	2.1	2.5
10	250.0	209.0	2,480	2,480	—	9.9	11.9	2,480	2,480	—	9.9	11.9
15	265.0	219.0	3,285	3,285	—	12.4	15.0	3,285	3,285	—	12.4	15.0
20	280.0	229.0	4,580	4,580	—	16.4	20.0	4,580	4,580	—	16.4	20.0
25	295.0	239.0	5,975	5,975	—	20.3	25.0	5,975	5,975	—	20.3	25.0
30	310.0	249.0	7,470	7,470	—	24.1	30.0	7,470	7,470	—	24.1	30.0
35	325.0	259.0	9,065	9,065	—	27.9	35.0	9,065	9,065	—	27.9	35.0
40	340.0	269.0	10,760	10,760	—	31.6	40.0	10,760	10,760	—	31.6	40.0

管理栄養士

(単位：千円)

勤続年数	所定内賃金 Ⓐ	退職金算定基礎額 Ⓑ	退職金総額 Ⓒ	退職一時金	年金現価額	所定内賃金比 Ⓒ÷Ⓐ (倍)	算定基礎額比 Ⓒ÷Ⓑ (倍)	退職金総額 Ⓓ	退職一時金	年金現価額	所定内賃金比 Ⓓ÷Ⓐ (倍)	算定基礎額比 Ⓓ÷Ⓑ (倍)
1年	196.5	—	—	—	—	—	—	—	—	—	—	—
3	202.5	168.5	252	252	—	1.2	1.5	252	252	—	1.2	1.5
5	208.5	172.5	431	431	—	2.1	2.5	431	431	—	2.1	2.5
10	223.5	182.5	1,825	1,825	—	8.2	10.0	1,825	1,825	—	8.2	10.0
15	238.5	192.5	2,887	2,887	—	12.1	15.0	2,887	2,887	—	12.1	15.0
20	253.5	202.5	4,050	4,050	—	16.0	20.0	4,050	4,050	—	16.0	20.0
25	268.5	212.5	5,312	5,312	—	19.8	25.0	5,312	5,312	—	19.8	25.0
30	283.5	222.5	6,675	6,675	—	23.5	30.0	6,675	6,675	—	23.5	30.0
35	298.5	232.5	8,137	8,137	—	27.3	35.0	8,137	8,137	—	27.3	35.0
40	313.5	242.5	9,700	9,700	—	30.9	40.0	9,700	9,700	—	30.9	40.0

介護福祉士

(単位：千円)

勤続年数	所定内賃金 Ⓐ	退職金算定基礎額 Ⓑ	法人（病院）都合退職					自己都合退職				
			退職金総額 Ⓒ	退職一時金	年金現価額	所定内賃金比 Ⓒ÷Ⓐ	算定基礎額比 Ⓒ÷Ⓑ	退職金総額 Ⓓ	退職一時金	年金現価額	所定内賃金比 Ⓓ÷Ⓐ	算定基礎額比 Ⓓ÷Ⓑ
						(倍)	(倍)				(倍)	(倍)
1年												
3												
5												
10												
15			採用なし									
20												
25												
30												
35												
40												

介護職員

(単位：千円)

勤続年数	所定内賃金 Ⓐ	退職金算定基礎額 Ⓑ	法人（病院）都合退職					自己都合退職				
			退職金総額 Ⓒ	退職一時金	年金現価額	所定内賃金比 Ⓒ÷Ⓐ	算定基礎額比 Ⓒ÷Ⓑ	退職金総額 Ⓓ	退職一時金	年金現価額	所定内賃金比 Ⓓ÷Ⓐ	算定基礎額比 Ⓓ÷Ⓑ
						(倍)	(倍)				(倍)	(倍)
1年	175.0	—	—	—	—	—	—	—	—	—	—	—
3	179.0	145.0	217	217	—	1.2	1.5	217	217	—	1.2	1.5
5	183.0	147.0	367	367	—	2.0	2.5	367	367	—	2.0	2.5
10	193.0	152.0	1,520	1,520	—	7.9	10.0	1,520	1,520	—	7.9	10.0
15	203.0	157.0	2,355	2,355	—	11.6	15.0	2,355	2,355	—	11.6	15.0
20	213.0	162.0	3,240	3,240	—	15.2	20.0	3,240	3,240	—	15.2	20.0
25	223.0	167.0	4,175	4,175	—	18.7	25.0	4,175	4,175	—	18.7	25.0
30	233.0	172.0	5,160	5,160	—	22.1	30.0	5,160	5,160	—	22.1	30.0
35	243.0	177.0	6,195	6,195	—	25.5	35.0	6,195	6,195	—	25.5	35.0
40	253.0	182.0	7,280	7,280	—	28.8	40.0	7,280	7,280	—	28.8	40.0

事務・大学卒

(単位：千円)

勤続年数	所定内賃金 Ⓐ	退職金算定基礎額 Ⓑ	法人（病院）都合退職					自己都合退職				
			退職金総額 Ⓒ	退職一時金	年金現価額	所定内賃金比 Ⓒ÷Ⓐ	算定基礎額比 Ⓒ÷Ⓑ	退職金総額 Ⓓ	退職一時金	年金現価額	所定内賃金比 Ⓓ÷Ⓐ	算定基礎額比 Ⓓ÷Ⓑ
						(倍)	(倍)				(倍)	(倍)
1年	218.0	—	—	—	—	—	—	—	—	—	—	—
3	224.0	190.0	286	286	—	1.3	1.5	286	286	—	1.3	1.5
5	230.0	194.0	485	485	—	2.1	2.5	485	485	—	2.1	2.5
10	245.0	204.0	2,040	2,040	—	8.3	10.0	2,040	2,040	—	8.3	10.0
15	260.0	214.0	3,210	3,210	—	12.3	15.0	3,210	3,210	—	12.3	15.0
20	275.0	224.0	4,480	4,480	—	16.3	20.0	4,480	4,480	—	16.3	20.0
25	290.0	234.0	5,850	5,850	—	20.2	25.0	5,850	5,850	—	20.2	25.0
30	305.0	244.0	7,320	7,320	—	24.0	30.0	7,320	7,320	—	24.0	30.0
35	320.0	254.0	8,890	8,890	—	27.8	35.0	8,890	8,890	—	27.8	35.0
40	335.0	264.0	10,560	10,560	—	31.5	40.0	10,560	10,560	—	31.5	40.0

個別病院のモデル退職金

●神奈川県

事務・高校卒

(単位：千円)

勤続年数	所定内賃金 Ⓐ	退職金算定基礎額 Ⓑ	法人（病院）都合退職					自己都合退職				
			退職金総額 Ⓒ	退職一時金	年金現価額	所定内賃金比 Ⓒ÷Ⓐ	算定基礎額比 Ⓒ÷Ⓑ	退職金総額 Ⓓ	退職一時金	年金現価額	所定内賃金比 Ⓓ÷Ⓐ	算定基礎額比 Ⓓ÷Ⓑ
						(倍)	(倍)				(倍)	(倍)
1年	172.0	—	—	—	—	—	—	—	—	—	—	—
3	176.0	145.0	217	217	—	1.2	1.5	217	217	—	1.2	1.5
5	180.0	148.0	370	370	—	2.1	2.5	370	370	—	2.1	2.5
10	190.0	153.0	1,530	1,530	—	8.1	10.0	1,530	1,530	—	8.1	10.0
15	200.0	158.0	2,370	2,370	—	11.9	15.0	2,370	2,370	—	11.9	15.0
20	210.0	163.0	3,260	3,260	—	15.5	20.0	3,260	3,260	—	15.5	20.0
25	220.0	168.0	4,200	4,200	—	19.1	25.0	4,200	4,200	—	19.1	25.0
30	230.0	173.0	5,190	5,190	—	22.6	30.0	5,190	5,190	—	22.6	30.0
35	240.0	178.0	6,230	6,230	—	26.0	35.0	6,230	6,230	—	26.0	35.0
40	250.0	183.0	7,320	7,320	—	29.3	40.0	7,320	7,320	—	29.3	40.0

退職金支給事例
＊実際に退職金を支払った事例
（最近の退職者から遡って5名までの退職者・常勤（正規）職員のみ）

退職年月（西暦）	退職事由	職種	退職時年齢	勤続年月数	所定内賃金（円）	退職金額（千円）
2015年03月	自己都合	看護師	36歳	06年00月	279,580	873
2015年03月	自己都合	看護師	28歳	06年06月	262,300	878
2015年03月	自己都合	医師	35歳	03年03月	1,102,500	963
2015年03月	自己都合	作業療法士	28歳	06年00月	201,000	723
2015年02月	自己都合	医師	41歳	08年11月	1,282,500	4,680

退職金受給のための最低勤続年数

定年退職の場合	3年
法人（病院）都合退職の場合	3年
自己都合退職の場合	3年

退職金計算上の勤続年数または支給額の固定制度

一定勤続年数10年で固定。勤続期間最高限度20年。

■退職金支給率表（支給月数等）

勤続年数	法人（病院）都合退職	自己都合退職
1年	0%	0%
2	0	0
3	50	50
4	50	50
5	50	50
10	100	100
15	100	100
20	100	100
25	100	100
30	100	100
35	100	100
40	100	100
45	100	100

病院名（番号）	所在地	病床規模
28	神奈川県	100床未満

医　師

(単位：千円)

勤続年数	所定内賃金 Ⓐ	退職金算定基礎額 Ⓑ	法人（病院）都合退職				自己都合退職			
			退職金総額 Ⓒ	退職一時金	年金現価額	所定内賃金比 Ⓒ÷Ⓐ (倍)	算定基礎額比 Ⓒ÷Ⓑ (倍)	退職金総額 Ⓓ	退職一時金	年金現価額	所定内賃金比 Ⓓ÷Ⓐ (倍)	算定基礎額比 Ⓓ÷Ⓑ (倍)
1年												
3												
5												
10												
15												
20												
25												
30												
35												
40												

薬　剤　師

(単位：千円)

勤続年数	所定内賃金 Ⓐ	退職金算定基礎額 Ⓑ	退職金総額 Ⓒ	退職一時金	年金現価額	所定内賃金比 Ⓒ÷Ⓐ (倍)	算定基礎額比 Ⓒ÷Ⓑ (倍)	退職金総額 Ⓓ	退職一時金	年金現価額	所定内賃金比 Ⓓ÷Ⓐ (倍)	算定基礎額比 Ⓓ÷Ⓑ (倍)
1年	241.0	201.0	201	201	—	0.8	1.0	—	—	—	—	—
3	244.5	204.5	306	306	—	1.3	1.5	102	102	—	0.4	0.5
5	254.2	214.2	535	535	—	2.1	2.5	321	321	—	1.3	1.5
10	265.5	225.5	1,127	1,127	—	4.2	5.0	902	902	—	3.4	4.0
15	278.0	238.0	1,785	1,785	—	6.4	7.5	1,547	1,547	—	5.6	6.5
20	290.5	250.5	2,505	2,505	—	8.6	10.0	2,254	2,254	—	7.8	9.0
25	302.8	262.8	3,285	3,285	—	10.8	12.5	3,022	3,022	—	10.0	11.5
30	314.0	274.0	4,110	4,110	—	13.1	15.0	3,836	3,836	—	12.2	14.0
35	325.3	285.3	4,992	4,992	—	15.3	17.5	4,707	4,707	—	14.5	16.5
40	335.5	295.5	5,910	5,910	—	17.6	20.0	5,614	5,614	—	16.7	19.0

看　護　師

(単位：千円)

勤続年数	所定内賃金 Ⓐ	退職金算定基礎額 Ⓑ	退職金総額 Ⓒ	退職一時金	年金現価額	所定内賃金比 Ⓒ÷Ⓐ (倍)	算定基礎額比 Ⓒ÷Ⓑ (倍)	退職金総額 Ⓓ	退職一時金	年金現価額	所定内賃金比 Ⓓ÷Ⓐ (倍)	算定基礎額比 Ⓓ÷Ⓑ (倍)
1年	231.0	198.0	198	198	—	0.9	1.0	—	—	—	—	—
3	238.0	205.0	307	307	—	1.3	1.5	102	102	—	0.4	0.5
5	244.5	211.5	528	528	—	2.2	2.5	317	317	—	1.3	1.5
10	256.0	223.0	1,115	1,115	—	4.4	5.0	892	892	—	3.5	4.0
15	268.5	235.5	1,766	1,766	—	6.6	7.5	1,530	1,530	—	5.7	6.5
20	281.0	248.0	2,480	2,480	—	8.8	10.0	2,232	2,232	—	7.9	9.0
25	293.3	260.3	3,253	3,253	—	11.1	12.5	2,993	2,993	—	10.2	11.5
30	304.5	271.5	4,072	4,072	—	13.4	15.0	3,801	3,801	—	12.5	14.0
35	314.5	281.5	4,926	4,926	—	15.7	17.5	4,644	4,644	—	14.8	16.5
40	324.5	291.5	5,830	5,830	—	18.0	20.0	5,538	5,538	—	17.1	19.0

個別病院のモデル退職金

●神奈川県

准看護師

(単位：千円)

勤続年数	所定内賃金 Ⓐ	退職金算定基礎額 Ⓑ	法人（病院）都合退職					自己都合退職				
			退職金総額 Ⓒ	退職一時金	年金現価額	所定内賃金比 Ⓒ÷Ⓐ	算定基礎額比 Ⓒ÷Ⓑ	退職金総額 Ⓓ	退職一時金	年金現価額	所定内賃金比 Ⓓ÷Ⓐ	算定基礎額比 Ⓓ÷Ⓑ
						(倍)	(倍)				(倍)	(倍)
1年	209.0	176.0	176	176	—	0.8	1.0	—	—	—	—	—
3	216.0	183.0	274	274	—	1.3	1.5	91	91	—	0.4	0.5
5	221.5	188.5	471	471	—	2.1	2.5	282	282	—	1.3	1.5
10	232.0	199.0	995	995	—	4.3	5.0	796	796	—	3.4	4.0
15	244.5	211.5	1,586	1,586	—	6.5	7.5	1,374	1,374	—	5.6	6.5
20	257.0	224.0	2,240	2,240	—	8.7	10.0	2,016	2,016	—	7.8	9.0
25	269.5	236.5	2,956	2,956	—	11.0	12.5	2,719	2,719	—	10.1	11.5
30	281.0	248.0	3,720	3,720	—	13.2	15.0	3,472	3,472	—	12.4	14.0
35	292.0	259.0	4,532	4,532	—	15.5	17.5	4,273	4,273	—	14.6	16.5
40	301.5	268.5	5,370	5,370	—	17.8	20.0	5,101	5,101	—	16.9	19.0

臨床検査技師

(単位：千円)

勤続年数	所定内賃金 Ⓐ	退職金算定基礎額 Ⓑ	法人（病院）都合退職					自己都合退職				
			退職金総額 Ⓒ	退職一時金	年金現価額	所定内賃金比 Ⓒ÷Ⓐ	算定基礎額比 Ⓒ÷Ⓑ	退職金総額 Ⓓ	退職一時金	年金現価額	所定内賃金比 Ⓓ÷Ⓐ	算定基礎額比 Ⓓ÷Ⓑ
1年												
3												
5												
10												
15			採用なし										
20												
25												
30												
35												
40												

診療放射線技師

(単位：千円)

勤続年数	所定内賃金 Ⓐ	退職金算定基礎額 Ⓑ	法人（病院）都合退職					自己都合退職				
			退職金総額 Ⓒ	退職一時金	年金現価額	所定内賃金比 Ⓒ÷Ⓐ	算定基礎額比 Ⓒ÷Ⓑ	退職金総額 Ⓓ	退職一時金	年金現価額	所定内賃金比 Ⓓ÷Ⓐ	算定基礎額比 Ⓓ÷Ⓑ
						(倍)	(倍)				(倍)	(倍)
1年	230.5	190.5	190	190	—	0.8	1.0	—	—	—	—	—
3	237.5	197.5	296	296	—	1.2	1.5	98	98	—	0.4	0.5
5	243.8	203.8	509	509	—	2.1	2.5	305	305	—	1.3	1.5
10	255.5	215.5	1,077	1,077	—	4.2	5.0	862	862	—	3.4	4.0
15	268.0	228.0	1,710	1,710	—	6.4	7.5	1,482	1,482	—	5.5	6.5
20	280.5	240.5	2,405	2,405	—	8.6	10.0	2,164	2,164	—	7.7	9.0
25	292.8	252.8	3,160	3,160	—	10.8	12.5	2,907	2,907	—	9.9	11.5
30	304.0	264.0	3,960	3,960	—	13.0	15.0	3,696	3,696	—	12.2	14.0
35	314.5	274.5	4,803	4,803	—	15.3	17.5	4,529	4,529	—	14.4	16.5
40	324.5	284.5	5,690	5,690	—	17.5	20.0	5,405	5,405	—	16.7	19.0

臨床工学技士

(単位:千円)

勤続年数	所定内賃金 Ⓐ	退職金算定基礎額 Ⓑ	法人(病院)都合退職					自己都合退職				
			退職金総額 Ⓒ	退職一時金	年金現価額	所定内賃金比 Ⓒ÷Ⓐ (倍)	算定基礎額比 Ⓒ÷Ⓑ (倍)	退職金総額 Ⓓ	退職一時金	年金現価額	所定内賃金比 Ⓓ÷Ⓐ (倍)	算定基礎額比 Ⓓ÷Ⓑ (倍)
1年			\multicolumn{10}{c}{採用なし}										
3												
5												
10												
15												
20												
25												
30												
35												
40												

理学療法士・作業療法士・言語聴覚士

(単位:千円)

勤続年数	所定内賃金 Ⓐ	退職金算定基礎額 Ⓑ	法人(病院)都合退職					自己都合退職				
			退職金総額 Ⓒ	退職一時金	年金現価額	所定内賃金比 Ⓒ÷Ⓐ (倍)	算定基礎額比 Ⓒ÷Ⓑ (倍)	退職金総額 Ⓓ	退職一時金	年金現価額	所定内賃金比 Ⓓ÷Ⓐ (倍)	算定基礎額比 Ⓓ÷Ⓑ (倍)
1年			採用なし									
3												
5												
10												
15												
20												
25												
30												
35												
40												

管理栄養士

(単位:千円)

勤続年数	所定内賃金 Ⓐ	退職金算定基礎額 Ⓑ	法人(病院)都合退職					自己都合退職				
			退職金総額 Ⓒ	退職一時金	年金現価額	所定内賃金比 Ⓒ÷Ⓐ (倍)	算定基礎額比 Ⓒ÷Ⓑ (倍)	退職金総額 Ⓓ	退職一時金	年金現価額	所定内賃金比 Ⓓ÷Ⓐ (倍)	算定基礎額比 Ⓓ÷Ⓑ (倍)
1年	227.0	177.0	177	177	—	0.8	1.0	—	—	—	—	—
3	234.0	184.0	276	276	—	1.2	1.5	92	92	—	0.4	0.5
5	240.0	190.0	475	475	—	2.0	2.5	285	285	—	1.2	1.5
10	250.0	200.0	1,000	1,000	—	4.0	5.0	800	800	—	3.2	4.0
15	261.5	211.5	1,586	1,586	—	6.1	7.5	1,374	1,374	—	5.3	6.5
20	274.0	224.0	2,240	2,240	—	8.2	10.0	2,016	2,016	—	7.4	9.0
25	286.5	236.5	2,956	2,956	—	10.3	12.5	2,719	2,719	—	9.5	11.5
30	298.5	248.5	3,727	3,727	—	12.5	15.0	3,479	3,479	—	11.7	14.0
35	309.8	259.8	4,546	4,546	—	14.7	17.5	4,286	4,286	—	13.8	16.5
40	321.0	271.0	5,420	5,420	—	16.9	20.0	5,149	5,149	—	16.0	19.0

個別病院のモデル退職金

●神奈川県

介護福祉士

(単位：千円)

勤続年数	所定内賃金 Ⓐ	退職金算定基礎額 Ⓑ	法人（病院）都合退職					自己都合退職				
			退職金総額 Ⓒ	退職一時金	年金現価額	所定内賃金比 Ⓒ÷Ⓐ (倍)	算定基礎額比 Ⓒ÷Ⓑ (倍)	退職金総額 Ⓓ	退職一時金	年金現価額	所定内賃金比 Ⓓ÷Ⓐ (倍)	算定基礎額比 Ⓓ÷Ⓑ (倍)
1年												
3												
5												
10												
15			採用なし									
20												
25												
30												
35												
40												

介護職員

(単位：千円)

勤続年数	所定内賃金 Ⓐ	退職金算定基礎額 Ⓑ	法人（病院）都合退職					自己都合退職				
			退職金総額 Ⓒ	退職一時金	年金現価額	所定内賃金比 Ⓒ÷Ⓐ (倍)	算定基礎額比 Ⓒ÷Ⓑ (倍)	退職金総額 Ⓓ	退職一時金	年金現価額	所定内賃金比 Ⓓ÷Ⓐ (倍)	算定基礎額比 Ⓓ÷Ⓑ (倍)
1年	184.0	156.0	156	156	—	0.8	1.0	—	—	—	—	—
3	191.0	163.0	244	244	—	1.3	1.5	81	81	—	0.4	0.5
5	197.0	169.0	422	422	—	2.1	2.5	253	253	—	1.3	1.5
10	208.0	180.0	900	900	—	4.3	5.0	720	720	—	3.5	4.0
15	219.3	191.3	1,434	1,434	—	6.5	7.5	1,243	1,243	—	5.7	6.5
20	232.0	204.0	2,040	2,040	—	8.8	10.0	1,836	1,836	—	7.9	9.0
25	244.3	216.3	2,703	2,703	—	11.1	12.5	2,487	2,487	—	10.2	11.5
30	255.5	227.5	3,412	3,412	—	13.4	15.0	3,185	3,185	—	12.5	14.0
35	266.0	238.0	4,165	4,165	—	15.7	17.5	3,927	3,927	—	14.8	16.5
40	276.0	248.0	4,960	4,960	—	18.0	20.0	4,712	4,712	—	17.1	19.0

事務・大学卒

(単位：千円)

勤続年数	所定内賃金 Ⓐ	退職金算定基礎額 Ⓑ	法人（病院）都合退職					自己都合退職				
			退職金総額 Ⓒ	退職一時金	年金現価額	所定内賃金比 Ⓒ÷Ⓐ (倍)	算定基礎額比 Ⓒ÷Ⓑ (倍)	退職金総額 Ⓓ	退職一時金	年金現価額	所定内賃金比 Ⓓ÷Ⓐ (倍)	算定基礎額比 Ⓓ÷Ⓑ (倍)
1年	220.5	190.5	190	190	—	0.9	1.0	—	—	—	—	—
3	227.5	197.5	296	296	—	1.3	1.5	98	98	—	0.4	0.5
5	233.5	203.5	508	508	—	2.2	2.5	305	305	—	1.3	1.5
10	244.5	214.5	1,072	1,072	—	4.4	5.0	858	858	—	3.5	4.0
15	257.0	227.0	1,702	1,702	—	6.6	7.5	1,475	1,475	—	5.7	6.5
20	269.5	239.5	2,395	2,395	—	8.9	10.0	2,155	2,155	—	8.0	9.0
25	282.0	252.0	3,150	3,150	—	11.2	12.5	2,898	2,898	—	10.3	11.5
30	294.0	264.0	3,960	3,960	—	13.5	15.0	3,696	3,696	—	12.6	14.0
35	305.0	275.0	4,812	4,812	—	15.8	17.5	4,537	4,537	—	14.9	16.5
40	315.0	285.0	5,700	5,700	—	18.1	20.0	5,414	5,414	—	17.2	19.0

事務・高校卒

(単位：千円)

勤続年数	所定内賃金 Ⓐ	退職金算定基礎額 Ⓑ	法人（病院）都合退職					自己都合退職				
			退職金総額 Ⓒ	退職一時金	年金現価額	所定内賃金比 Ⓒ÷Ⓐ	算定基礎額比 Ⓒ÷Ⓑ	退職金総額 Ⓓ	退職一時金	年金現価額	所定内賃金比 Ⓓ÷Ⓐ	算定基礎額比 Ⓓ÷Ⓑ
						(倍)	(倍)				(倍)	(倍)
1年	197.0	167.0	167	167	—	0.8	1.0	—	—	—	—	—
3	204.0	174.0	261	261	—	1.3	1.5	87	87	—	0.4	0.5
5	210.0	180.0	450	450	—	2.1	2.5	270	270	—	1.3	1.5
10	221.0	191.0	955	955	—	4.3	5.0	764	764	—	3.5	4.0
15	233.5	203.5	1,526	1,526	—	6.5	7.5	1,322	1,322	—	5.7	6.5
20	246.0	216.0	2,160	2,160	—	8.8	10.0	1,944	1,944	—	7.9	9.0
25	257.8	227.8	2,847	2,847	—	11.0	12.5	2,619	2,619	—	10.2	11.5
30	269.0	239.0	3,585	3,585	—	13.3	15.0	3,346	3,346	—	12.4	14.0
35	279.5	249.5	4,366	4,366	—	15.6	17.5	4,116	4,116	—	14.7	16.5
40	289.5	259.5	5,190	5,190	—	17.9	20.0	4,930	4,930	—	17.0	19.0

退職金支給事例
＊実際に退職金を支払った事例
（最近の退職者から遡って5名までの退職者・常勤（正規）職員のみ）

退職年月（西暦）	退職事由	職　種	退職時年齢	勤続年月数	所定内賃金（円）	退職金額（千円）
2015年03月	自己都合	事務（高校卒）	70歳	17年00月	260,500	1,692
2015年03月	自己都合	准看護師	65歳	19年04月	308,500	2,389
2015年03月	自己都合	准看護師	65歳	15年02月	285,500	1,664
2015年01月	自己都合	事務（大学卒）	55歳	15年05月	448,500	2,639
2014年06月	自己都合	看護師	65歳	12年03月	312,500	1,434

退職金受給のための最低勤続年数

定年退職の場合	3年
法人（病院）都合退職の場合	1年
自己都合退職の場合	3年

退職金計算上の勤続年数または支給額の固定制度
定年退職まで増額。

■退職金支給率表（支給月数等）

勤続年数	法人（病院）都合退職	自己都合退職
1年	1.0	0
2	1.0	0
3	1.5	0.5
4	2.0	1.0
5	2.5	1.5
10	5.0	4.0
15	7.5	6.5
20	10.0	9.0
25	12.5	11.5
30	15.0	14.0
35	17.5	16.5
40	20.0	19.0
45	22.5	21.5

個別病院のモデル退職金

病院名(番号)	所在地	病床規模
38	東京都★	400床以上

医　師

(単位：千円)

勤続年数	所定内賃金 A	退職金算定基礎額 B	法人(病院)都合退職					自己都合退職				
			退職金総額 C	退職一時金	年金現価額	所定内賃金比 C÷A	算定基礎額比 C÷B	退職金総額 D	退職一時金	年金現価額	所定内賃金比 D÷A	算定基礎額比 D÷B
						(倍)	(倍)				(倍)	(倍)
1年	623.9	331.3	1,028	1,028	―	1.6	3.1	308	308	―	0.5	0.9
3	653.2	356.7	1,845	1,845	―	2.8	5.2	998	998	―	1.5	2.8
5	677.6	377.9	2,346	2,346	―	3.5	6.2	1,761	1,761	―	2.6	4.7
10	878.8	456.0	4,254	4,254	―	4.8	9.3	4,254	4,254	―	4.8	9.3
15	987.0	533.3	8,484	8,484	―	8.6	15.9	8,484	8,484	―	8.6	15.9
20	1,022.8	564.4	13,404	13,404	―	13.1	23.7	13,404	13,404	―	13.1	23.7
25	1,045.7	584.3	18,598	18,598	―	17.8	31.8	18,598	18,598	―	17.8	31.8
30	1,049.8	587.9	23,610	23,610	―	22.5	40.2	23,610	23,610	―	22.5	40.2
35	―	―	―	―	―	―	―	―	―	―	―	―
40	―	―	―	―	―	―	―	―	―	―	―	―

薬　剤　師

(単位：千円)

勤続年数	所定内賃金 A	退職金算定基礎額 B	法人(病院)都合退職					自己都合退職				
			退職金総額 C	退職一時金	年金現価額	所定内賃金比 C÷A	算定基礎額比 C÷B	退職金総額 D	退職一時金	年金現価額	所定内賃金比 D÷A	算定基礎額比 D÷B
						(倍)	(倍)				(倍)	(倍)
1年	240.6	204.5	634	634	―	2.6	3.1	190	190	―	0.8	0.9
3	257.6	219.0	1,133	1,133	―	4.4	5.2	613	613	―	2.4	2.8
5	275.0	233.8	1,451	1,451	―	5.3	6.2	1,089	1,089	―	4.0	4.7
10	332.3	282.7	2,637	2,637	―	7.9	9.3	2,637	2,637	―	7.9	9.3
15	400.0	340.5	5,417	5,417	―	13.5	15.9	5,417	5,417	―	13.5	15.9
20	573.5	417.9	9,925	9,925	―	17.3	23.7	9,925	9,925	―	17.3	23.7
25	606.8	446.8	14,221	14,221	―	23.4	31.8	14,221	14,221	―	23.4	31.8
30	620.9	459.1	18,437	18,437	―	29.7	40.2	18,437	18,437	―	29.7	40.2
35	622.1	460.1	21,431	21,431	―	34.4	46.6	21,431	21,431	―	34.4	46.6
40	―	―	―	―	―	―	―	―	―	―	―	―

看　護　師

(単位：千円)

勤続年数	所定内賃金 A	退職金算定基礎額 B	法人(病院)都合退職					自己都合退職				
			退職金総額 C	退職一時金	年金現価額	所定内賃金比 C÷A	算定基礎額比 C÷B	退職金総額 D	退職一時金	年金現価額	所定内賃金比 D÷A	算定基礎額比 D÷B
						(倍)	(倍)				(倍)	(倍)
1年	289.5	181.7	564	564	―	1.9	3.1	168	168	―	0.6	0.9
3	304.8	195.8	1,013	1,013	―	3.3	5.2	548	548	―	1.8	2.8
5	319.3	209.3	1,299	1,299	―	4.1	6.2	975	975	―	3.1	4.7
10	377.0	255.9	2,387	2,387	―	6.3	9.3	2,387	2,387	―	6.3	9.3
15	480.2	309.8	4,928	4,928	―	10.3	15.9	4,928	4,928	―	10.3	15.9
20	560.8	388.6	9,229	9,229	―	16.5	23.7	9,229	9,229	―	16.5	23.7
25	613.5	434.4	13,826	13,826	―	22.5	31.8	13,826	13,826	―	22.5	31.8
30	633.9	452.1	18,156	18,156	―	28.6	40.2	18,156	18,156	―	28.6	40.2
35	640.7	458.0	21,333	21,333	―	33.3	46.6	21,333	21,333	―	33.3	46.6
40	―	―	―	―	―	―	―	―	―	―	―	―

准看護師

(単位：千円)

勤続年数	所定内賃金 Ⓐ	退職金算定基礎額 Ⓑ	法人（病院）都合退職			所定内賃金比 Ⓒ÷Ⓐ	算定基礎額比 Ⓒ÷Ⓑ	自己都合退職			所定内賃金比 Ⓓ÷Ⓐ	算定基礎額比 Ⓓ÷Ⓑ
			退職金総額 Ⓒ	退職一時金	年金現価額			退職金総額 Ⓓ	退職一時金	年金現価額		
						(倍)	(倍)				(倍)	(倍)
1年	251.3	150.9	468	468	—	1.9	3.1	140	140	—	0.6	0.9
3	263.8	162.7	841	841	—	3.2	5.2	455	455	—	1.7	2.8
5	277.2	175.3	1,088	1,088	—	3.9	6.2	816	816	—	2.9	4.7
10	313.9	209.3	1,952	1,952	—	6.2	9.3	1,952	1,952	—	6.2	9.3
15	356.2	244.2	3,885	3,885	—	10.9	15.9	3,885	3,885	—	10.9	15.9
20	398.2	278.1	6,604	6,604	—	16.6	23.7	6,604	6,604	—	16.6	23.7
25	435.9	308.6	9,822	9,822	—	22.5	31.8	9,822	9,822	—	22.5	31.8
30	454.7	323.8	13,003	13,003	—	28.6	40.2	13,003	13,003	—	28.6	40.2
35	464.0	331.3	15,431	15,431	—	33.3	46.6	15,431	15,431	—	33.3	46.6
40	467.7	334.3	15,598	15,598	—	33.4	46.7	15,598	15,598	—	33.4	46.7

臨床検査技師

(単位：千円)

勤続年数	所定内賃金 Ⓐ	退職金算定基礎額 Ⓑ	法人（病院）都合退職			所定内賃金比 Ⓒ÷Ⓐ	算定基礎額比 Ⓒ÷Ⓑ	自己都合退職			所定内賃金比 Ⓓ÷Ⓐ	算定基礎額比 Ⓓ÷Ⓑ
			退職金総額 Ⓒ	退職一時金	年金現価額			退職金総額 Ⓓ	退職一時金	年金現価額		
						(倍)	(倍)				(倍)	(倍)
1年	227.8	184.1	571	571	—	2.5	3.1	171	171	—	0.8	0.9
3	247.3	200.8	1,039	1,039	—	4.2	5.2	562	562	—	2.3	2.8
5	264.2	215.2	1,336	1,336	—	5.1	6.2	1,002	1,002	—	3.8	4.7
10	321.3	263.9	2,462	2,462	—	7.7	9.3	2,462	2,462	—	7.7	9.3
15	385.7	318.9	5,073	5,073	—	13.2	15.9	5,073	5,073	—	13.2	15.9
20	553.3	398.6	9,466	9,466	—	17.1	23.7	9,466	9,466	—	17.1	23.7
25	601.6	440.6	14,024	14,024	—	23.3	31.8	14,024	14,024	—	23.3	31.8
30	617.6	454.5	18,252	18,252	—	29.6	40.2	18,252	18,252	—	29.6	40.2
35	624.1	460.1	21,431	21,431	—	34.3	46.6	21,431	21,431	—	34.3	46.6
40	—	—	—	—	—	—	—	—	—	—	—	—

診療放射線技師

(単位：千円)

勤続年数	所定内賃金 Ⓐ	退職金算定基礎額 Ⓑ	法人（病院）都合退職			所定内賃金比 Ⓒ÷Ⓐ	算定基礎額比 Ⓒ÷Ⓑ	自己都合退職			所定内賃金比 Ⓓ÷Ⓐ	算定基礎額比 Ⓓ÷Ⓑ
			退職金総額 Ⓒ	退職一時金	年金現価額			退職金総額 Ⓓ	退職一時金	年金現価額		
						(倍)	(倍)				(倍)	(倍)
1年	202.4	165.8	514	514	—	2.5	3.1	154	154	—	0.8	0.9
3	223.9	184.1	952	952	—	4.3	5.2	515	515	—	2.3	2.8
5	243.4	200.8	1,246	1,246	—	5.1	6.2	935	935	—	3.8	4.7
10	298.6	247.9	2,312	2,312	—	7.7	9.3	2,312	2,312	—	7.7	9.3
15	360.5	300.7	4,784	4,784	—	13.3	15.9	4,784	4,784	—	13.3	15.9
20	541.0	383.5	9,108	9,108	—	16.8	23.7	9,108	9,108	—	16.8	23.7
25	595.1	430.6	13,705	13,705	—	23.0	31.8	13,705	13,705	—	23.0	31.8
30	618.4	450.8	18,104	18,104	—	29.3	40.2	18,104	18,104	—	29.3	40.2
35	629.1	460.1	21,431	21,431	—	34.1	46.6	21,431	21,431	—	34.1	46.6
40	—	—	—	—	—	—	—	—	—	—	—	—

個別病院のモデル退職金

● 東京都

臨床工学技士
(単位：千円)

勤続年数	所定内賃金 Ⓐ	退職金算定基礎額 Ⓑ	法人（病院）都合退職 退職金総額 Ⓒ	退職一時金	年金現価額	所定内賃金比 Ⓒ÷Ⓐ	算定基礎額比 Ⓒ÷Ⓑ	自己都合退職 退職金総額 Ⓓ	退職一時金	年金現価額	所定内賃金比 Ⓓ÷Ⓐ	算定基礎額比 Ⓓ÷Ⓑ
						(倍)	(倍)				(倍)	(倍)
1年	226.7	184.1	571	571	—	2.5	3.1	171	171	—	0.8	0.9
3	246.3	200.8	1,039	1,039	—	4.2	5.2	562	562	—	2.3	2.8
5	263.2	215.2	1,336	1,336	—	5.1	6.2	1,002	1,002	—	3.8	4.7
10	320.3	263.9	2,462	2,462	—	7.7	9.3	2,462	2,462	—	7.7	9.3
15	384.7	318.9	5,073	5,073	—	13.2	15.9	5,073	5,073	—	13.2	15.9
20	552.3	398.6	9,466	9,466	—	17.1	23.7	9,466	9,466	—	17.1	23.7
25	600.6	440.6	14,024	14,024	—	23.3	31.8	14,024	14,024	—	23.3	31.8
30	616.6	454.5	18,252	18,252	—	29.6	40.2	18,252	18,252	—	29.6	40.2
35	623.1	460.1	21,431	21,431	—	34.4	46.6	21,431	21,431	—	34.4	46.6
40	—											

理学療法士・作業療法士・言語聴覚士
(単位：千円)

勤続年数	所定内賃金 Ⓐ	退職金算定基礎額 Ⓑ	法人（病院）都合退職 退職金総額 Ⓒ	退職一時金	年金現価額	所定内賃金比 Ⓒ÷Ⓐ	算定基礎額比 Ⓒ÷Ⓑ	自己都合退職 退職金総額 Ⓓ	退職一時金	年金現価額	所定内賃金比 Ⓓ÷Ⓐ	算定基礎額比 Ⓓ÷Ⓑ
						(倍)	(倍)				(倍)	(倍)
1年	192.6	165.8	514	514	—	2.7	3.1	154	154	—	0.8	0.9
3	213.7	184.1	952	952	—	4.5	5.2	515	515	—	2.4	2.8
5	232.9	200.8	1,246	1,246	—	5.3	6.2	935	935	—	4.0	4.7
10	287.0	247.9	2,312	2,312	—	8.1	9.3	2,312	2,312	—	8.1	9.3
15	347.8	300.7	4,784	4,784	—	13.8	15.9	4,784	4,784	—	13.8	15.9
20	535.0	383.5	9,108	9,108	—	17.0	23.7	9,108	9,108	—	17.0	23.7
25	589.1	430.6	13,705	13,705	—	23.3	31.8	13,705	13,705	—	23.3	31.8
30	612.4	450.8	18,104	18,104	—	29.6	40.2	18,104	18,104	—	29.6	40.2
35	623.1	460.1	21,431	21,431	—	34.4	46.6	21,431	21,431	—	34.4	46.6
40	—											

管理栄養士
(単位：千円)

勤続年数	所定内賃金 Ⓐ	退職金算定基礎額 Ⓑ	法人（病院）都合退職 退職金総額 Ⓒ	退職一時金	年金現価額	所定内賃金比 Ⓒ÷Ⓐ	算定基礎額比 Ⓒ÷Ⓑ	自己都合退職 退職金総額 Ⓓ	退職一時金	年金現価額	所定内賃金比 Ⓓ÷Ⓐ	算定基礎額比 Ⓓ÷Ⓑ
						(倍)	(倍)				(倍)	(倍)
1年	184.6	159.7	495	495	—	2.7	3.1	148	148	—	0.8	0.9
3	204.0	176.6	913	913	—	4.5	5.2	494	494	—	2.4	2.8
5	222.1	192.3	1,194	1,194	—	5.4	6.2	896	896	—	4.0	4.7
10	277.1	240.1	2,240	2,240	—	8.1	9.3	2,240	2,240	—	8.1	9.3
15	336.6	291.9	4,644	4,644	—	13.8	15.9	4,644	4,644	—	13.8	15.9
20	521.1	372.3	8,842	8,842	—	17.0	23.7	8,842	8,842	—	17.0	23.7
25	578.7	422.4	13,444	13,444	—	23.2	31.8	13,444	13,444	—	23.2	31.8
30	608.4	448.2	17,999	17,999	—	29.6	40.2	17,999	17,999	—	29.6	40.2
35	622.1	460.1	21,431	21,431	—	34.4	46.6	21,431	21,431	—	34.4	46.6
40	622.1	460.1	29,349	29,349	—	47.2	63.8	29,349	29,349	—	47.2	63.8

介護福祉士

(単位:千円)

勤続年数	所定内賃金 Ⓐ	退職金算定基礎額 Ⓑ	法人(病院)都合退職					自己都合退職				
			退職金総額 Ⓒ	退職一時金	年金現価額	所定内賃金比 Ⓒ÷Ⓐ (倍)	算定基礎額比 Ⓒ÷Ⓑ (倍)	退職金総額 Ⓓ	退職一時金	年金現価額	所定内賃金比 Ⓓ÷Ⓐ (倍)	算定基礎額比 Ⓓ÷Ⓑ (倍)
1年												
3												
5												
10												
15			採用なし										
20												
25												
30												
35												
40												

介護職員

(単位:千円)

勤続年数	所定内賃金 Ⓐ	退職金算定基礎額 Ⓑ	法人(病院)都合退職					自己都合退職				
			退職金総額 Ⓒ	退職一時金	年金現価額	所定内賃金比 Ⓒ÷Ⓐ (倍)	算定基礎額比 Ⓒ÷Ⓑ (倍)	退職金総額 Ⓓ	退職一時金	年金現価額	所定内賃金比 Ⓓ÷Ⓐ (倍)	算定基礎額比 Ⓓ÷Ⓑ (倍)
1年												
3												
5												
10												
15			採用なし										
20												
25												
30												
35												
40												

事務・大学卒

(単位:千円)

勤続年数	所定内賃金 Ⓐ	退職金算定基礎額 Ⓑ	法人(病院)都合退職					自己都合退職				
			退職金総額 Ⓒ	退職一時金	年金現価額	所定内賃金比 Ⓒ÷Ⓐ (倍)	算定基礎額比 Ⓒ÷Ⓑ (倍)	退職金総額 Ⓓ	退職一時金	年金現価額	所定内賃金比 Ⓓ÷Ⓐ (倍)	算定基礎額比 Ⓓ÷Ⓑ (倍)
1年	210.1	182.7	567	567	—	2.7	3.1	169	169	—	0.8	0.9
3	230.0	200.0	1,035	1,035	—	4.5	5.2	560	560	—	2.4	2.8
5	247.3	215.1	1,335	1,335	—	5.4	6.2	1,002	1,002	—	4.1	4.7
10	303.2	263.7	2,460	2,460	—	8.1	9.3	2,460	2,460	—	8.1	9.3
15	366.7	318.9	5,073	5,073	—	13.8	15.9	5,073	5,073	—	13.8	15.9
20	550.3	398.6	9,466	9,466	—	17.2	23.7	9,466	9,466	—	17.2	23.7
25	598.6	440.9	14,024	14,024	—	23.4	31.8	14,024	14,024	—	23.4	31.8
30	614.6	454.5	18,252	18,252	—	29.7	40.2	18,252	18,252	—	29.7	40.2
35	622.2	461.1	21,478	21,478	—	34.5	46.6	21,478	21,478	—	34.5	46.6
40	—	—	—	—	—	—	—	—	—	—	—	—

個別病院のモデル退職金

●東京都

事務・高校卒
(単位：千円)

勤続年数	所定内賃金 Ⓐ	退職金算定基礎額 Ⓑ	法人（病院）都合退職					自己都合退職				
			退職金総額 Ⓒ	退職一時金	年金現価額	所定内賃金比 Ⓒ÷Ⓐ	算定基礎額比 Ⓒ÷Ⓑ	退職金総額 Ⓓ	退職一時金	年金現価額	所定内賃金比 Ⓓ÷Ⓐ	算定基礎額比 Ⓓ÷Ⓑ
						(倍)	(倍)				(倍)	(倍)
1年	164.4	143.0	444	444	—	2.7	3.1	132	132	—	0.8	0.9
3	174.5	151.8	785	785	—	4.5	5.2	425	425	—	2.4	2.8
5	191.4	166.5	1,033	1,033	—	5.4	6.2	775	775	—	4.0	4.7
10	238.8	207.7	1,937	1,937	—	8.1	9.3	1,937	1,937	—	8.1	9.3
15	293.8	255.5	4,065	4,065	—	13.8	15.9	4,065	4,065	—	13.8	15.9
20	356.0	309.6	7,353	7,353	—	20.7	23.8	7,353	7,353	—	20.7	23.8
25	544.6	393.6	12,528	12,528	—	23.0	31.8	12,528	12,528	—	23.0	31.8
30	595.7	438.0	17,590	17,590	—	29.5	40.2	17,590	17,590	—	29.5	40.2
35	613.2	453.3	21,114	21,114	—	34.4	46.6	21,114	21,114	—	34.4	46.6
40	618.7	458.0	21,370	21,370	—	34.5	46.7	21,370	21,370	—	34.5	46.7

退職金支給事例
＊実際に退職金を支払った事例
（最近の退職者から遡って５名までの退職者・常勤（正規）職員のみ）

退職年月（西暦）	退職事由	職　種	退職時年齢	勤続年月数	所定内賃金（円）	退職金額（千円）
2015年03月	自己都合	事務（大学卒）	60歳	37年00月	480,418	24,050
2015年03月	自己都合	医師	65歳	27年09月	1,043,578	36,620
2015年03月	自己都合	理学療法士	60歳	28年00月	434,003	17,621
2015年03月	自己都合	看護師	60歳	35年00月	528,160	23,259
2015年03月	自己都合	准看護師	60歳	28年02月	489,688	17,023

退職金受給のための最低勤続年数

定年退職の場合	１カ月
法人(病院)都合退職の場合	１カ月
自己都合退職の場合	６カ月

退職金計算上の勤続年数または支給額の固定制度
一定勤続年数36（定年時は35）年で固定。

■退職金支給率表（支給月数等）

勤続年数	法人（病院）都合退職	自己都合退職
1年	2.70	0.93
2	3.60	1.86
3	4.50	2.80
4	5.40	3.73
5	5.40	4.66
10	9.33	9.33
15	15.91	15.91
20	23.75	23.75
25	31.83	31.83
30	40.16	40.16
35	46.58	46.58
40	46.66	46.66
45	46.66	46.66

病院名(番号)	所在地	病床規模
68	東京都	200～399床

医　師

(単位：千円)

勤続年数	所定内賃金 Ⓐ	退職金算定基礎額 Ⓑ	法人（病院）都合退職			自己都合退職			
			退職金総額 Ⓒ	退職一時金	年金現価額	所定内賃金比 Ⓒ÷Ⓐ	算定基礎額比 Ⓒ÷Ⓑ	退職金総額 Ⓓ	退職一時金	年金現価額	所定内賃金比 Ⓓ÷Ⓐ	算定基礎額比 Ⓓ÷Ⓑ
						(倍)	(倍)				(倍)	(倍)
1年	350.8	280.7	151	151	—	0.4	0.5	151	151	—	0.4	0.5
3	370.6	296.5	453	453	—	1.2	1.5	453	453	—	1.2	1.5
5	445.5	356.4	918	918	—	2.1	2.6	918	918	—	2.1	2.6
10	481.6	385.3	2,430	2,430	—	5.0	6.3	2,430	2,430	—	5.0	6.3
15	492.8	394.3	4,017	4,017	—	8.2	10.2	4,017	4,017	—	8.2	10.2
20	504.1	403.3	6,804	6,804	—	13.5	16.9	6,804	6,804	—	13.5	16.9
25	515.3	412.3	10,935	10,935	—	21.2	26.5	10,935	10,935	—	21.2	26.5
30	526.6	421.3	13,365	13,365	—	25.4	31.7	13,365	13,365	—	25.4	31.7
35	537.8	430.3	15,390	15,390	—	28.6	35.8	15,390	15,390	—	28.6	35.8
40	537.8	430.3	17,415	17,415	—	32.4	40.5	17,415	17,415	—	32.4	40.5

薬剤師

(単位：千円)

勤続年数	所定内賃金 Ⓐ	退職金算定基礎額 Ⓑ	法人（病院）都合退職			自己都合退職			
			退職金総額 Ⓒ	退職一時金	年金現価額	所定内賃金比 Ⓒ÷Ⓐ	算定基礎額比 Ⓒ÷Ⓑ	退職金総額 Ⓓ	退職一時金	年金現価額	所定内賃金比 Ⓓ÷Ⓐ	算定基礎額比 Ⓓ÷Ⓑ
						(倍)	(倍)				(倍)	(倍)
1年	218.1	180.3	94	94	—	0.4	0.5	94	94	—	0.4	0.5
3	225.7	186.6	283	283	—	1.3	1.5	283	283	—	1.3	1.5
5	241.3	199.5	513	513	—	2.1	2.6	513	513	—	2.1	2.6
10	277.6	229.5	1,485	1,485	—	5.3	6.5	1,485	1,485	—	5.3	6.5
15	310.6	256.7	2,790	2,790	—	9.0	10.9	2,790	2,790	—	9.0	10.9
20	338.9	280.1	5,292	5,292	—	15.6	18.9	5,292	5,292	—	15.6	18.9
25	349.6	289.0	8,505	8,505	—	24.3	29.4	8,505	8,505	—	24.3	29.4
30	356.4	294.6	10,395	10,395	—	29.2	35.3	10,395	10,395	—	29.2	35.3
35	363.7	300.6	12,825	12,825	—	35.3	42.7	12,825	12,825	—	35.3	42.7
40	363.7	300.6	14,512	14,512	—	39.9	48.3	14,512	14,512	—	39.9	48.3

看護師

(単位：千円)

勤続年数	所定内賃金 Ⓐ	退職金算定基礎額 Ⓑ	法人（病院）都合退職			自己都合退職			
			退職金総額 Ⓒ	退職一時金	年金現価額	所定内賃金比 Ⓒ÷Ⓐ	算定基礎額比 Ⓒ÷Ⓑ	退職金総額 Ⓓ	退職一時金	年金現価額	所定内賃金比 Ⓓ÷Ⓐ	算定基礎額比 Ⓓ÷Ⓑ
						(倍)	(倍)				(倍)	(倍)
1年	265.9	206.2	110	110	—	0.4	0.5	110	110	—	0.4	0.5
3	273.3	211.9	332	332	—	1.2	1.6	332	332	—	1.2	1.6
5	289.3	224.3	594	594	—	2.1	2.6	594	594	—	2.1	2.6
10	321.0	248.9	1,586	1,586	—	4.9	6.4	1,586	1,586	—	4.9	6.4
15	356.8	276.6	2,957	2,957	—	8.3	10.7	2,957	2,957	—	8.3	10.7
20	390.6	302.8	5,670	5,670	—	14.5	18.7	5,670	5,670	—	14.5	18.7
25	411.3	318.9	9,112	9,112	—	22.2	28.6	9,112	9,112	—	22.2	28.6
30	420.1	325.7	11,880	11,880	—	28.3	36.5	11,880	11,880	—	28.3	36.5
35	428.6	332.3	13,680	13,680	—	31.9	41.2	13,680	13,680	—	31.9	41.2
40	428.6	332.3	15,480	15,480	—	36.1	46.6	15,480	15,480	—	36.1	46.6

個別病院のモデル退職金

● 東京都

准看護師

(単位：千円)

勤続年数	所定内賃金 Ⓐ	退職金算定基礎額 Ⓑ	法人（病院）都合退職					自己都合退職				
			退職金総額 Ⓒ	退職一時金	年金現価額	所定内賃金比 Ⓒ÷Ⓐ	算定基礎額比 Ⓒ÷Ⓑ	退職金総額 Ⓓ	退職一時金	年金現価額	所定内賃金比 Ⓓ÷Ⓐ	算定基礎額比 Ⓓ÷Ⓑ
						(倍)	(倍)				(倍)	(倍)
1年	208.0	161.3	86	86	—	0.4	0.5	86	86	—	0.4	0.5
3	215.5	167.1	259	259	—	1.2	1.5	259	259	—	1.2	1.5
5	234.3	181.7	472	472	—	2.0	2.6	472	472	—	2.0	2.6
10	276.3	214.2	1,282	1,282	—	4.6	6.0	1,282	1,282	—	4.6	6.0
15	308.1	238.9	2,622	2,622	—	8.5	11.0	2,622	2,622	—	8.5	11.0
20	337.0	261.3	4,725	4,725	—	14.0	18.1	4,725	4,725	—	14.0	18.1
25	363.7	282.0	8,505	8,505	—	23.4	30.2	8,505	8,505	—	23.4	30.2
30	377.1	292.4	10,395	10,395	—	27.6	35.6	10,395	10,395	—	27.6	35.6
35	385.1	298.6	11,970	11,970	—	31.1	40.1	11,970	11,970	—	31.1	40.1
40	392.6	304.4	14,512	14,512	—	37.0	47.7	14,512	14,512	—	37.0	47.7

臨床検査技師

(単位：千円)

勤続年数	所定内賃金 Ⓐ	退職金算定基礎額 Ⓑ	法人（病院）都合退職					自己都合退職				
			退職金総額 Ⓒ	退職一時金	年金現価額	所定内賃金比 Ⓒ÷Ⓐ	算定基礎額比 Ⓒ÷Ⓑ	退職金総額 Ⓓ	退職一時金	年金現価額	所定内賃金比 Ⓓ÷Ⓐ	算定基礎額比 Ⓓ÷Ⓑ
						(倍)	(倍)				(倍)	(倍)
1年	204.6	169.1	86	86	—	0.4	0.5	86	86	—	0.4	0.5
3	213.6	176.6	283	283	—	1.3	1.6	283	283	—	1.3	1.6
5	228.3	188.7	472	472	—	2.1	2.5	472	472	—	2.1	2.5
10	258.4	213.6	1,383	1,383	—	5.4	6.5	1,383	1,383	—	5.4	6.5
15	280.5	231.9	2,455	2,455	—	8.8	10.6	2,455	2,455	—	8.8	10.6
20	294.1	243.1	4,441	4,441	—	15.1	18.3	4,441	4,441	—	15.1	18.3
25	303.8	251.1	7,593	7,593	—	25.0	30.2	7,593	7,593	—	25.0	30.2
30	313.5	259.1	9,281	9,281	—	29.6	35.8	9,281	9,281	—	29.6	35.8
35	323.1	267.1	11,328	11,328	—	35.1	42.4	11,328	11,328	—	35.1	42.4
40	323.1	267.1	12,819	12,819	—	39.7	48.0	12,819	12,819	—	39.7	48.0

診療放射線技師

(単位：千円)

勤続年数	所定内賃金 Ⓐ	退職金算定基礎額 Ⓑ	法人（病院）都合退職					自己都合退職				
			退職金総額 Ⓒ	退職一時金	年金現価額	所定内賃金比 Ⓒ÷Ⓐ	算定基礎額比 Ⓒ÷Ⓑ	退職金総額 Ⓓ	退職一時金	年金現価額	所定内賃金比 Ⓓ÷Ⓐ	算定基礎額比 Ⓓ÷Ⓑ
						(倍)	(倍)				(倍)	(倍)
1年	204.6	169.1	86	86	—	0.4	0.5	86	86	—	0.4	0.5
3	213.6	176.6	283	283	—	1.3	1.6	283	283	—	1.3	1.6
5	228.3	188.7	472	472	—	2.1	2.5	472	472	—	2.1	2.5
10	258.4	213.6	1,383	1,383	—	5.4	6.5	1,383	1,383	—	5.4	6.5
15	280.5	231.9	2,455	2,455	—	8.8	10.6	2,455	2,455	—	8.8	10.6
20	294.1	243.1	4,441	4,441	—	15.1	18.3	4,441	4,441	—	15.1	18.3
25	303.8	251.1	7,593	7,593	—	25.0	30.2	7,593	7,593	—	25.0	30.2
30	313.5	259.1	9,281	9,281	—	29.6	35.8	9,281	9,281	—	29.6	35.8
35	323.1	267.1	11,328	11,328	—	35.1	42.4	11,328	11,328	—	35.1	42.4
40	323.1	267.1	12,819	12,819	—	39.7	48.0	12,819	12,819	—	39.7	48.0

臨床工学技士

(単位:千円)

勤続年数	所定内賃金 Ⓐ	退職金算定基礎額 Ⓑ	法人（病院）都合退職					自己都合退職				
			退職金総額 Ⓒ	退職一時金	年金現価額	所定内賃金比 Ⓒ÷Ⓐ	算定基礎額比 Ⓒ÷Ⓑ	退職金総額 Ⓓ	退職一時金	年金現価額	所定内賃金比 Ⓓ÷Ⓐ	算定基礎額比 Ⓓ÷Ⓑ
						(倍)	(倍)				(倍)	(倍)
1年	232.5	180.3	94	94	—	0.4	0.5	94	94	—	0.4	0.5
3	240.7	186.6	283	283	—	1.2	1.5	283	283	—	1.2	1.5
5	257.3	199.5	513	513	—	2.0	2.6	513	513	—	2.0	2.6
10	296.0	229.5	1,485	1,485	—	5.0	6.5	1,485	1,485	—	5.0	6.5
15	331.1	256.7	2,790	2,790	—	8.4	10.9	2,790	2,790	—	8.4	10.9
20	361.3	280.1	5,292	5,292	—	14.6	18.9	5,292	5,292	—	14.6	18.9
25	372.8	289.0	8,505	8,505	—	22.8	29.4	8,505	8,505	—	22.8	29.4
30	380.0	294.6	10,395	10,395	—	27.4	35.3	10,395	10,395	—	27.4	35.3
35	387.7	300.6	12,825	12,825	—	33.1	42.7	12,825	12,825	—	33.1	42.7
40	387.7	300.6	14,512	14,512	—	37.4	48.3	14,512	14,512	—	37.4	48.3

理学療法士・作業療法士・言語聴覚士

(単位:千円)

勤続年数	所定内賃金 Ⓐ	退職金算定基礎額 Ⓑ	法人（病院）都合退職					自己都合退職				
			退職金総額 Ⓒ	退職一時金	年金現価額	所定内賃金比 Ⓒ÷Ⓐ	算定基礎額比 Ⓒ÷Ⓑ	退職金総額 Ⓓ	退職一時金	年金現価額	所定内賃金比 Ⓓ÷Ⓐ	算定基礎額比 Ⓓ÷Ⓑ
						(倍)	(倍)				(倍)	(倍)
1年	232.5	180.3	94	94	—	0.4	0.5	94	94	—	0.4	0.5
3	240.7	186.6	283	283	—	1.2	1.5	283	283	—	1.2	1.5
5	257.3	199.5	513	513	—	2.0	2.6	513	513	—	2.0	2.6
10	296.0	229.5	1,485	1,485	—	5.0	6.5	1,485	1,485	—	5.0	6.5
15	331.1	256.7	2,790	2,790	—	8.4	10.9	2,790	2,790	—	8.4	10.9
20	361.3	280.1	5,292	5,292	—	14.6	18.9	5,292	5,292	—	14.6	18.9
25	372.8	289.0	8,505	8,505	—	22.8	29.4	8,505	8,505	—	22.8	29.4
30	380.0	294.6	10,395	10,395	—	27.4	35.3	10,395	10,395	—	27.4	35.3
35	387.7	300.6	12,825	12,825	—	33.1	42.7	12,825	12,825	—	33.1	42.7
40	387.7	300.6	14,512	14,512	—	37.4	48.3	14,512	14,512	—	37.4	48.3

管理栄養士

(単位:千円)

勤続年数	所定内賃金 Ⓐ	退職金算定基礎額 Ⓑ	法人（病院）都合退職					自己都合退職				
			退職金総額 Ⓒ	退職一時金	年金現価額	所定内賃金比 Ⓒ÷Ⓐ	算定基礎額比 Ⓒ÷Ⓑ	退職金総額 Ⓓ	退職一時金	年金現価額	所定内賃金比 Ⓓ÷Ⓐ	算定基礎額比 Ⓓ÷Ⓑ
						(倍)	(倍)				(倍)	(倍)
1年	214.5	180.3	94	94	—	0.4	0.5	94	94	—	0.4	0.5
3	222.0	186.6	283	283	—	1.3	1.5	283	283	—	1.3	1.5
5	237.4	199.5	513	513	—	2.2	2.6	513	513	—	2.2	2.6
10	273.1	229.5	1,485	1,485	—	5.4	6.5	1,485	1,485	—	5.4	6.5
15	305.4	256.7	2,790	2,790	—	9.1	10.9	2,790	2,790	—	9.1	10.9
20	333.3	280.1	5,292	5,292	—	15.9	18.9	5,292	5,292	—	15.9	18.9
25	343.9	289.0	8,505	8,505	—	24.7	29.4	8,505	8,505	—	24.7	29.4
30	350.5	294.6	10,395	10,395	—	29.7	35.3	10,395	10,395	—	29.7	35.3
35	357.7	300.6	12,825	12,825	—	35.9	42.7	12,825	12,825	—	35.9	42.7
40	357.7	300.6	14,512	14,512	—	40.6	48.3	14,512	14,512	—	40.6	48.3

個別病院のモデル退職金

●東京都

介護福祉士

(単位：千円)

勤続年数	所定内賃金 Ⓐ	退職金算定基礎額 Ⓑ	法人（病院）都合退職					自己都合退職				
			退職金総額 Ⓒ	退職一時金	年金現価額	所定内賃金比 Ⓒ÷Ⓐ	算定基礎額比 Ⓒ÷Ⓑ	退職金総額 Ⓓ	退職一時金	年金現価額	所定内賃金比 Ⓓ÷Ⓐ	算定基礎額比 Ⓓ÷Ⓑ
						(倍)	(倍)				(倍)	(倍)
1年	224.5	179.6	94	94	—	0.4	0.5	94	94	—	0.4	0.5
3	232.8	186.3	283	283	—	1.2	1.5	283	283	—	1.2	1.5
5	249.1	199.3	513	513	—	2.1	2.6	513	513	—	2.1	2.6
10	277.8	222.3	1,485	1,485	—	5.3	6.7	1,485	1,485	—	5.3	6.7
15	303.1	242.5	2,622	2,622	—	8.7	10.8	2,622	2,622	—	8.7	10.8
20	325.8	260.7	4,725	4,725	—	14.5	18.1	4,725	4,725	—	14.5	18.1
25	337.5	270.0	8,049	8,049	—	23.8	29.8	8,049	8,049	—	23.8	29.8
30	345.3	276.3	9,838	9,838	—	28.5	35.6	9,838	9,838	—	28.5	35.6
35	352.2	281.8	11,970	11,970	—	34.0	42.5	11,970	11,970	—	34.0	42.5
40	352.2	281.8	13,545	13,545	—	38.5	48.1	13,545	13,545	—	38.5	48.1

介護職員

(単位：千円)

勤続年数	所定内賃金 Ⓐ	退職金算定基礎額 Ⓑ	法人（病院）都合退職					自己都合退職				
			退職金総額 Ⓒ	退職一時金	年金現価額	所定内賃金比 Ⓒ÷Ⓐ	算定基礎額比 Ⓒ÷Ⓑ	退職金総額 Ⓓ	退職一時金	年金現価額	所定内賃金比 Ⓓ÷Ⓐ	算定基礎額比 Ⓓ÷Ⓑ
						(倍)	(倍)				(倍)	(倍)
1年	217.7	174.2	86	86	—	0.4	0.5	86	86	—	0.4	0.5
3	226.0	180.8	283	283	—	1.3	1.6	283	283	—	1.3	1.6
5	241.8	193.5	513	513	—	2.1	2.7	513	513	—	2.1	2.7
10	271.3	217.1	1,383	1,383	—	5.1	6.4	1,383	1,383	—	5.1	6.4
15	293.0	234.4	2,455	2,455	—	8.4	10.5	2,455	2,455	—	8.4	10.5
20	307.6	246.1	4,441	4,441	—	14.4	18.0	4,441	4,441	—	14.4	18.0
25	315.1	252.1	7,593	7,593	—	24.1	30.1	7,593	7,593	—	24.1	30.1
30	322.6	258.1	9,281	9,281	—	28.8	36.0	9,281	9,281	—	28.8	36.0
35	330.1	264.1	10,687	10,687	—	32.4	40.5	10,687	10,687	—	32.4	40.5
40	337.6	270.1	12,819	12,819	—	38.0	47.5	12,819	12,819	—	38.0	47.5

事務・大学卒

(単位：千円)

勤続年数	所定内賃金 Ⓐ	退職金算定基礎額 Ⓑ	法人（病院）都合退職					自己都合退職				
			退職金総額 Ⓒ	退職一時金	年金現価額	所定内賃金比 Ⓒ÷Ⓐ	算定基礎額比 Ⓒ÷Ⓑ	退職金総額 Ⓓ	退職一時金	年金現価額	所定内賃金比 Ⓓ÷Ⓐ	算定基礎額比 Ⓓ÷Ⓑ
						(倍)	(倍)				(倍)	(倍)
1年	203.8	174.2	86	86	—	0.4	0.5	86	86	—	0.4	0.5
3	211.5	180.8	283	283	—	1.3	1.6	283	283	—	1.3	1.6
5	226.3	193.5	513	513	—	2.3	2.7	513	513	—	2.3	2.7
10	254.0	217.1	1,383	1,383	—	5.4	6.4	1,383	1,383	—	5.4	6.4
15	274.2	234.4	2,455	2,455	—	9.0	10.5	2,455	2,455	—	9.0	10.5
20	287.9	246.1	4,441	4,441	—	15.4	18.0	4,441	4,441	—	15.4	18.0
25	294.9	252.1	7,593	7,593	—	25.7	30.1	7,593	7,593	—	25.7	30.1
30	301.9	258.1	9,281	9,281	—	30.7	36.0	9,281	9,281	—	30.7	36.0
35	308.9	264.1	10,687	10,687	—	34.6	40.5	10,687	10,687	—	34.6	40.5
40	316.0	270.1	12,819	12,819	—	40.6	47.5	12,819	12,819	—	40.6	47.5

事務・高校卒

(単位：千円)

勤続年数	所定内賃金 Ⓐ	退職金算定基礎額 Ⓑ	法人（病院）都合退職					自己都合退職				
			退職金総額 Ⓒ	退職一時金	年金現価額	所定内賃金比 Ⓒ÷Ⓐ	算定基礎額比 Ⓒ÷Ⓑ	退職金総額 Ⓓ	退職一時金	年金現価額	所定内賃金比 Ⓓ÷Ⓐ	算定基礎額比 Ⓓ÷Ⓑ
						(倍)	(倍)				(倍)	(倍)
1年	166.2	142.1	70	70	—	0.4	0.5	70	70	—	0.4	0.5
3	171.4	146.5	234	234	—	1.4	1.6	234	234	—	1.4	1.6
5	184.5	157.7	391	391	—	2.1	2.5	391	391	—	2.1	2.5
10	226.3	193.5	1,282	1,282	—	5.7	6.6	1,282	1,282	—	5.7	6.6
15	254.0	217.1	2,287	2,287	—	9.0	10.5	2,287	2,287	—	9.0	10.5
20	274.2	234.4	4,158	4,158	—	15.2	17.7	4,158	4,158	—	15.2	17.7
25	287.9	246.1	7,138	7,138	—	24.8	29.0	7,138	7,138	—	24.8	29.0
30	294.9	252.1	9,281	9,281	—	31.5	36.8	9,281	9,281	—	31.5	36.8
35	300.5	256.9	10,687	10,687	—	35.6	41.6	10,687	10,687	—	35.6	41.6
40	306.1	261.7	12,093	12,093	—	39.5	46.2	12,093	12,093	—	39.5	46.2

退職金支給事例　＊実際に退職金を支払った事例
（最近の退職者から遡って5名までの退職者・常勤（正規）職員のみ）

退職年月（西暦）	退職事由	職　種	退職時年齢	勤続年月数	所定内賃金（円）	退職金額（千円）
2015年03月	自己都合	看護師	36歳	09年02月	262,900	1,518
2015年03月	自己都合	保育士	27歳	05年00月	203,200	513
2015年03月	自己都合	介護福祉士	30歳	08年00月	218,300	1,107
2015年03月	自己都合	介護福祉士	39歳	04年05月	226,200	475
2015年03月	自己都合	作業療法士	27歳	05年00月	204,300	513

退職金受給のための最低勤続年数

定年退職の場合	1年
法人（病院）都合退職の場合	1年
自己都合退職の場合	1年

個別病院のモデル退職金

病院名(番号)	所在地	病床規模
70	新潟県	100～199床

医　師

(単位：千円)

勤続年数	所定内賃金 Ⓐ	退職金算定基礎額 Ⓑ	法人(病院)都合退職 退職金総額 Ⓒ	退職一時金	年金現価額	所定内賃金比 Ⓒ÷Ⓐ (倍)	算定基礎額比 Ⓒ÷Ⓑ (倍)	自己都合退職 退職金総額 Ⓓ	退職一時金	年金現価額	所定内賃金比 Ⓓ÷Ⓐ (倍)	算定基礎額比 Ⓓ÷Ⓑ (倍)
1年												
3												
5												
10												
15												
20												
25												
30												
35												
40												

薬　剤　師

(単位：千円)

勤続年数	所定内賃金 Ⓐ	退職金算定基礎額 Ⓑ	法人(病院)都合退職 退職金総額 Ⓒ	退職一時金	年金現価額	所定内賃金比 Ⓒ÷Ⓐ (倍)	算定基礎額比 Ⓒ÷Ⓑ (倍)	自己都合退職 退職金総額 Ⓓ	退職一時金	年金現価額	所定内賃金比 Ⓓ÷Ⓐ (倍)	算定基礎額比 Ⓓ÷Ⓑ (倍)
1年												
3												
5												
10			採用なし									
15												
20												
25												
30												
35												
40												

看　護　師

(単位：千円)

勤続年数	所定内賃金 Ⓐ	退職金算定基礎額 Ⓑ	法人(病院)都合退職 退職金総額 Ⓒ	退職一時金	年金現価額	所定内賃金比 Ⓒ÷Ⓐ (倍)	算定基礎額比 Ⓒ÷Ⓑ (倍)	自己都合退職 退職金総額 Ⓓ	退職一時金	年金現価額	所定内賃金比 Ⓓ÷Ⓐ (倍)	算定基礎額比 Ⓓ÷Ⓑ (倍)
1年	356.4	156.4	—	—	—	—	—	—	—	—	—	—
3	359.0	159.0	144	144	—	0.4	0.9	144	144	—	0.4	0.9
5	361.6	161.6	243	243	—	0.7	1.5	243	243	—	0.7	1.5
10	368.1	168.1	589	589	—	1.6	3.5	589	589	—	1.6	3.5
15	374.6	174.6	917	917	—	2.4	5.3	917	917	—	2.4	5.3
20	381.1	181.1	1,449	1,449	—	3.8	8.0	1,449	1,449	—	3.8	8.0
25	387.6	187.6	1,876	1,876	—	4.8	10.0	1,876	1,876	—	4.8	10.0
30	394.1	194.1	2,330	2,330	—	5.9	12.0	2,330	2,330	—	5.9	12.0
35	400.6	200.6	2,809	2,809	—	7.0	14.0	2,809	2,809	—	7.0	14.0
40	407.1	207.1	3,314	3,314	—	8.1	16.0	3,314	3,314	—	8.1	16.0

准看護師

(単位：千円)

勤続年数	所定内賃金 Ⓐ	退職金算定基礎額 Ⓑ	法人（病院）都合退職					自己都合退職				
			退職金総額 Ⓒ	退職一時金	年金現価額	所定内賃金比 Ⓒ÷Ⓐ	算定基礎額比 Ⓒ÷Ⓑ	退職金総額 Ⓓ	退職一時金	年金現価額	所定内賃金比 Ⓓ÷Ⓐ	算定基礎額比 Ⓓ÷Ⓑ
						(倍)	(倍)				(倍)	(倍)
1年	256.4	156.4	—	—	—	—	—	—	—	—	—	—
3	259.0	159.0	144	144	—	0.6	0.9	144	144	—	0.6	0.9
5	261.6	161.6	243	243	—	0.9	1.5	243	243	—	0.9	1.5
10	268.1	168.1	589	589	—	2.2	3.5	589	589	—	2.2	3.5
15	274.6	174.6	917	917	—	3.3	5.3	917	917	—	3.3	5.3
20	281.1	181.1	1,449	1,449	—	5.2	8.0	1,449	1,449	—	5.2	8.0
25	287.6	187.6	1,876	1,876	—	6.5	10.0	1,876	1,876	—	6.5	10.0
30	294.1	194.1	2,330	2,330	—	7.9	12.0	2,330	2,330	—	7.9	12.0
35	300.6	200.6	2,809	2,809	—	9.3	14.0	2,809	2,809	—	9.3	14.0
40	307.1	207.1	3,314	3,314	—	10.8	16.0	3,314	3,314	—	10.8	16.0

臨床検査技師

(単位：千円)

勤続年数	所定内賃金 Ⓐ	退職金算定基礎額 Ⓑ	法人（病院）都合退職					自己都合退職				
			退職金総額 Ⓒ	退職一時金	年金現価額	所定内賃金比 Ⓒ÷Ⓐ	算定基礎額比 Ⓒ÷Ⓑ	退職金総額 Ⓓ	退職一時金	年金現価額	所定内賃金比 Ⓓ÷Ⓐ	算定基礎額比 Ⓓ÷Ⓑ
						(倍)	(倍)				(倍)	(倍)
1年												
3												
5												
10					採用 なし							
15												
20												
25												
30												
35												
40												

診療放射線技師

(単位：千円)

勤続年数	所定内賃金 Ⓐ	退職金算定基礎額 Ⓑ	法人（病院）都合退職					自己都合退職				
			退職金総額 Ⓒ	退職一時金	年金現価額	所定内賃金比 Ⓒ÷Ⓐ	算定基礎額比 Ⓒ÷Ⓑ	退職金総額 Ⓓ	退職一時金	年金現価額	所定内賃金比 Ⓓ÷Ⓐ	算定基礎額比 Ⓓ÷Ⓑ
						(倍)	(倍)				(倍)	(倍)
1年	256.4	156.4	—	—	—	—	—	—	—	—	—	—
3	259.0	159.0	144	144	—	0.6	0.9	144	144	—	0.6	0.9
5	261.6	161.6	243	243	—	0.9	1.5	243	243	—	0.9	1.5
10	268.1	168.1	589	589	—	2.2	3.5	589	589	—	2.2	3.5
15	274.6	174.6	917	917	—	3.3	5.3	917	917	—	3.3	5.3
20	281.1	181.1	1,449	1,449	—	5.2	8.0	1,449	1,449	—	5.2	8.0
25	287.6	187.6	1,876	1,876	—	6.5	10.0	1,876	1,876	—	6.5	10.0
30	294.1	194.1	2,330	2,330	—	7.9	12.0	2,330	2,330	—	7.9	12.0
35	300.6	200.6	2,809	2,809	—	9.3	14.0	2,809	2,809	—	9.3	14.0
40	307.1	207.1	3,314	3,314	—	10.8	16.0	3,314	3,314	—	10.8	16.0

個別病院のモデル退職金

● 新潟県

臨床工学技士

(単位：千円)

勤続年数	所定内賃金 Ⓐ	退職金算定基礎額 Ⓑ	法人（病院）都合退職					自己都合退職				
			退職金総額 Ⓒ	退職一時金	年金現価額	所定内賃金比 Ⓒ÷Ⓐ	算定基礎額比 Ⓒ÷Ⓑ	退職金総額 Ⓓ	退職一時金	年金現価額	所定内賃金比 Ⓓ÷Ⓐ	算定基礎額比 Ⓓ÷Ⓑ
						(倍)	(倍)				(倍)	(倍)
1年												
3												
5												
10												
15			採用なし									
20												
25												
30												
35												
40												

理学療法士・作業療法士・言語聴覚士

(単位：千円)

勤続年数	所定内賃金 Ⓐ	退職金算定基礎額 Ⓑ	法人（病院）都合退職					自己都合退職				
			退職金総額 Ⓒ	退職一時金	年金現価額	所定内賃金比 Ⓒ÷Ⓐ	算定基礎額比 Ⓒ÷Ⓑ	退職金総額 Ⓓ	退職一時金	年金現価額	所定内賃金比 Ⓓ÷Ⓐ	算定基礎額比 Ⓓ÷Ⓑ
						(倍)	(倍)				(倍)	(倍)
1年	256.4	156.4	—	—	—	—	—	—	—	—	—	—
3	259.0	159.0	144	144	—	0.6	0.9	144	144	—	0.6	0.9
5	261.9	161.9	243	243	—	0.9	1.5	243	243	—	0.9	1.5
10	268.1	168.1	589	589	—	2.2	3.5	589	589	—	2.2	3.5
15	274.6	174.6	917	917	—	3.3	5.3	917	917	—	3.3	5.3
20	281.1	181.1	1,449	1,449	—	5.2	8.0	1,449	1,449	—	5.2	8.0
25	287.6	187.6	1,876	1,876	—	6.5	10.0	1,876	1,876	—	6.5	10.0
30	294.1	194.1	2,330	2,330	—	7.9	12.0	2,330	2,330	—	7.9	12.0
35	300.6	200.6	2,809	2,809	—	9.3	14.0	2,809	2,809	—	9.3	14.0
40	307.1	207.1	3,314	3,314	—	10.8	16.0	3,314	3,314	—	10.8	16.0

管理栄養士

(単位：千円)

勤続年数	所定内賃金 Ⓐ	退職金算定基礎額 Ⓑ	法人（病院）都合退職					自己都合退職				
			退職金総額 Ⓒ	退職一時金	年金現価額	所定内賃金比 Ⓒ÷Ⓐ	算定基礎額比 Ⓒ÷Ⓑ	退職金総額 Ⓓ	退職一時金	年金現価額	所定内賃金比 Ⓓ÷Ⓐ	算定基礎額比 Ⓓ÷Ⓑ
						(倍)	(倍)				(倍)	(倍)
1年	176.4	156.4	—	—	—	—	—	—	—	—	—	—
3	179.0	159.0	144	144	—	0.8	0.9	144	144	—	0.8	0.9
5	181.9	161.9	243	243	—	1.3	1.5	243	243	—	1.3	1.5
10	188.9	168.1	589	589	—	3.1	3.5	589	589	—	3.1	3.5
15	194.6	174.6	917	917	—	4.7	5.3	917	917	—	4.7	5.3
20	201.1	181.1	1,449	1,449	—	7.2	8.0	1,449	1,449	—	7.2	8.0
25	207.6	187.6	1,876	1,876	—	9.0	10.0	1,876	1,876	—	9.0	10.0
30	214.1	194.1	2,330	2,330	—	10.9	12.0	2,330	2,330	—	10.9	12.0
35	220.6	200.6	2,809	2,809	—	12.7	14.0	2,809	2,809	—	12.7	14.0
40	227.1	207.1	3,314	3,314	—	14.6	16.0	3,314	3,314	—	14.6	16.0

介護福祉士

(単位:千円)

勤続年数	所定内賃金 Ⓐ	退職金算定基礎額 Ⓑ	法人(病院)都合退職					自己都合退職				
			退職金総額 Ⓒ	退職一時金	年金現価額	所定内賃金比 Ⓒ÷Ⓐ	算定基礎額比 Ⓒ÷Ⓑ	退職金総額 Ⓓ	退職一時金	年金現価額	所定内賃金比 Ⓓ÷Ⓐ	算定基礎額比 Ⓓ÷Ⓑ
						(倍)	(倍)				(倍)	(倍)
1年	175.0	164.0	―	―	―	―	―	―	―	―	―	―
3	177.8	166.8	151	151	―	0.8	0.9	151	151	―	0.8	0.9
5	180.6	176.6	255	255	―	1.4	1.3	255	255	―	1.4	1.3
10	187.6	176.6	619	619	―	3.3	3.5	619	619	―	3.3	3.5
15	194.6	183.6	964	964	―	5.0	5.3	964	964	―	5.0	5.3
20	201.6	190.6	1,525	1,525	―	7.6	8.0	1,525	1,525	―	7.6	8.0
25	208.6	197.6	1,976	1,976	―	9.5	10.0	1,976	1,976	―	9.5	10.0
30	215.6	204.6	2,456	2,456	―	11.4	12.0	2,456	2,456	―	11.4	12.0
35	222.6	211.6	2,963	2,963	―	13.3	14.0	2,963	2,963	―	13.3	14.0
40	229.6	218.6	3,498	3,498	―	15.2	16.0	3,498	3,498	―	15.2	16.0

介護職員

(単位:千円)

勤続年数	所定内賃金 Ⓐ	退職金算定基礎額 Ⓑ	法人(病院)都合退職					自己都合退職				
			退職金総額 Ⓒ	退職一時金	年金現価額	所定内賃金比 Ⓒ÷Ⓐ	算定基礎額比 Ⓒ÷Ⓑ	退職金総額 Ⓓ	退職一時金	年金現価額	所定内賃金比 Ⓓ÷Ⓐ	算定基礎額比 Ⓓ÷Ⓑ
						(倍)	(倍)				(倍)	(倍)
1年	155.9	149.9	―	―	―	―	―	―	―	―	―	―
3	158.3	152.3	138	138	―	0.9	0.9	138	138	―	0.9	0.9
5	160.7	154.7	233	233	―	1.4	1.5	233	233	―	1.4	1.5
10	166.7	160.7	563	563	―	3.4	3.5	563	563	―	3.4	3.5
15	172.7	166.7	876	876	―	5.1	5.3	876	876	―	5.1	5.3
20	178.7	172.7	1,382	1,382	―	7.7	8.0	1,382	1,382	―	7.7	8.0
25	184.7	178.7	1,787	1,787	―	9.7	10.0	1,787	1,787	―	9.7	10.0
30	190.7	184.7	2,217	2,217	―	11.6	12.0	2,217	2,217	―	11.6	12.0
35	196.7	190.7	2,670	2,670	―	13.6	14.0	2,670	2,670	―	13.6	14.0
40	202.7	196.7	3,148	3,148	―	15.5	16.0	3,148	3,148	―	15.5	16.0

事務・大学卒

(単位:千円)

勤続年数	所定内賃金 Ⓐ	退職金算定基礎額 Ⓑ	法人(病院)都合退職					自己都合退職				
			退職金総額 Ⓒ	退職一時金	年金現価額	所定内賃金比 Ⓒ÷Ⓐ	算定基礎額比 Ⓒ÷Ⓑ	退職金総額 Ⓓ	退職一時金	年金現価額	所定内賃金比 Ⓓ÷Ⓐ	算定基礎額比 Ⓓ÷Ⓑ
						(倍)	(倍)				(倍)	(倍)
1年	177.0	164.0	―	―	―	―	―	―	―	―	―	―
3	179.8	166.8	151	151	―	0.8	0.9	151	151	―	0.8	0.9
5	182.6	169.6	255	255	―	1.4	1.5	255	255	―	1.4	1.5
10	189.6	176.6	619	619	―	3.3	3.5	619	619	―	3.3	3.5
15	196.6	183.6	964	964	―	4.9	5.3	964	964	―	4.9	5.3
20	203.6	190.6	1,525	1,525	―	7.5	8.0	1,525	1,525	―	7.5	8.0
25	210.6	197.6	1,976	1,976	―	9.4	10.0	1,976	1,976	―	9.4	10.0
30	217.6	204.6	2,456	2,456	―	11.3	12.0	2,456	2,456	―	11.3	12.0
35	224.6	211.6	2,963	2,963	―	13.2	14.0	2,963	2,963	―	13.2	14.0
40	231.6	218.6	3,498	3,498	―	15.1	16.0	3,498	3,498	―	15.1	16.0

個別病院のモデル退職金

●新潟県

事務・高校卒

(単位：千円)

勤続年数	所定内賃金 Ⓐ	退職金算定基礎額 Ⓑ	法人（病院）都合退職					自己都合退職				
			退職金総額 Ⓒ	退職一時金	年金現価額	所定内賃金比 Ⓒ÷Ⓐ	算定基礎額比 Ⓒ÷Ⓑ	退職金総額 Ⓓ	退職一時金	年金現価額	所定内賃金比 Ⓓ÷Ⓐ	算定基礎額比 Ⓓ÷Ⓑ
						(倍)	(倍)				(倍)	(倍)
1年	162.9	149.9	—	—	—	—	—	—	—	—	—	—
3	168.1	152.3	138	138	—	0.8	0.9	138	138	—	0.8	0.9
5	169.7	154.1	233	233	—	1.4	1.5	233	233	—	1.4	1.5
10	173.7	160.7	563	563	—	3.2	3.5	563	563	—	3.2	3.5
15	179.7	166.7	876	876	—	4.9	5.3	876	876	—	4.9	5.3
20	185.7	172.7	1,382	1,382	—	7.4	8.0	1,382	1,382	—	7.4	8.0
25	191.7	178.2	1,787	1,787	—	9.3	10.0	1,787	1,787	—	9.3	10.0
30	197.7	184.7	2,217	2,217	—	11.2	12.0	2,217	2,217	—	11.2	12.0
35	203.7	190.7	2,670	2,670	—	13.1	14.0	2,670	2,670	—	13.1	14.0
40	209.7	196.7	3,148	3,148	—	15.0	16.0	3,148	3,148	—	15.0	16.0

退職金支給事例
＊実際に退職金を支払った事例
（最近の退職者から遡って5名までの退職者・常勤(正規)職員のみ）

退職年月（西暦）	退職事由	職種	退職時年齢	勤続年月数	所定内賃金（円）	退職金額（千円）
2015年03月	自己都合	相談員	29歳	07年01月	207,400	363
2015年03月	自己都合	介護福祉士	27歳	03年06月	177,800	151
2015年03月	自己都合	介護福祉士	46歳	09年07月	177,800	451
2014年12月	自己都合	看護師	40歳	06年02月	462,600	320
2014年10月	自己都合	介護福祉士	22歳	03年07月	159,500	139

退職金受給のための最低勤続年数

定年退職の場合	3年
法人(病院)都合退職の場合	3年
自己都合退職の場合	3年

退職金計算上の勤続年数または支給額の固定制度
一定勤続年数40年で固定。

■退職金支給率表（支給月数等）

勤続年数	法人（病院）都合退職	自己都合退職
1年	0	0
2	0	0
3	1.5	1.5
4	2.0	2.0
5	2.5	2.5
10	5.0	5.0
15	7.5	7.5
20	10.0	10.0
25	12.5	12.5
30	15.0	15.0
35	17.5	17.5
40	20.0	20.0
45	20.0	20.0

病院名(番号)	所在地	病床規模
24	岐阜県★	400床以上

医　師

(単位：千円)

勤続年数	所定内賃金 Ⓐ	退職金算定基礎額 Ⓑ	法人（病院）都合退職			所定内賃金比 Ⓒ÷Ⓐ	算定基礎額比 Ⓒ÷Ⓑ	自己都合退職			所定内賃金比 Ⓓ÷Ⓐ	算定基礎額比 Ⓓ÷Ⓑ
			退職金総額 Ⓒ	退職一時金	年金現価額			退職金総額 Ⓓ	退職一時金	年金現価額		
						(倍)	(倍)				(倍)	(倍)
1年	259.0	259.0	388	388	―	1.5	1.5	155	155	―	0.6	0.6
3	290.5	290.5	1,307	1,307	―	4.5	4.5	522	522	―	1.8	1.8
5	320.0	320.0	2,400	2,400	―	7.5	7.5	960	960	―	3.0	3.0
10	402.1	402.1	6,931	6,931	―	17.2	17.2	2,862	2,862	―	7.1	7.1
15	447.9	447.9	11,913	11,913	―	26.6	26.6	6,303	6,303	―	14.1	14.1
20	468.2	468.2	16,838	16,838	―	36.0	36.0	11,752	11,752	―	25.1	25.1
25	516.6	516.6	23,257	23,257	―	45.0	45.0	19,206	19,206	―	37.2	37.2
30	534.3	534.3	29,090	29,090	―	54.4	54.4	24,174	24,174	―	45.2	45.2
35	564.6	564.6	36,070	36,070	―	63.9	63.9	29,419	29,419	―	52.1	52.1
40	569.1	569.1	36,487	36,487	―	64.1	64.1	33,197	33,197	―	58.3	58.3

薬　剤　師

(単位：千円)

勤続年数	所定内賃金 Ⓐ	退職金算定基礎額 Ⓑ	法人（病院）都合退職			所定内賃金比 Ⓒ÷Ⓐ	算定基礎額比 Ⓒ÷Ⓑ	自己都合退職			所定内賃金比 Ⓓ÷Ⓐ	算定基礎額比 Ⓓ÷Ⓑ
			退職金総額 Ⓒ	退職一時金	年金現価額			退職金総額 Ⓓ	退職一時金	年金現価額		
						(倍)	(倍)				(倍)	(倍)
1年	209.1	209.1	313	313	―	1.5	1.5	125	125	―	0.6	0.6
3	221.8	221.8	998	998	―	4.5	4.5	399	399	―	1.8	1.8
5	241.2	241.2	1,809	1,809	―	7.5	7.5	723	723	―	3.0	3.0
10	291.9	291.9	4,378	4,378	―	15.0	15.0	1,751	1,751	―	6.0	6.0
15	338.1	338.1	7,860	7,860	―	23.2	23.2	4,192	4,192	―	12.4	12.4
20	349.9	349.9	11,462	11,462	―	32.8	32.8	8,222	8,222	―	23.5	23.5
25	385.3	385.3	16,929	16,929	―	43.9	43.9	13,908	13,908	―	36.1	36.1
30	397.6	397.6	21,409	21,409	―	53.8	53.8	17,751	17,751	―	44.6	44.6
35	421.8	421.8	27,005	27,005	―	64.0	64.0	22,036	22,036	―	52.2	52.2
40	―	―	―	―	―	―	―	―	―	―	―	―

看　護　師

(単位：千円)

勤続年数	所定内賃金 Ⓐ	退職金算定基礎額 Ⓑ	法人（病院）都合退職			所定内賃金比 Ⓒ÷Ⓐ	算定基礎額比 Ⓒ÷Ⓑ	自己都合退職			所定内賃金比 Ⓓ÷Ⓐ	算定基礎額比 Ⓓ÷Ⓑ
			退職金総額 Ⓒ	退職一時金	年金現価額			退職金総額 Ⓓ	退職一時金	年金現価額		
						(倍)	(倍)				(倍)	(倍)
1年	202.5	202.5	303	303	―	1.5	1.5	121	121	―	0.6	0.6
3	214.3	214.3	964	964	―	4.5	4.5	385	385	―	1.8	1.8
5	233.7	233.7	1,752	1,752	―	7.5	7.5	701	701	―	3.0	3.0
10	274.6	274.6	4,119	4,119	―	15.0	15.0	1,647	1,647	―	6.0	6.0
15	323.5	323.5	7,521	7,521	―	23.2	23.2	4,001	4,001	―	12.4	12.4
20	350.3	350.3	11,475	11,475	―	32.8	32.8	8,232	8,232	―	23.5	23.5
25	391.2	391.2	17,173	17,173	―	43.9	43.9	14,106	14,106	―	36.1	36.1
30	402.7	402.7	21,667	21,667	―	53.8	53.8	17,963	17,963	―	44.6	44.6
35	449.8	449.8	28,665	28,665	―	63.7	63.7	23,366	23,366	―	51.9	51.9
40	457.8	457.8	29,139	29,139	―	63.7	63.7	26,493	26,493	―	57.9	57.9

個別病院のモデル退職金

●岐阜県

准看護師
(単位：千円)

勤続年数	所定内賃金 Ⓐ	退職金算定基礎額 Ⓑ	法人（病院）都合退職			自己都合退職			
			退職金総額 Ⓒ	退職一時金	年金現価額	所定内賃金比 Ⓒ÷Ⓐ (倍)	算定基礎額比 Ⓒ÷Ⓑ (倍)	退職金総額 Ⓓ	退職一時金	年金現価額	所定内賃金比 Ⓓ÷Ⓐ (倍)	算定基礎額比 Ⓓ÷Ⓑ (倍)
1年												
3												
5												
10			採用なし									
15												
20												
25												
30												
35												
40												

臨床検査技師
(単位：千円)

勤続年数	所定内賃金 Ⓐ	退職金算定基礎額 Ⓑ	退職金総額 Ⓒ	退職一時金	年金現価額	所定内賃金比 Ⓒ÷Ⓐ (倍)	算定基礎額比 Ⓒ÷Ⓑ (倍)	退職金総額 Ⓓ	退職一時金	年金現価額	所定内賃金比 Ⓓ÷Ⓐ (倍)	算定基礎額比 Ⓓ÷Ⓑ (倍)
1年	197.6	197.6	296	296	—	1.5	1.5	118	118	—	0.6	0.6
3	208.7	208.7	939	939	—	4.5	4.5	375	375	—	1.8	1.8
5	237.8	237.8	1,783	1,783	—	7.5	7.5	713	713	—	3.0	3.0
10	289.7	289.7	4,345	4,345	—	15.0	15.0	1,783	1,783	—	6.2	6.2
15	345.3	345.3	8,028	8,028	—	23.2	23.2	4,281	4,281	—	12.4	12.4
20	363.0	363.0	11,891	11,891	—	32.8	32.8	8,530	8,530	—	23.5	23.5
25	404.2	404.2	17,710	17,710	—	43.8	43.8	14,541	14,541	—	36.0	36.0
30	416.8	416.8	22,382	22,382	—	53.7	53.7	18,548	18,548	—	44.5	44.5
35	443.2	443.2	28,273	28,273	—	63.8	63.8	23,053	23,053	—	52.0	52.0
40	—											

診療放射線技師
(単位：千円)

勤続年数	所定内賃金 Ⓐ	退職金算定基礎額 Ⓑ	退職金総額 Ⓒ	退職一時金	年金現価額	所定内賃金比 Ⓒ÷Ⓐ (倍)	算定基礎額比 Ⓒ÷Ⓑ (倍)	退職金総額 Ⓓ	退職一時金	年金現価額	所定内賃金比 Ⓓ÷Ⓐ (倍)	算定基礎額比 Ⓓ÷Ⓑ (倍)
1年	197.6	197.6	296	296	—	1.5	1.5	118	118	—	0.6	0.6
3	208.7	208.7	939	939	—	4.5	4.5	375	375	—	1.8	1.8
5	237.8	237.8	1,783	1,783	—	7.5	7.5	713	713	—	3.0	3.0
10	289.7	289.7	4,345	4,345	—	15.0	15.0	1,783	1,783	—	6.2	6.2
15	345.3	345.3	8,028	8,028	—	23.2	23.2	4,281	4,281	—	12.4	12.4
20	363.0	363.0	11,891	11,891	—	32.8	32.8	8,530	8,530	—	23.5	23.5
25	404.2	404.2	17,710	17,710	—	43.8	43.8	14,541	14,541	—	36.0	36.0
30	416.8	416.8	22,382	22,382	—	53.7	53.7	18,548	18,548	—	44.5	44.5
35	443.2	443.2	28,273	28,273	—	63.8	63.8	23,053	23,053	—	52.0	52.0
40	—											

臨床工学技士

(単位:千円)

勤続年数	所定内賃金 Ⓐ	退職金算定基礎額 Ⓑ	法人(病院)都合退職					自己都合退職				
			退職金総額 Ⓒ	退職一時金	年金現価額	所定内賃金比 Ⓒ÷Ⓐ	算定基礎額比 Ⓒ÷Ⓑ	退職金総額 Ⓓ	退職一時金	年金現価額	所定内賃金比 Ⓓ÷Ⓐ	算定基礎額比 Ⓓ÷Ⓑ
						(倍)	(倍)				(倍)	(倍)
1年	191.4	191.4	287	287	—	1.5	1.5	114	114	—	0.6	0.6
3	202.5	202.5	911	911	—	4.5	4.5	364	364	—	1.8	1.8
5	229.8	229.8	1,723	1,723	—	7.5	7.5	689	689	—	3.0	3.0
10	280.6	280.6	4,209	4,209	—	15.0	15.0	1,683	1,683	—	6.0	6.0
15	335.6	335.6	7,802	7,802	—	23.2	23.2	4,161	4,161	—	12.4	12.4
20	353.3	353.3	11,574	11,574	—	32.8	32.8	8,302	8,302	—	23.5	23.5
25	393.7	393.7	17,276	17,276	—	43.9	43.9	14,189	14,189	—	36.0	36.0
30	406.3	406.3	21,850	21,850	—	53.8	53.8	18,112	18,112	—	44.6	44.6
35	431.9	431.9	27,604	27,604	—	63.9	63.9	22,516	22,516	—	52.1	52.1
40	—	—	—	—	—	—	—	—	—	—	—	—

理学療法士・作業療法士・言語聴覚士

(単位:千円)

勤続年数	所定内賃金 Ⓐ	退職金算定基礎額 Ⓑ	法人(病院)都合退職					自己都合退職				
			退職金総額 Ⓒ	退職一時金	年金現価額	所定内賃金比 Ⓒ÷Ⓐ	算定基礎額比 Ⓒ÷Ⓑ	退職金総額 Ⓓ	退職一時金	年金現価額	所定内賃金比 Ⓓ÷Ⓐ	算定基礎額比 Ⓓ÷Ⓑ
						(倍)	(倍)				(倍)	(倍)
1年	197.6	197.6	296	296	—	1.5	1.5	118	118	—	0.6	0.6
3	208.7	208.7	939	939	—	4.5	4.5	375	375	—	1.8	1.8
5	237.8	237.8	1,783	1,783	—	7.5	7.5	713	713	—	3.0	3.0
10	289.7	289.7	4,345	4,345	—	15.0	15.0	1,783	1,783	—	6.2	6.2
15	345.3	345.3	8,028	8,028	—	23.2	23.2	4,281	4,281	—	12.4	12.4
20	363.0	363.0	11,891	11,891	—	32.8	32.8	8,530	8,530	—	23.5	23.5
25	404.2	404.2	17,710	17,710	—	43.8	43.8	14,541	14,541	—	36.0	36.0
30	416.8	416.8	22,382	22,382	—	53.7	53.7	18,548	18,548	—	44.5	44.5
35	443.2	443.2	28,273	28,273	—	63.8	63.8	23,053	23,053	—	52.0	52.0
40	—	—	—	—	—	—	—	—	—	—	—	—

管理栄養士

(単位:千円)

勤続年数	所定内賃金 Ⓐ	退職金算定基礎額 Ⓑ	法人(病院)都合退職					自己都合退職				
			退職金総額 Ⓒ	退職一時金	年金現価額	所定内賃金比 Ⓒ÷Ⓐ	算定基礎額比 Ⓒ÷Ⓑ	退職金総額 Ⓓ	退職一時金	年金現価額	所定内賃金比 Ⓓ÷Ⓐ	算定基礎額比 Ⓓ÷Ⓑ
						(倍)	(倍)				(倍)	(倍)
1年	189.3	189.3	283	283	—	1.5	1.5	113	113	—	0.6	0.6
3	202.4	202.4	910	910	—	4.5	4.5	364	364	—	1.8	1.8
5	221.8	221.8	1,663	1,663	—	7.5	7.5	665	665	—	3.0	3.0
10	271.5	271.5	4,072	4,072	—	15.0	15.0	1,629	1,629	—	6.0	6.0
15	325.9	325.9	7,577	7,577	—	23.2	23.2	4,041	4,041	—	12.4	12.4
20	343.6	343.6	11,256	11,256	—	32.8	32.8	8,074	8,074	—	23.5	23.5
25	383.2	383.2	16,842	16,842	—	44.0	44.0	13,838	13,838	—	36.1	36.1
30	395.8	395.8	21,318	21,318	—	53.9	53.9	17,676	17,676	—	44.7	44.7
35	419.3	419.3	26,857	26,857	—	64.1	64.1	21,917	21,917	—	52.3	52.3
40	—	—	—	—	—	—	—	—	—	—	—	—

個別病院のモデル退職金

●岐阜県

介護福祉士

(単位：千円)

勤続年数	所定内賃金 Ⓐ	退職金算定基礎額 Ⓑ	法人（病院）都合退職					自己都合退職				
			退職金総額 Ⓒ	退職一時金	年金現価額	所定内賃金比 Ⓒ÷Ⓐ (倍)	算定基礎額比 Ⓒ÷Ⓑ (倍)	退職金総額 Ⓓ	退職一時金	年金現価額	所定内賃金比 Ⓓ÷Ⓐ (倍)	算定基礎額比 Ⓓ÷Ⓑ (倍)
1年												
3												
5												
10												
15			採　用　な　し									
20												
25												
30												
35												
40												

介護職員

(単位：千円)

勤続年数	所定内賃金 Ⓐ	退職金算定基礎額 Ⓑ	法人（病院）都合退職					自己都合退職				
			退職金総額 Ⓒ	退職一時金	年金現価額	所定内賃金比 Ⓒ÷Ⓐ (倍)	算定基礎額比 Ⓒ÷Ⓑ (倍)	退職金総額 Ⓓ	退職一時金	年金現価額	所定内賃金比 Ⓓ÷Ⓐ (倍)	算定基礎額比 Ⓓ÷Ⓑ (倍)
1年												
3												
5												
10												
15			採　用　な　し									
20												
25												
30												
35												
40												

事務・大学卒

(単位：千円)

勤続年数	所定内賃金 Ⓐ	退職金算定基礎額 Ⓑ	法人（病院）都合退職					自己都合退職				
			退職金総額 Ⓒ	退職一時金	年金現価額	所定内賃金比 Ⓒ÷Ⓐ (倍)	算定基礎額比 Ⓒ÷Ⓑ (倍)	退職金総額 Ⓓ	退職一時金	年金現価額	所定内賃金比 Ⓓ÷Ⓐ (倍)	算定基礎額比 Ⓓ÷Ⓑ (倍)
1年	184.2	184.2	276	276	—	1.5	1.5	110	110	—	0.6	0.6
3	195.5	195.5	879	879	—	4.5	4.5	351	351	—	1.8	1.8
5	220.3	220.3	1,652	1,652	—	7.5	7.5	660	660	—	3.0	3.0
10	273.4	273.4	4,101	4,101	—	15.0	15.0	1,640	1,640	—	6.0	6.0
15	313.8	313.8	7,295	7,295	—	23.2	23.2	3,891	3,891	—	12.4	12.4
20	336.6	336.6	11,027	11,027	—	32.8	32.8	7,910	7,910	—	23.5	23.5
25	375.0	375.0	16,503	16,503	—	44.0	44.0	13,563	13,563	—	36.2	36.2
30	399.9	399.9	21,725	21,725	—	54.3	54.3	18,046	18,046	—	45.1	45.1
35	421.5	421.5	26,987	26,987	—	64.0	64.0	22,022	22,022	—	52.2	52.2
40	—	—										

事務・高校卒

(単位：千円)

勤続年数	所定内賃金 ④	退職金算定基礎額 ⑧	法人（病院）都合退職					自己都合退職				
			退職金総額 ⓒ	退職一時金	年金現価額	所定内賃金比 ⓒ÷④ (倍)	算定基礎額比 ⓒ÷⑧ (倍)	退職金総額 ⑩	退職一時金	年金現価額	所定内賃金比 ⑩÷④ (倍)	算定基礎額比 ⑩÷⑧ (倍)
1年												
3												
5												
10			採用なし									
15												
20												
25												
30												
35												
40												

退職金支給事例
＊実際に退職金を支払った事例
（最近の退職者から遡って5名までの退職者・常勤（正規）職員のみ）

退職年月（西暦）	退職事由	職　種	退職時年齢	勤続年月数	所定内賃金（円）	退職金額（千円）
2015年03月	自己都合	看護師	41歳	13年00月	297,600	2,904
2015年03月	自己都合	薬剤師	33歳	10年00月	271,500	1,466
2015年03月	自己都合	看護師	31歳	10年00月	260,500	1,563
2015年03月	自己都合	看護師	30歳	09年00月	254,800	1,375
2015年03月	自己都合	薬剤師	31歳	08年00月	257,500	1,236

退職金受給のための最低勤続年数

定年退職の場合	6カ月
法人（病院）都合退職の場合	6カ月
自己都合退職の場合	6カ月

退職金計算上の勤続年数または支給額の固定制度

一定勤続年数36（定年の場合）年で固定。
自己都合退職は45年。

■退職金支給率表（支給月数等）

勤続年数	法人（病院）都合退職	自己都合退職
1年	1.5	0.6
2	3.0	1.2
3	4.5	1.8
4	6.0	2.4
5	7.5	3.0
10	15.0	6.0
15	23.25	12.4
20	32.76	23.5
25	41.34	33.5
30	50.7	41.5
35	59.28	47.5
40	59.28	53.5
45	59.28	59.28

個別病院のモデル退職金

病院名（番号）	所在地	病床規模
57	京都府	400床以上

医　師

(単位：千円)

勤続年数	所定内賃金 Ⓐ	退職金算定基礎額 Ⓑ	法人（病院）都合退職			所定内賃金比 Ⓒ÷Ⓐ	算定基礎額比 Ⓒ÷Ⓑ	自　己　都　合　退　職			所定内賃金比 Ⓓ÷Ⓐ	算定基礎額比 Ⓓ÷Ⓑ
			退職金総額 Ⓒ	退職一時金	年金現価額			退職金総額 Ⓓ	退職一時金	年金現価額		
						(倍)	(倍)				(倍)	(倍)
1年	436.5	340.0	84	84	—	0.2	0.2	84	84	—	0.2	0.2
3	468.4	368.0	1,104	1,104	—	2.4	3.0	1,104	1,104	—	2.4	3.0
5	494.8	393.2	1,966	1,966	—	4.0	5.0	1,966	1,966	—	4.0	5.0
10	629.4	455.9	4,559	4,559	—	7.2	10.0	4,559	4,559	—	7.2	10.0
15	727.1	533.8	8,007	8,007	—	11.0	15.0	8,007	8,007	—	11.0	15.0
20	803.1	596.3	11,926	11,926	—	14.8	20.0	11,926	11,926	—	14.8	20.0
25	—	—	—	—	—	—	—	—	—	—	—	—
30	—	—	—	—	—	—	—	—	—	—	—	—
35	—	—	—	—	—	—	—	—	—	—	—	—
40	—	—	—	—	—	—	—	—	—	—	—	—

薬　剤　師

(単位：千円)

勤続年数	所定内賃金 Ⓐ	退職金算定基礎額 Ⓑ	法人（病院）都合退職			所定内賃金比 Ⓒ÷Ⓐ	算定基礎額比 Ⓒ÷Ⓑ	自　己　都　合　退　職			所定内賃金比 Ⓓ÷Ⓐ	算定基礎額比 Ⓓ÷Ⓑ
			退職金総額 Ⓒ	退職一時金	年金現価額			退職金総額 Ⓓ	退職一時金	年金現価額		
						(倍)	(倍)				(倍)	(倍)
1年	220.8	204.1	51	51	—	0.2	0.2	51	51	—	0.2	0.2
3	237.2	220.5	661	661	—	2.8	3.0	661	661	—	2.8	3.0
5	253.6	236.9	1,184	1,184	—	4.7	5.0	1,184	1,184	—	4.7	5.0
10	294.6	277.9	2,779	2,779	—	9.4	10.0	2,779	2,779	—	9.4	10.0
15	335.3	318.6	4,779	4,779	—	14.3	15.0	4,779	4,779	—	14.3	15.0
20	373.2	356.5	7,130	7,130	—	19.1	20.0	7,130	7,130	—	19.1	20.0
25	—	—	—	—	—	—	—	—	—	—	—	—
30	—	—	—	—	—	—	—	—	—	—	—	—
35	—	—	—	—	—	—	—	—	—	—	—	—
40	—	—	—	—	—	—	—	—	—	—	—	—

看　護　師

(単位：千円)

勤続年数	所定内賃金 Ⓐ	退職金算定基礎額 Ⓑ	法人（病院）都合退職			所定内賃金比 Ⓒ÷Ⓐ	算定基礎額比 Ⓒ÷Ⓑ	自　己　都　合　退　職			所定内賃金比 Ⓓ÷Ⓐ	算定基礎額比 Ⓓ÷Ⓑ
			退職金総額 Ⓒ	退職一時金	年金現価額			退職金総額 Ⓓ	退職一時金	年金現価額		
						(倍)	(倍)				(倍)	(倍)
1年	211.0	191.3	47	47	—	0.2	0.2	47	47	—	0.2	0.2
3	226.0	206.3	618	618	—	2.7	3.0	618	618	—	2.7	3.0
5	241.0	221.3	1,106	1,106	—	4.6	5.0	1,106	1,106	—	4.6	5.0
10	278.5	258.8	2,588	2,588	—	9.3	10.0	2,588	2,588	—	9.3	10.0
15	316.0	296.3	4,444	4,444	—	14.1	15.0	4,444	4,444	—	14.1	15.0
20	353.4	333.7	6,674	6,674	—	18.9	20.0	6,674	6,674	—	18.9	20.0
25	—	—	—	—	—	—	—	—	—	—	—	—
30	—	—	—	—	—	—	—	—	—	—	—	—
35	—	—	—	—	—	—	—	—	—	—	—	—
40	—	—	—	—	—	—	—	—	—	—	—	—

准看護師

(単位：千円)

勤続年数	所定内賃金 Ⓐ	退職金算定基礎額 Ⓑ	法人（病院）都合退職					自己都合退職				
			退職金総額 Ⓒ	退職一時金	年金現価額	所定内賃金比 Ⓒ÷Ⓐ	算定基礎額比 Ⓒ÷Ⓑ	退職金総額 Ⓓ	退職一時金	年金現価額	所定内賃金比 Ⓓ÷Ⓐ	算定基礎額比 Ⓓ÷Ⓑ
						(倍)	(倍)				(倍)	(倍)
1年	180.7	162.0	40	40	—	0.2	0.2	40	40	—	0.2	0.2
3	193.9	175.2	525	525	—	2.7	3.0	525	525	—	2.7	3.0
5	207.9	189.2	946	946	—	4.6	5.0	946	946	—	4.6	5.0
10	243.9	225.2	2,252	2,252	—	9.2	10.0	2,252	2,252	—	9.2	10.0
15	279.9	261.2	3,918	3,918	—	14.0	15.0	3,918	3,918	—	14.0	15.0
20	315.9	297.2	5,944	5,944	—	18.8	20.0	5,944	5,944	—	18.8	20.0
25	—	—	—	—	—	—	—	—	—	—	—	—
30	—	—	—	—	—	—	—	—	—	—	—	—
35	—	—	—	—	—	—	—	—	—	—	—	—
40	—	—	—	—	—	—	—	—	—	—	—	—

臨床検査技師

(単位：千円)

勤続年数	所定内賃金 Ⓐ	退職金算定基礎額 Ⓑ	法人（病院）都合退職					自己都合退職				
			退職金総額 Ⓒ	退職一時金	年金現価額	所定内賃金比 Ⓒ÷Ⓐ	算定基礎額比 Ⓒ÷Ⓑ	退職金総額 Ⓓ	退職一時金	年金現価額	所定内賃金比 Ⓓ÷Ⓐ	算定基礎額比 Ⓓ÷Ⓑ
						(倍)	(倍)				(倍)	(倍)
1年	192.9	176.2	44	44	—	0.2	0.2	44	44	—	0.2	0.2
3	208.1	191.4	574	574	—	2.8	3.0	574	574	—	2.8	3.0
5	223.3	206.6	1,033	1,033	—	4.6	5.0	1,033	1,033	—	4.6	5.0
10	260.8	244.1	2,441	2,441	—	9.4	10.0	2,441	2,441	—	9.4	10.0
15	297.5	280.8	4,212	4,212	—	14.2	15.0	4,212	4,212	—	14.2	15.0
20	331.8	315.1	6,302	6,302	—	19.0	20.0	6,302	6,302	—	19.0	20.0
25	—	—	—	—	—	—	—	—	—	—	—	—
30	—	—	—	—	—	—	—	—	—	—	—	—
35	—	—	—	—	—	—	—	—	—	—	—	—
40	—	—	—	—	—	—	—	—	—	—	—	—

診療放射線技師

(単位：千円)

勤続年数	所定内賃金 Ⓐ	退職金算定基礎額 Ⓑ	法人（病院）都合退職					自己都合退職				
			退職金総額 Ⓒ	退職一時金	年金現価額	所定内賃金比 Ⓒ÷Ⓐ	算定基礎額比 Ⓒ÷Ⓑ	退職金総額 Ⓓ	退職一時金	年金現価額	所定内賃金比 Ⓓ÷Ⓐ	算定基礎額比 Ⓓ÷Ⓑ
						(倍)	(倍)				(倍)	(倍)
1年	197.9	176.2	44	44	—	0.2	0.2	44	44	—	0.2	0.2
3	213.1	191.4	574	574	—	2.7	3.0	574	574	—	2.7	3.0
5	228.3	206.6	1,033	1,033	—	4.5	5.0	1,033	1,033	—	4.5	5.0
10	265.8	244.1	2,441	2,441	—	9.2	10.0	2,441	2,441	—	9.2	10.0
15	302.5	280.8	4,212	4,212	—	13.9	15.0	4,212	4,212	—	13.9	15.0
20	336.8	315.1	6,302	6,302	—	18.7	20.0	6,302	6,302	—	18.7	20.0
25	—	—	—	—	—	—	—	—	—	—	—	—
30	—	—	—	—	—	—	—	—	—	—	—	—
35	—	—	—	—	—	—	—	—	—	—	—	—
40	—	—	—	—	—	—	—	—	—	—	—	—

個別病院のモデル退職金

●京都府

臨床工学技士

(単位：千円)

勤続年数	所定内賃金 Ⓐ	退職金算定基礎額 Ⓑ	法人（病院）都合退職					自己都合退職				
			退職金総額 Ⓒ	退職一時金	年金現価額	所定内賃金比 Ⓒ÷Ⓐ	算定基礎額比 Ⓒ÷Ⓑ	退職金総額 Ⓓ	退職一時金	年金現価額	所定内賃金比 Ⓓ÷Ⓐ	算定基礎額比 Ⓓ÷Ⓑ
						(倍)	(倍)				(倍)	(倍)
1年	197.9	176.2	44	44	—	0.2	0.2	44	44	—	0.2	0.2
3	213.1	191.4	574	574	—	2.7	3.0	574	574	—	2.7	3.0
5	228.3	206.6	1,033	1,033	—	4.5	5.0	1,033	1,033	—	4.5	5.0
10	265.8	244.1	2,441	2,441	—	9.2	10.0	2,441	2,441	—	9.2	10.0
15	302.5	280.8	4,212	4,212	—	13.9	15.0	4,212	4,212	—	13.9	15.0
20	336.8	315.1	6,302	6,302	—	18.7	20.0	6,302	6,302	—	18.7	20.0
25	—	—	—	—	—	—	—	—	—	—	—	—
30	—	—	—	—	—	—	—	—	—	—	—	—
35	—	—	—	—	—	—	—	—	—	—	—	—
40	—	—	—	—	—	—	—	—	—	—	—	—

理学療法士・作業療法士・言語聴覚士

(単位：千円)

勤続年数	所定内賃金 Ⓐ	退職金算定基礎額 Ⓑ	法人（病院）都合退職					自己都合退職				
			退職金総額 Ⓒ	退職一時金	年金現価額	所定内賃金比 Ⓒ÷Ⓐ	算定基礎額比 Ⓒ÷Ⓑ	退職金総額 Ⓓ	退職一時金	年金現価額	所定内賃金比 Ⓓ÷Ⓐ	算定基礎額比 Ⓓ÷Ⓑ
						(倍)	(倍)				(倍)	(倍)
1年	192.9	176.2	44	44	—	0.2	0.2	44	44	—	0.2	0.2
3	208.1	191.4	574	574	—	2.8	3.0	574	574	—	2.8	3.0
5	223.3	206.6	1,033	1,033	—	4.6	5.0	1,033	1,033	—	4.6	5.0
10	260.8	244.1	2,441	2,441	—	9.4	10.0	2,441	2,441	—	9.4	10.0
15	297.5	280.8	4,212	4,212	—	14.2	15.0	4,212	4,212	—	14.2	15.0
20	331.8	315.1	6,302	6,302	—	19.0	20.0	6,302	6,302	—	19.0	20.0
25	—	—	—	—	—	—	—	—	—	—	—	—
30	—	—	—	—	—	—	—	—	—	—	—	—
35	—	—	—	—	—	—	—	—	—	—	—	—
40	—	—	—	—	—	—	—	—	—	—	—	—

管理栄養士

(単位：千円)

勤続年数	所定内賃金 Ⓐ	退職金算定基礎額 Ⓑ	法人（病院）都合退職					自己都合退職				
			退職金総額 Ⓒ	退職一時金	年金現価額	所定内賃金比 Ⓒ÷Ⓐ	算定基礎額比 Ⓒ÷Ⓑ	退職金総額 Ⓓ	退職一時金	年金現価額	所定内賃金比 Ⓓ÷Ⓐ	算定基礎額比 Ⓓ÷Ⓑ
						(倍)	(倍)				(倍)	(倍)
1年	192.9	176.2	44	44	—	0.2	0.2	44	44	—	0.2	0.2
3	208.1	191.4	574	574	—	2.8	3.0	574	574	—	2.8	3.0
5	223.3	206.6	1,033	1,033	—	4.6	5.0	1,033	1,033	—	4.6	5.0
10	260.8	244.1	2,441	2,441	—	9.4	10.0	2,441	2,441	—	9.4	10.0
15	297.5	280.8	4,212	4,212	—	14.2	15.0	4,212	4,212	—	14.2	15.0
20	331.8	315.1	6,302	6,302	—	19.0	20.0	6,302	6,302	—	19.0	20.0
25	—	—	—	—	—	—	—	—	—	—	—	—
30	—	—	—	—	—	—	—	—	—	—	—	—
35	—	—	—	—	—	—	—	—	—	—	—	—
40	—	—	—	—	—	—	—	—	—	—	—	—

介護福祉士

(単位：千円)

勤続年数	所定内賃金 Ⓐ	退職金算定基礎額 Ⓑ	法人（病院）都合退職					自己都合退職				
			退職金総額 Ⓒ	退職一時金	年金現価額	所定内賃金比 Ⓒ÷Ⓐ (倍)	算定基礎額比 Ⓒ÷Ⓑ (倍)	退職金総額 Ⓓ	退職一時金	年金現価額	所定内賃金比 Ⓓ÷Ⓐ (倍)	算定基礎額比 Ⓓ÷Ⓑ (倍)
1年												
3												
5												
10			採用なし									
15												
20												
25												
30												
35												
40												

介 護 職 員

(単位：千円)

勤続年数	所定内賃金 Ⓐ	退職金算定基礎額 Ⓑ	法人（病院）都合退職					自己都合退職				
			退職金総額 Ⓒ	退職一時金	年金現価額	所定内賃金比 Ⓒ÷Ⓐ (倍)	算定基礎額比 Ⓒ÷Ⓑ (倍)	退職金総額 Ⓓ	退職一時金	年金現価額	所定内賃金比 Ⓓ÷Ⓐ (倍)	算定基礎額比 Ⓓ÷Ⓑ (倍)
1年												
3												
5												
10			採用なし									
15												
20												
25												
30												
35												
40												

事務・大学卒

(単位：千円)

勤続年数	所定内賃金 Ⓐ	退職金算定基礎額 Ⓑ	法人（病院）都合退職					自己都合退職				
			退職金総額 Ⓒ	退職一時金	年金現価額	所定内賃金比 Ⓒ÷Ⓐ (倍)	算定基礎額比 Ⓒ÷Ⓑ (倍)	退職金総額 Ⓓ	退職一時金	年金現価額	所定内賃金比 Ⓓ÷Ⓐ (倍)	算定基礎額比 Ⓓ÷Ⓑ (倍)
1年	193.5	176.8	44	44	—	0.2	0.2	44	44	—	0.2	0.2
3	205.5	188.8	566	566	—	2.8	3.0	566	566	—	2.8	3.0
5	217.7	201.0	1,005	1,005	—	4.6	5.0	1,005	1,005	—	4.6	5.0
10	249.6	232.9	2,329	2,329	—	9.3	10.0	2,329	2,329	—	9.3	10.0
15	282.9	266.2	3,993	3,993	—	14.1	15.0	3,993	3,993	—	14.1	15.0
20	313.2	296.5	5,930	5,930	—	18.9	20.0	5,930	5,930	—	18.9	20.0
25	—	—										
30	—	—										
35	—	—										
40	—	—										

個別病院のモデル退職金

●京都府

事務・高校卒

(単位：千円)

勤続年数	所定内賃金Ⓐ	退職金算定基礎額Ⓑ	法人（病院）都合退職					自己都合退職				
			退職金総額Ⓒ	退職一時金	年金現価額	所定内賃金比Ⓒ÷Ⓐ	算定基礎額比Ⓒ÷Ⓑ	退職金総額Ⓓ	退職一時金	年金現価額	所定内賃金比Ⓓ÷Ⓐ	算定基礎額比Ⓓ÷Ⓑ
						(倍)	(倍)				(倍)	(倍)
1年	165.3	148.6	37	37	—	0.2	0.2	37	37	—	0.2	0.2
3	176.1	159.4	478	478	—	2.7	3.0	478	478	—	2.7	3.0
5	187.6	170.9	854	854	—	4.6	5.0	854	854	—	4.6	5.0
10	217.7	201.0	2,010	2,010	—	9.2	10.0	2,010	2,010	—	9.2	10.0
15	249.6	232.9	3,493	3,493	—	14.0	15.0	3,493	3,493	—	14.0	15.0
20	282.9	266.2	5,324	5,324	—	18.8	20.0	5,324	5,324	—	18.8	20.0
25	—	—	—	—	—	—	—	—	—	—	—	—
30	—	—	—	—	—	—	—	—	—	—	—	—
35	—	—	—	—	—	—	—	—	—	—	—	—
40	—	—	—	—	—	—	—	—	—	—	—	—

退職金支給事例
＊実際に退職金を支払った事例
（最近の退職者から遡って5名までの退職者・常勤(正規)職員のみ）

退職年月（西暦）	退職事由	職　種	退職時年齢	勤続年月数	所定内賃金（円）	退職金額（千円）
2015年01月	自己都合	助産師	37歳	11年05月	304,000	3,211
2015年01月	自己都合	薬剤師	29歳	01年10月	257,900	104
2014年12月	自己都合	医師	36歳	01年09月	704,700	209
2014年12月	自己都合	看護師	28歳	05年11月	261,000	1,353
2014年12月	自己都合	看護師	38歳	08年09月	304,500	2,330

退職金受給のための最低勤続年数

定年退職の場合	1年
法人(病院)都合退職の場合	1年
自己都合退職の場合	1年

退職金計算上の勤続年数または支給額の固定制度
一定勤続年数3年で固定。

■退職金支給率表（支給月数等）

勤続年数	法人（病院）都合退職	自己都合退職
1年	0.24999	0.24999
2	0.41667	0.41667
3	1.0	1.0
4	1.0	1.0
5	1.0	1.0
10	1.0	1.0
15	1.0	1.0
20	1.0	1.0
25	1.0	1.0
30	1.0	1.0
35	1.0	1.0
40	1.0	1.0
45	1.0	1.0

病院名(番号)	所在地	病床規模
90	和歌山県	100～199床

医　師

(単位：千円)

勤続年数	所定内賃金 Ⓐ	退職金算定基礎額 Ⓑ	法人（病院）都合退職			所定内賃金比 Ⓒ÷Ⓐ	算定基礎額比 Ⓒ÷Ⓑ	自己都合退職			所定内賃金比 Ⓓ÷Ⓐ	算定基礎額比 Ⓓ÷Ⓑ
			退職金総額 Ⓒ	退職一時金	年金現価額			退職金総額 Ⓓ	退職一時金	年金現価額		
						(倍)	(倍)				(倍)	(倍)
1年	—	—	—	—	—	—	—	—	—	—	—	—
3	—	—	—	—	—	—	—	—	—	—	—	—
5	—	—	—	—	—	—	—	—	—	—	—	—
10	920.0	460.0	2,116	2,116	—	2.3	4.6	2,116	2,116	—	2.3	4.6
15	1,070.0	535.0	4,494	4,494	—	4.2	8.4	4,494	4,494	—	4.2	8.4
20	1,220.0	610.0	8,052	8,052	—	6.6	13.2	8,052	8,052	—	6.6	13.2
25	1,370.0	685.0	13,015	13,015	—	9.5	19.0	13,015	13,015	—	9.5	19.0
30	1,460.0	730.0	18,834	18,834	—	12.9	25.8	18,834	18,834	—	12.9	25.8
35	1,500.0	750.0	26,250	26,250	—	17.5	35.0	26,250	26,250	—	17.5	35.0
40	1,500.0	750.0	30,000	30,000	—	20.0	40.0	30,000	30,000	—	20.0	40.0

薬　剤　師

(単位：千円)

勤続年数	所定内賃金 Ⓐ	退職金算定基礎額 Ⓑ	法人（病院）都合退職			所定内賃金比 Ⓒ÷Ⓐ	算定基礎額比 Ⓒ÷Ⓑ	自己都合退職			所定内賃金比 Ⓓ÷Ⓐ	算定基礎額比 Ⓓ÷Ⓑ
			退職金総額 Ⓒ	退職一時金	年金現価額			退職金総額 Ⓓ	退職一時金	年金現価額		
						(倍)	(倍)				(倍)	(倍)
1年	—	—	—	—	—	—	—	—	—	—	—	—
3	—	—	—	—	—	—	—	—	—	—	—	—
5	—	—	—	—	—	—	—	—	—	—	—	—
10	278.5	238.5	1,097	1,097	—	3.9	4.6	1,097	1,097	—	3.9	4.6
15	295.5	255.5	2,146	2,146	—	7.3	8.4	2,146	2,146	—	7.3	8.4
20	309.5	269.5	3,557	3,557	—	11.5	13.2	3,557	3,557	—	11.5	13.2
25	315.5	275.5	5,234	5,234	—	16.6	19.0	5,234	5,234	—	16.6	19.0
30	315.5	275.5	7,107	7,107	—	22.5	25.8	7,107	7,107	—	22.5	25.8
35	315.5	275.5	9,642	9,642	—	30.6	35.0	9,642	9,642	—	30.6	35.0
40	315.5	275.5	11,020	11,020	—	34.9	40.0	11,020	11,020	—	34.9	40.0

看　護　師

(単位：千円)

勤続年数	所定内賃金 Ⓐ	退職金算定基礎額 Ⓑ	法人（病院）都合退職			所定内賃金比 Ⓒ÷Ⓐ	算定基礎額比 Ⓒ÷Ⓑ	自己都合退職			所定内賃金比 Ⓓ÷Ⓐ	算定基礎額比 Ⓓ÷Ⓑ
			退職金総額 Ⓒ	退職一時金	年金現価額			退職金総額 Ⓓ	退職一時金	年金現価額		
						(倍)	(倍)				(倍)	(倍)
1年	—	—	—	—	—	—	—	—	—	—	—	—
3	—	—	—	—	—	—	—	—	—	—	—	—
5	—	—	—	—	—	—	—	—	—	—	—	—
10	270.0	246.0	1,104	1,104	—	4.1	4.5	1,104	1,104	—	4.1	4.5
15	290.0	260.0	2,184	2,184	—	7.5	8.4	2,184	2,184	—	7.5	8.4
20	305.0	275.0	3,630	3,630	—	11.9	13.2	3,630	3,630	—	11.9	13.2
25	315.0	285.0	5,415	5,415	—	17.2	19.0	5,415	5,415	—	17.2	19.0
30	315.0	285.0	7,353	7,353	—	23.3	25.8	7,353	7,353	—	23.3	25.8
35	315.0	285.0	9,975	9,975	—	31.7	35.0	9,975	9,975	—	31.7	35.0
40	315.0	285.0	11,400	11,400	—	36.2	40.0	11,400	11,400	—	36.2	40.0

個別病院のモデル退職金

●和歌山県

准看護師

(単位：千円)

勤続年数	所定内賃金 Ⓐ	退職金算定基礎額 Ⓑ	法人（病院）都合退職					自己都合退職				
			退職金総額 Ⓒ	退職一時金	年金現価額	所定内賃金比 Ⓒ÷Ⓐ	算定基礎額比 Ⓒ÷Ⓑ	退職金総額 Ⓓ	退職一時金	年金現価額	所定内賃金比 Ⓓ÷Ⓐ	算定基礎額比 Ⓓ÷Ⓑ
						(倍)	(倍)				(倍)	(倍)
1年	—	—	—	—	—	—	—	—	—	—	—	—
3	—	—	—	—	—	—	—	—	—	—	—	—
5	—	—	—	—	—	—	—	—	—	—	—	—
10	212.0	187.0	860	860	—	4.1	4.6	860	860	—	4.1	4.6
15	225.0	200.0	1,680	1,680	—	7.5	8.4	1,680	1,680	—	7.5	8.4
20	235.5	210.5	2,778	2,778	—	11.8	13.2	2,778	2,778	—	11.8	13.2
25	245.5	220.5	4,189	4,189	—	17.1	19.0	4,189	4,189	—	17.1	19.0
30	245.5	220.5	5,688	5,688	—	23.2	25.8	5,688	5,688	—	23.2	25.8
35	245.5	220.5	7,717	7,717	—	31.4	35.0	7,717	7,717	—	31.4	35.0
40	245.5	220.5	8,820	8,820	—	35.9	40.0	8,820	8,820	—	35.9	40.0

臨床検査技師

(単位：千円)

勤続年数	所定内賃金 Ⓐ	退職金算定基礎額 Ⓑ	法人（病院）都合退職					自己都合退職				
			退職金総額 Ⓒ	退職一時金	年金現価額	所定内賃金比 Ⓒ÷Ⓐ	算定基礎額比 Ⓒ÷Ⓑ	退職金総額 Ⓓ	退職一時金	年金現価額	所定内賃金比 Ⓓ÷Ⓐ	算定基礎額比 Ⓓ÷Ⓑ
						(倍)	(倍)				(倍)	(倍)
1年	—	—	—	—	—	—	—	—	—	—	—	—
3	—	—	—	—	—	—	—	—	—	—	—	—
5	—	—	—	—	—	—	—	—	—	—	—	—
10	241.0	231.0	1,062	1,062	—	4.4	4.6	1,062	1,062	—	4.4	4.6
15	259.0	249.0	2,091	2,091	—	8.1	8.4	2,091	2,091	—	8.1	8.4
20	274.0	264.0	3,484	3,484	—	12.7	13.2	3,484	3,484	—	12.7	13.2
25	285.5	275.5	5,234	5,234	—	18.3	19.0	5,234	5,234	—	18.3	19.0
30	285.5	275.5	7,107	7,107	—	24.9	25.8	7,107	7,107	—	24.9	25.8
35	285.5	275.5	9,642	9,642	—	33.8	35.0	9,642	9,642	—	33.8	35.0
40	285.5	275.5	11,020	11,020	—	38.6	40.0	11,020	11,020	—	38.6	40.0

診療放射線技師

(単位：千円)

勤続年数	所定内賃金 Ⓐ	退職金算定基礎額 Ⓑ	法人（病院）都合退職					自己都合退職				
			退職金総額 Ⓒ	退職一時金	年金現価額	所定内賃金比 Ⓒ÷Ⓐ	算定基礎額比 Ⓒ÷Ⓑ	退職金総額 Ⓓ	退職一時金	年金現価額	所定内賃金比 Ⓓ÷Ⓐ	算定基礎額比 Ⓓ÷Ⓑ
						(倍)	(倍)				(倍)	(倍)
1年	—	—	—	—	—	—	—	—	—	—	—	—
3	—	—	—	—	—	—	—	—	—	—	—	—
5	—	—	—	—	—	—	—	—	—	—	—	—
10	261.0	231.0	1,062	1,062	—	4.1	4.6	1,062	1,062	—	4.1	4.6
15	279.0	249.0	2,091	2,091	—	7.5	8.4	2,091	2,091	—	7.5	8.4
20	294.0	264.0	3,484	3,484	—	11.9	13.2	3,484	3,484	—	11.9	13.2
25	305.5	275.5	5,234	5,234	—	17.1	19.0	5,234	5,234	—	17.1	19.0
30	305.5	275.5	7,107	7,107	—	23.3	25.8	7,107	7,107	—	23.3	25.8
35	305.5	275.5	9,642	9,642	—	31.6	35.0	9,642	9,642	—	31.6	35.0
40	305.5	275.5	11,020	11,020	—	36.1	40.0	11,020	11,020	—	36.1	40.0

臨床工学技士

(単位：千円)

勤続年数	所定内賃金 Ⓐ	退職金算定基礎額 Ⓑ	法人（病院）都合退職					自己都合退職				
			退職金総額 Ⓒ	退職一時金	年金現価額	所定内賃金比 Ⓒ÷Ⓐ	算定基礎額比 Ⓒ÷Ⓑ	退職金総額 Ⓓ	退職一時金	年金現価額	所定内賃金比 Ⓓ÷Ⓐ	算定基礎額比 Ⓓ÷Ⓑ
						(倍)	(倍)				(倍)	(倍)
1年	—	—	—	—	—	—	—	—	—	—	—	—
3	—	—	—	—	—	—	—	—	—	—	—	—
5	—	—	—	—	—	—	—	—	—	—	—	—
10	251.0	231.0	1,062	1,062	—	4.2	4.6	1,062	1,062	—	4.2	4.6
15	269.0	249.0	2,091	2,091	—	7.8	8.4	2,091	2,091	—	7.8	8.4
20	284.0	264.0	3,484	3,484	—	12.3	13.2	3,484	3,484	—	12.3	13.2
25	295.5	275.5	5,234	5,234	—	17.7	19.0	5,234	5,234	—	17.7	19.0
30	295.5	275.5	7,107	7,107	—	24.1	25.8	7,107	7,107	—	24.1	25.8
35	295.5	275.5	9,642	9,642	—	32.6	35.0	9,642	9,642	—	32.6	35.0
40	295.5	275.5	11,020	11,020	—	37.3	40.0	11,020	11,020	—	37.3	40.0

理学療法士・作業療法士・言語聴覚士

(単位：千円)

勤続年数	所定内賃金 Ⓐ	退職金算定基礎額 Ⓑ	法人（病院）都合退職					自己都合退職				
			退職金総額 Ⓒ	退職一時金	年金現価額	所定内賃金比 Ⓒ÷Ⓐ	算定基礎額比 Ⓒ÷Ⓑ	退職金総額 Ⓓ	退職一時金	年金現価額	所定内賃金比 Ⓓ÷Ⓐ	算定基礎額比 Ⓓ÷Ⓑ
						(倍)	(倍)				(倍)	(倍)
1年	—	—	—	—	—	—	—	—	—	—	—	—
3	—	—	—	—	—	—	—	—	—	—	—	—
5	—	—	—	—	—	—	—	—	—	—	—	—
10	251.0	231.0	1,062	1,062	—	4.2	4.6	1,062	1,062	—	4.2	4.6
15	269.0	249.0	2,091	2,091	—	7.8	8.4	2,091	2,091	—	7.8	8.4
20	284.0	264.0	3,484	3,484	—	12.3	13.2	3,484	3,484	—	12.3	13.2
25	295.5	275.5	5,234	5,234	—	17.7	19.0	5,234	5,234	—	17.7	19.0
30	295.5	275.5	7,107	7,107	—	24.1	25.8	7,107	7,107	—	24.1	25.8
35	295.5	275.5	9,642	9,642	—	32.6	35.0	9,642	9,642	—	32.6	35.0
40	295.5	275.5	11,020	11,020	—	37.3	40.0	11,020	11,020	—	37.3	40.0

管理栄養士

(単位：千円)

勤続年数	所定内賃金 Ⓐ	退職金算定基礎額 Ⓑ	法人（病院）都合退職					自己都合退職				
			退職金総額 Ⓒ	退職一時金	年金現価額	所定内賃金比 Ⓒ÷Ⓐ	算定基礎額比 Ⓒ÷Ⓑ	退職金総額 Ⓓ	退職一時金	年金現価額	所定内賃金比 Ⓓ÷Ⓐ	算定基礎額比 Ⓓ÷Ⓑ
						(倍)	(倍)				(倍)	(倍)
1年	—	—	—	—	—	—	—	—	—	—	—	—
3	—	—	—	—	—	—	—	—	—	—	—	—
5	—	—	—	—	—	—	—	—	—	—	—	—
10	210.5	190.5	876	876	—	4.2	4.6	876	876	—	4.2	4.6
15	225.5	205.5	1,726	1,726	—	7.7	8.4	1,726	1,726	—	7.7	8.4
20	240.5	220.5	2,910	2,910	—	12.1	13.2	2,910	2,910	—	12.1	13.2
25	252.5	232.5	4,417	4,417	—	17.5	19.0	4,417	4,417	—	17.5	19.0
30	252.5	232.5	5,998	5,998	—	23.8	25.8	5,998	5,998	—	23.8	25.8
35	252.5	232.5	8,137	8,137	—	32.2	35.0	8,137	8,137	—	32.2	35.0
40	252.5	232.5	9,300	9,300	—	36.8	40.0	9,300	9,300	—	36.8	40.0

個別病院のモデル退職金

●和歌山県

介護福祉士

(単位：千円)

勤続年数	所定内賃金 A	退職金算定基礎額 B	法人（病院）都合退職					自己都合退職				
			退職金総額 C	退職一時金	年金現価額	所定内賃金比 C÷A (倍)	算定基礎額比 C÷B (倍)	退職金総額 D	退職一時金	年金現価額	所定内賃金比 D÷A (倍)	算定基礎額比 D÷B (倍)
1年	─	─	─	─	─	─	─	─	─	─	─	─
3	─	─	─	─	─	─	─	─	─	─	─	─
5	─	─	─	─	─	─	─	─	─	─	─	─
10	183.2	153.2	704	704	─	3.8	4.6	704	704	─	3.8	4.6
15	190.7	160.7	1,350	1,350	─	7.1	8.4	1,350	1,350	─	7.1	8.4
20	198.2	168.2	2,220	2,220	─	11.2	13.2	2,220	2,220	─	11.2	13.2
25	207.7	175.7	3,339	3,339	─	16.1	19.0	3,339	3,339	─	16.1	19.0
30	207.7	175.7	4,534	4,534	─	21.8	25.8	4,534	4,534	─	21.8	25.8
35	207.7	175.7	6,151	6,151	─	29.6	35.0	6,151	6,151	─	29.6	35.0
40	207.7	175.7	7,036	7,036	─	33.9	40.0	7,036	7,036	─	33.9	40.0

介護職員

(単位：千円)

勤続年数	所定内賃金 A	退職金算定基礎額 B	法人（病院）都合退職					自己都合退職				
			退職金総額 C	退職一時金	年金現価額	所定内賃金比 C÷A (倍)	算定基礎額比 C÷B (倍)	退職金総額 D	退職一時金	年金現価額	所定内賃金比 D÷A (倍)	算定基礎額比 D÷B (倍)
1年	─	─	─	─	─	─	─	─	─	─	─	─
3	─	─	─	─	─	─	─	─	─	─	─	─
5	─	─	─	─	─	─	─	─	─	─	─	─
10	170.2	150.2	691	691	─	4.1	4.6	691	691	─	4.1	4.6
15	177.7	157.7	1,325	1,325	─	7.5	8.4	1,325	1,325	─	7.5	8.4
20	185.2	165.2	2,181	2,181	─	11.8	13.2	2,181	2,181	─	11.8	13.2
25	192.7	172.7	3,282	3,282	─	17.0	19.0	3,282	3,282	─	17.0	19.0
30	197.2	177.2	4,573	4,573	─	23.2	25.8	4,573	4,573	─	23.2	25.8
35	197.2	177.2	6,203	6,203	─	31.5	35.0	6,203	6,203	─	31.5	35.0
40	197.2	177.2	7,090	7,090	─	36.0	40.0	7,090	7,090	─	36.0	40.0

事務・大学卒

(単位：千円)

勤続年数	所定内賃金 A	退職金算定基礎額 B	法人（病院）都合退職					自己都合退職				
			退職金総額 C	退職一時金	年金現価額	所定内賃金比 C÷A (倍)	算定基礎額比 C÷B (倍)	退職金総額 D	退職一時金	年金現価額	所定内賃金比 D÷A (倍)	算定基礎額比 D÷B (倍)
1年	─	─	─	─	─	─	─	─	─	─	─	─
3	─	─	─	─	─	─	─	─	─	─	─	─
5	─	─	─	─	─	─	─	─	─	─	─	─
10	210.5	190.5	876	876	─	4.2	4.6	876	876	─	4.2	4.6
15	225.5	205.5	1,726	1,726	─	7.7	8.4	1,726	1,726	─	7.7	8.4
20	240.5	220.5	2,910	2,910	─	12.1	13.2	2,910	2,910	─	12.1	13.2
25	252.5	232.5	4,417	4,417	─	17.5	19.0	4,417	4,417	─	17.5	19.0
30	252.5	232.5	5,998	5,998	─	23.8	25.8	5,998	5,998	─	23.8	25.8
35	252.5	232.5	8,137	8,137	─	32.2	35.0	8,137	8,137	─	32.2	35.0
40	252.5	232.5	9,300	9,300	─	36.8	40.0	9,300	9,300	─	36.8	40.0

事務・高校卒

(単位：千円)

勤続年数	所定内賃金 Ⓐ	退職金算定基礎額 Ⓑ	法人（病院）都合退職					自己都合退職				
			退職金総額 Ⓒ	退職一時金	年金現価額	所定内賃金比 Ⓒ÷Ⓐ	算定基礎額比 Ⓒ÷Ⓑ	退職金総額 Ⓓ	退職一時金	年金現価額	所定内賃金比 Ⓓ÷Ⓐ	算定基礎額比 Ⓓ÷Ⓑ
						(倍)	(倍)				(倍)	(倍)
1年	171.5	151.5	—	—	—	—	—	—	—	—	—	—
3	177.5	157.5	—	—	—	—	—	—	—	—	—	—
5	183.5	163.5	—	—	—	—	—	—	—	—	—	—
10	198.5	178.5	821	821	—	4.1	4.6	821	821	—	4.1	4.6
15	213.5	193.5	1,625	1,625	—	7.6	8.4	1,625	1,625	—	7.6	8.4
20	228.5	208.5	2,752	2,752	—	12.0	13.2	2,752	2,752	—	12.0	13.2
25	243.5	223.5	4,246	4,246	—	17.4	19.0	4,246	4,246	—	17.4	19.0
30	252.5	232.5	5,998	5,998	—	23.8	25.8	5,998	5,998	—	23.8	25.8
35	252.5	232.5	8,137	8,137	—	32.2	35.0	8,137	8,137	—	32.2	35.0
40	252.5	232.5	9,300	9,300	—	36.8	40.0	9,300	9,300	—	36.8	40.0

退職金支給事例
＊実際に退職金を支払った事例
（最近の退職者から遡って5名までの退職者・常勤（正規）職員のみ）

退職年月（西暦）	退職事由	職種	退職時年齢	勤続年月数	所定内賃金（円）	退職金額（千円）
2014年10月	自己都合	准看護師	42歳	23年03月	272,500	5,335
2014年10月	自己都合	理学療法士	31歳	07年00月	267,000	476
2014年10月	自己都合	介護支援員	58歳	14年04月	217,500	1,278
2014年08月	自己都合	准看護師	48歳	12年06月	239,500	1,389
2014年07月	自己都合	介護支援員	34歳	12年00月	217,500	1,215

退職金受給のための最低勤続年数

定年退職の場合	7年
法人（病院）都合退職の場合	年
自己都合退職の場合	7年

退職金計算上の勤続年数または支給額の固定制度
定年退職まで増額。

■退職金支給率表（支給月数等）

勤続年数	法人（病院）都合退職	自己都合退職
1年	0	0
2	0	0
3	0	0
4	0	0
5	0	0
10	0.46	0.46
15	0.56	0.56
20	0.66	0.66
25	0.76	0.76
30	0.86	0.87
35	1.0	1.0
40	1.0	1.0
45	—	—

個別病院のモデル退職金

病院名(番号)	所在地	病床規模
77	和歌山県	100～199床

医　師

(単位：千円)

勤続年数	所定内賃金 Ⓐ	退職金算定基礎額 Ⓑ	法人（病院）都合退職					自己都合退職				
			退職金総額 Ⓒ	退職一時金	年金現価額	所定内賃金比 Ⓒ÷Ⓐ	算定基礎額比 Ⓒ÷Ⓑ	退職金総額 Ⓓ	退職一時金	年金現価額	所定内賃金比 Ⓓ÷Ⓐ	算定基礎額比 Ⓓ÷Ⓑ
						(倍)	(倍)				(倍)	(倍)
1年	224.0	—	—	—	—	—	—	—	—	—	—	—
3	232.2	116.1	371	371	—	1.6	3.2	197	197	—	0.8	1.7
5	254.4	127.2	712	712	—	2.8	5.6	419	419	—	1.6	3.3
10	305.4	213.7	2,736	2,736	—	9.0	12.8	1,838	1,838	—	6.0	8.6
15	333.4	233.3	5,017	5,017	—	15.0	21.5	3,210	3,210	—	9.6	13.8
20	392.8	274.9	8,743	8,743	—	22.3	31.8	6,928	6,928	—	17.6	25.2
25	457.2	320.0	13,953	13,953	—	30.5	43.6	11,681	11,681	—	25.5	36.5
30	493.2	345.2	19,678	19,678	—	39.9	57.0	17,192	17,192	—	34.9	49.8
35	529.2	370.4	26,634	26,634	—	50.3	71.9	24,115	24,115	—	45.6	65.1
40	565.2	395.6	34,974	34,974	—	61.9	88.4	32,600	32,600	—	57.7	82.4

薬剤師

(単位：千円)

勤続年数	所定内賃金 Ⓐ	退職金算定基礎額 Ⓑ	法人（病院）都合退職					自己都合退職				
			退職金総額 Ⓒ	退職一時金	年金現価額	所定内賃金比 Ⓒ÷Ⓐ	算定基礎額比 Ⓒ÷Ⓑ	退職金総額 Ⓓ	退職一時金	年金現価額	所定内賃金比 Ⓓ÷Ⓐ	算定基礎額比 Ⓓ÷Ⓑ
						(倍)	(倍)				(倍)	(倍)
1年	216.4	—	—	—	—	—	—	—	—	—	—	—
3	223.4	111.7	357	357	—	1.6	3.2	189	189	—	0.8	1.7
5	242.4	121.2	678	678	—	2.8	5.6	400	400	—	1.7	3.3
10	276.0	165.6	2,119	2,119	—	7.7	12.8	1,424	1,424	—	5.2	8.6
15	325.0	227.5	4,891	4,891	—	15.0	21.5	3,617	3,617	—	11.1	15.9
20	380.0	266.0	8,458	8,458	—	22.3	31.8	6,703	6,703	—	17.6	25.2
25	412.0	288.4	12,574	12,574	—	30.5	43.6	10,526	10,526	—	25.5	36.5
30	475.2	332.6	18,960	18,960	—	39.9	57.0	16,565	16,565	—	34.9	49.8
35	511.2	357.8	25,728	25,728	—	50.3	71.9	23,295	23,295	—	45.6	65.1
40	547.2	383.0	33,860	33,860	—	61.9	88.4	31,562	31,562	—	57.7	82.4

看護師

(単位：千円)

勤続年数	所定内賃金 Ⓐ	退職金算定基礎額 Ⓑ	法人（病院）都合退職					自己都合退職				
			退職金総額 Ⓒ	退職一時金	年金現価額	所定内賃金比 Ⓒ÷Ⓐ	算定基礎額比 Ⓒ÷Ⓑ	退職金総額 Ⓓ	退職一時金	年金現価額	所定内賃金比 Ⓓ÷Ⓐ	算定基礎額比 Ⓓ÷Ⓑ
						(倍)	(倍)				(倍)	(倍)
1年	212.8	—	—	—	—	—	—	—	—	—	—	—
3	218.8	109.4	350	350	—	1.6	3.2	185	185	—	0.8	1.7
5	235.7	117.8	659	659	—	2.8	5.6	388	388	—	1.6	3.3
10	267.0	133.5	1,709	1,709	—	6.4	12.8	1,148	1,148	—	4.3	8.6
15	302.4	181.4	3,900	3,900	—	12.9	21.5	2,884	2,884	—	9.5	15.9
20	363.0	247.1	7,857	7,857	—	21.6	31.8	6,226	6,226	—	17.2	25.2
25	408.8	286.1	12,476	12,476	—	30.5	43.6	10,444	10,444	—	25.5	36.5
30	471.6	330.1	18,816	18,816	—	39.9	57.0	16,439	16,439	—	34.9	49.8
35	507.6	355.3	25,547	25,547	—	50.3	71.9	23,131	23,131	—	45.6	65.1
40	543.6	380.5	33,637	33,637	—	61.9	88.4	31,354	31,354	—	57.7	82.4

准看護師

(単位：千円)

| 勤続年数 | 所定内賃金 Ⓐ | 退職金算定基礎額 Ⓑ | 法人（病院）都合退職 ||| 所定内賃金比 Ⓒ÷Ⓐ | 算定基礎額比 Ⓒ÷Ⓑ | 自己都合退職 ||| 所定内賃金比 Ⓓ÷Ⓐ | 算定基礎額比 Ⓓ÷Ⓑ |
			退職金総額 Ⓒ	退職一時金	年金現価額			退職金総額 Ⓓ	退職一時金	年金現価額		
						(倍)	(倍)				(倍)	(倍)
1年	172.3	—	—	—	—	—	—	—	—	—	—	—
3	182.0	91.0	291	291	—	1.6	3.2	154	154	—	0.8	1.7
5	187.6	93.8	525	525	—	2.8	5.6	309	309	—	1.6	3.3
10	219.9	109.9	1,407	1,407	—	6.4	12.8	945	945	—	4.3	8.6
15	250.6	125.3	2,694	2,694	—	10.8	21.5	1,992	1,992	—	7.9	15.9
20	285.6	171.3	5,449	5,449	—	19.1	31.8	4,318	4,318	—	15.1	25.2
25	336.2	235.3	10,266	10,266	—	30.5	43.6	8,589	8,589	—	25.5	36.5
30	392.8	274.9	15,672	15,672	—	39.9	57.0	13,693	13,693	—	34.9	49.8
35	453.6	317.5	22,829	22,829	—	50.3	71.9	20,670	20,670	—	45.6	65.1
40	489.6	342.7	30,296	30,296	—	61.9	88.4	28,240	28,240	—	57.7	82.4

臨床検査技師

(単位：千円)

| 勤続年数 | 所定内賃金 Ⓐ | 退職金算定基礎額 Ⓑ | 法人（病院）都合退職 ||| 所定内賃金比 Ⓒ÷Ⓐ | 算定基礎額比 Ⓒ÷Ⓑ | 自己都合退職 ||| 所定内賃金比 Ⓓ÷Ⓐ | 算定基礎額比 Ⓓ÷Ⓑ |
			退職金総額 Ⓒ	退職一時金	年金現価額			退職金総額 Ⓓ	退職一時金	年金現価額		
						(倍)	(倍)				(倍)	(倍)
1年	185.8	—	—	—	—	—	—	—	—	—	—	—
3	191.8	95.9	306	306	—	1.6	3.2	163	163	—	0.8	1.7
5	209.4	104.7	586	586	—	2.8	5.6	345	345	—	1.6	3.3
10	240.4	120.2	1,538	1,538	—	6.4	12.8	1,033	1,033	—	4.3	8.6
15	276.0	165.6	3,560	3,560	—	12.9	21.5	2,633	2,633	—	9.5	15.9
20	327.8	229.4	7,296	7,296	—	22.3	31.8	5,782	5,782	—	17.6	25.2
25	383.2	268.2	11,695	11,695	—	30.5	43.6	9,790	9,790	—	25.5	36.5
30	442.8	309.9	17,667	17,667	—	39.9	57.0	15,436	15,436	—	34.9	49.8
35	478.8	335.1	24,098	24,098	—	50.3	71.9	21,818	21,818	—	45.6	65.1
40	514.8	360.3	31,855	31,855	—	61.9	88.4	29,693	29,693	—	57.7	82.4

診療放射線技師

(単位：千円)

| 勤続年数 | 所定内賃金 Ⓐ | 退職金算定基礎額 Ⓑ | 法人（病院）都合退職 ||| 所定内賃金比 Ⓒ÷Ⓐ | 算定基礎額比 Ⓒ÷Ⓑ | 自己都合退職 ||| 所定内賃金比 Ⓓ÷Ⓐ | 算定基礎額比 Ⓓ÷Ⓑ |
			退職金総額 Ⓒ	退職一時金	年金現価額			退職金総額 Ⓓ	退職一時金	年金現価額		
						(倍)	(倍)				(倍)	(倍)
1年	205.3	—	—	—	—	—	—	—	—	—	—	—
3	211.3	105.6	338	338	—	1.6	3.2	179	179	—	0.8	1.7
5	228.7	114.3	640	640	—	2.8	5.6	377	377	—	1.6	3.3
10	260.9	130.4	1,669	1,669	—	6.4	12.8	1,121	1,121	—	4.3	8.6
15	295.2	177.1	3,808	3,808	—	12.9	21.5	2,816	2,816	—	9.5	15.9
20	347.4	243.1	7,733	7,733	—	22.3	31.8	6,128	6,128	—	17.6	25.2
25	402.4	281.6	12,281	12,281	—	30.5	43.6	10,281	10,281	—	25.5	36.5
30	464.2	325.0	18,295	18,295	—	39.4	56.3	16,188	16,188	—	34.9	49.8
35	500.4	350.2	25,185	25,185	—	50.3	71.9	22,803	22,803	—	45.6	65.1
40	536.4	375.4	33,192	33,192	—	61.9	88.4	30,939	30,939	—	57.7	82.4

個別病院のモデル退職金

●和歌山県

臨床工学技士

(単位：千円)

勤続年数	所定内賃金 A	退職金算定基礎額 B	法人（病院）都合退職					自己都合退職				
			退職金総額 C	退職一時金	年金現価額	所定内賃金比 C÷A	算定基礎額比 C÷B	退職金総額 D	退職一時金	年金現価額	所定内賃金比 D÷A	算定基礎額比 D÷B
						(倍)	(倍)				(倍)	(倍)
1年												
3												
5												
10			採用なし									
15												
20												
25												
30												
35												
40												

理学療法士・作業療法士・言語聴覚士

(単位：千円)

勤続年数	所定内賃金 A	退職金算定基礎額 B	法人（病院）都合退職					自己都合退職				
			退職金総額 C	退職一時金	年金現価額	所定内賃金比 C÷A	算定基礎額比 C÷B	退職金総額 D	退職一時金	年金現価額	所定内賃金比 D÷A	算定基礎額比 D÷B
						(倍)	(倍)				(倍)	(倍)
1年	205.3	—	—	—	—	—	—	—	—	—	—	—
3	211.3	105.6	338	338	—	1.6	3.2	179	179	—	0.8	1.7
5	228.7	114.3	640	640	—	2.8	5.6	377	377	—	1.6	3.3
10	260.9	130.4	1,669	1,669	—	6.4	12.8	1,121	1,121	—	4.3	8.6
15	295.2	177.1	3,808	3,808	—	12.9	21.5	2,816	2,816	—	9.5	15.9
20	347.4	243.1	7,733	7,733	—	22.3	31.8	6,128	6,128	—	17.6	25.2
25	402.4	281.6	12,281	12,281	—	30.5	43.6	10,281	10,281	—	25.5	36.5
30	464.4	325.0	18,529	18,529	—	39.9	57.0	16,188	16,188	—	34.9	49.8
35	500.4	350.2	25,185	25,185	—	50.3	71.9	22,803	22,803	—	45.6	65.1
40	536.4	375.4	33,192	33,192	—	61.9	88.4	30,939	30,939	—	57.7	82.4

管理栄養士

(単位：千円)

勤続年数	所定内賃金 A	退職金算定基礎額 B	法人（病院）都合退職					自己都合退職				
			退職金総額 C	退職一時金	年金現価額	所定内賃金比 C÷A	算定基礎額比 C÷B	退職金総額 D	退職一時金	年金現価額	所定内賃金比 D÷A	算定基礎額比 D÷B
						(倍)	(倍)				(倍)	(倍)
1年	184.3	—	—	—	—	—	—	—	—	—	—	—
3	190.3	95.1	304	304	—	1.6	3.2	161	161	—	0.8	1.7
5	207.7	103.8	581	581	—	2.8	5.6	342	342	—	1.6	3.3
10	240.4	120.2	1,538	1,538	—	6.4	12.8	1,033	1,033	—	4.3	8.6
15	276.0	165.6	3,560	3,560	—	12.9	21.5	2,633	2,633	—	9.5	15.9
20	327.8	229.4	7,296	7,296	—	22.3	31.8	5,782	5,782	—	17.6	25.2
25	383.2	268.2	11,695	11,695	—	30.5	43.6	9,790	9,790	—	25.5	36.5
30	442.8	309.9	17,667	17,667	—	39.9	57.0	15,436	15,436	—	34.9	49.8
35	478.8	335.1	24,098	24,098	—	50.3	71.9	21,818	21,818	—	45.6	65.1
40	514.8	360.3	31,855	31,855	—	61.9	88.4	29,693	29,693	—	57.7	82.4

介護福祉士

(単位：千円)

勤続年数	所定内賃金 Ⓐ	退職金算定基礎額 Ⓑ	法人（病院）都合退職					自己都合退職				
			退職金総額 Ⓒ	退職一時金	年金現価額	所定内賃金比 Ⓒ÷Ⓐ	算定基礎額比 Ⓒ÷Ⓑ	退職金総額 Ⓓ	退職一時金	年金現価額	所定内賃金比 Ⓓ÷Ⓐ	算定基礎額比 Ⓓ÷Ⓑ
						(倍)	(倍)				(倍)	(倍)
1年	165.2	―	―	―	―	―	―	―	―	―	―	―
3	176.8	88.4	282	282	―	1.6	3.2	150	150	―	0.8	1.7
5	182.8	91.4	511	511	―	2.8	5.6	301	301	―	1.6	3.3
10	224.0	112.0	1,433	1,433	―	6.4	12.8	963	963	―	4.3	8.6
15	259.2	155.5	3,343	3,343	―	12.9	21.5	2,472	2,472	―	9.5	15.9
20	311.0	217.7	6,922	6,922	―	22.3	31.8	5,468	5,468	―	17.6	25.1
25	367.2	257.0	11,206	11,206	―	30.5	43.6	9,381	9,381	―	25.5	36.5
30	399.2	279.4	15,298	15,298	―	38.3	54.8	13,916	13,916	―	34.9	49.8
35	464.4	325.0	23,378	23,378	―	50.3	71.9	21,162	21,162	―	45.6	65.1
40	500.4	350.2	30,964	30,964	―	61.9	88.4	28,863	28,863	―	57.7	82.4

介護職員

(単位：千円)

勤続年数	所定内賃金 Ⓐ	退職金算定基礎額 Ⓑ	法人（病院）都合退職					自己都合退職				
			退職金総額 Ⓒ	退職一時金	年金現価額	所定内賃金比 Ⓒ÷Ⓐ	算定基礎額比 Ⓒ÷Ⓑ	退職金総額 Ⓓ	退職一時金	年金現価額	所定内賃金比 Ⓓ÷Ⓐ	算定基礎額比 Ⓓ÷Ⓑ
						(倍)	(倍)				(倍)	(倍)
1年	139.6	―	―	―	―	―	―	―	―	―	―	―
3	144.4	72.2	231	231	―	1.6	3.2	122	122	―	0.8	1.7
5	155.4	77.7	435	435	―	2.8	5.6	256	256	―	1.6	3.3
10	175.0	87.5	1,120	1,120	―	6.4	12.8	752	752	―	4.3	8.6
15	196.3	98.1	2,110	2,110	―	10.7	21.5	1,560	1,560	―	7.9	15.9
20	223.4	111.7	3,552	3,552	―	15.9	31.8	2,815	2,815	―	12.6	25.2
25	254.7	127.3	5,553	5,553	―	21.8	43.6	4,649	4,649	―	18.3	36.5
30	290.4	174.2	9,931	9,931	―	34.2	57.0	8,677	8,677	―	29.9	49.8
35	341.8	239.2	17,202	17,202	―	50.3	71.9	15,575	15,575	―	45.6	65.1
40	399.2	279.4	24,702	24,702	―	61.9	88.4	23,025	23,025	―	57.7	82.4

事務・大学卒

(単位：千円)

勤続年数	所定内賃金 Ⓐ	退職金算定基礎額 Ⓑ	法人（病院）都合退職					自己都合退職				
			退職金総額 Ⓒ	退職一時金	年金現価額	所定内賃金比 Ⓒ÷Ⓐ	算定基礎額比 Ⓒ÷Ⓑ	退職金総額 Ⓓ	退職一時金	年金現価額	所定内賃金比 Ⓓ÷Ⓐ	算定基礎額比 Ⓓ÷Ⓑ
						(倍)	(倍)				(倍)	(倍)
1年	175.3	―	―	―	―	―	―	―	―	―	―	―
3	181.3	90.6	290	290	―	1.6	3.2	154	154	―	0.8	1.7
5	198.9	99.4	557	557	―	2.8	5.6	328	328	―	1.6	3.3
10	232.2	116.1	1,486	1,486	―	6.4	12.8	998	998	―	4.3	8.6
15	268.8	161.2	3,467	3,467	―	12.9	21.5	2,564	2,564	―	9.5	15.9
20	322.2	225.5	7,172	7,172	―	22.3	31.8	5,683	5,683	―	17.6	25.2
25	380.0	266.0	11,597	11,597	―	30.5	43.6	9,709	9,709	―	25.6	36.5
30	442.8	309.9	17,667	17,667	―	39.9	57.0	15,436	15,436	―	34.9	49.8
35	478.8	335.1	24,098	24,098	―	50.3	71.9	21,818	21,818	―	45.6	65.1
40	514.8	360.3	31,855	31,855	―	61.9	88.4	29,693	29,693	―	57.7	82.4

個別病院のモデル退職金

● 和歌山県

事務・高校卒
(単位：千円)

勤続年数	所定内賃金 Ⓐ	退職金算定基礎額 Ⓑ	法人（病院）都合退職					自己都合退職				
			退職金総額 Ⓒ	退職一時金	年金現価額	所定内賃金比 Ⓒ÷Ⓐ	算定基礎額比 Ⓒ÷Ⓑ	退職金総額 Ⓓ	退職一時金	年金現価額	所定内賃金比 Ⓓ÷Ⓐ	算定基礎額比 Ⓓ÷Ⓑ
						(倍)	(倍)				(倍)	(倍)
1年	150.2	—	—	—	—	—	—	—	—	—	—	—
3	162.4	81.2	259	259	—	1.6	3.2	138	138	—	0.8	1.7
5	175.3	87.6	490	490	—	2.8	5.6	289	289	—	1.6	3.3
10	202.4	101.2	1,295	1,295	—	6.4	12.8	870	870	—	4.3	8.6
15	236.3	118.1	2,540	2,540	—	10.7	21.5	1,878	1,878	—	7.9	15.9
20	273.6	164.1	5,220	5,220	—	19.1	31.8	4,136	4,136	—	15.1	25.2
25	327.8	229.4	10,004	10,004	—	30.5	43.6	8,375	8,375	—	25.5	36.5
30	386.4	270.4	15,417	15,417	—	39.9	57.0	13,469	13,469	—	34.9	49.8
35	450.0	315.0	22,648	22,648	—	50.3	71.9	20,506	20,506	—	45.6	65.1
40	486.0	340.2	30,073	30,073	—	61.9	88.4	28,032	28,032	—	57.7	82.4

退職金受給のための最低勤続年数

定年退職の場合	3年
法人（病院）都合退職の場合	3年
自己都合退職の場合	3年

退職金計算上の勤続年数または支給額の固定制度
定年退職まで増額。

■退職金支給率表（支給月数等）

勤続年数	法人（病院）都合退職	自己都合退職
1年	0	0
2	0	0
3	3.2	1.7
4	4.4	2.5
5	5.6	3.3
10	12.8	8.6
15	21.5	15.9
20	31.8	25.2
25	43.6	36.5
30	57.0	49.8
35	58.5	51.3
40	60.0	52.8
45	—	—

病院名(番号)	所在地	病床規模
55	兵庫県★	200〜399床

医　師

(単位：千円)

勤続年数	所定内賃金Ⓐ	退職金算定基礎額Ⓑ	法人（病院）都合退職					自己都合退職				
			退職金総額Ⓒ	退職一時金	年金現価額	所定内賃金比Ⓒ÷Ⓐ	算定基礎額比Ⓒ÷Ⓑ	退職金総額Ⓓ	退職一時金	年金現価額	所定内賃金比Ⓓ÷Ⓐ	算定基礎額比Ⓓ÷Ⓑ
						(倍)	(倍)				(倍)	(倍)
1年	422.3	309.1	426	426	—	1.0	1.4	170	170	—	0.4	0.5
3	528.1	350.7	1,451	1,451	—	2.7	4.1	580	580	—	1.1	1.7
5	626.1	378.0	2,608	2,608	—	4.2	6.9	1,043	1,043	—	1.7	2.8
10	702.9	446.9	7,418	7,418	—	10.6	16.6	3,092	3,092	—	4.4	6.9
15	840.2	499.6	12,186	12,186	—	14.5	24.4	6,449	6,449	—	7.7	12.9
20	898.6	516.3	16,963	16,963	—	18.9	32.9	12,162	12,162	—	13.5	23.6
25	915.2	529.0	21,847	21,847	—	23.9	41.3	18,805	18,805	—	20.5	35.5
30	960.2	565.5	28,113	28,113	—	29.3	49.7	24,341	24,341	—	25.3	43.0
35	961.9	559.1	32,070	32,070	—	33.3	57.4	27,183	27,183	—	28.3	48.6
40	1,682.8	625.1	35,780	35,780	—	21.3	57.2	33,767	33,767	—	20.1	54.0

薬　剤　師

(単位：千円)

勤続年数	所定内賃金Ⓐ	退職金算定基礎額Ⓑ	法人（病院）都合退職					自己都合退職				
			退職金総額Ⓒ	退職一時金	年金現価額	所定内賃金比Ⓒ÷Ⓐ	算定基礎額比Ⓒ÷Ⓑ	退職金総額Ⓓ	退職一時金	年金現価額	所定内賃金比Ⓓ÷Ⓐ	算定基礎額比Ⓓ÷Ⓑ
						(倍)	(倍)				(倍)	(倍)
1年	283.4	226.8	312	312	—	1.1	1.4	125	125	—	0.4	0.6
3	286.4	239.6	991	991	—	3.5	4.1	396	396	—	1.4	1.7
5	288.8	262.5	1,811	1,811	—	6.4	6.9	724	724	—	2.5	2.8
10	356.6	296.3	4,088	4,088	—	11.5	13.8	1,635	1,635	—	4.6	5.5
15	384.3	335.4	7,174	7,174	—	18.7	21.4	3,826	3,826	—	10.0	11.4
20	423.2	375.7	11,638	11,638	—	27.5	31.0	8,497	8,497	—	20.1	22.6
25	435.3	388.2	15,447	15,447	—	35.5	39.8	13,215	13,215	—	30.4	34.0
30	435.3	400.0	19,191	19,191	—	44.1	48.0	16,523	16,523	—	38.0	41.3
35	437.3	402.1	22,337	22,337	—	51.1	55.6	18,822	18,822	—	43.0	46.8
40	—	—	—	—	—	—	—	—	—	—	—	—

看　護　師

(単位：千円)

勤続年数	所定内賃金Ⓐ	退職金算定基礎額Ⓑ	法人（病院）都合退職					自己都合退職				
			退職金総額Ⓒ	退職一時金	年金現価額	所定内賃金比Ⓒ÷Ⓐ	算定基礎額比Ⓒ÷Ⓑ	退職金総額Ⓓ	退職一時金	年金現価額	所定内賃金比Ⓓ÷Ⓐ	算定基礎額比Ⓓ÷Ⓑ
						(倍)	(倍)				(倍)	(倍)
1年	237.5	211.9	292	292	—	1.2	1.4	116	116	—	0.5	0.5
3	270.5	224.3	928	928	—	3.4	4.1	371	371	—	1.4	1.7
5	277.9	237.0	1,635	1,635	—	6.1	6.9	654	654	—	2.4	2.8
10	328.5	277.8	3,833	3,833	—	11.7	13.8	1,533	1,533	—	4.7	5.5
15	349.2	307.5	6,577	6,577	—	18.8	21.4	3,507	3,507	—	10.0	11.4
20	362.1	332.3	9,630	9,630	—	26.6	29.0	7,184	7,184	—	19.8	21.6
25	396.8	364.8	14,504	14,504	—	36.6	39.8	12,406	12,406	—	31.3	34.0
30	406.8	374.9	18,065	18,065	—	44.4	48.2	15,564	15,564	—	38.3	41.5
35	434.8	385.3	21,456	21,456	—	49.3	55.7	18,088	18,088	—	41.6	46.9
40	434.8	385.3	21,456	21,456	—	49.3	55.7	20,215	20,215	—	46.5	52.5

個別病院のモデル退職金

●兵庫県

准看護師

(単位：千円)

勤続年数	所定内賃金 Ⓐ	退職金算定基礎額 Ⓑ	法人（病院）都合退職					自己都合退職				
			退職金総額 Ⓒ	退職一時金	年金現価額	所定内賃金比 Ⓒ÷Ⓐ	算定基礎額比 Ⓒ÷Ⓑ	退職金総額 Ⓓ	退職一時金	年金現価額	所定内賃金比 Ⓓ÷Ⓐ	算定基礎額比 Ⓓ÷Ⓑ
						(倍)	(倍)				(倍)	(倍)
1年												
3												
5												
10					採用なし							
15												
20												
25												
30												
35												
40												

臨床検査技師

(単位：千円)

勤続年数	所定内賃金 Ⓐ	退職金算定基礎額 Ⓑ	退職金総額 Ⓒ	退職一時金	年金現価額	所定内賃金比 Ⓒ÷Ⓐ (倍)	算定基礎額比 Ⓒ÷Ⓑ (倍)	退職金総額 Ⓓ	退職一時金	年金現価額	所定内賃金比 Ⓓ÷Ⓐ (倍)	算定基礎額比 Ⓓ÷Ⓑ (倍)
1年	207.3	191.3	263	263	—	1.3	1.4	105	105	—	0.5	0.5
3	253.5	209.2	866	866	—	3.4	4.1	346	346	—	1.4	1.7
5	267.7	221.9	1,531	1,531	—	5.7	6.9	612	612	—	2.3	2.8
10	319.8	264.3	3,647	3,647	—	11.4	13.8	1,458	1,458	—	4.6	5.5
15	358.8	309.9	6,628	6,628	—	18.5	21.4	3,535	3,535	—	9.9	11.4
20	416.4	359.9	10,492	10,492	—	25.2	29.2	7,812	7,812	—	18.8	21.7
25	446.9	379.6	15,132	15,132	—	33.9	39.9	12,950	12,950	—	29.0	34.1
30	457.8	391.0	18,787	18,787	—	41.0	48.0	16,179	16,179	—	35.3	41.4
35	435.7	400.5	22,253	22,253	—	51.1	55.6	18,752	18,752	—	43.0	46.8
40	—											

診療放射線技師

(単位：千円)

勤続年数	所定内賃金 Ⓐ	退職金算定基礎額 Ⓑ	退職金総額 Ⓒ	退職一時金	年金現価額	所定内賃金比 Ⓒ÷Ⓐ (倍)	算定基礎額比 Ⓒ÷Ⓑ (倍)	退職金総額 Ⓓ	退職一時金	年金現価額	所定内賃金比 Ⓓ÷Ⓐ (倍)	算定基礎額比 Ⓓ÷Ⓑ (倍)
1年	207.3	191.3	263	263	—	1.3	1.4	105	105	—	0.5	0.5
3	253.5	209.2	866	866	—	3.4	4.1	346	346	—	1.4	1.7
5	267.7	221.9	1,531	1,531	—	5.7	6.9	612	612	—	2.3	2.8
10	319.8	264.3	3,647	3,647	—	11.4	13.8	1,458	1,458	—	4.6	5.5
15	358.8	309.9	6,628	6,628	—	18.5	21.4	3,535	3,535	—	9.9	11.4
20	416.4	359.9	10,492	10,492	—	25.2	29.2	7,812	7,812	—	18.8	21.7
25	446.9	379.6	15,132	15,132	—	33.9	39.9	12,950	12,950	—	29.0	34.1
30	457.8	391.0	18,787	18,787	—	41.0	48.0	16,179	16,179	—	35.3	41.4
35	435.7	400.5	22,253	22,253	—	51.1	55.6	18,752	18,752	—	43.0	46.8
40	—											

臨床工学技士

(単位:千円)

勤続年数	所定内賃金 Ⓐ	退職金算定基礎額 Ⓑ	法人(病院)都合退職					自己都合退職				
			退職金総額 Ⓒ	退職一時金	年金現価額	所定内賃金比 Ⓒ÷Ⓐ	算定基礎額比 Ⓒ÷Ⓑ	退職金総額 Ⓓ	退職一時金	年金現価額	所定内賃金比 Ⓓ÷Ⓐ	算定基礎額比 Ⓓ÷Ⓑ
						(倍)	(倍)				(倍)	(倍)
1年	207.3	191.3	263	263	—	1.3	1.4	105	105	—	0.5	0.5
3	253.5	209.2	866	866	—	3.4	4.1	346	346	—	1.4	1.7
5	267.7	221.9	1,531	1,531	—	5.7	6.9	612	612	—	2.3	2.8
10	319.8	264.3	3,647	3,647	—	11.4	13.8	1,458	1,458	—	4.6	5.5
15	358.8	309.9	6,628	6,628	—	18.5	21.4	3,535	3,535	—	9.9	11.4
20	416.4	359.9	10,492	10,492	—	25.2	29.2	7,812	7,812	—	18.8	21.7
25	446.9	379.6	15,132	15,132	—	33.9	39.9	12,950	12,950	—	29.0	34.1
30	457.8	391.0	18,787	18,787	—	41.0	48.0	16,179	16,179	—	35.3	41.4
35	435.7	400.5	22,253	22,253	—	51.1	55.6	18,752	18,752	—	43.0	46.8
40	—	—	—	—	—	—	—	—	—	—	—	—

理学療法士・作業療法士・言語聴覚士

(単位:千円)

勤続年数	所定内賃金 Ⓐ	退職金算定基礎額 Ⓑ	法人(病院)都合退職					自己都合退職				
			退職金総額 Ⓒ	退職一時金	年金現価額	所定内賃金比 Ⓒ÷Ⓐ	算定基礎額比 Ⓒ÷Ⓑ	退職金総額 Ⓓ	退職一時金	年金現価額	所定内賃金比 Ⓓ÷Ⓐ	算定基礎額比 Ⓓ÷Ⓑ
						(倍)	(倍)				(倍)	(倍)
1年	207.3	191.3	263	263	—	1.3	1.4	105	105	—	0.5	0.5
3	253.5	209.2	866	866	—	3.4	4.1	346	346	—	1.4	1.7
5	267.7	221.9	1,531	1,531	—	5.7	6.9	612	612	—	2.3	2.8
10	319.8	264.3	3,647	3,647	—	11.4	13.8	1,458	1,458	—	4.6	5.5
15	358.8	309.9	6,628	6,628	—	18.5	21.4	3,535	3,535	—	9.9	11.4
20	416.4	359.9	10,492	10,492	—	25.2	29.2	7,812	7,812	—	18.8	21.7
25	446.9	379.6	15,132	15,132	—	33.9	39.9	12,950	12,950	—	29.0	34.1
30	457.8	391.0	18,787	18,787	—	41.0	48.0	16,179	16,179	—	35.3	41.4
35	435.7	400.5	22,253	22,253	—	51.1	55.6	18,752	18,752	—	43.0	46.8
40	—	—	—	—	—	—	—	—	—	—	—	—

管理栄養士

(単位:千円)

勤続年数	所定内賃金 Ⓐ	退職金算定基礎額 Ⓑ	法人(病院)都合退職					自己都合退職				
			退職金総額 Ⓒ	退職一時金	年金現価額	所定内賃金比 Ⓒ÷Ⓐ	算定基礎額比 Ⓒ÷Ⓑ	退職金総額 Ⓓ	退職一時金	年金現価額	所定内賃金比 Ⓓ÷Ⓐ	算定基礎額比 Ⓓ÷Ⓑ
						(倍)	(倍)				(倍)	(倍)
1年	200.2	184.2	254	254	—	1.3	1.4	101	101	—	0.5	0.5
3	212.3	195.4	808	808	—	3.8	4.1	323	323	—	1.5	1.7
5	259.7	214.0	1,476	1,476	—	5.7	6.9	590	590	—	2.3	2.8
10	292.1	255.6	3,527	3,527	—	12.1	13.8	1,410	1,410	—	4.8	5.5
15	350.2	289.9	6,200	6,200	—	17.7	21.4	3,307	3,307	—	9.4	11.4
20	380.7	331.8	9,615	9,615	—	25.3	29.0	7,173	7,173	—	18.8	21.6
25	423.2	375.7	14,952	14,952	—	35.3	39.8	12,792	12,792	—	30.2	34.0
30	435.3	388.2	18,661	18,661	—	42.9	48.1	16,072	16,072	—	36.9	41.4
35	435.2	400.0	22,227	22,227	—	51.1	55.6	18,731	18,731	—	43.0	46.8
40	435.2	400.0	22,227	22,227	—	51.1	55.6	20,939	20,939	—	48.1	52.3

個別病院のモデル退職金

●兵庫県

介護福祉士

(単位：千円)

勤続年数	所定内賃金 Ⓐ	退職金算定基礎額 Ⓑ	法人（病院）都合退職					自己都合退職				
			退職金総額 Ⓒ	退職一時金	年金現価額	所定内賃金比 Ⓒ÷Ⓐ (倍)	算定基礎額比 Ⓒ÷Ⓑ (倍)	退職金総額 Ⓓ	退職一時金	年金現価額	所定内賃金比 Ⓓ÷Ⓐ (倍)	算定基礎額比 Ⓓ÷Ⓑ (倍)
1年			採用なし										
3													
5													
10													
15													
20													
25													
30													
35													
40													

介護職員

(単位：千円)

勤続年数	所定内賃金 Ⓐ	退職金算定基礎額 Ⓑ	法人（病院）都合退職					自己都合退職				
			退職金総額 Ⓒ	退職一時金	年金現価額	所定内賃金比 Ⓒ÷Ⓐ (倍)	算定基礎額比 Ⓒ÷Ⓑ (倍)	退職金総額 Ⓓ	退職一時金	年金現価額	所定内賃金比 Ⓓ÷Ⓐ (倍)	算定基礎額比 Ⓓ÷Ⓑ (倍)
1年			採用なし										
3													
5													
10													
15													
20													
25													
30													
35													
40													

事務・大学卒

(単位：千円)

勤続年数	所定内賃金 Ⓐ	退職金算定基礎額 Ⓑ	法人（病院）都合退職					自己都合退職				
			退職金総額 Ⓒ	退職一時金	年金現価額	所定内賃金比 Ⓒ÷Ⓐ (倍)	算定基礎額比 Ⓒ÷Ⓑ (倍)	退職金総額 Ⓓ	退職一時金	年金現価額	所定内賃金比 Ⓓ÷Ⓐ (倍)	算定基礎額比 Ⓓ÷Ⓑ (倍)
1年	203.9	187.7	259	259	—	1.3	1.4	103	103	—	0.5	0.5
3	216.2	198.7	822	822	—	3.8	4.1	329	329	—	1.5	1.7
5	234.2	216.3	1,492	1,492	—	6.4	6.9	596	596	—	2.5	2.8
10	295.6	261.6	3,610	3,610	—	12.2	13.8	1,444	1,444	—	4.9	5.5
15	342.0	298.7	6,389	6,389	—	18.7	21.4	3,407	3,407	—	10.0	11.4
20	383.0	329.0	9,534	9,534	—	24.9	29.0	7,112	7,112	—	18.6	21.6
25	399.6	371.9	14,764	14,764	—	36.9	39.7	12,625	12,625	—	31.6	33.9
30	413.5	385.8	18,554	18,554	—	44.9	48.1	15,980	15,980	—	38.6	41.4
35	421.0	393.3	21,875	21,875	—	52.0	55.6	18,438	18,438	—	43.8	46.9
40	—	—	—	—	—	—	—	—	—	—	—	—

事務・高校卒

(単位:千円)

勤続年数	所定内賃金 Ⓐ	退職金算定基礎額 Ⓑ	法人(病院)都合退職					自己都合退職				
			退職金総額 Ⓒ	退職一時金	年金現価額	所定内賃金比 Ⓒ÷Ⓐ	算定基礎額比 Ⓒ÷Ⓑ	退職金総額 Ⓓ	退職一時金	年金現価額	所定内賃金比 Ⓓ÷Ⓐ	算定基礎額比 Ⓓ÷Ⓑ
						(倍)	(倍)				(倍)	(倍)
1年	164.7	151.8	209	209	—	1.3	1.4	83	83	—	0.5	0.5
3	177.5	163.6	677	677	—	3.8	4.1	270	270	—	1.5	1.7
5	196.1	180.8	1,247	1,247	—	6.4	6.9	499	499	—	2.5	2.8
10	234.2	216.3	2,984	2,984	—	12.7	13.8	1,193	1,193	—	5.1	5.5
15	295.6	261.6	5,595	5,595	—	18.9	21.4	2,984	2,984	—	10.1	11.4
20	342.0	298.7	8,656	8,656	—	25.3	29.0	6,457	6,457	—	18.9	21.6
25	383.0	329.0	12,031	12,031	—	31.4	36.6	10,139	10,139	—	26.5	30.8
30	399.6	371.9	17,843	17,843	—	44.7	48.0	15,362	15,362	—	38.4	41.3
35	413.5	385.8	21,482	21,482	—	52.0	55.7	18,110	18,110	—	43.8	46.9
40	418.5	390.8	21,744	21,744	—	52.0	55.6	20,486	20,486	—	49.0	52.4

退職金支給事例
*実際に退職金を支払った事例
(最近の退職者から遡って5名までの退職者・常勤(正規)職員のみ)

退職年月(西暦)	退職事由	職種	退職時年齢	勤続年月数	所定内賃金(円)	退職金額(千円)
2015年03月	自己都合	医師	56歳	21年00月	1,380,054	23,423
2015年03月	自己都合	医師	40歳	04年00月	1,169,518	1,007
2015年03月	自己都合	医師	42歳	02年00月	826,700	360
2015年03月	自己都合	看護師	59歳	41年05月	482,766	21,775
2015年03月	自己都合	看護師	37歳	12年00月	439,102	3,004

退職金受給のための最低勤続年数

定年退職の場合	6カ月
法人(病院)都合退職の場合	6カ月
自己都合退職の場合	6カ月

退職金計算上の勤続年数または支給額の固定制度
一定勤続年数35年で固定。

■退職金支給率表(支給月数等)

勤続年数	法人(病院)都合退職	自己都合退職
1年	1.38	0.552
2	2.76	1.104
3	4.14	1.656
4	5.52	2.208
5	6.9	2.760
10	13.8	5.52
15	21.39	11.408
20	28.98	21.62
25	36.57	30.82
30	44.85	38.18
35	52.44	43.7
40	52.44	49.22
45	52.44	52.44

個別病院のモデル退職金

病院名(番号)	所在地	病床規模
51	大阪府	200～399床

医 師

(単位：千円)

勤続年数	所定内賃金 Ⓐ	退職金算定基礎額 Ⓑ	法人(病院)都合退職					自己都合退職				
			退職金総額 Ⓒ	退職一時金	年金現価額	所定内賃金比 Ⓒ÷Ⓐ (倍)	算定基礎額比 Ⓒ÷Ⓑ (倍)	退職金総額 Ⓓ	退職一時金	年金現価額	所定内賃金比 Ⓓ÷Ⓐ (倍)	算定基礎額比 Ⓓ÷Ⓑ (倍)
1年												
3												
5												
10			年　俸　制									
15												
20												
25												
30												
35												
40												

薬 剤 師

(単位：千円)

勤続年数	所定内賃金 Ⓐ	退職金算定基礎額 Ⓑ	法人(病院)都合退職					自己都合退職				
			退職金総額 Ⓒ	退職一時金	年金現価額	所定内賃金比 Ⓒ÷Ⓐ (倍)	算定基礎額比 Ⓒ÷Ⓑ (倍)	退職金総額 Ⓓ	退職一時金	年金現価額	所定内賃金比 Ⓓ÷Ⓐ (倍)	算定基礎額比 Ⓓ÷Ⓑ (倍)
1年	244.9	228.4	229	229	—	0.9	1.0	—	—	—	—	—
3	251.9	235.4	707	707	—	2.8	3.0	425	425	—	1.7	1.8
5	279.4	245.9	1,230	1,230	—	4.4	5.0	861	861	—	3.1	3.5
10	324.1	265.8	2,791	2,791	—	8.6	10.5	2,512	2,512	—	7.8	9.5
15	343.8	285.5	4,712	4,712	—	13.7	16.5	4,712	4,712	—	13.7	16.5
20	362.8	304.5	6,852	6,852	—	18.9	22.5	6,852	6,852	—	18.9	22.5
25	397.8	329.5	10,215	10,215	—	25.7	31.0	10,215	10,215	—	25.7	31.0
30	435.3	367.0	14,130	14,130	—	32.5	38.5	14,130	14,130	—	32.5	38.5
35	472.8	404.5	15,574	15,574	—	32.9	38.5	15,574	15,574	—	32.9	38.5
40	—	—										

看 護 師

(単位：千円)

勤続年数	所定内賃金 Ⓐ	退職金算定基礎額 Ⓑ	法人(病院)都合退職					自己都合退職				
			退職金総額 Ⓒ	退職一時金	年金現価額	所定内賃金比 Ⓒ÷Ⓐ (倍)	算定基礎額比 Ⓒ÷Ⓑ (倍)	退職金総額 Ⓓ	退職一時金	年金現価額	所定内賃金比 Ⓓ÷Ⓐ (倍)	算定基礎額比 Ⓓ÷Ⓑ (倍)
1年	236.9	200.4	201	201	—	0.8	1.0	—	—	—	—	—
3	242.8	206.3	620	620	—	2.6	3.0	372	372	—	1.5	1.8
5	250.6	214.1	1,071	1,071	—	4.3	5.0	750	750	—	3.0	3.5
10	270.8	232.3	2,440	2,440	—	9.0	10.5	2,196	2,196	—	8.1	9.5
15	287.5	249.0	4,120	4,120	—	14.3	16.5	4,120	4,120	—	14.3	16.5
20	328.4	272.9	6,142	6,142	—	18.7	22.5	6,142	6,142	—	18.7	22.5
25	347.2	291.7	9,043	9,043	—	26.0	31.0	9,043	9,043	—	26.0	31.0
30	365.9	310.4	11,953	11,953	—	32.7	38.5	11,953	11,953	—	32.7	38.5
35	384.7	329.2	12,675	12,675	—	32.9	38.5	12,675	12,675	—	32.9	38.5
40	—	—										

准看護師

(単位:千円)

勤続年数	所定内賃金 Ⓐ	退職金算定基礎額 Ⓑ	法人（病院）都合退職					自己都合退職				
			退職金総額 Ⓒ	退職一時金	年金現価額	所定内賃金比 Ⓒ÷Ⓐ	算定基礎額比 Ⓒ÷Ⓑ	退職金総額 Ⓓ	退職一時金	年金現価額	所定内賃金比 Ⓓ÷Ⓐ	算定基礎額比 Ⓓ÷Ⓑ
						(倍)	(倍)				(倍)	(倍)
1年												
3												
5												
10												
15			採用なし									
20												
25												
30												
35												
40												

臨床検査技師

(単位:千円)

勤続年数	所定内賃金 Ⓐ	退職金算定基礎額 Ⓑ	法人（病院）都合退職					自己都合退職				
			退職金総額 Ⓒ	退職一時金	年金現価額	所定内賃金比 Ⓒ÷Ⓐ	算定基礎額比 Ⓒ÷Ⓑ	退職金総額 Ⓓ	退職一時金	年金現価額	所定内賃金比 Ⓓ÷Ⓐ	算定基礎額比 Ⓓ÷Ⓑ
						(倍)	(倍)				(倍)	(倍)
1年	201.4	184.9	185	185	—	0.9	1.0	—	—	—	—	—
3	207.3	190.8	573	573	—	2.8	3.0	344	344	—	1.7	1.8
5	213.2	196.7	984	984	—	4.6	5.0	689	689	—	3.2	3.5
10	248.0	214.5	2,253	2,253	—	9.1	10.5	2,028	2,028	—	8.2	9.5
15	272.5	231.2	3,816	3,816	—	14.0	16.5	3,816	3,816	—	14.0	16.5
20	310.3	250.0	5,670	5,670	—	18.3	22.7	5,670	5,670	—	18.3	22.7
25	329.0	270.7	8,394	8,394	—	25.5	31.0	8,394	8,394	—	25.5	31.0
30	347.8	289.5	11,146	11,146	—	32.0	38.5	11,146	11,146	—	32.0	38.5
35	366.5	308.2	11,868	11,868	—	32.4	38.5	11,868	11,868	—	32.4	38.5
40	—	—	—	—	—	—	—	—	—	—	—	—

診療放射線技師

(単位:千円)

勤続年数	所定内賃金 Ⓐ	退職金算定基礎額 Ⓑ	法人（病院）都合退職					自己都合退職				
			退職金総額 Ⓒ	退職一時金	年金現価額	所定内賃金比 Ⓒ÷Ⓐ	算定基礎額比 Ⓒ÷Ⓑ	退職金総額 Ⓓ	退職一時金	年金現価額	所定内賃金比 Ⓓ÷Ⓐ	算定基礎額比 Ⓓ÷Ⓑ
						(倍)	(倍)				(倍)	(倍)
1年	207.5	191.0	192	192	—	0.9	1.0	—	—	—	—	—
3	213.4	196.9	591	591	—	2.8	3.0	355	355	—	1.7	1.8
5	223.3	206.8	1,034	1,034	—	4.6	5.0	724	724	—	3.2	3.5
10	257.4	223.9	2,352	2,352	—	9.1	10.5	2,117	2,117	—	8.2	9.5
15	302.0	243.7	4,022	4,022	—	13.3	16.5	4,022	4,022	—	13.3	16.5
20	321.5	263.2	5,924	5,924	—	18.4	22.5	5,924	5,924	—	18.4	22.5
25	340.3	282.0	8,742	8,742	—	25.7	31.0	8,742	8,742	—	25.7	31.0
30	359.0	300.7	11,579	11,579	—	32.3	38.5	11,579	11,579	—	32.3	38.5
35	377.8	319.5	12,301	12,301	—	32.6	38.5	12,301	12,301	—	32.6	38.5
40	—	—	—	—	—	—	—	—	—	—	—	—

個別病院のモデル退職金

●大阪府

臨床工学技士

(単位：千円)

勤続年数	所定内賃金 A	退職金算定基礎額 B	法人（病院）都合退職					自己都合退職				
			退職金総額 C	退職一時金	年金現価額	所定内賃金比 C÷A	算定基礎額比 C÷B	退職金総額 D	退職一時金	年金現価額	所定内賃金比 D÷A	算定基礎額比 D÷B
						(倍)	(倍)				(倍)	(倍)
1年												
3												
5												
10			採用なし									
15												
20												
25												
30												
35												
40												

理学療法士・作業療法士・言語聴覚士

(単位：千円)

勤続年数	所定内賃金 A	退職金算定基礎額 B	法人（病院）都合退職					自己都合退職				
			退職金総額 C	退職一時金	年金現価額	所定内賃金比 C÷A	算定基礎額比 C÷B	退職金総額 D	退職一時金	年金現価額	所定内賃金比 D÷A	算定基礎額比 D÷B
						(倍)	(倍)				(倍)	(倍)
1年	213.1	196.6	197	197	—	0.9	1.0	—	—	—	—	—
3	222.5	206.0	618	618	—	2.8	3.0	371	371	—	1.7	1.8
5	229.6	213.1	1,066	1,066	—	4.6	5.0	747	747	—	3.3	3.5
10	263.7	230.2	2,418	2,418	—	9.2	10.5	2,177	2,177	—	8.3	9.5
15	309.5	251.2	4,145	4,145	—	13.4	16.5	4,145	4,145	—	13.4	16.5
20	329.0	270.7	6,092	6,092	—	18.5	22.5	6,092	6,092	—	18.5	22.5
25	347.8	289.5	8,975	8,975	—	25.8	31.0	8,975	8,975	—	25.8	31.0
30	366.5	308.2	11,868	11,868	—	32.4	38.5	11,868	11,868	—	32.4	38.5
35	385.3	327.0	12,590	12,590	—	32.7	38.5	12,590	12,590	—	32.7	38.5
40	—											

管理栄養士

(単位：千円)

勤続年数	所定内賃金 A	退職金算定基礎額 B	法人（病院）都合退職					自己都合退職				
			退職金総額 C	退職一時金	年金現価額	所定内賃金比 C÷A	算定基礎額比 C÷B	退職金総額 D	退職一時金	年金現価額	所定内賃金比 D÷A	算定基礎額比 D÷B
						(倍)	(倍)				(倍)	(倍)
1年	197.7	181.2	182	182	—	0.9	1.0	—	—	—	—	—
3	203.6	187.1	562	562	—	2.8	3.0	338	338	—	1.7	1.8
5	209.4	192.9	965	965	—	4.6	5.0	676	676	—	3.2	3.5
10	249.4	211.5	2,222	2,222	—	8.9	10.5	2,000	2,000	—	8.0	9.5
15	269.6	228.3	3,767	3,767	—	14.0	16.5	3,767	3,767	—	14.0	16.5
20	306.5	248.2	5,586	5,586	—	18.2	22.5	5,586	5,586	—	18.2	22.5
25	325.3	267.0	8,277	8,277	—	25.4	31.0	8,277	8,277	—	25.4	31.0
30	344.0	285.7	11,002	11,002	—	32.0	38.5	11,002	11,002	—	32.0	38.5
35	362.8	304.5	11,724	11,724	—	32.3	38.5	11,724	11,724	—	32.3	38.5
40	—											

介護福祉士

(単位：千円)

| 勤続年数 | 所定内賃金 Ⓐ | 退職金算定基礎額 Ⓑ | 法人（病院）都合退職 ||| 所定内賃金比 Ⓒ÷Ⓐ (倍) | 算定基礎額比 Ⓒ÷Ⓑ (倍) | 自己都合退職 ||| 所定内賃金比 Ⓓ÷Ⓐ (倍) | 算定基礎額比 Ⓓ÷Ⓑ (倍) |
			退職金総額 Ⓒ	退職一時金	年金現価額			退職金総額 Ⓓ	退職一時金	年金現価額		
1年												
3												
5												
10			採用　なし									
15												
20												
25												
30												
35												
40												

介護職員

(単位：千円)

| 勤続年数 | 所定内賃金 Ⓐ | 退職金算定基礎額 Ⓑ | 法人（病院）都合退職 ||| 所定内賃金比 Ⓒ÷Ⓐ (倍) | 算定基礎額比 Ⓒ÷Ⓑ (倍) | 自己都合退職 ||| 所定内賃金比 Ⓓ÷Ⓐ (倍) | 算定基礎額比 Ⓓ÷Ⓑ (倍) |
			退職金総額 Ⓒ	退職一時金	年金現価額			退職金総額 Ⓓ	退職一時金	年金現価額		
1年												
3												
5												
10			採用　なし									
15												
20												
25												
30												
35												
40												

事務・大学卒

(単位：千円)

| 勤続年数 | 所定内賃金 Ⓐ | 退職金算定基礎額 Ⓑ | 法人（病院）都合退職 ||| 所定内賃金比 Ⓒ÷Ⓐ (倍) | 算定基礎額比 Ⓒ÷Ⓑ (倍) | 自己都合退職 ||| 所定内賃金比 Ⓓ÷Ⓐ (倍) | 算定基礎額比 Ⓓ÷Ⓑ (倍) |
			退職金総額 Ⓒ	退職一時金	年金現価額			退職金総額 Ⓓ	退職一時金	年金現価額		
1年	189.0	172.5	173	173	—	0.9	1.0	—	—	—	—	—
3	194.0	177.5	533	533	—	2.7	3.0	320	320	—	1.6	1.8
5	202.1	185.6	928	928	—	4.6	5.0	650	650	—	3.2	3.5
10	238.3	200.4	2,105	2,105	—	8.8	10.5	1,895	1,895	—	8.0	9.5
15	261.0	219.7	3,626	3,626	—	13.9	16.5	3,626	3,626	—	13.9	16.5
20	295.1	236.8	5,328	5,328	—	18.1	22.5	5,328	5,328	—	18.1	22.5
25	311.6	253.3	7,853	7,853	—	25.2	31.0	7,853	7,853	—	25.2	31.0
30	328.1	269.8	10,388	10,388	—	31.7	38.5	10,388	10,388	—	31.7	38.5
35	344.6	286.3	11,023	11,023	—	32.0	38.5	11,023	11,023	—	32.0	38.5
40	—											

個別病院のモデル退職金

●大阪府

事務・高校卒
(単位：千円)

勤続年数	所定内賃金 Ⓐ	退職金算定基礎額 Ⓑ	法人（病院）都合退職					自己都合退職				
			退職金総額 Ⓒ	退職一時金	年金現価額	所定内賃金比 Ⓒ÷Ⓐ (倍)	算定基礎額比 Ⓒ÷Ⓑ (倍)	退職金総額 Ⓓ	退職一時金	年金現価額	所定内賃金比 Ⓓ÷Ⓐ (倍)	算定基礎額比 Ⓓ÷Ⓑ (倍)
1年												
3												
5												
10			採用なし									
15												
20												
25												
30												
35												
40												

退職金受給のための最低勤続年数

定年退職の場合	1年
法人（病院）都合退職の場合	1年
自己都合退職の場合	3年

退職金計算上の勤続年数または支給額の固定制度

支給系数は勤続30年で固定。
基礎給は固定なし（昇給あり）。

■退職金支給率表（支給月数等）

勤続年数	法人（病院）都合退職	自己都合退職
1年	1.0	0
2	2.0	0
3	3.0	1.8
4	4.0	2.4
5	5.0	3.5
10	10.5	9.45
15	16.5	16.5
20	22.5	22.5
25	31.0	31.0
30	38.5	38.5
35	38.5	38.5
40	38.5	38.5
45	38.5	38.5

病院名（番号）	所在地	病床規模
41	大阪府	100～199床

医　師

(単位：千円)

勤続年数	所定内賃金 Ⓐ	退職金算定基礎額 Ⓑ	法人（病院）都合退職					自己都合退職				
			退職金総額 Ⓒ	退職一時金	年金現価額	所定内賃金比 Ⓒ÷Ⓐ	算定基礎額比 Ⓒ÷Ⓑ	退職金総額 Ⓓ	退職一時金	年金現価額	所定内賃金比 Ⓓ÷Ⓐ	算定基礎額比 Ⓓ÷Ⓑ
						(倍)	(倍)				(倍)	(倍)
1年	679.5	355.0	532	532	—	0.8	1.5	177	177	—	0.3	0.5
3	714.4	379.0	1,705	1,705	—	2.4	4.5	1,137	1,137	—	1.6	3.0
5	774.6	411.1	3,083	3,083	—	4.0	7.5	2,055	2,055	—	2.7	5.0
10	871.4	506.3	7,595	7,595	—	8.7	15.0	5,569	5,569	—	6.4	11.0
15	950.3	578.1	13,741	13,741	—	14.5	23.8	9,538	9,538	—	10.0	16.5
20	1,069.5	690.7	20,000	20,000	—	18.7	29.0	19,217	19,217	—	18.0	27.8
25	1,150.4	765.4	20,000	20,000	—	17.4	26.1	20,000	20,000	—	17.4	26.1
30	1,205.9	830.9	20,000	20,000	—	16.6	24.1	20,000	20,000	—	16.6	24.1
35	1,209.6	845.3	24,226	24,226	—	20.0	28.7	24,226	24,226	—	20.0	28.7
40	—	—	—	—	—	—	—	—	—	—	—	—

薬　剤　師

(単位：千円)

勤続年数	所定内賃金 Ⓐ	退職金算定基礎額 Ⓑ	法人（病院）都合退職					自己都合退職				
			退職金総額 Ⓒ	退職一時金	年金現価額	所定内賃金比 Ⓒ÷Ⓐ	算定基礎額比 Ⓒ÷Ⓑ	退職金総額 Ⓓ	退職一時金	年金現価額	所定内賃金比 Ⓓ÷Ⓐ	算定基礎額比 Ⓓ÷Ⓑ
						(倍)	(倍)				(倍)	(倍)
1年	213.1	197.6	296	296	—	1.4	1.5	98	98	—	0.5	0.5
3	238.0	211.8	953	953	—	4.0	4.5	635	635	—	2.7	3.0
5	282.6	228.5	1,714	1,714	—	6.1	7.5	1,142	1,142	—	4.0	5.0
10	335.4	275.4	4,131	4,131	—	12.3	15.0	3,029	3,029	—	9.0	11.0
15	417.5	350.6	8,334	8,334	—	20.0	23.8	5,785	5,785	—	13.9	16.5
20	521.4	448.3	14,876	14,876	—	28.5	33.2	12,473	12,473	—	23.9	27.8
25	579.8	500.8	20,000	20,000	—	34.5	39.9	17,596	17,596	—	30.3	35.1
30	600.7	532.2	20,000	20,000	—	33.3	37.6	20,000	20,000	—	33.3	37.6
35	507.8	450.3	22,251	22,251	—	43.8	49.4	22,251	22,251	—	43.8	49.4
40	—	—	—	—	—	—	—	—	—	—	—	—

看　護　師

(単位：千円)

勤続年数	所定内賃金 Ⓐ	退職金算定基礎額 Ⓑ	法人（病院）都合退職					自己都合退職				
			退職金総額 Ⓒ	退職一時金	年金現価額	所定内賃金比 Ⓒ÷Ⓐ	算定基礎額比 Ⓒ÷Ⓑ	退職金総額 Ⓓ	退職一時金	年金現価額	所定内賃金比 Ⓓ÷Ⓐ	算定基礎額比 Ⓓ÷Ⓑ
						(倍)	(倍)				(倍)	(倍)
1年	230.3	197.2	295	295	—	1.3	1.5	98	98	—	0.4	0.5
3	250.3	209.5	942	942	—	3.8	4.5	628	628	—	2.5	3.0
5	300.4	222.7	1,670	1,670	—	5.6	7.5	1,113	1,113	—	3.7	5.0
10	345.0	257.8	3,867	3,867	—	11.2	15.0	2,836	2,836	—	8.2	11.0
15	419.6	322.5	7,667	7,667	—	18.3	23.8	5,322	5,322	—	12.7	16.5
20	509.2	402.6	13,358	13,358	—	26.2	33.2	11,200	11,200	—	22.0	27.8
25	562.0	446.5	19,036	19,036	—	33.9	42.6	15,687	15,687	—	27.9	35.1
30	597.0	488.9	20,000	20,000	—	33.5	40.9	20,000	20,000	—	33.5	40.9
35	510.8	413.7	20,413	20,413	—	40.0	49.3	20,413	20,413	—	40.0	49.3
40	—	—	—	—	—	—	—	—	—	—	—	—

個別病院のモデル退職金

●大阪府

准看護師

(単位：千円)

勤続年数	所定内賃金 Ⓐ	退職金算定基礎額 Ⓑ	法人（病院）都合退職					自己都合退職				
			退職金総額 Ⓒ	退職一時金	年金現価額	所定内賃金比 Ⓒ÷Ⓐ	算定基礎額比 Ⓒ÷Ⓑ	退職金総額 Ⓓ	退職一時金	年金現価額	所定内賃金比 Ⓓ÷Ⓐ	算定基礎額比 Ⓓ÷Ⓑ
						(倍)	(倍)				(倍)	(倍)
1年	201.2	170.8	256	256	—	1.3	1.5	94	94	—	0.5	0.6
3	224.0	180.1	810	810	—	3.6	4.5	601	601	—	2.7	3.3
5	265.1	190.7	1,430	1,430	—	5.4	7.5	1,061	1,061	—	4.0	5.6
10	305.5	221.9	3,329	3,329	—	10.9	15.0	2,709	2,709	—	8.9	12.2
15	346.7	253.8	6,034	6,034	—	17.4	23.8	4,872	4,872	—	14.1	19.2
20	384.8	283.9	9,420	9,420	—	24.5	33.2	10,466	10,466	—	27.2	36.9
25	417.9	309.4	13,191	13,191	—	31.6	42.6	15,650	15,650	—	37.4	50.6
30	430.2	330.5	17,367	17,367	—	40.4	52.5	20,000	20,000	—	46.5	60.5
35	419.2	330.5	17,697	17,697	—	42.2	53.5	20,424	20,424	—	48.7	61.8
40	—	—	—	—	—	—	—	—	—	—	—	—

臨床検査技師

(単位：千円)

勤続年数	所定内賃金 Ⓐ	退職金算定基礎額 Ⓑ	法人（病院）都合退職					自己都合退職				
			退職金総額 Ⓒ	退職一時金	年金現価額	所定内賃金比 Ⓒ÷Ⓐ	算定基礎額比 Ⓒ÷Ⓑ	退職金総額 Ⓓ	退職一時金	年金現価額	所定内賃金比 Ⓓ÷Ⓐ	算定基礎額比 Ⓓ÷Ⓑ
						(倍)	(倍)				(倍)	(倍)
1年	208.4	189.2	283	283	—	1.4	1.5	94	94	—	0.5	0.5
3	232.5	200.5	902	902	—	3.9	4.5	601	601	—	2.6	3.0
5	274.0	212.3	1,592	1,592	—	5.8	7.5	1,061	1,061	—	3.9	5.0
10	314.7	246.2	3,694	3,694	—	11.7	15.0	2,709	2,709	—	8.6	11.0
15	370.2	295.3	7,019	7,019	—	19.0	23.8	4,872	4,872	—	13.2	16.5
20	457.0	376.2	12,482	12,482	—	27.3	33.2	10,466	10,466	—	22.9	27.8
25	532.5	445.5	18,992	18,992	—	35.7	42.6	15,650	15,650	—	29.4	35.1
30	578.3	501.4	20,000	20,000	—	34.6	39.9	20,000	20,000	—	34.6	39.9
35	490.2	424.2	20,424	20,424	—	41.7	48.1	20,424	20,424	—	41.7	48.1
40	—	—	—	—	—	—	—	—	—	—	—	—

診療放射線技師

(単位：千円)

勤続年数	所定内賃金 Ⓐ	退職金算定基礎額 Ⓑ	法人（病院）都合退職					自己都合退職				
			退職金総額 Ⓒ	退職一時金	年金現価額	所定内賃金比 Ⓒ÷Ⓐ	算定基礎額比 Ⓒ÷Ⓑ	退職金総額 Ⓓ	退職一時金	年金現価額	所定内賃金比 Ⓓ÷Ⓐ	算定基礎額比 Ⓓ÷Ⓑ
						(倍)	(倍)				(倍)	(倍)
1年	209.4	189.2	283	283	—	1.4	1.5	94	94	—	0.4	0.5
3	233.5	200.5	902	902	—	3.9	4.5	601	601	—	2.6	3.0
5	275.0	212.3	1,592	1,592	—	5.8	7.5	1,061	1,061	—	3.9	5.0
10	315.7	246.2	3,694	3,694	—	11.7	15.0	2,709	2,709	—	8.6	11.0
15	371.2	295.3	7,019	7,019	—	18.9	23.8	4,872	4,872	—	13.1	16.5
20	458.0	376.2	12,482	12,482	—	27.3	33.2	10,466	10,466	—	22.9	27.8
25	533.5	445.5	18,992	18,992	—	35.6	42.6	15,650	15,650	—	29.3	35.1
30	579.3	501.4	20,000	20,000	—	34.5	39.9	20,000	20,000	—	34.5	39.9
35	491.2	424.2	20,424	20,424	—	41.6	48.1	20,424	20,424	—	41.6	48.1
40	—	—	—	—	—	—	—	—	—	—	—	—

臨床工学技士

(単位：千円)

勤続年数	所定内賃金 Ⓐ	退職金算定基礎額 Ⓑ	法人（病院）都合退職					自己都合退職				
			退職金総額 Ⓒ	退職一時金	年金現価額	所定内賃金比 Ⓒ÷Ⓐ (倍)	算定基礎額比 Ⓒ÷Ⓑ (倍)	退職金総額 Ⓓ	退職一時金	年金現価額	所定内賃金比 Ⓓ÷Ⓐ (倍)	算定基礎額比 Ⓓ÷Ⓑ (倍)
1年												
3												
5												
10												
15			採用なし									
20												
25												
30												
35												
40												

理学療法士・作業療法士・言語聴覚士

(単位：千円)

勤続年数	所定内賃金 Ⓐ	退職金算定基礎額 Ⓑ	法人（病院）都合退職					自己都合退職				
			退職金総額 Ⓒ	退職一時金	年金現価額	所定内賃金比 Ⓒ÷Ⓐ (倍)	算定基礎額比 Ⓒ÷Ⓑ (倍)	退職金総額 Ⓓ	退職一時金	年金現価額	所定内賃金比 Ⓓ÷Ⓐ (倍)	算定基礎額比 Ⓓ÷Ⓑ (倍)
1年	205.4	189.2	283	283	—	1.4	1.5	94	94	—	0.5	0.5
3	229.5	200.5	902	902	—	3.9	4.5	601	601	—	2.6	3.0
5	271.0	212.3	1,592	1,592	—	5.9	7.5	1,061	1,061	—	3.9	5.0
10	311.7	246.2	3,694	3,694	—	11.9	15.0	2,709	2,709	—	8.7	11.0
15	367.2	295.3	7,019	7,019	—	19.1	23.8	4,872	4,872	—	13.3	16.5
20	454.0	376.2	12,482	12,482	—	27.5	33.2	10,466	10,466	—	23.1	27.8
25	529.5	445.5	18,992	18,992	—	35.9	42.6	15,650	15,650	—	29.6	35.1
30	575.3	501.4	20,000	20,000	—	34.8	39.9	20,000	20,000	—	34.8	39.9
35	487.2	424.2	20,424	20,424	—	41.9	48.1	20,424	20,424	—	41.9	48.1
40	—	—	—	—	—	—	—	—	—	—	—	—

管理栄養士

(単位：千円)

勤続年数	所定内賃金 Ⓐ	退職金算定基礎額 Ⓑ	法人（病院）都合退職					自己都合退職				
			退職金総額 Ⓒ	退職一時金	年金現価額	所定内賃金比 Ⓒ÷Ⓐ (倍)	算定基礎額比 Ⓒ÷Ⓑ (倍)	退職金総額 Ⓓ	退職一時金	年金現価額	所定内賃金比 Ⓓ÷Ⓐ (倍)	算定基礎額比 Ⓓ÷Ⓑ (倍)
1年	205.4	189.2	283	283	—	1.4	1.5	94	94	—	0.5	0.5
3	229.5	200.5	902	902	—	3.9	4.5	601	601	—	2.6	3.0
5	271.0	212.3	1,592	1,592	—	5.9	7.5	1,061	1,061	—	3.9	5.0
10	311.7	246.2	3,694	3,694	—	11.9	15.0	2,709	2,709	—	8.7	11.0
15	367.2	295.3	7,019	7,019	—	19.1	23.8	4,872	4,872	—	13.3	16.5
20	454.0	376.2	12,482	12,482	—	27.5	33.2	10,466	10,466	—	23.1	27.8
25	529.5	445.5	18,992	18,992	—	35.9	42.6	15,650	15,650	—	29.6	35.1
30	575.3	501.4	20,000	20,000	—	34.8	39.9	20,000	20,000	—	34.8	39.9
35	487.2	424.2	20,424	20,424	—	41.9	48.1	20,424	20,424	—	41.9	48.1
40	—	—	—	—	—	—	—	—	—	—	—	—

個別病院のモデル退職金

●大阪府

介護福祉士

(単位：千円)

勤続年数	所定内賃金 Ⓐ	退職金算定基礎額 Ⓑ	法人（病院）都合退職					自己都合退職				
			退職金総額 Ⓒ	退職一時金	年金現価額	所定内賃金比 Ⓒ÷Ⓐ (倍)	算定基礎額比 Ⓒ÷Ⓑ (倍)	退職金総額 Ⓓ	退職一時金	年金現価額	所定内賃金比 Ⓓ÷Ⓐ (倍)	算定基礎額比 Ⓓ÷Ⓑ (倍)
1年			採用なし									
3												
5												
10												
15												
20												
25												
30												
35												
40												

介護職員

(単位：千円)

勤続年数	所定内賃金 Ⓐ	退職金算定基礎額 Ⓑ	法人（病院）都合退職					自己都合退職				
			退職金総額 Ⓒ	退職一時金	年金現価額	所定内賃金比 Ⓒ÷Ⓐ (倍)	算定基礎額比 Ⓒ÷Ⓑ (倍)	退職金総額 Ⓓ	退職一時金	年金現価額	所定内賃金比 Ⓓ÷Ⓐ (倍)	算定基礎額比 Ⓓ÷Ⓑ (倍)
1年			採用なし									
3												
5												
10												
15												
20												
25												
30												
35												
40												

事務・大学卒

(単位：千円)

勤続年数	所定内賃金 Ⓐ	退職金算定基礎額 Ⓑ	法人（病院）都合退職					自己都合退職				
			退職金総額 Ⓒ	退職一時金	年金現価額	所定内賃金比 Ⓒ÷Ⓐ (倍)	算定基礎額比 Ⓒ÷Ⓑ (倍)	退職金総額 Ⓓ	退職一時金	年金現価額	所定内賃金比 Ⓓ÷Ⓐ (倍)	算定基礎額比 Ⓓ÷Ⓑ (倍)
1年	203.2	187.9	281	281	—	1.4	1.5	93	93	—	0.5	0.5
3	229.4	203.3	915	915	—	4.0	4.5	610	610	—	2.7	3.0
5	272.1	218.2	1,636	1,636	—	6.0	7.5	1,091	1,091	—	4.0	5.0
10	311.5	252.0	3,780	3,780	—	12.1	15.0	2,772	2,772	—	8.9	11.0
15	366.3	300.3	7,139	7,139	—	19.5	23.8	4,955	4,955	—	13.5	16.5
20	440.8	369.0	12,244	12,244	—	27.8	33.2	10,266	10,266	—	23.3	27.8
25	520.1	442.1	18,848	18,848	—	36.2	42.6	15,532	15,532	—	29.9	35.1
30	585.6	517.7	20,000	20,000	—	34.2	38.6	20,000	20,000	—	34.2	38.6
35	478.7	421.8	20,843	20,843	—	43.5	49.4	20,843	20,843	—	43.5	49.4
40	—	—	—	—	—	—	—	—	—	—	—	—

事務・高校卒

(単位：千円)

勤続年数	所定内賃金 Ⓐ	退職金算定基礎額 Ⓑ	法人（病院）都合退職					自己都合退職				
			退職金総額 Ⓒ	退職一時金	年金現価額	所定内賃金比 Ⓒ÷Ⓐ	算定基礎額比 Ⓒ÷Ⓑ	退職金総額 Ⓓ	退職一時金	年金現価額	所定内賃金比 Ⓓ÷Ⓐ	算定基礎額比 Ⓓ÷Ⓑ
						(倍)	(倍)				(倍)	(倍)
1年	174.1	164.3	246	246	—	1.4	1.5	82	82	—	0.5	0.5
3	219.0	196.1	882	882	—	4.0	4.5	588	588	—	2.7	3.0
5	263.5	210.8	1,581	1,581	—	6.0	7.5	1,054	1,054	—	4.0	5.0
10	304.7	245.3	3,679	3,679	—	12.1	15.0	2,698	2,698	—	8.9	11.0
15	357.2	291.3	6,925	6,925	—	19.4	23.8	4,807	4,807	—	13.5	16.5
20	426.4	354.8	11,772	11,772	—	27.6	33.2	9,870	9,870	—	23.1	27.8
25	507.9	430.1	18,338	18,338	—	36.1	42.6	15,111	15,111	—	29.8	35.1
30	553.1	485.4	20,000	20,000	—	36.2	41.2	20,000	20,000	—	36.2	41.2
35	574.6	517.7	20,000	20,000	—	34.8	38.6	20,000	20,000	—	34.8	38.6
40	493.8	436.5	21,746	21,746	—	44.0	49.8	21,746	21,746	—	44.0	49.8

退職金支給事例
＊実際に退職金を支払った事例
（最近の退職者から遡って5名までの退職者・常勤（正規）職員のみ）

退職年月（西暦）	退職事由	職　種	退職時年齢	勤続年月数	所定内賃金（円）	退職金額（千円）
2014年03月	自己都合	看護師	50歳	07年00月	427,100	2,529
2014年07月	自己都合	理学療法士	30歳	06年04月	274,681	1,588
2014年07月	自己都合	看護師	48歳	03年11月	384,842	1,321
2014年09月	自己都合	准看護師	41歳	03年04月	292,366	845
2015年01月	自己都合	看護師	45歳	03年01月	340,863	882

退職金受給のための最低勤続年数

定年退職の場合	1年
法人（病院）都合退職の場合	1年
自己都合退職の場合	1年

退職金計算上の勤続年数または支給額の固定制度
一定年齢満55歳で固定。

■退職金支給率表（支給月数等）

勤続年数	法人（病院）都合退職	自己都合退職
1年	1.50	0.50
2	3.00	1.50
3	4.50	3.00
4	6.00	4.00
5	7.50	5.00
10	15.00	11.00
15	23.77	16.50
20	38.18	27.82
25	42.63	35.13
30	52.54	42.68
35	62.89	50.46
40	65.00	58.45
45	65.00	60.00

個別病院のモデル退職金

病院名(番号)	所在地	病床規模
95	大阪府	100～199床

医　師

(単位：千円)

勤続年数	所定内賃金 Ⓐ	退職金算定基礎額 Ⓑ	法人（病院）都合退職					自己都合退職				
			退職金総額 Ⓒ	退職一時金	年金現価額	所定内賃金比 Ⓒ÷Ⓐ	算定基礎額比 Ⓒ÷Ⓑ	退職金総額 Ⓓ	退職一時金	年金現価額	所定内賃金比 Ⓓ÷Ⓐ	算定基礎額比 Ⓓ÷Ⓑ
						(倍)	(倍)				(倍)	(倍)
1年	320.0	320.0	―	―	―	―	―	―	―	―	―	―
3	500.0	350.0	350	350	―	0.7	1.0	245	245	―	0.5	0.7
5	635.0	400.0	880	880	―	1.4	2.2	616	616	―	1.0	1.5
10	815.0	540.0	2,808	2,808	―	3.4	5.2	1,965	1,965	―	2.4	3.6
15	900.0	600.0	6,000	6,000	―	6.7	10.0	4,500	4,500	―	5.0	7.5
20	975.0	650.0	10,400	10,400	―	10.7	16.0	8,320	8,320	―	8.5	12.8
25	1,050.0	700.0	16,450	16,450	―	15.7	23.5	16,450	16,450	―	15.7	23.5
30	1,125.0	750.0	23,250	23,250	―	20.7	31.0	23,250	23,250	―	20.7	31.0
35	1,200.0	800.0	26,000	26,000	―	21.7	32.5	26,000	26,000	―	21.7	32.5
40	1,275.0	850.0	27,625	27,625	―	21.7	32.5	27,625	27,625	―	21.7	32.5

薬　剤　師

(単位：千円)

勤続年数	所定内賃金 Ⓐ	退職金算定基礎額 Ⓑ	法人（病院）都合退職					自己都合退職				
			退職金総額 Ⓒ	退職一時金	年金現価額	所定内賃金比 Ⓒ÷Ⓐ	算定基礎額比 Ⓒ÷Ⓑ	退職金総額 Ⓓ	退職一時金	年金現価額	所定内賃金比 Ⓓ÷Ⓐ	算定基礎額比 Ⓓ÷Ⓑ
						(倍)	(倍)				(倍)	(倍)
1年	236.0	196.0	―	―	―	―	―	―	―	―	―	―
3	242.0	202.0	202	202	―	0.8	1.0	141	141	―	0.6	0.7
5	248.0	208.0	457	457	―	1.8	2.2	320	320	―	1.3	1.5
10	263.0	223.0	1,159	1,159	―	4.4	5.2	811	811	―	3.1	3.6
15	278.0	238.0	2,380	2,380	―	8.6	10.0	1,785	1,785	―	6.4	7.5
20	293.0	253.0	4,048	4,048	―	13.8	16.0	3,238	3,238	―	11.1	12.8
25	308.0	268.0	6,298	6,298	―	20.4	23.5	6,298	6,298	―	20.4	23.5
30	323.0	283.0	8,773	8,773	―	27.2	31.0	8,773	8,773	―	27.2	31.0
35	338.0	298.0	9,685	9,685	―	28.7	32.5	9,685	9,685	―	28.7	32.5
40	353.0	313.0	10,172	10,172	―	28.8	32.5	10,172	10,172	―	28.8	32.5

看　護　師

(単位：千円)

勤続年数	所定内賃金 Ⓐ	退職金算定基礎額 Ⓑ	法人（病院）都合退職					自己都合退職				
			退職金総額 Ⓒ	退職一時金	年金現価額	所定内賃金比 Ⓒ÷Ⓐ	算定基礎額比 Ⓒ÷Ⓑ	退職金総額 Ⓓ	退職一時金	年金現価額	所定内賃金比 Ⓓ÷Ⓐ	算定基礎額比 Ⓓ÷Ⓑ
						(倍)	(倍)				(倍)	(倍)
1年	220.0	190.0	―	―	―	―	―	―	―	―	―	―
3	226.0	196.0	196	196	―	0.9	1.0	137	137	―	0.6	0.7
5	233.0	202.0	444	444	―	1.9	2.2	311	311	―	1.3	1.5
10	253.0	217.0	1,128	1,128	―	4.5	5.2	789	789	―	3.1	3.6
15	272.0	232.0	2,320	2,320	―	8.5	10.0	1,740	1,740	―	6.4	7.5
20	287.0	247.0	3,952	3,952	―	13.8	16.0	3,161	3,161	―	11.0	12.8
25	302.0	262.0	6,157	6,157	―	20.4	23.5	6,157	6,157	―	20.4	23.5
30	317.0	277.0	8,587	8,587	―	27.1	31.0	8,587	8,587	―	27.1	31.0
35	332.0	292.0	9,490	9,490	―	28.6	32.5	9,490	9,490	―	28.6	32.5
40	347.0	307.0	9,977	9,977	―	28.8	32.5	9,977	9,977	―	28.8	32.5

准看護師

(単位：千円)

勤続年数	所定内賃金 Ⓐ	退職金算定基礎額 Ⓑ	法人（病院）都合退職			所定内賃金比 Ⓒ÷Ⓐ	算定基礎額比 Ⓒ÷Ⓑ	自己都合退職			所定内賃金比 Ⓓ÷Ⓐ	算定基礎額比 Ⓓ÷Ⓑ
			退職金総額 Ⓒ	退職一時金	年金現価額			退職金総額 Ⓓ	退職一時金	年金現価額		
						(倍)	(倍)				(倍)	(倍)
1年	183.0	162.0	—	—	—	—	—	—	—	—	—	—
3	189.0	166.0	166	166	—	0.9	1.0	116	116	—	0.6	0.7
5	195.0	170.0	374	374	—	1.9	2.2	261	261	—	1.3	1.5
10	211.0	181.0	941	941	—	4.5	5.2	658	658	—	3.1	3.6
15	232.0	197.0	1,970	1,970	—	8.5	10.0	1,477	1,477	—	6.4	7.5
20	256.0	216.0	3,456	3,456	—	13.5	16.0	2,764	2,764	—	10.8	12.8
25	275.0	230.0	5,405	5,405	—	19.7	23.5	5,405	5,405	—	19.7	23.5
30	290.0	240.0	7,440	7,440	—	25.7	31.0	7,440	7,440	—	25.7	31.0
35	305.0	250.0	8,125	8,125	—	26.6	32.5	8,125	8,125	—	26.6	32.5
40	320.0	260.0	8,450	8,450	—	26.4	32.5	8,450	8,450	—	26.4	32.5

臨床検査技師

(単位：千円)

勤続年数	所定内賃金 Ⓐ	退職金算定基礎額 Ⓑ	法人（病院）都合退職			所定内賃金比 Ⓒ÷Ⓐ	算定基礎額比 Ⓒ÷Ⓑ	自己都合退職			所定内賃金比 Ⓓ÷Ⓐ	算定基礎額比 Ⓓ÷Ⓑ
			退職金総額 Ⓒ	退職一時金	年金現価額			退職金総額 Ⓓ	退職一時金	年金現価額		
						(倍)	(倍)				(倍)	(倍)
1年	195.0	164.0	—	—	—	—	—	—	—	—	—	—
3	201.0	168.0	168	168	—	0.8	1.0	117	117	—	0.6	0.7
5	208.0	173.0	380	380	—	1.8	2.2	266	266	—	1.3	1.5
10	228.0	188.0	977	977	—	4.3	5.2	684	684	—	3.0	3.6
15	247.0	202.0	2,020	2,020	—	8.2	10.0	1,515	1,515	—	6.1	7.5
20	262.0	212.0	3,392	3,392	—	12.9	16.0	2,713	2,713	—	10.4	12.8
25	276.0	222.0	5,217	5,217	—	18.9	23.5	5,217	5,217	—	18.9	23.5
30	286.0	232.0	7,192	7,192	—	25.1	31.0	7,192	7,192	—	25.1	31.0
35	296.0	242.0	7,856	7,856	—	26.5	32.5	7,856	7,856	—	26.5	32.5
40	306.0	252.0	8,190	8,190	—	26.8	32.5	8,190	8,190	—	26.8	32.5

診療放射線技師

(単位：千円)

勤続年数	所定内賃金 Ⓐ	退職金算定基礎額 Ⓑ	法人（病院）都合退職			所定内賃金比 Ⓒ÷Ⓐ	算定基礎額比 Ⓒ÷Ⓑ	自己都合退職			所定内賃金比 Ⓓ÷Ⓐ	算定基礎額比 Ⓓ÷Ⓑ
			退職金総額 Ⓒ	退職一時金	年金現価額			退職金総額 Ⓓ	退職一時金	年金現価額		
						(倍)	(倍)				(倍)	(倍)
1年	228.0	177.0	—	—	—	—	—	—	—	—	—	—
3	234.0	181.0	181	181	—	0.8	1.0	126	126	—	0.5	0.7
5	241.0	186.0	409	409	—	1.7	2.2	286	286	—	1.2	1.5
10	261.0	201.0	1,045	1,045	—	4.0	5.2	731	731	—	2.8	3.6
15	280.0	215.0	2,150	2,150	—	7.7	10.0	1,612	1,612	—	5.8	7.5
20	295.0	225.0	3,600	3,600	—	12.2	16.0	2,880	2,880	—	9.8	12.8
25	310.0	235.0	5,522	5,522	—	17.8	23.5	5,522	5,522	—	17.8	23.5
30	325.0	245.0	7,595	7,595	—	23.4	31.0	7,595	7,595	—	23.4	31.0
35	340.0	255.0	8,287	8,287	—	24.4	32.5	8,287	8,287	—	24.4	32.5
40	355.0	265.0	8,612	8,612	—	24.3	32.5	8,612	8,612	—	24.3	32.5

個別病院のモデル退職金

●大阪府

臨床工学技士

(単位：千円)

勤続年数	所定内賃金 Ⓐ	退職金算定基礎額 Ⓑ	法人（病院）都合退職					自己都合退職				
			退職金総額 Ⓒ	退職一時金	年金現価額	所定内賃金比 Ⓒ÷Ⓐ	算定基礎額比 Ⓒ÷Ⓑ	退職金総額 Ⓓ	退職一時金	年金現価額	所定内賃金比 Ⓓ÷Ⓐ	算定基礎額比 Ⓓ÷Ⓑ
						(倍)	(倍)				(倍)	(倍)
1年	203.0	173.0	—	—	—	—	—	—	—	—	—	—
3	209.0	179.0	179	179	—	0.9	1.0	125	125	—	0.6	0.7
5	215.0	185.0	407	407	—	1.9	2.2	284	284	—	1.3	1.5
10	230.0	200.0	1,040	1,040	—	4.5	5.2	728	728	—	3.2	3.6
15	245.0	215.0	2,150	2,150	—	8.8	10.0	1,612	1,612	—	6.6	7.5
20	260.0	230.0	3,680	3,680	—	14.2	16.0	2,944	2,944	—	11.3	12.8
25	275.0	245.0	5,757	5,757	—	20.9	23.5	5,757	5,757	—	20.9	23.5
30	290.0	260.0	8,060	8,060	—	27.8	31.0	8,060	8,060	—	27.8	31.0
35	305.0	275.0	8,937	8,937	—	29.3	32.5	8,937	8,937	—	29.3	32.5
40	320.0	290.0	9,425	9,425	—	29.5	32.5	9,425	9,425	—	29.5	32.5

理学療法士・作業療法士・言語聴覚士

(単位：千円)

勤続年数	所定内賃金 Ⓐ	退職金算定基礎額 Ⓑ	法人（病院）都合退職					自己都合退職				
			退職金総額 Ⓒ	退職一時金	年金現価額	所定内賃金比 Ⓒ÷Ⓐ	算定基礎額比 Ⓒ÷Ⓑ	退職金総額 Ⓓ	退職一時金	年金現価額	所定内賃金比 Ⓓ÷Ⓐ	算定基礎額比 Ⓓ÷Ⓑ
						(倍)	(倍)				(倍)	(倍)
1年	195.0	164.0	—	—	—	—	—	—	—	—	—	—
3	201.0	168.0	168	168	—	0.8	1.0	117	117	—	0.6	0.7
5	208.0	173.0	380	380	—	1.8	2.2	266	266	—	1.3	1.5
10	228.0	188.0	977	977	—	4.3	5.2	684	684	—	3.0	3.6
15	247.0	202.0	2,020	2,020	—	8.2	10.0	1,515	1,515	—	6.1	7.5
20	262.0	212.0	3,392	3,392	—	12.9	16.0	2,713	2,713	—	10.4	12.8
25	276.0	222.0	5,217	5,217	—	18.9	23.5	5,217	5,217	—	18.9	23.5
30	286.0	232.0	7,192	7,192	—	25.1	31.0	7,192	7,192	—	25.1	31.0
35	296.0	242.0	7,856	7,856	—	26.5	32.5	7,856	7,856	—	26.5	32.5
40	306.0	252.0	8,190	8,190	—	26.8	32.5	8,190	8,190	—	26.8	32.5

管理栄養士

(単位：千円)

勤続年数	所定内賃金 Ⓐ	退職金算定基礎額 Ⓑ	法人（病院）都合退職					自己都合退職				
			退職金総額 Ⓒ	退職一時金	年金現価額	所定内賃金比 Ⓒ÷Ⓐ	算定基礎額比 Ⓒ÷Ⓑ	退職金総額 Ⓓ	退職一時金	年金現価額	所定内賃金比 Ⓓ÷Ⓐ	算定基礎額比 Ⓓ÷Ⓑ
						(倍)	(倍)				(倍)	(倍)
1年	195.0	164.0	—	—	—	—	—	—	—	—	—	—
3	201.0	168.0	168	168	—	0.8	1.0	117	117	—	0.6	0.7
5	208.0	173.0	380	380	—	1.8	2.2	266	266	—	1.3	1.5
10	228.0	188.0	977	977	—	4.3	5.2	684	684	—	3.0	3.6
15	247.0	202.0	2,020	2,020	—	8.2	10.0	1,515	1,515	—	6.1	7.5
20	262.0	212.0	3,392	3,392	—	12.9	16.0	2,713	2,713	—	10.4	12.8
25	276.0	222.0	5,217	5,217	—	18.9	23.5	5,217	5,217	—	18.9	23.5
30	286.0	232.0	7,192	7,192	—	25.1	31.0	7,192	7,192	—	25.1	31.0
35	296.0	242.0	7,856	7,856	—	26.5	32.5	7,856	7,856	—	26.5	32.5
40	306.0	252.0	8,190	8,190	—	26.8	32.5	8,190	8,190	—	26.8	32.5

介護福祉士

(単位：千円)

勤続年数	所定内賃金 Ⓐ	退職金算定基礎額 Ⓑ	法人（病院）都合退職						自己都合退職					
			退職金総額 Ⓒ	退職一時金	年金現価額	所定内賃金比 Ⓒ÷Ⓐ	算定基礎額比 Ⓒ÷Ⓑ	退職金総額 Ⓓ	退職一時金	年金現価額	所定内賃金比 Ⓓ÷Ⓐ	算定基礎額比 Ⓓ÷Ⓑ
						(倍)	(倍)				(倍)	(倍)
1年	178.0	143.0	—	—	—	—	—	—	—	—	—	—
3	184.0	149.0	149	149	—	0.8	1.0	104	104	—	0.6	0.7
5	190.0	155.0	341	341	—	1.8	2.2	238	238	—	1.3	1.5
10	205.0	170.0	884	884	—	4.3	5.2	618	618	—	3.0	3.6
15	220.0	185.0	1,850	1,850	—	8.4	10.0	1,387	1,387	—	6.3	7.5
20	235.0	200.0	3,200	3,200	—	13.6	16.0	2,560	2,560	—	10.9	12.8
25	250.0	215.0	5,052	5,052	—	20.2	23.5	5,052	5,052	—	20.2	23.5
30	265.0	230.0	7,130	7,130	—	26.9	31.0	7,130	7,130	—	26.9	31.0
35	280.0	245.0	7,962	7,962	—	28.4	32.5	7,962	7,962	—	28.4	32.5
40	295.0	260.0	8,450	8,450	—	28.6	32.5	8,450	8,450	—	28.6	32.5

介護職員

(単位：千円)

勤続年数	所定内賃金 Ⓐ	退職金算定基礎額 Ⓑ	法人（病院）都合退職						自己都合退職					
			退職金総額 Ⓒ	退職一時金	年金現価額	所定内賃金比 Ⓒ÷Ⓐ	算定基礎額比 Ⓒ÷Ⓑ	退職金総額 Ⓓ	退職一時金	年金現価額	所定内賃金比 Ⓓ÷Ⓐ	算定基礎額比 Ⓓ÷Ⓑ
						(倍)	(倍)				(倍)	(倍)
1年	143.0	132.0	—	—	—	—	—	—	—	—	—	—
3	149.0	136.0	136	136	—	0.9	1.0	95	95	—	0.6	0.7
5	155.0	140.0	308	308	—	2.0	2.2	215	215	—	1.4	1.5
10	170.0	150.0	780	780	—	4.6	5.2	546	546	—	3.2	3.6
15	185.0	160.0	1,600	1,600	—	8.6	10.0	1,200	1,200	—	6.5	7.5
20	200.0	170.0	2,720	2,720	—	13.6	16.0	2,176	2,176	—	10.9	12.8
25	215.0	180.0	4,230	4,230	—	19.7	23.5	4,230	4,230	—	19.7	23.5
30	230.0	190.0	5,890	5,890	—	25.6	31.0	5,890	5,890	—	25.6	31.0
35	245.0	200.0	6,500	6,500	—	26.5	32.5	6,500	6,500	—	26.5	32.5
40	260.0	210.0	6,825	6,825	—	26.3	32.5	6,825	6,825	—	26.3	32.5

事務・大学卒

(単位：千円)

勤続年数	所定内賃金 Ⓐ	退職金算定基礎額 Ⓑ	法人（病院）都合退職						自己都合退職					
			退職金総額 Ⓒ	退職一時金	年金現価額	所定内賃金比 Ⓒ÷Ⓐ	算定基礎額比 Ⓒ÷Ⓑ	退職金総額 Ⓓ	退職一時金	年金現価額	所定内賃金比 Ⓓ÷Ⓐ	算定基礎額比 Ⓓ÷Ⓑ
						(倍)	(倍)				(倍)	(倍)
1年	158.0	142.0	—	—	—	—	—	—	—	—	—	—
3	164.0	146.0	146	146	—	0.9	1.0	102	102	—	0.6	0.7
5	171.0	151.0	332	332	—	1.9	2.2	232	232	—	1.4	1.5
10	191.0	166.0	863	863	—	4.5	5.2	604	604	—	3.2	3.6
15	213.0	183.0	1,830	1,830	—	8.6	10.0	1,372	1,372	—	6.4	7.5
20	233.0	198.0	3,168	3,168	—	13.6	16.0	2,534	2,534	—	10.9	12.8
25	253.0	213.0	5,005	5,005	—	19.8	23.5	5,005	5,005	—	19.8	23.5
30	273.0	228.0	7,068	7,068	—	25.9	31.0	7,068	7,068	—	25.9	31.0
35	293.0	243.0	7,897	7,897	—	27.0	32.5	7,897	7,897	—	27.0	32.5
40	313.0	258.0	8,385	8,385	—	26.8	32.5	8,385	8,385	—	26.8	32.5

個別病院のモデル退職金

●大阪府

事務・高校卒

(単位：千円)

勤続年数	所定内賃金 Ⓐ	退職金算定基礎額 Ⓑ	法人（病院）都合退職					自己都合退職				
			退職金総額 Ⓒ	退職一時金	年金現価額	所定内賃金比 Ⓒ÷Ⓐ	算定基礎額比 Ⓒ÷Ⓑ	退職金総額 Ⓓ	退職一時金	年金現価額	所定内賃金比 Ⓓ÷Ⓐ	算定基礎額比 Ⓓ÷Ⓑ
						(倍)	(倍)				(倍)	(倍)
1年	158.0	142.0	―	―	―	―	―	―	―	―	―	―
3	164.0	146.0	146	146	―	0.9	1.0	102	102	―	0.6	0.7
5	171.0	151.0	332	332	―	1.9	2.2	232	232	―	1.4	1.5
10	191.0	166.0	863	863	―	4.5	5.2	604	604	―	3.2	3.6
15	213.0	183.0	1,830	1,830	―	8.6	10.0	1,372	1,372	―	6.4	7.5
20	233.0	198.0	3,168	3,168	―	13.6	16.0	2,534	2,534	―	10.9	12.8
25	253.0	213.0	5,005	5,005	―	19.8	23.5	5,005	5,005	―	19.8	23.5
30	273.0	228.0	7,068	7,068	―	25.9	31.0	7,068	7,068	―	25.9	31.0
35	293.0	243.0	7,897	7,897	―	27.0	32.5	7,897	7,897	―	27.0	32.5
40	313.0	258.0	8,385	8,385	―	26.8	32.5	8,385	8,385	―	26.8	32.5

退職金支給事例
*実際に退職金を支払った事例（最近の退職者から遡って5名までの退職者・常勤（正規）職員のみ）

退職年月（西暦）	退職事由	職種	退職時年齢	勤続年月数	所定内賃金（円）	退職金額（千円）
2015年04月	自己都合	看護師	30歳	03年04月	265,000	177
2015年05月	自己都合	臨床検査技師	38歳	04年03月	232,000	234
2015年05月	自己都合	事務（高技卒）	29歳	07年02月	201,000	387
2015年05月	自己都合	看護師	30歳	03年02月	241,000	157
2015年06月	自己都合	看護師	41歳	10年06月	315,000	976

退職金受給のための最低勤続年数

定年退職の場合	3年
法人（病院）都合退職の場合	3年
自己都合退職の場合	3年

退職金計算上の勤続年数または支給額の固定制度
一定勤続年数31年で固定。

■退職金支給率表（支給月数等）

勤続年数	法人（病院）都合退職	自己都合退職
1年	0	0
2	0	0
3	1.00	0.7
4	1.60	1.12
5	2.20	1.54
10	5.20	3.64
15	10.00	7.50
20	16.00	12.80
25	23.50	23.50
30	31.00	31.00
35	32.50	32.50
40	32.50	32.50
45	32.50	32.50

病院名（番号）	所在地	病床規模
44	大阪府	100〜199床

医　師

(単位：千円)

勤続年数	所定内賃金 Ⓐ	退職金算定基礎額 Ⓑ	法人（病院）都合退職					自己都合退職				
			退職金総額 Ⓒ	退職一時金	年金現価額	所定内賃金比 Ⓒ÷Ⓐ (倍)	算定基礎額比 Ⓒ÷Ⓑ (倍)	退職金総額 Ⓓ	退職一時金	年金現価額	所定内賃金比 Ⓓ÷Ⓐ (倍)	算定基礎額比 Ⓓ÷Ⓑ (倍)
1年												
3												
5												
10												
15												
20												
25												
30												
35												
40												

薬　剤　師

(単位：千円)

勤続年数	所定内賃金 Ⓐ	退職金算定基礎額 Ⓑ	法人（病院）都合退職					自己都合退職				
			退職金総額 Ⓒ	退職一時金	年金現価額	所定内賃金比 Ⓒ÷Ⓐ (倍)	算定基礎額比 Ⓒ÷Ⓑ (倍)	退職金総額 Ⓓ	退職一時金	年金現価額	所定内賃金比 Ⓓ÷Ⓐ (倍)	算定基礎額比 Ⓓ÷Ⓑ (倍)
1年	223.2	207.0	—	—	—	—	—	—	—	—	—	—
3	238.3	221.0	353	353	—	1.5	1.6	106	106	—	0.4	0.5
5	253.4	235.0	827	827	—	3.3	3.5	488	488	—	1.9	2.1
10	291.1	270.0	2,332	2,332	—	8.0	8.6	1,555	1,555	—	5.3	5.8
15	315.9	293.0	4,219	4,219	—	13.4	14.4	2,812	2,812	—	8.9	9.6
20	327.8	304.0	6,201	6,201	—	18.9	20.4	4,651	4,651	—	14.2	15.3
25	327.8	304.0	9,010	9,010	—	27.5	29.6	6,584	6,584	—	20.1	21.7
30	327.8	304.0	11,381	11,381	—	34.7	37.4	8,755	8,755	—	26.7	28.8
35	327.8	304.0	14,227	14,227	—	43.4	46.8	10,944	10,944	—	33.4	36.0
40	327.8	304.0	17,191	17,191	—	52.4	56.5	13,224	13,224	—	40.3	43.5

看　護　師

(単位：千円)

勤続年数	所定内賃金 Ⓐ	退職金算定基礎額 Ⓑ	法人（病院）都合退職					自己都合退職				
			退職金総額 Ⓒ	退職一時金	年金現価額	所定内賃金比 Ⓒ÷Ⓐ (倍)	算定基礎額比 Ⓒ÷Ⓑ (倍)	退職金総額 Ⓓ	退職一時金	年金現価額	所定内賃金比 Ⓓ÷Ⓐ (倍)	算定基礎額比 Ⓓ÷Ⓑ (倍)
1年	302.5	240.5	—	—	—	—	—	—	—	—	—	—
3	306.5	245.5	392	392	—	1.3	1.6	117	117	—	0.4	0.5
5	312.0	250.0	880	880	—	2.8	3.5	360	360	—	1.2	1.4
10	321.0	259.0	2,237	2,237	—	7.0	8.6	1,491	1,491	—	4.6	5.8
15	325.5	263.5	3,794	3,794	—	11.7	14.4	2,529	2,529	—	7.8	9.6
20	328.0	266.0	5,426	5,426	—	16.5	20.4	4,069	4,069	—	12.4	15.3
25	328.0	266.0	7,884	7,884	—	24.0	29.6	5,761	5,761	—	17.6	21.7
30	328.0	266.0	9,959	9,959	—	30.4	37.4	7,660	7,660	—	23.4	28.8
35	328.0	266.0	12,448	12,448	—	38.0	46.8	9,576	9,576	—	29.2	36.0
40	328.0	266.0	15,042	15,042	—	45.9	56.5	11,571	11,571	—	35.3	43.5

個別病院のモデル退職金

●大阪府

准看護師

(単位：千円)

勤続年数	所定内賃金 A	退職金算定基礎額 B	法人（病院）都合退職					自己都合退職				
			退職金総額 C	退職一時金	年金現価額	所定内賃金比 C÷A	算定基礎額比 C÷B	退職金総額 D	退職一時金	年金現価額	所定内賃金比 D÷A	算定基礎額比 D÷B
						(倍)	(倍)				(倍)	(倍)
1年	264.0	216.0	—	—	—	—	—	—	—	—	—	—
3	269.0	221.0	353	353	—	1.3	1.6	106	106	—	0.4	0.5
5	273.0	225.0	792	792	—	2.9	3.5	468	468	—	1.7	2.1
10	281.0	233.0	2,013	2,013	—	7.2	8.6	1,342	1,342	—	4.8	5.8
15	285.0	237.0	3,412	3,412	—	12.0	14.4	2,275	2,275	—	8.0	9.6
20	288.0	240.0	4,896	4,896	—	17.0	20.4	3,672	3,672	—	12.8	15.3
25	288.0	240.0	7,113	7,113	—	24.7	29.6	5,198	5,198	—	18.0	21.7
30	288.0	240.0	8,985	8,985	—	31.2	37.4	6,912	6,912	—	24.0	28.8
35	288.0	240.0	11,232	11,232	—	39.0	46.8	8,640	8,640	—	30.0	36.0
40	288.0	240.0	13,572	13,572	—	47.1	56.6	10,440	10,440	—	36.3	43.5

臨床検査技師

(単位：千円)

勤続年数	所定内賃金 A	退職金算定基礎額 B	法人（病院）都合退職					自己都合退職				
			退職金総額 C	退職一時金	年金現価額	所定内賃金比 C÷A	算定基礎額比 C÷B	退職金総額 D	退職一時金	年金現価額	所定内賃金比 D÷A	算定基礎額比 D÷B
						(倍)	(倍)				(倍)	(倍)
1年	180.5	168.0	—	—	—	—	—	—	—	—	—	—
3	187.0	174.0	278	278	—	1.5	1.6	83	83	—	0.4	0.5
5	193.4	180.0	633	633	—	3.3	3.5	374	374	—	1.9	2.1
10	209.6	195.0	1,684	1,684	—	8.0	8.6	1,123	1,123	—	5.4	5.8
15	218.2	203.0	2,923	2,923	—	13.4	14.4	1,948	1,948	—	8.9	9.6
20	221.4	206.0	4,202	4,202	—	19.0	20.4	3,151	3,151	—	14.2	15.3
25	221.4	206.0	6,105	6,105	—	27.6	29.6	4,462	4,462	—	20.2	21.7
30	221.4	206.0	7,712	7,712	—	34.8	37.4	5,932	5,932	—	26.8	28.8
35	221.4	206.0	9,640	9,640	—	43.5	46.8	7,416	7,416	—	33.5	36.0
40	221.4	206.0	11,649	11,649	—	52.6	56.5	8,961	8,961	—	40.5	43.5

診療放射線技師

(単位：千円)

勤続年数	所定内賃金 A	退職金算定基礎額 B	法人（病院）都合退職					自己都合退職				
			退職金総額 C	退職一時金	年金現価額	所定内賃金比 C÷A	算定基礎額比 C÷B	退職金総額 D	退職一時金	年金現価額	所定内賃金比 D÷A	算定基礎額比 D÷B
						(倍)	(倍)				(倍)	(倍)
1年	180.5	168.0	—	—	—	—	—	—	—	—	—	—
3	187.0	174.0	278	278	—	1.5	1.6	83	83	—	0.4	0.5
5	193.4	180.0	633	633	—	3.3	3.5	374	374	—	1.9	2.1
10	209.6	195.0	1,684	1,684	—	8.0	8.6	1,123	1,123	—	5.4	5.8
15	218.2	203.0	2,923	2,923	—	13.4	14.4	1,948	1,948	—	8.9	9.6
20	221.4	206.0	4,202	4,202	—	19.0	20.4	3,151	3,151	—	14.2	15.3
25	221.4	206.0	6,105	6,105	—	27.6	29.6	4,462	4,462	—	20.2	21.7
30	221.4	206.0	7,712	7,712	—	34.8	37.4	5,932	5,932	—	26.8	28.8
35	221.4	206.0	9,640	9,640	—	43.5	46.8	7,416	7,416	—	33.5	36.0
40	221.4	206.0	11,649	11,649	—	52.6	56.5	8,961	8,961	—	40.5	43.5

臨床工学技士

(単位：千円)

勤続年数	所定内賃金 A	退職金算定基礎額 B	法人（病院）都合退職					自己都合退職				
			退職金総額 C	退職一時金	年金現価額	所定内賃金比 C÷A	算定基礎額比 C÷B	退職金総額 D	退職一時金	年金現価額	所定内賃金比 D÷A	算定基礎額比 D÷B
						(倍)	(倍)				(倍)	(倍)
1年												
3												
5												
10				採 用 な し									
15												
20												
25												
30												
35												
40												

理学療法士・作業療法士・言語聴覚士

(単位：千円)

勤続年数	所定内賃金 A	退職金算定基礎額 B	法人（病院）都合退職					自己都合退職				
			退職金総額 C	退職一時金	年金現価額	所定内賃金比 C÷A	算定基礎額比 C÷B	退職金総額 D	退職一時金	年金現価額	所定内賃金比 D÷A	算定基礎額比 D÷B
						(倍)	(倍)				(倍)	(倍)
1年	259.8	223.0	―	―	―	―	―	―	―	―	―	―
3	278.4	229.0	382	382	―	1.4	1.7	114	114	―	0.4	0.5
5	295.9	254.0	894	894	―	3.0	3.5	528	528	―	1.8	2.1
10	328.5	282.0	2,436	2,436	―	7.4	8.6	1,624	1,624	―	4.9	5.8
15	343.7	295.0	4,248	4,248	―	12.4	14.4	2,832	2,832	―	8.2	9.6
20	349.5	300.0	6,120	6,120	―	17.5	20.4	4,590	4,590	―	13.1	15.3
25	349.5	300.0	8,892	8,892	―	25.4	29.6	6,498	6,498	―	18.6	21.7
30	349.5	300.0	11,232	11,232	―	32.1	37.4	8,640	8,640	―	24.7	28.8
35	349.5	300.0	14,040	14,040	―	40.2	46.8	10,800	10,800	―	30.9	36.0
40	349.5	300.0	16,965	16,965	―	48.5	56.6	13,050	13,050	―	37.3	43.5

管理栄養士

(単位：千円)

勤続年数	所定内賃金 A	退職金算定基礎額 B	法人（病院）都合退職					自己都合退職				
			退職金総額 C	退職一時金	年金現価額	所定内賃金比 C÷A	算定基礎額比 C÷B	退職金総額 D	退職一時金	年金現価額	所定内賃金比 D÷A	算定基礎額比 D÷B
						(倍)	(倍)				(倍)	(倍)
1年	182.2	169.0	―	―	―	―	―	―	―	―	―	―
3	188.7	175.0	280	280	―	1.5	1.6	84	84	―	0.4	0.5
5	195.1	181.0	637	637	―	3.3	3.5	375	375	―	1.9	2.1
10	205.9	191.0	1,650	1,650	―	8.0	8.6	1,100	1,100	―	5.3	5.8
15	211.3	196.0	2,822	2,822	―	13.4	14.4	1,881	1,881	―	8.9	9.6
20	214.0	198.5	4,049	4,049	―	18.9	20.4	3,037	3,037	―	14.2	15.3
25	214.0	198.5	5,883	5,883	―	27.5	29.6	4,299	4,299	―	20.1	21.7
30	214.0	198.5	7,431	7,431	―	34.7	37.4	5,716	5,716	―	26.7	28.8
35	214.0	198.5	9,289	9,289	―	43.4	46.8	7,146	7,146	―	33.4	36.0
40	214.0	198.5	11,225	11,225	―	52.5	56.5	8,634	8,634	―	40.3	43.5

個別病院のモデル退職金

●大阪府

介護福祉士

(単位：千円)

勤続年数	所定内賃金 Ⓐ	退職金算定基礎額 Ⓑ	法人（病院）都合退職					自己都合退職				
			退職金総額 Ⓒ	退職一時金	年金現価額	所定内賃金比 Ⓒ÷Ⓐ	算定基礎額比 Ⓒ÷Ⓑ	退職金総額 Ⓓ	退職一時金	年金現価額	所定内賃金比 Ⓓ÷Ⓐ	算定基礎額比 Ⓓ÷Ⓑ
						(倍)	(倍)				(倍)	(倍)
1年	221.5	172.5	—	—	—	—	—	—	—	—	—	—
3	223.6	174.5	279	279	—	1.2	1.6	83	83	—	0.4	0.5
5	225.8	176.5	621	621	—	2.8	3.5	367	367	—	1.6	2.1
10	228.5	179.0	1,546	1,546	—	6.8	8.6	1,031	1,031	—	4.5	5.8
15	230.0	180.5	2,599	2,599	—	11.3	14.4	1,732	1,732	—	7.5	9.6
20	230.0	180.5	3,682	3,682	—	16.0	20.4	2,761	2,761	—	12.0	15.3
25	230.0	180.5	5,350	5,350	—	23.3	29.6	3,909	3,909	—	17.0	21.7
30	230.0	185.5	6,758	6,758	—	29.4	36.4	5,198	5,198	—	22.6	28.0
35	230.0	185.5	8,447	8,447	—	36.7	45.5	6,498	6,498	—	28.3	35.0
40	230.0	185.5	10,207	10,207	—	44.4	55.0	7,851	7,851	—	34.1	42.3

介護職員

(単位：千円)

勤続年数	所定内賃金 Ⓐ	退職金算定基礎額 Ⓑ	法人（病院）都合退職					自己都合退職				
			退職金総額 Ⓒ	退職一時金	年金現価額	所定内賃金比 Ⓒ÷Ⓐ	算定基礎額比 Ⓒ÷Ⓑ	退職金総額 Ⓓ	退職一時金	年金現価額	所定内賃金比 Ⓓ÷Ⓐ	算定基礎額比 Ⓓ÷Ⓑ
						(倍)	(倍)				(倍)	(倍)
1年	209.6	162.5	—	—	—	—	—	—	—	—	—	—
3	212.9	164.5	263	263	—	1.2	1.6	79	79	—	0.4	0.5
5	215.0	166.5	586	586	—	2.7	3.5	346	346	—	1.6	2.1
10	217.7	169.0	1,460	1,460	—	6.7	8.6	973	973	—	4.5	5.8
15	219.3	170.5	2,455	2,455	—	11.2	14.4	1,636	1,636	—	7.5	9.6
20	219.3	170.5	3,478	3,478	—	15.9	20.4	2,608	2,608	—	11.9	15.3
25	219.3	170.5	5,053	5,053	—	23.0	29.6	3,693	3,693	—	16.8	21.7
30	219.3	170.5	6,383	6,383	—	29.1	37.4	4,910	4,910	—	22.4	28.8
35	219.3	170.5	7,979	7,979	—	36.4	46.8	6,138	6,138	—	28.0	36.0
40	219.3	170.5	9,641	9,641	—	44.0	56.5	7,416	7,416	—	33.8	43.5

事務・大学卒

(単位：千円)

勤続年数	所定内賃金 Ⓐ	退職金算定基礎額 Ⓑ	法人（病院）都合退職					自己都合退職				
			退職金総額 Ⓒ	退職一時金	年金現価額	所定内賃金比 Ⓒ÷Ⓐ	算定基礎額比 Ⓒ÷Ⓑ	退職金総額 Ⓓ	退職一時金	年金現価額	所定内賃金比 Ⓓ÷Ⓐ	算定基礎額比 Ⓓ÷Ⓑ
						(倍)	(倍)				(倍)	(倍)
1年	223.8	188.5	—	—	—	—	—	—	—	—	—	—
3	235.7	198.5	317	317	—	1.3	1.6	95	95	—	0.4	0.5
5	245.2	206.5	726	726	—	3.0	3.5	429	429	—	1.7	2.1
10	268.4	226.0	1,952	1,952	—	7.3	8.6	1,301	1,301	—	4.8	5.8
15	287.4	242.0	3,484	3,484	—	12.1	14.4	2,323	2,323	—	8.1	9.6
20	300.4	253.0	5,161	5,161	—	17.2	20.4	3,870	3,870	—	12.9	15.3
25	313.5	264.0	7,825	7,825	—	25.0	29.6	5,718	5,718	—	18.2	21.7
30	320.6	270.0	10,108	10,108	—	31.5	37.4	7,776	7,776	—	24.3	28.8
35	321.2	270.5	12,659	12,659	—	39.4	46.8	9,738	9,738	—	30.3	36.0
40	321.8	271.0	15,325	15,325	—	47.6	56.5	11,788	11,788	—	36.6	43.5

事務・高校卒

(単位：千円)

勤続年数	所定内賃金 Ⓐ	退職金算定基礎額 Ⓑ	法人（病院）都合退職					自己都合退職				
			退職金総額 Ⓒ	退職一時金	年金現価額	所定内賃金比 Ⓒ÷Ⓐ	算定基礎額比 Ⓒ÷Ⓑ	退職金総額 Ⓓ	退職一時金	年金現価額	所定内賃金比 Ⓓ÷Ⓐ	算定基礎額比 Ⓓ÷Ⓑ
						(倍)	(倍)				(倍)	(倍)
1年	166.8	150.0	―	―	―	―	―	―	―	―	―	―
3	183.0	164.5	263	263	―	1.4	1.6	79	79	―	0.4	0.5
5	190.8	171.5	603	603	―	3.2	3.5	356	356	―	1.9	2.1
10	215.8	194.0	1,676	1,676	―	7.8	8.6	1,117	1,117	―	5.2	5.8
15	233.6	210.0	3,024	3,024	―	12.9	14.4	2,016	2,016	―	8.6	9.6
20	245.8	221.0	4,508	4,508	―	18.3	20.4	3,381	3,381	―	13.8	15.3
25	255.9	230.0	6,817	6,817	―	26.6	29.6	4,981	4,981	―	19.5	21.7
30	264.8	238.0	8,910	8,910	―	33.6	37.4	6,854	6,854	―	25.9	28.8
35	272.0	244.5	11,442	11,442	―	42.1	46.8	8,802	8,802	―	32.4	36.0
40	275.9	248.0	14,024	14,024	―	50.8	56.5	10,788	10,788	―	39.1	43.5

退職金支給事例
＊実際に退職金を支払った事例
（最近の退職者から遡って5名までの退職者・常勤（正規）職員のみ）

退職年月（西暦）	退職事由	職　種	退職時年齢	勤続年月数	所定内賃金（円）	退職金額（千円）
2015年03月	自己都合	理学療法士	26歳	04年00月	310,067	344
2015年03月	自己都合	薬剤師	44歳	05年00月	338,628	632
2015年03月	自己都合	看護師	31歳	03年02月	220,500	109
2015年02月	自己都合	看護師	31歳	05年01月	362,000	550
2015年02月	自己都合	相談員	31歳	03年06月	253,613	297

退職金受給のための最低勤続年数

定年退職の場合	3年
法人（病院）都合退職の場合	3年
自己都合退職の場合	3年

退職金計算上の勤続年数または支給額の固定制度
一定年齢満55歳で固定。

■退職金支給率表（支給月数等）

勤続年数	法人（病院）都合退職	自己都合退職
1年	0	0
2	0	0
3	100	30
4	110	60
5	110	65
10	120	80
15	120	80
20	120	90
25	130	95
30	130	100
35	130	100
40	130	100
45	130	100

個別病院のモデル退職金

病院名(番号)	所在地	病床規模
62	山口県★	400床以上

医　師

(単位：千円)

勤続年数	所定内賃金 Ⓐ	退職金算定基礎額 Ⓑ	法人(病院)都合退職					自己都合退職				
			退職金総額 Ⓒ	退職一時金	年金現価額	所定内賃金比 Ⓒ÷Ⓐ	算定基礎額比 Ⓒ÷Ⓑ	退職金総額 Ⓓ	退職一時金	年金現価額	所定内賃金比 Ⓓ÷Ⓐ	算定基礎額比 Ⓓ÷Ⓑ
						(倍)	(倍)				(倍)	(倍)
1年	427.3	294.3	294	294	—	0.7	1.0	176	176	—	0.4	0.6
3	469.1	332.1	996	996	—	2.1	3.0	597	597	—	1.3	1.8
5	511.1	352.1	1,760	1,760	—	3.4	5.0	1,056	1,056	—	2.1	3.0
10	618.3	445.3	6,304	6,304	—	10.2	14.2	3,597	3,597	—	5.8	8.1
15	659.7	480.7	11,314	11,314	—	17.2	23.5	6,961	6,961	—	10.6	14.5
20	691.4	510.4	17,593	17,593	—	25.4	34.5	12,994	12,994	—	18.8	25.5
25	714.3	527.3	23,799	23,799	—	33.3	45.1	19,665	19,665	—	27.5	37.3
30	739.7	550.7	29,921	29,921	—	40.5	54.3	24,855	24,855	—	33.6	45.1
35	758.6	567.6	35,648	35,648	—	47.0	62.8	28,962	28,962	—	38.2	51.0
40	784.6	593.6	37,189	37,189	—	47.4	62.6	33,758	33,758	—	43.0	56.9

薬　剤　師

(単位：千円)

勤続年数	所定内賃金 Ⓐ	退職金算定基礎額 Ⓑ	法人(病院)都合退職					自己都合退職				
			退職金総額 Ⓒ	退職一時金	年金現価額	所定内賃金比 Ⓒ÷Ⓐ	算定基礎額比 Ⓒ÷Ⓑ	退職金総額 Ⓓ	退職一時金	年金現価額	所定内賃金比 Ⓓ÷Ⓐ	算定基礎額比 Ⓓ÷Ⓑ
						(倍)	(倍)				(倍)	(倍)
1年	192.6	172.6	172	172	—	0.9	1.0	103	103	—	0.5	0.6
3	207.7	187.7	563	563	—	2.7	3.0	337	337	—	1.6	1.8
5	220.8	200.8	1,004	1,004	—	4.5	5.0	602	602	—	2.7	3.0
10	271.2	251.2	2,712	2,712	—	10.0	10.8	1,507	1,507	—	5.6	6.0
15	321.6	301.6	6,895	6,895	—	21.4	22.9	3,864	3,864	—	12.0	12.8
20	362.5	342.5	11,714	11,714	—	32.3	34.2	8,674	8,674	—	23.9	25.3
25	392.2	372.2	16,637	16,637	—	42.4	44.7	13,719	13,719	—	35.0	36.9
30	407.0	387.0	20,871	20,871	—	51.3	53.9	17,311	17,311	—	42.5	44.7
35	416.7	396.7	24,767	24,767	—	59.4	62.4	20,094	20,094	—	48.2	50.7
40	418.2	398.2	24,856	24,856	—	59.4	62.4	22,554	22,554	—	53.9	56.6

看　護　師

(単位：千円)

勤続年数	所定内賃金 Ⓐ	退職金算定基礎額 Ⓑ	法人(病院)都合退職					自己都合退職				
			退職金総額 Ⓒ	退職一時金	年金現価額	所定内賃金比 Ⓒ÷Ⓐ	算定基礎額比 Ⓒ÷Ⓑ	退職金総額 Ⓓ	退職一時金	年金現価額	所定内賃金比 Ⓓ÷Ⓐ	算定基礎額比 Ⓓ÷Ⓑ
						(倍)	(倍)				(倍)	(倍)
1年	213.9	188.9	188	188	—	0.9	1.0	113	113	—	0.5	0.6
3	228.9	203.9	611	611	—	2.7	3.0	367	367	—	1.6	1.8
5	240.7	215.7	1,078	1,078	—	4.5	5.0	647	647	—	2.7	3.0
10	277.6	252.6	2,926	2,926	—	10.5	11.6	1,515	1,515	—	5.5	6.0
15	314.9	289.9	6,668	6,668	—	21.2	23.0	3,719	3,719	—	11.8	12.8
20	347.1	322.1	11,091	11,091	—	32.0	34.4	8,194	8,194	—	23.6	25.4
25	374.1	349.1	15,682	15,682	—	41.9	44.9	12,945	12,945	—	34.6	37.1
30	392.8	367.8	19,898	19,898	—	50.7	54.1	16,514	16,514	—	42.0	44.9
35	403.7	378.7	23,700	23,700	—	58.7	62.6	19,239	19,239	—	47.7	50.8
40	407.9	382.9	23,949	23,949	—	58.7	62.5	21,736	21,736	—	53.3	56.8

准看護師

(単位:千円)

勤続年数	所定内賃金 Ⓐ	退職金算定基礎額 Ⓑ	法人(病院)都合退職					自己都合退職				
			退職金総額 Ⓒ	退職一時金	年金現価額	所定内賃金比 Ⓒ÷Ⓐ (倍)	算定基礎額比 Ⓒ÷Ⓑ (倍)	退職金総額 Ⓓ	退職一時金	年金現価額	所定内賃金比 Ⓓ÷Ⓐ (倍)	算定基礎額比 Ⓓ÷Ⓑ (倍)
1年												
3												
5												
10				採用なし								
15												
20												
25												
30												
35												
40												

臨床検査技師

(単位:千円)

勤続年数	所定内賃金 Ⓐ	退職金算定基礎額 Ⓑ	法人(病院)都合退職					自己都合退職				
			退職金総額 Ⓒ	退職一時金	年金現価額	所定内賃金比 Ⓒ÷Ⓐ (倍)	算定基礎額比 Ⓒ÷Ⓑ (倍)	退職金総額 Ⓓ	退職一時金	年金現価額	所定内賃金比 Ⓓ÷Ⓐ (倍)	算定基礎額比 Ⓓ÷Ⓑ (倍)
1年	192.6	172.6	172	172	—	0.9	1.0	103	103	—	0.5	0.6
3	207.7	187.7	563	563	—	2.7	3.0	337	337	—	1.6	1.8
5	220.8	200.8	1,004	1,004	—	4.5	5.0	602	602	—	2.7	3.0
10	271.2	251.2	2,712	2,712	—	10.0	10.8	1,507	1,507	—	5.6	6.0
15	321.6	301.6	6,895	6,895	—	21.4	22.9	3,864	3,864	—	12.0	12.8
20	362.5	342.5	11,714	11,714	—	32.3	34.2	8,674	8,674	—	23.9	25.3
25	392.2	372.2	16,637	16,637	—	42.4	44.7	13,719	13,719	—	35.0	36.9
30	407.0	387.0	20,871	20,871	—	51.3	53.9	17,311	17,311	—	42.5	44.7
35	416.7	396.7	24,767	24,767	—	59.4	62.4	20,094	20,094	—	48.2	50.7
40	418.2	398.2	24,856	24,856	—	59.4	62.4	22,554	22,554	—	53.9	56.6

診療放射線技師

(単位:千円)

勤続年数	所定内賃金 Ⓐ	退職金算定基礎額 Ⓑ	法人(病院)都合退職					自己都合退職				
			退職金総額 Ⓒ	退職一時金	年金現価額	所定内賃金比 Ⓒ÷Ⓐ (倍)	算定基礎額比 Ⓒ÷Ⓑ (倍)	退職金総額 Ⓓ	退職一時金	年金現価額	所定内賃金比 Ⓓ÷Ⓐ (倍)	算定基礎額比 Ⓓ÷Ⓑ (倍)
1年	192.6	172.6	172	172	—	0.9	1.0	103	103	—	0.5	0.6
3	207.7	187.7	563	563	—	2.7	3.0	337	337	—	1.6	1.8
5	220.8	200.8	1,004	1,004	—	4.5	5.0	602	602	—	2.7	3.0
10	271.2	251.2	2,712	2,712	—	10.0	10.8	1,507	1,507	—	5.6	6.0
15	321.6	301.6	6,895	6,895	—	21.4	22.9	3,864	3,864	—	12.0	12.8
20	362.5	342.5	11,714	11,714	—	32.3	34.2	8,674	8,674	—	23.9	25.3
25	392.2	372.2	16,637	16,637	—	42.4	44.7	13,719	13,719	—	35.0	36.9
30	407.0	387.0	20,871	20,871	—	51.3	53.9	17,311	17,311	—	42.5	44.7
35	416.7	396.7	24,767	24,767	—	59.4	62.4	20,094	20,094	—	48.2	50.7
40	418.2	398.2	24,856	24,856	—	59.4	62.4	22,554	22,554	—	53.9	56.6

個別病院のモデル退職金

●山口県

臨床工学技士

(単位：千円)

勤続年数	所定内賃金 Ⓐ	退職金算定基礎額 Ⓑ	法人（病院）都合退職					自己都合退職				
			退職金総額 Ⓒ	退職一時金	年金現価額	所定内賃金比 Ⓒ÷Ⓐ	算定基礎額比 Ⓒ÷Ⓑ	退職金総額 Ⓓ	退職一時金	年金現価額	所定内賃金比 Ⓓ÷Ⓐ	算定基礎額比 Ⓓ÷Ⓑ
						(倍)	(倍)				(倍)	(倍)
1年	192.6	172.6	172	172	—	0.9	1.0	103	103	—	0.5	0.6
3	207.7	187.7	563	563	—	2.7	3.0	337	337	—	1.6	1.8
5	220.8	200.8	1,004	1,004	—	4.5	5.0	602	602	—	2.7	3.0
10	271.2	251.2	2,712	2,712	—	10.0	10.8	1,507	1,507	—	5.6	6.0
15	321.6	301.6	6,895	6,895	—	21.4	22.9	3,864	3,864	—	12.0	12.8
20	362.5	342.5	11,714	11,714	—	32.3	34.2	8,674	8,674	—	23.9	25.3
25	392.2	372.2	16,637	16,637	—	42.4	44.7	13,719	13,719	—	35.0	36.9
30	407.0	387.0	20,871	20,871	—	51.3	53.9	17,311	17,311	—	42.5	44.7
35	416.7	396.7	24,767	24,767	—	59.4	62.4	20,094	20,094	—	48.2	50.7
40	418.2	398.2	24,856	24,856	—	59.4	62.4	22,554	22,554	—	53.9	56.6

理学療法士・作業療法士・言語聴覚士

(単位：千円)

勤続年数	所定内賃金 Ⓐ	退職金算定基礎額 Ⓑ	法人（病院）都合退職					自己都合退職				
			退職金総額 Ⓒ	退職一時金	年金現価額	所定内賃金比 Ⓒ÷Ⓐ	算定基礎額比 Ⓒ÷Ⓑ	退職金総額 Ⓓ	退職一時金	年金現価額	所定内賃金比 Ⓓ÷Ⓐ	算定基礎額比 Ⓓ÷Ⓑ
						(倍)	(倍)				(倍)	(倍)
1年	192.6	172.6	172	172	—	0.9	1.0	103	103	—	0.5	0.6
3	207.7	187.7	563	563	—	2.7	3.0	337	337	—	1.6	1.8
5	220.8	200.8	1,004	1,004	—	4.5	5.0	602	602	—	2.7	3.0
10	271.2	251.2	2,712	2,712	—	10.0	10.8	1,507	1,507	—	5.6	6.0
15	321.6	301.6	6,895	6,895	—	21.4	22.9	3,864	3,864	—	12.0	12.8
20	362.5	342.5	11,714	11,714	—	32.3	34.2	8,674	8,674	—	23.9	25.3
25	392.2	372.2	16,637	16,637	—	42.4	44.7	13,719	13,719	—	35.0	36.9
30	407.0	387.0	20,871	20,871	—	51.3	53.9	17,311	17,311	—	42.5	44.7
35	416.7	396.7	24,767	24,767	—	59.4	62.4	20,094	20,094	—	48.2	50.7
40	418.2	398.2	24,856	24,856	—	59.4	62.4	22,554	22,554	—	53.9	56.6

管理栄養士

(単位：千円)

勤続年数	所定内賃金 Ⓐ	退職金算定基礎額 Ⓑ	法人（病院）都合退職					自己都合退職				
			退職金総額 Ⓒ	退職一時金	年金現価額	所定内賃金比 Ⓒ÷Ⓐ	算定基礎額比 Ⓒ÷Ⓑ	退職金総額 Ⓓ	退職一時金	年金現価額	所定内賃金比 Ⓓ÷Ⓐ	算定基礎額比 Ⓓ÷Ⓑ
						(倍)	(倍)				(倍)	(倍)
1年	192.6	172.6	172	172	—	0.9	1.0	103	103	—	0.5	0.6
3	207.7	187.7	563	563	—	2.7	3.0	337	337	—	1.6	1.8
5	220.8	200.8	1,004	1,004	—	4.5	5.0	602	602	—	2.7	3.0
10	271.2	251.2	2,712	2,712	—	10.0	10.8	1,507	1,507	—	5.6	6.0
15	321.6	301.6	6,895	6,895	—	21.4	22.9	3,864	3,864	—	12.0	12.8
20	362.5	342.5	11,714	11,714	—	32.3	34.2	8,674	8,674	—	23.9	25.3
25	392.2	372.2	16,637	16,637	—	42.4	44.7	13,719	13,719	—	35.0	36.9
30	407.0	387.0	20,871	20,871	—	51.3	53.9	17,311	17,311	—	42.5	44.7
35	416.7	396.7	24,767	24,767	—	59.4	62.4	20,094	20,094	—	48.2	50.7
40	418.2	398.2	24,856	24,856	—	59.4	62.4	22,554	22,554	—	53.9	56.6

介護福祉士

(単位:千円)

勤続年数	所定内賃金 Ⓐ	退職金算定基礎額 Ⓑ	法人(病院)都合退職					自己都合退職				
			退職金総額 Ⓒ	退職一時金	年金現価額	所定内賃金比 Ⓒ÷Ⓐ	算定基礎額比 Ⓒ÷Ⓑ	退職金総額 Ⓓ	退職一時金	年金現価額	所定内賃金比 Ⓓ÷Ⓐ	算定基礎額比 Ⓓ÷Ⓑ
						(倍)	(倍)				(倍)	(倍)
1年			採用なし										
3													
5													
10													
15													
20													
25													
30													
35													
40													

介 護 職 員

(単位:千円)

勤続年数	所定内賃金 Ⓐ	退職金算定基礎額 Ⓑ	法人(病院)都合退職					自己都合退職				
			退職金総額 Ⓒ	退職一時金	年金現価額	所定内賃金比 Ⓒ÷Ⓐ	算定基礎額比 Ⓒ÷Ⓑ	退職金総額 Ⓓ	退職一時金	年金現価額	所定内賃金比 Ⓓ÷Ⓐ	算定基礎額比 Ⓓ÷Ⓑ
						(倍)	(倍)				(倍)	(倍)
1年			採用なし										
3													
5													
10													
15													
20													
25													
30													
35													
40													

事務・大学卒

(単位:千円)

勤続年数	所定内賃金 Ⓐ	退職金算定基礎額 Ⓑ	法人(病院)都合退職					自己都合退職				
			退職金総額 Ⓒ	退職一時金	年金現価額	所定内賃金比 Ⓒ÷Ⓐ	算定基礎額比 Ⓒ÷Ⓑ	退職金総額 Ⓓ	退職一時金	年金現価額	所定内賃金比 Ⓓ÷Ⓐ	算定基礎額比 Ⓓ÷Ⓑ
						(倍)	(倍)				(倍)	(倍)
1年	188.8	178.8	178	178	—	0.9	1.0	107	107	—	0.6	0.6
3	202.8	192.8	578	578	—	2.9	3.0	347	347	—	1.7	1.8
5	217.0	207.0	1,035	1,035	—	4.8	5.0	621	621	—	2.9	3.0
10	262.2	252.2	3,123	3,123	—	11.9	12.4	1,813	1,813	—	6.9	7.2
15	313.8	303.8	6,987	6,987	—	22.3	23.0	4,317	4,317	—	13.8	14.2
20	354.4	344.4	11,772	11,772	—	33.2	34.2	8,718	8,718	—	24.6	25.3
25	379.8	369.8	16,538	16,538	—	43.5	44.7	13,639	13,639	—	35.9	36.9
30	392.7	382.7	20,653	20,653	—	52.6	54.0	17,133	17,133	—	43.6	44.8
35	403.8	393.8	24,595	24,595	—	60.9	62.5	19,956	19,956	—	49.4	50.7
40	426.9	416.9	25,964	25,964	—	60.8	62.3	23,555	23,555	—	55.2	56.5

個別病院のモデル退職金

●山口県

事務・高校卒

(単位：千円)

勤続年数	所定内賃金 Ⓐ	退職金算定基礎額 Ⓑ	法人（病院）都合退職					自己都合退職				
			退職金総額 Ⓒ	退職一時金	年金現価額	所定内賃金比 Ⓒ÷Ⓐ	算定基礎額比 Ⓒ÷Ⓑ	退職金総額 Ⓓ	退職一時金	年金現価額	所定内賃金比 Ⓓ÷Ⓐ	算定基礎額比 Ⓓ÷Ⓑ
						(倍)	(倍)				(倍)	(倍)
1年	154.5	144.5	144	144	—	0.9	1.0	86	86	—	0.6	0.6
3	165.7	155.7	467	467	—	2.8	3.0	280	280	—	1.7	1.8
5	182.2	172.2	861	861	—	4.7	5.0	516	516	—	2.8	3.0
10	217.0	207.0	2,070	2,070	—	9.5	10.0	1,242	1,242	—	5.7	6.0
15	262.2	252.2	5,487	5,487	—	20.9	21.8	3,427	3,427	—	13.1	13.6
20	313.8	303.8	10,382	10,382	—	33.1	34.2	7,690	7,690	—	24.5	25.3
25	354.4	344.4	15,488	15,488	—	43.7	45.0	12,788	12,788	—	36.1	37.1
30	379.8	369.8	19,999	19,999	—	52.7	54.1	16,597	16,597	—	43.7	44.9
35	392.7	382.7	23,937	23,937	—	61.0	62.5	19,429	19,429	—	49.5	50.8
40	402.6	392.6	24,524	24,524	—	60.9	62.5	22,255	22,255	—	55.3	56.7

退職金支給事例

＊実際に退職金を支払った事例
（最近の退職者から遡って5名までの退職者・常勤(正規)職員のみ）

退職年月（西暦）	退職事由	職　種	退職時年齢	勤続年月数	所定内賃金（円）	退職金額（千円）
2015年03月	法人都合	看護師	60歳	39年05月	422,638	23,967
2015年03月	自己都合	看護師	29歳	02年06月	248,200	255
2015年03月	自己都合	医師	56歳	11年00月	857,400	6,240
2015年03月	自己都合	薬剤師	31歳	07年11月	277,437	982
2015年03月	自己都合	事務	25歳	02年00月	185,800	223

病院名(番号)	所在地	病床規模
31	高知県	400床以上

医　師

(単位：千円)

勤続年数	所定内賃金 Ⓐ	退職金算定基礎額 Ⓑ	法人（病院）都合退職					自己都合退職				
			退職金総額 Ⓒ	退職一時金	年金現価額	所定内賃金比 Ⓒ÷Ⓐ (倍)	算定基礎額比 Ⓒ÷Ⓑ (倍)	退職金総額 Ⓓ	退職一時金	年金現価額	所定内賃金比 Ⓓ÷Ⓐ (倍)	算定基礎額比 Ⓓ÷Ⓑ (倍)
1年			個別契約により決定										
3													
5													
10													
15													
20													
25													
30													
35													
40													

薬　剤　師

(単位：千円)

勤続年数	所定内賃金 Ⓐ	退職金算定基礎額 Ⓑ	法人（病院）都合退職					自己都合退職				
			退職金総額 Ⓒ	退職一時金	年金現価額	所定内賃金比 Ⓒ÷Ⓐ (倍)	算定基礎額比 Ⓒ÷Ⓑ (倍)	退職金総額 Ⓓ	退職一時金	年金現価額	所定内賃金比 Ⓓ÷Ⓐ (倍)	算定基礎額比 Ⓓ÷Ⓑ (倍)
1年			別規定による支給										
3													
5													
10													
15													
20													
25													
30													
35													
40													

看　護　師

(単位：千円)

勤続年数	所定内賃金 Ⓐ	退職金算定基礎額 Ⓑ	法人（病院）都合退職					自己都合退職				
			退職金総額 Ⓒ	退職一時金	年金現価額	所定内賃金比 Ⓒ÷Ⓐ (倍)	算定基礎額比 Ⓒ÷Ⓑ (倍)	退職金総額 Ⓓ	退職一時金	年金現価額	所定内賃金比 Ⓓ÷Ⓐ (倍)	算定基礎額比 Ⓓ÷Ⓑ (倍)
1年	224.5	219.5	─	─	─	─	─	─	─	─	─	─
3	227.5	222.5	─	─	─	─	─	─	─	─	─	─
5	232.5	225.5	451	451	─	1.9	2.0	451	451	─	1.9	2.0
10	249.0	233.0	1,165	1,165	─	4.7	5.0	1,165	1,165	─	4.7	5.0
15	266.5	240.5	1,803	1,803	─	6.8	7.5	1,803	1,803	─	6.8	7.5
20	284.0	248.0	2,480	2,480	─	8.7	10.0	2,480	2,480	─	8.7	10.0
25	301.5	255.5	3,832	3,832	─	12.7	15.0	3,832	3,832	─	12.7	15.0
30	327.5	281.5	5,067	5,067	─	15.5	18.0	5,067	5,067	─	15.5	18.0
35	327.5	281.5	5,911	5,911	─	18.0	21.0	5,911	5,911	─	18.0	21.0
40	327.5	281.5	6,756	6,756	─	20.6	24.0	6,756	6,756	─	20.6	24.0

個別病院のモデル退職金

●高知県

准看護師

(単位：千円)

勤続年数	所定内賃金 Ⓐ	退職金算定基礎額 Ⓑ	法人（病院）都合退職			所定内賃金比 Ⓒ÷Ⓐ	算定基礎額比 Ⓒ÷Ⓑ	自己都合退職			所定内賃金比 Ⓓ÷Ⓐ	算定基礎額比 Ⓓ÷Ⓑ
			退職金総額 Ⓒ	退職一時金	年金現価額			退職金総額 Ⓓ	退職一時金	年金現価額		
						(倍)	(倍)				(倍)	(倍)
1年	156.5	151.5	—	—	—	—	—	—	—	—	—	—
3	159.5	154.5	—	—	—	—	—	—	—	—	—	—
5	164.5	157.5	315	315	—	1.9	2.0	315	315	—	1.9	2.0
10	181.0	165.0	660	660	—	3.6	4.0	660	660	—	3.6	4.0
15	198.5	172.5	1,293	1,293	—	6.5	7.5	1,293	1,293	—	6.5	7.5
20	216.0	180.0	1,800	1,800	—	8.3	10.0	1,800	1,800	—	8.3	10.0
25	233.5	187.5	2,812	2,812	—	12.0	15.0	2,812	2,812	—	12.0	15.0
30	234.5	188.5	3,393	3,393	—	14.5	18.0	3,393	3,393	—	14.5	18.0
35	234.5	188.5	3,958	3,958	—	16.9	21.0	3,958	3,958	—	16.9	21.0
40	234.5	188.5	4,524	4,524	—	19.3	24.0	4,524	4,524	—	19.3	24.0

臨床検査技師

(単位：千円)

勤続年数	所定内賃金 Ⓐ	退職金算定基礎額 Ⓑ	法人（病院）都合退職			所定内賃金比 Ⓒ÷Ⓐ	算定基礎額比 Ⓒ÷Ⓑ	自己都合退職			所定内賃金比 Ⓓ÷Ⓐ	算定基礎額比 Ⓓ÷Ⓑ
			退職金総額 Ⓒ	退職一時金	年金現価額			退職金総額 Ⓓ	退職一時金	年金現価額		
						(倍)	(倍)				(倍)	(倍)
1年			薬剤師に同じ										
3													
5													
10													
15													
20													
25													
30													
35													
40													

診療放射線技師

(単位：千円)

勤続年数	所定内賃金 Ⓐ	退職金算定基礎額 Ⓑ	法人（病院）都合退職			所定内賃金比 Ⓒ÷Ⓐ	算定基礎額比 Ⓒ÷Ⓑ	自己都合退職			所定内賃金比 Ⓓ÷Ⓐ	算定基礎額比 Ⓓ÷Ⓑ
			退職金総額 Ⓒ	退職一時金	年金現価額			退職金総額 Ⓓ	退職一時金	年金現価額		
						(倍)	(倍)				(倍)	(倍)
1年			薬剤師に同じ										
3													
5													
10													
15													
20													
25													
30													
35													
40													

臨床工学技士

(単位：千円)

勤続年数	所定内賃金 Ⓐ	退職金算定基礎額 Ⓑ	法人（病院）都合退職					自己都合退職				
			退職金総額 Ⓒ	退職一時金	年金現価額	所定内賃金比 Ⓒ÷Ⓐ (倍)	算定基礎額比 Ⓒ÷Ⓑ (倍)	退職金総額 Ⓓ	退職一時金	年金現価額	所定内賃金比 Ⓓ÷Ⓐ (倍)	算定基礎額比 Ⓓ÷Ⓑ (倍)
1年												
3												
5												
10			薬剤師に同じ									
15												
20												
25												
30												
35												
40												

理学療法士・作業療法士・言語聴覚士

(単位：千円)

勤続年数	所定内賃金 Ⓐ	退職金算定基礎額 Ⓑ	法人（病院）都合退職					自己都合退職				
			退職金総額 Ⓒ	退職一時金	年金現価額	所定内賃金比 Ⓒ÷Ⓐ (倍)	算定基礎額比 Ⓒ÷Ⓑ (倍)	退職金総額 Ⓓ	退職一時金	年金現価額	所定内賃金比 Ⓓ÷Ⓐ (倍)	算定基礎額比 Ⓓ÷Ⓑ (倍)
1年	218.0	186.0	—	—	—	—	—	—	—	—	—	—
3	224.0	188.0	—	—	—	—	—	—	—	—	—	—
5	230.0	190.0	380	380	—	1.7	2.0	380	380	—	1.7	2.0
10	245.0	195.0	975	975	—	4.0	5.0	975	975	—	4.0	5.0
15	260.0	197.5	1,481	1,481	—	5.7	7.5	1,481	1,481	—	5.7	7.5
20	275.0	200.0	2,000	2,000	—	7.3	10.0	2,000	2,000	—	7.3	10.0
25	290.0	202.5	3,037	3,037	—	10.5	15.0	3,037	3,037	—	10.5	15.0
30	305.0	202.5	3,645	3,645	—	12.0	18.0	3,645	3,645	—	12.0	18.0
35	305.0	202.5	4,252	4,252	—	13.9	21.0	4,252	4,252	—	13.9	21.0
40	305.0	202.5	4,860	4,860	—	15.9	24.0	4,860	4,860	—	15.9	24.0

管理栄養士

(単位：千円)

勤続年数	所定内賃金 Ⓐ	退職金算定基礎額 Ⓑ	法人（病院）都合退職					自己都合退職				
			退職金総額 Ⓒ	退職一時金	年金現価額	所定内賃金比 Ⓒ÷Ⓐ (倍)	算定基礎額比 Ⓒ÷Ⓑ (倍)	退職金総額 Ⓓ	退職一時金	年金現価額	所定内賃金比 Ⓓ÷Ⓐ (倍)	算定基礎額比 Ⓓ÷Ⓑ (倍)
1年												
3												
5												
10			薬剤師に同じ									
15												
20												
25												
30												
35												
40												

個別病院のモデル退職金

●高知県

介護福祉士
(単位:千円)

勤続年数	所定内賃金 Ⓐ	退職金算定基礎額 Ⓑ	法人(病院)都合退職					自己都合退職				
			退職金総額 Ⓒ	退職一時金	年金現価額	所定内賃金比 Ⓒ÷Ⓐ	算定基礎額比 Ⓒ÷Ⓑ	退職金総額 Ⓓ	退職一時金	年金現価額	所定内賃金比 Ⓓ÷Ⓐ	算定基礎額比 Ⓓ÷Ⓑ
						(倍)	(倍)				(倍)	(倍)
1年												
3												
5												
10			薬剤師に同じ									
15												
20												
25												
30												
35												
40												

介護職員
(単位:千円)

勤続年数	所定内賃金 Ⓐ	退職金算定基礎額 Ⓑ	法人(病院)都合退職					自己都合退職				
			退職金総額 Ⓒ	退職一時金	年金現価額	所定内賃金比 Ⓒ÷Ⓐ	算定基礎額比 Ⓒ÷Ⓑ	退職金総額 Ⓓ	退職一時金	年金現価額	所定内賃金比 Ⓓ÷Ⓐ	算定基礎額比 Ⓓ÷Ⓑ
						(倍)	(倍)				(倍)	(倍)
1年												
3												
5												
10			薬剤師に同じ									
15												
20												
25												
30												
35												
40												

事務・大学卒
(単位:千円)

勤続年数	所定内賃金 Ⓐ	退職金算定基礎額 Ⓑ	法人(病院)都合退職					自己都合退職				
			退職金総額 Ⓒ	退職一時金	年金現価額	所定内賃金比 Ⓒ÷Ⓐ	算定基礎額比 Ⓒ÷Ⓑ	退職金総額 Ⓓ	退職一時金	年金現価額	所定内賃金比 Ⓓ÷Ⓐ	算定基礎額比 Ⓓ÷Ⓑ
						(倍)	(倍)				(倍)	(倍)
1年	153.0	130.0	―	―	―	―	―	―	―	―	―	―
3	161.0	133.0	―	―	―	―	―	―	―	―	―	―
5	170.0	135.0	270	270	―	1.6	2.0	270	270	―	1.6	2.0
10	185.0	140.0	700	700	―	3.8	5.0	700	700	―	3.8	5.0
15	207.0	150.0	1,125	1,125	―	5.4	7.5	1,125	1,125	―	5.4	7.5
20	226.0	160.0	1,600	1,600	―	7.1	10.0	1,600	1,600	―	7.1	10.0
25	240.0	170.0	2,550	2,550	―	10.6	15.0	2,550	2,550	―	10.6	15.0
30	255.0	175.0	3,150	3,150	―	12.4	18.0	3,150	3,150	―	12.4	18.0
35	255.0	175.0	3,675	3,675	―	14.4	21.0	3,675	3,675	―	14.4	21.0
40	255.0	175.0	4,200	4,200	―	16.5	24.0	4,200	4,200	―	16.5	24.0

事務・高校卒

(単位：千円)

勤続年数	所定内賃金 Ⓐ	退職金算定基礎額 Ⓑ	法人（病院）都合退職					自己都合退職				
			退職金総額 Ⓒ	退職一時金	年金現価額	所定内賃金比 Ⓒ÷Ⓐ	算定基礎額比 Ⓒ÷Ⓑ	退職金総額 Ⓓ	退職一時金	年金現価額	所定内賃金比 Ⓓ÷Ⓐ	算定基礎額比 Ⓓ÷Ⓑ
						(倍)	(倍)				(倍)	(倍)
1年	140.0	112.0	—	—	—	—	—	—	—	—	—	—
3	144.0	114.0	—	—	—	—	—	—	—	—	—	—
5	148.0	116.0	232	232	—	1.6	2.0	232	232	—	1.6	2.0
10	164.0	120.0	600	600	—	3.7	5.0	600	600	—	3.7	5.0
15	179.0	130.0	975	975	—	5.4	7.5	975	975	—	5.4	7.5
20	190.0	140.0	1,400	1,400	—	7.4	10.0	1,400	1,400	—	7.4	10.0
25	203.0	150.0	2,250	2,250	—	11.1	15.0	2,250	2,250	—	11.1	15.0
30	215.0	155.0	2,790	2,790	—	13.0	18.0	2,790	2,790	—	13.0	18.0
35	215.0	155.0	3,255	3,255	—	15.1	21.0	3,255	3,255	—	15.1	21.0
40	215.0	155.0	3,720	3,720	—	17.3	24.0	3,720	3,720	—	17.3	24.0

退職金支給事例

＊実際に退職金を支払った事例
（最近の退職者から遡って5名までの退職者・常勤（正規）職員のみ）

退職年月（西暦）	退職事由	職種	退職時年齢	勤続年月数	所定内賃金（円）	退職金額（千円）
2015年03月	自己都合	言語聴覚士	35歳	09年11月	222,200	1,518
2015年03月	自己都合	看護師	60歳	13年01月	342,200	3,337
2015年03月	自己都合	介護福祉士	60歳	15年06月	158,200	1,473
2015年02月	自己都合	看護助手	43歳	03年00月	138,200	211
2015年01月	自己都合	事務	26歳	03年09月	156,800	343

退職金受給のための最低勤続年数

定年退職の場合	5年
法人（病院）都合退職の場合	5年
自己都合退職の場合	5年

退職金計算上の勤続年数または支給額の固定制度

一定年齢満66歳で固定。一定勤続年数25年で固定。

■退職金支給率表（支給月数等）

勤続年数	法人（病院）都合退職	自己都合退職
1年	—	—
2	—	—
3	—	—
4	40%	40%
5	40	40
10	50	50
15	50	50
20	50	50
25	60	60
30	60	60
35	60	60
40	60	60
45	60	60

個別病院のモデル退職金

病院名(番号)	所在地	病床規模
59	福岡県	200～399床

医　師

(単位：千円)

勤続年数	所定内賃金 Ⓐ	退職金算定基礎額 Ⓑ	法人（病院）都合退職					自己都合退職				
			退職金総額 Ⓒ	退職一時金	年金現価額	所定内賃金比 Ⓒ÷Ⓐ	算定基礎額比 Ⓒ÷Ⓑ	退職金総額 Ⓓ	退職一時金	年金現価額	所定内賃金比 Ⓓ÷Ⓐ	算定基礎額比 Ⓓ÷Ⓑ
						(倍)	(倍)				(倍)	(倍)
1年	900.0	490.0	—	—	—	—	—	—	—	—	—	—
3	919.7	509.7	611	122	—	0.7	1.2	611	122	—	0.7	1.2
5	940.3	530.3	1,060	212	—	1.1	2.0	1,060	212	—	1.1	2.0
10	995.5	585.5	4,391	878	—	4.4	7.5	4,391	878	—	4.4	7.5
15	1,056.5	646.5	7,273	1,454	—	6.9	11.2	7,273	1,454	—	6.9	11.2
20	1,123.8	713.8	11,421	2,284	—	10.2	16.0	11,421	2,284	—	10.2	16.0
25	1,198.1	788.1	14,186	2,837	—	11.8	18.0	14,186	2,837	—	11.8	18.0
30	1,280.1	870.1	17,403	3,480	—	13.6	20.0	17,403	3,480	—	13.6	20.0
35	1,370.7	960.7	20,655	4,131	—	15.1	21.5	20,655	4,131	—	15.1	21.5
40	1,470.7	1,060.7	24,396	4,879	—	16.6	23.0	24,396	4,879	—	16.6	23.0

薬　剤　師

(単位：千円)

勤続年数	所定内賃金 Ⓐ	退職金算定基礎額 Ⓑ	法人（病院）都合退職					自己都合退職				
			退職金総額 Ⓒ	退職一時金	年金現価額	所定内賃金比 Ⓒ÷Ⓐ	算定基礎額比 Ⓒ÷Ⓑ	退職金総額 Ⓓ	退職一時金	年金現価額	所定内賃金比 Ⓓ÷Ⓐ	算定基礎額比 Ⓓ÷Ⓑ
						(倍)	(倍)				(倍)	(倍)
1年	232.5	211.7	—	—	—	—	—	—	—	—	—	—
3	241.0	220.2	330	66	—	1.4	1.5	330	66	—	1.4	1.5
5	249.9	229.1	916	183	—	3.7	4.0	916	183	—	3.7	4.0
10	273.8	253.0	2,150	430	—	7.9	8.5	2,150	430	—	7.9	8.5
15	300.1	279.3	3,771	754	—	12.6	13.5	3,771	754	—	12.6	13.5
20	329.2	308.4	5,551	1,110	—	16.9	18.0	5,551	1,110	—	16.9	18.0
25	361.3	340.5	7,661	1,532	—	21.2	22.5	7,661	1,532	—	21.2	22.5
30	396.7	375.9	9,398	1,879	—	23.7	25.0	9,398	1,879	—	23.7	25.0
35	435.8	415.0	10,999	2,199	—	25.2	26.5	10,999	2,199	—	25.2	26.5
40	479.0	458.2	12,831	2,566	—	26.8	28.0	12,831	2,566	—	26.8	28.0

看　護　師

(単位：千円)

勤続年数	所定内賃金 Ⓐ	退職金算定基礎額 Ⓑ	法人（病院）都合退職					自己都合退職				
			退職金総額 Ⓒ	退職一時金	年金現価額	所定内賃金比 Ⓒ÷Ⓐ	算定基礎額比 Ⓒ÷Ⓑ	退職金総額 Ⓓ	退職一時金	年金現価額	所定内賃金比 Ⓓ÷Ⓐ	算定基礎額比 Ⓓ÷Ⓑ
						(倍)	(倍)				(倍)	(倍)
1年	215.3	210.8	—	—	—	—	—	—	—	—	—	—
3	223.8	219.3	328	65	—	1.5	1.5	328	65	—	1.5	1.5
5	232.6	228.1	912	182	—	3.9	4.0	912	182	—	3.9	4.0
10	256.4	251.9	2,141	428	—	8.4	8.5	2,141	428	—	8.4	8.5
15	282.6	278.1	3,754	750	—	13.3	13.5	3,754	750	—	13.3	13.5
20	311.5	307.0	5,527	1,105	—	17.7	18.0	5,527	1,105	—	17.7	18.0
25	343.5	339.0	7,628	1,525	—	22.2	22.5	7,628	1,525	—	22.2	22.5
30	378.8	374.3	9,358	1,871	—	24.7	25.0	9,358	1,871	—	24.7	25.0
35	417.8	413.3	10,952	2,190	—	26.2	26.5	10,952	2,190	—	26.2	26.5
40	460.8	456.3	12,777	2,555	—	27.7	28.0	12,777	2,555	—	27.7	28.0

准看護師

(単位：千円)

勤続年数	所定内賃金 Ⓐ	退職金算定基礎額 Ⓑ	法人（病院）都合退職					自己都合退職				
			退職金総額 Ⓒ	退職一時金	年金現価額	所定内賃金比 Ⓒ÷Ⓐ	算定基礎額比 Ⓒ÷Ⓑ	退職金総額 Ⓓ	退職一時金	年金現価額	所定内賃金比 Ⓓ÷Ⓐ	算定基礎額比 Ⓓ÷Ⓑ
						(倍)	(倍)				(倍)	(倍)
1年	173.2	168.7	—	—	—	—	—	—	—	—	—	—
3	180.0	175.5	263	52	—	1.5	1.5	263	52	—	1.5	1.5
5	187.1	182.6	730	146	—	3.9	4.0	730	146	—	3.9	4.0
10	206.1	201.6	1,713	342	—	8.3	8.5	1,713	342	—	8.3	8.5
15	227.0	222.5	3,005	601	—	13.2	13.5	3,005	601	—	13.2	13.5
20	250.2	245.7	4,423	884	—	17.7	18.0	4,423	884	—	17.7	18.0
25	275.8	271.3	6,105	1,221	—	22.1	22.5	6,105	1,221	—	22.1	22.5
30	304.0	299.5	7,489	1,497	—	24.6	25.0	7,489	1,497	—	24.6	25.0
35	335.2	330.7	8,765	1,753	—	26.1	26.5	8,765	1,753	—	26.1	26.5
40	369.6	365.1	10,225	2,045	—	27.7	28.0	10,225	2,045	—	27.7	28.0

臨床検査技師

(単位：千円)

勤続年数	所定内賃金 Ⓐ	退職金算定基礎額 Ⓑ	法人（病院）都合退職					自己都合退職				
			退職金総額 Ⓒ	退職一時金	年金現価額	所定内賃金比 Ⓒ÷Ⓐ	算定基礎額比 Ⓒ÷Ⓑ	退職金総額 Ⓓ	退職一時金	年金現価額	所定内賃金比 Ⓓ÷Ⓐ	算定基礎額比 Ⓓ÷Ⓑ
						(倍)	(倍)				(倍)	(倍)
1年	187.8	176.3	—	—	—	—	—	—	—	—	—	—
3	194.9	183.4	275	55	—	1.4	1.5	275	55	—	1.4	1.5
5	202.3	190.8	763	152	—	3.8	4.0	763	152	—	3.8	4.0
10	222.1	210.6	1,790	358	—	8.1	8.5	1,790	358	—	8.1	8.5
15	244.1	232.6	3,140	628	—	12.9	13.5	3,140	628	—	12.9	13.5
20	268.3	256.8	4,623	924	—	17.2	18.0	4,623	924	—	17.2	18.0
25	295.0	283.5	6,380	1,276	—	21.6	22.5	6,380	1,276	—	21.6	22.5
30	324.5	313.0	7,827	1,565	—	24.1	25.0	7,827	1,565	—	24.1	25.0
35	357.1	345.6	9,160	1,832	—	25.7	26.5	9,160	1,832	—	25.7	26.5
40	393.1	381.6	10,686	2,137	—	27.2	28.0	10,686	2,137	—	27.2	28.0

診療放射線技師

(単位：千円)

勤続年数	所定内賃金 Ⓐ	退職金算定基礎額 Ⓑ	法人（病院）都合退職					自己都合退職				
			退職金総額 Ⓒ	退職一時金	年金現価額	所定内賃金比 Ⓒ÷Ⓐ	算定基礎額比 Ⓒ÷Ⓑ	退職金総額 Ⓓ	退職一時金	年金現価額	所定内賃金比 Ⓓ÷Ⓐ	算定基礎額比 Ⓓ÷Ⓑ
						(倍)	(倍)				(倍)	(倍)
1年	229.8	187.3	—	—	—	—	—	—	—	—	—	—
3	237.3	194.8	292	58	—	1.2	1.5	292	58	—	1.2	1.5
5	245.2	202.7	810	162	—	3.3	4.0	810	162	—	3.3	4.0
10	266.3	223.8	1,902	380	—	7.1	8.5	1,902	380	—	7.1	8.5
15	289.6	247.1	3,336	667	—	11.5	13.5	3,336	667	—	11.5	13.5
20	315.3	272.8	4,911	982	—	15.6	18.0	4,911	982	—	15.6	18.0
25	343.7	301.2	6,778	1,355	—	19.7	22.5	6,778	1,355	—	19.7	22.5
30	375.1	332.6	8,315	1,663	—	22.2	25.0	8,315	1,663	—	22.2	25.0
35	409.7	367.2	9,731	1,946	—	23.8	26.5	9,731	1,946	—	23.8	26.5
40	447.9	405.4	11,352	2,270	—	25.3	28.0	11,352	2,270	—	25.3	28.0

個別病院のモデル退職金

●福岡県

臨床工学技士

(単位：千円)

勤続年数	所定内賃金 Ⓐ	退職金算定基礎額 Ⓑ	法人（病院）都合退職						自己都合退職					
			退職金総額 Ⓒ	退職一時金	年金現価額	所定内賃金比 Ⓒ÷Ⓐ	算定基礎額比 Ⓒ÷Ⓑ	退職金総額 Ⓓ	退職一時金	年金現価額	所定内賃金比 Ⓓ÷Ⓐ	算定基礎額比 Ⓓ÷Ⓑ
						(倍)	(倍)				(倍)	(倍)
1年	180.2	168.7	—	—	—	—	—	—	—	—	—	—
3	187.0	175.5	263	52	—	1.4	1.5	263	52	—	1.4	1.5
5	194.1	182.6	730	146	—	3.8	4.0	730	146	—	3.8	4.0
10	213.1	201.6	1,713	342	—	8.0	8.5	1,713	342	—	8.0	8.5
15	234.0	222.5	3,005	601	—	12.8	13.5	3,005	601	—	12.8	13.5
20	257.2	245.7	4,423	884	—	17.2	18.0	4,423	884	—	17.2	18.0
25	282.7	271.3	6,105	1,221	—	21.6	22.5	6,105	1,221	—	21.6	22.5
30	311.0	299.5	7,489	1,497	—	24.1	25.0	7,489	1,497	—	24.1	25.0
35	342.2	330.7	8,765	1,753	—	25.6	26.5	8,765	1,753	—	25.6	26.5
40	376.6	365.1	10,225	2,045	—	27.2	28.0	10,225	2,045	—	27.2	28.0

理学療法士・作業療法士・言語聴覚士

(単位：千円)

勤続年数	所定内賃金 Ⓐ	退職金算定基礎額 Ⓑ	法人（病院）都合退職						自己都合退職					
			退職金総額 Ⓒ	退職一時金	年金現価額	所定内賃金比 Ⓒ÷Ⓐ	算定基礎額比 Ⓒ÷Ⓑ	退職金総額 Ⓓ	退職一時金	年金現価額	所定内賃金比 Ⓓ÷Ⓐ	算定基礎額比 Ⓓ÷Ⓑ
						(倍)	(倍)				(倍)	(倍)
1年	228.7	190.0	—	—	—	—	—	—	—	—	—	—
3	236.3	197.6	296	59	—	1.3	1.5	296	59	—	1.3	1.5
5	254.3	205.6	822	164	—	3.2	4.0	822	164	—	3.2	4.0
10	285.7	227.0	1,930	386	—	6.8	8.5	1,930	386	—	6.8	8.5
15	309.4	250.7	3,384	676	—	10.9	13.5	3,384	676	—	10.9	13.5
20	335.4	276.7	4,982	996	—	14.9	18.0	4,982	996	—	14.9	18.0
25	364.3	305.6	6,876	1,375	—	18.9	22.5	6,876	1,375	—	18.9	22.5
30	396.1	337.4	8,435	1,687	—	21.3	25.0	8,435	1,687	—	21.3	25.0
35	431.2	372.5	9,872	1,974	—	22.9	26.5	9,872	1,974	—	22.9	26.5
40	470.0	411.3	11,516	2,303	—	24.5	28.0	11,516	2,303	—	24.5	28.0

管理栄養士

(単位：千円)

勤続年数	所定内賃金 Ⓐ	退職金算定基礎額 Ⓑ	法人（病院）都合退職						自己都合退職					
			退職金総額 Ⓒ	退職一時金	年金現価額	所定内賃金比 Ⓒ÷Ⓐ	算定基礎額比 Ⓒ÷Ⓑ	退職金総額 Ⓓ	退職一時金	年金現価額	所定内賃金比 Ⓓ÷Ⓐ	算定基礎額比 Ⓓ÷Ⓑ
						(倍)	(倍)				(倍)	(倍)
1年	184.3	172.8	—	—	—	—	—	—	—	—	—	—
3	191.2	179.7	269	53	—	1.4	1.5	269	53	—	1.4	1.5
5	198.5	187.0	748	149	—	3.8	4.0	748	149	—	3.8	4.0
10	218.0	206.5	1,755	351	—	8.1	8.5	1,755	351	—	8.1	8.5
15	239.5	228.0	3,078	615	—	12.9	13.5	3,078	615	—	12.9	13.5
20	263.2	251.7	4,531	906	—	17.2	18.0	4,531	906	—	17.2	18.0
25	289.4	277.9	6,253	1,250	—	21.6	22.5	6,253	1,250	—	21.6	22.5
30	318.3	306.8	7,671	1,534	—	24.1	25.0	7,671	1,534	—	24.1	25.0
35	350.3	338.8	8,978	1,795	—	25.6	26.5	8,978	1,795	—	25.6	26.5
40	385.5	374.0	10,473	2,094	—	27.2	28.0	10,473	2,094	—	27.2	28.0

介護福祉士

(単位：千円)

勤続年数	所定内賃金 Ⓐ	退職金算定基礎額 Ⓑ	法人（病院）都合退職					自己都合退職				
			退職金総額 Ⓒ	退職一時金	年金現価額	所定内賃金比 Ⓒ÷Ⓐ	算定基礎額比 Ⓒ÷Ⓑ	退職金総額 Ⓓ	退職一時金	年金現価額	所定内賃金比 Ⓓ÷Ⓐ	算定基礎額比 Ⓓ÷Ⓑ
						(倍)	(倍)				(倍)	(倍)
1年	158.5	154.0	—	—	—	—	—	—	—	—	—	—
3	164.7	160.2	240	48	—	1.5	1.5	240	48	—	1.5	1.5
5	171.1	166.6	666	133	—	3.9	4.0	666	133	—	3.9	4.0
10	188.5	184.0	1,564	312	—	8.3	8.5	1,564	312	—	8.3	8.5
15	207.7	203.2	2,743	548	—	13.2	13.5	2,743	548	—	13.2	13.5
20	228.8	224.3	4,038	807	—	17.6	18.0	4,038	807	—	17.6	18.0
25	252.1	247.6	5,573	1,114	—	22.1	22.5	5,573	1,114	—	22.1	22.5
30	277.9	273.4	6,837	1,367	—	24.6	25.0	6,837	1,367	—	24.6	25.0
35	306.4	301.9	8,001	1,600	—	26.1	26.5	8,001	1,600	—	26.1	26.5
40	337.8	333.3	9,334	1,866	—	27.6	28.0	9,334	1,866	—	27.6	28.0

介護職員

(単位：千円)

勤続年数	所定内賃金 Ⓐ	退職金算定基礎額 Ⓑ	法人（病院）都合退職					自己都合退職				
			退職金総額 Ⓒ	退職一時金	年金現価額	所定内賃金比 Ⓒ÷Ⓐ	算定基礎額比 Ⓒ÷Ⓑ	退職金総額 Ⓓ	退職一時金	年金現価額	所定内賃金比 Ⓓ÷Ⓐ	算定基礎額比 Ⓓ÷Ⓑ
						(倍)	(倍)				(倍)	(倍)
1年												
3												
5												
10				採用　なし									
15												
20												
25												
30												
35												
40												

事務・大学卒

(単位：千円)

勤続年数	所定内賃金 Ⓐ	退職金算定基礎額 Ⓑ	法人（病院）都合退職					自己都合退職				
			退職金総額 Ⓒ	退職一時金	年金現価額	所定内賃金比 Ⓒ÷Ⓐ	算定基礎額比 Ⓒ÷Ⓑ	退職金総額 Ⓓ	退職一時金	年金現価額	所定内賃金比 Ⓓ÷Ⓐ	算定基礎額比 Ⓓ÷Ⓑ
						(倍)	(倍)				(倍)	(倍)
1年	185.9	181.4	—	—	—	—	—	—	—	—	—	—
3	193.2	188.7	283	56	—	1.5	1.5	283	56	—	1.5	1.5
5	200.8	196.3	785	157	—	3.9	4.0	785	157	—	3.9	4.0
10	221.2	216.7	1,842	368	—	8.3	8.5	1,842	368	—	8.3	8.5
15	243.8	239.3	3,231	646	—	13.3	13.5	3,231	646	—	13.3	13.5
20	268.7	264.2	4,756	951	—	17.7	18.0	4,756	951	—	17.7	18.0
25	296.2	291.7	6,564	1,312	—	22.2	22.5	6,564	1,312	—	22.2	22.5
30	326.6	322.1	8,053	1,610	—	24.7	25.0	8,053	1,610	—	24.7	25.0
35	360.1	355.6	9,425	1,885	—	26.2	26.5	9,425	1,885	—	26.2	26.5
40	397.1	392.6	10,995	2,199	—	27.7	28.0	10,995	2,199	—	27.7	28.0

個別病院のモデル退職金

●福岡県

事務・高校卒

(単位:千円)

勤続年数	所定内賃金 Ⓐ	退職金算定基礎額 Ⓑ	法人(病院)都合退職					自己都合退職				
			退職金総額 Ⓒ	退職一時金	年金現価額	所定内賃金比 Ⓒ÷Ⓐ	算定基礎額比 Ⓒ÷Ⓑ	退職金総額 Ⓓ	退職一時金	年金現価額	所定内賃金比 Ⓓ÷Ⓐ	算定基礎額比 Ⓓ÷Ⓑ
						(倍)	(倍)				(倍)	(倍)
1年	153.0	148.5	—	—	—	—	—	—	—	—	—	—
3	158.9	154.4	231	46	—	1.5	1.5	231	46	—	1.5	1.5
5	165.2	160.7	642	128	—	3.9	4.0	642	128	—	3.9	4.0
10	181.9	177.4	1,508	301	—	8.3	8.5	1,508	301	—	8.3	8.5
15	200.4	195.9	2,645	529	—	13.2	13.5	2,645	529	—	13.2	13.5
20	220.8	216.3	3,894	778	—	17.6	18.0	3,894	778	—	17.6	18.0
25	243.3	238.8	5,374	1,074	—	22.1	22.5	5,374	1,074	—	22.1	22.5
30	268.2	263.7	6,592	1,318	—	24.6	25.0	6,592	1,318	—	24.6	25.0
35	295.6	291.1	7,715	1,543	—	26.1	26.5	7,715	1,543	—	26.1	26.5
40	325.9	321.4	9,001	1,800	—	27.6	28.0	9,001	1,800	—	27.6	28.0

退職金支給事例

*実際に退職金を支払った事例
(最近の退職者から遡って5名までの退職者・常勤(正規)職員のみ)

退職年月(西暦)	退職事由	職種	退職時年齢	勤続年月数	所定内賃金(円)	退職金額(千円)
2015年03月	自己都合	介護福祉士	43歳	23年00月	298,400	3,736
2015年03月	自己都合	看護師	46歳	09年11月	234,500	1,120
2015年03月	自己都合	看護師	35歳	11年11月	247,100	1,280
2015年03月	自己都合	看護師	25歳	05年00月	219,200	329
2015年03月	自己都合	作業療法士	28歳	04年00月	239,400	325

退職金受給のための最低勤続年数

定年退職の場合	3年
法人(病院)都合退職の場合	3年
自己都合退職の場合	3年

退職金計算上の勤続年数または支給額の固定制度

定年退職まで増額。

病院名(番号)	所在地	病床規模
98	福岡県★	200～399床

医　師

(単位：千円)

勤続年数	所定内賃金 Ⓐ	退職金算定基礎額 Ⓑ	法人（病院）都合退職					自己都合退職				
			退職金総額 Ⓒ	退職一時金	年金現価額	所定内賃金比 Ⓒ÷Ⓐ	算定基礎額比 Ⓒ÷Ⓑ	退職金総額 Ⓓ	退職一時金	年金現価額	所定内賃金比 Ⓓ÷Ⓐ	算定基礎額比 Ⓓ÷Ⓑ
						(倍)	(倍)				(倍)	(倍)
1年	565.5	278.5	448	448	—	0.8	1.6	167	167	—	0.3	0.6
3	595.8	308.8	1,458	1,458	—	2.4	4.7	555	555	—	0.9	1.8
5	665.0	335.0	3,095	3,095	—	4.7	9.2	1,005	1,005	—	1.5	3.0
10	810.3	387.3	5,942	5,942	—	7.3	15.3	2,874	2,874	—	3.5	7.4
15	910.0	431.5	9,860	9,860	—	10.8	22.9	6,100	6,100	—	6.7	14.1
20	940.6	462.1	15,617	15,617	—	16.6	33.8	11,609	11,609	—	12.3	25.1
25	953.6	475.1	21,140	21,140	—	22.2	44.5	17,415	17,415	—	18.3	36.7
30	985.1	486.6	26,170	26,170	—	26.6	53.8	21,693	21,693	—	22.0	44.6
35	993.6	498.1	31,027	31,027	—	31.2	62.3	25,159	25,159	—	25.3	50.5
40	995.1	509.6	31,709	31,709	—	31.9	62.2	28,763	28,763	—	28.9	56.4

薬　剤　師

(単位：千円)

勤続年数	所定内賃金 Ⓐ	退職金算定基礎額 Ⓑ	法人（病院）都合退職					自己都合退職				
			退職金総額 Ⓒ	退職一時金	年金現価額	所定内賃金比 Ⓒ÷Ⓐ	算定基礎額比 Ⓒ÷Ⓑ	退職金総額 Ⓓ	退職一時金	年金現価額	所定内賃金比 Ⓓ÷Ⓐ	算定基礎額比 Ⓓ÷Ⓑ
						(倍)	(倍)				(倍)	(倍)
1年	234.0	204.0	255	255	—	1.1	1.3	122	122	—	0.5	0.6
3	247.0	217.0	813	813	—	3.3	3.7	390	390	—	1.6	1.8
5	283.1	240.1	1,500	1,500	—	5.3	6.2	720	720	—	2.5	3.0
10	336.0	280.0	3,500	3,500	—	10.4	12.5	1,680	1,680	—	5.0	6.0
15	342.3	310.8	6,021	6,021	—	17.6	19.4	3,853	3,853	—	11.3	12.4
20	360.8	329.3	10,060	10,060	—	27.9	30.5	7,738	7,738	—	21.4	23.5
25	368.2	336.7	13,919	13,919	—	37.8	41.3	11,279	11,279	—	30.6	33.5
30	375.2	343.7	17,425	17,425	—	46.4	50.7	14,263	14,263	—	38.0	41.5
35	369.2	350.7	20,789	20,789	—	56.3	59.3	16,658	16,658	—	45.1	47.5
40	—	—	—	—	—	—	—	—	—	—	—	—

看　護　師

(単位：千円)

勤続年数	所定内賃金 Ⓐ	退職金算定基礎額 Ⓑ	法人（病院）都合退職					自己都合退職				
			退職金総額 Ⓒ	退職一時金	年金現価額	所定内賃金比 Ⓒ÷Ⓐ	算定基礎額比 Ⓒ÷Ⓑ	退職金総額 Ⓓ	退職一時金	年金現価額	所定内賃金比 Ⓓ÷Ⓐ	算定基礎額比 Ⓓ÷Ⓑ
						(倍)	(倍)				(倍)	(倍)
1年	218.9	188.9	236	236	—	1.1	1.2	113	113	—	0.5	0.6
3	233.9	203.9	764	764	—	3.3	3.7	367	367	—	1.6	1.8
5	265.3	222.3	1,389	1,389	—	5.2	6.2	666	666	—	2.5	3.0
10	312.2	256.2	3,202	3,202	—	10.3	12.5	1,537	1,537	—	4.9	6.0
15	323.9	292.4	5,665	5,665	—	17.5	19.4	3,625	3,625	—	11.2	12.4
20	352.0	320.5	9,791	9,791	—	27.8	30.5	7,531	7,531	—	21.4	23.5
25	361.8	330.8	13,654	13,654	—	37.7	41.3	11,065	11,065	—	30.6	33.5
30	369.1	337.6	17,116	17,116	—	46.4	50.7	14,010	14,010	—	38.0	41.5
35	363.6	345.1	20,457	20,457	—	56.3	59.3	16,392	16,392	—	45.1	47.5
40	—	—	—	—	—	—	—	—	—	—	—	—

個別病院のモデル退職金

●福岡県

准看護師

(単位：千円)

勤続年数	所定内賃金 Ⓐ	退職金算定基礎額 Ⓑ	法人（病院）都合退職					自己都合退職				
			退職金総額 Ⓒ	退職一時金	年金現価額	所定内賃金比 Ⓒ÷Ⓐ	算定基礎額比 Ⓒ÷Ⓑ	退職金総額 Ⓓ	退職一時金	年金現価額	所定内賃金比 Ⓓ÷Ⓐ	算定基礎額比 Ⓓ÷Ⓑ
						(倍)	(倍)				(倍)	(倍)
1年												
3												
5												
10												
15			採　用　な　し									
20												
25												
30												
35												
40												

臨床検査技師

(単位：千円)

勤続年数	所定内賃金 Ⓐ	退職金算定基礎額 Ⓑ	法人（病院）都合退職					自己都合退職				
			退職金総額 Ⓒ	退職一時金	年金現価額	所定内賃金比 Ⓒ÷Ⓐ	算定基礎額比 Ⓒ÷Ⓑ	退職金総額 Ⓓ	退職一時金	年金現価額	所定内賃金比 Ⓓ÷Ⓐ	算定基礎額比 Ⓓ÷Ⓑ
						(倍)	(倍)				(倍)	(倍)
1年	204.6	174.6	218	218	—	1.1	1.2	104	104	—	0.5	0.6
3	216.8	186.8	700	700	—	3.2	3.7	336	336	—	1.5	1.8
5	253.6	210.6	1,316	1,316	—	5.2	6.2	631	631	—	2.5	3.0
10	315.2	259.2	3,240	3,240	—	10.3	12.5	1,555	1,555	—	4.9	6.0
15	324.9	293.4	5,684	5,684	—	17.5	19.4	3,638	3,638	—	11.2	12.4
20	350.9	319.4	9,757	9,757	—	27.8	30.5	7,505	7,505	—	21.4	23.5
25	364.1	332.6	13,749	13,749	—	37.8	41.3	11,142	11,142	—	30.6	33.5
30	371.0	339.5	17,212	17,212	—	46.4	50.7	14,089	14,089	—	38.0	41.5
35	365.0	346.5	20,540	20,540	—	56.3	59.3	16,458	16,458	—	45.1	47.5
40	—	—	—	—	—	—	—	—	—	—	—	—

診療放射線技師

(単位：千円)

勤続年数	所定内賃金 Ⓐ	退職金算定基礎額 Ⓑ	法人（病院）都合退職					自己都合退職				
			退職金総額 Ⓒ	退職一時金	年金現価額	所定内賃金比 Ⓒ÷Ⓐ	算定基礎額比 Ⓒ÷Ⓑ	退職金総額 Ⓓ	退職一時金	年金現価額	所定内賃金比 Ⓓ÷Ⓐ	算定基礎額比 Ⓓ÷Ⓑ
						(倍)	(倍)				(倍)	(倍)
1年	204.6	174.6	218	218	—	1.1	1.2	104	104	—	0.5	0.6
3	216.8	186.8	700	700	—	3.2	3.7	336	336	—	1.5	1.8
5	253.6	210.6	1,316	1,316	—	5.2	6.2	631	631	—	2.5	3.0
10	315.2	259.2	3,240	3,240	—	10.3	12.5	1,555	1,555	—	4.9	6.0
15	324.9	293.4	5,684	5,684	—	17.5	19.4	3,638	3,638	—	11.2	12.4
20	350.9	319.4	9,757	9,757	—	27.8	30.5	7,505	7,505	—	21.4	23.5
25	364.1	332.6	13,749	13,749	—	37.8	41.3	11,142	11,142	—	30.6	33.5
30	371.0	339.5	17,212	17,212	—	46.4	50.7	14,089	14,089	—	38.0	41.5
35	365.0	346.5	20,540	20,540	—	56.3	59.3	16,458	16,458	—	45.1	47.5
40	—	—	—	—	—	—	—	—	—	—	—	—

臨床工学技士

(単位：千円)

勤続年数	所定内賃金 Ⓐ	退職金算定基礎額 Ⓑ	法人（病院）都合退職			所定内賃金比 Ⓒ÷Ⓐ	算定基礎額比 Ⓒ÷Ⓑ	自己都合退職			所定内賃金比 Ⓓ÷Ⓐ	算定基礎額比 Ⓓ÷Ⓑ
			退職金総額 Ⓒ	退職一時金	年金現価額			退職金総額 Ⓓ	退職一時金	年金現価額		
						(倍)	(倍)				(倍)	(倍)
1年	204.6	174.6	218	218	—	1.1	1.2	104	104	—	0.5	0.6
3	216.8	186.8	700	700	—	3.2	3.7	336	336	—	1.5	1.8
5	253.6	210.6	1,316	1,316	—	5.2	6.2	631	631	—	2.5	3.0
10	315.2	259.2	3,240	3,240	—	10.3	12.5	1,555	1,555	—	4.9	6.0
15	324.9	293.4	5,684	5,684	—	17.5	19.4	3,638	3,638	—	11.2	12.4
20	350.9	319.4	9,757	9,757	—	27.8	30.5	7,505	7,505	—	21.4	23.5
25	364.1	332.6	13,749	13,749	—	37.8	41.3	11,142	11,142	—	30.6	33.5
30	371.0	339.5	17,212	17,212	—	46.4	50.7	14,089	14,089	—	38.0	41.5
35	365.0	346.5	20,540	20,540	—	56.3	59.3	16,458	16,458	—	45.1	47.5
40	—	—										

理学療法士・作業療法士・言語聴覚士

(単位：千円)

勤続年数	所定内賃金 Ⓐ	退職金算定基礎額 Ⓑ	法人（病院）都合退職			所定内賃金比 Ⓒ÷Ⓐ	算定基礎額比 Ⓒ÷Ⓑ	自己都合退職			所定内賃金比 Ⓓ÷Ⓐ	算定基礎額比 Ⓓ÷Ⓑ
			退職金総額 Ⓒ	退職一時金	年金現価額			退職金総額 Ⓓ	退職一時金	年金現価額		
						(倍)	(倍)				(倍)	(倍)
1年	204.6	174.6	218	218	—	1.1	1.2	104	104	—	0.5	0.6
3	216.8	186.8	700	700	—	3.2	3.7	336	336	—	1.5	1.8
5	253.6	210.6	1,316	1,316	—	5.2	6.2	631	631	—	2.5	3.0
10	315.2	259.2	3,240	3,240	—	10.3	12.5	1,555	1,555	—	4.9	6.0
15	324.9	293.4	5,684	5,684	—	17.5	19.4	3,638	3,638	—	11.2	12.4
20	350.9	319.4	9,757	9,757	—	27.8	30.5	7,505	7,505	—	21.4	23.5
25	364.1	332.6	13,749	13,749	—	37.8	41.3	11,142	11,142	—	30.6	33.5
30	371.0	339.5	17,212	17,212	—	46.4	50.7	14,089	14,089	—	38.0	41.5
35	365.0	346.5	20,540	20,540	—	56.3	59.3	16,458	16,458	—	45.1	47.5
40	—	—										

管理栄養士

(単位：千円)

勤続年数	所定内賃金 Ⓐ	退職金算定基礎額 Ⓑ	法人（病院）都合退職			所定内賃金比 Ⓒ÷Ⓐ	算定基礎額比 Ⓒ÷Ⓑ	自己都合退職			所定内賃金比 Ⓓ÷Ⓐ	算定基礎額比 Ⓓ÷Ⓑ
			退職金総額 Ⓒ	退職一時金	年金現価額			退職金総額 Ⓓ	退職一時金	年金現価額		
						(倍)	(倍)				(倍)	(倍)
1年	207.7	180.7	225	225	—	1.1	1.2	108	108	—	0.5	0.6
3	231.0	204.0	765	765	—	3.3	3.8	367	367	—	1.6	1.8
5	257.0	217.0	1,356	1,356	—	5.3	6.2	651	651	—	2.5	3.0
10	319.1	266.1	3,326	3,326	—	10.4	12.5	1,596	1,596	—	5.0	6.0
15	328.1	299.6	5,804	5,804	—	17.7	19.4	3,715	3,715	—	11.3	12.4
20	351.1	322.6	9,855	9,855	—	28.1	30.5	7,581	7,581	—	21.6	23.5
25	362.4	333.9	13,803	13,803	—	38.1	41.3	11,185	11,185	—	30.9	33.5
30	369.4	340.9	17,283	17,283	—	46.8	50.7	14,147	14,147	—	38.3	41.5
35	363.4	347.9	20,623	20,623	—	56.8	59.3	16,525	16,525	—	45.5	47.5
40	—	—										

個別病院のモデル退職金

●福岡県

介護福祉士

(単位：千円)

勤続年数	所定内賃金 Ⓐ	退職金算定基礎額 Ⓑ	法人（病院）都合退職 退職金総額 Ⓒ	退職一時金	年金現価額	所定内賃金比 Ⓒ÷Ⓐ (倍)	算定基礎額比 Ⓒ÷Ⓑ (倍)	自己都合退職 退職金総額 Ⓓ	退職一時金	年金現価額	所定内賃金比 Ⓓ÷Ⓐ (倍)	算定基礎額比 Ⓓ÷Ⓑ (倍)
1年												
3												
5												
10			採用なし									
15												
20												
25												
30												
35												
40												

介護職員

(単位：千円)

勤続年数	所定内賃金 Ⓐ	退職金算定基礎額 Ⓑ	法人（病院）都合退職 退職金総額 Ⓒ	退職一時金	年金現価額	所定内賃金比 Ⓒ÷Ⓐ (倍)	算定基礎額比 Ⓒ÷Ⓑ (倍)	自己都合退職 退職金総額 Ⓓ	退職一時金	年金現価額	所定内賃金比 Ⓓ÷Ⓐ (倍)	算定基礎額比 Ⓓ÷Ⓑ (倍)
1年												
3												
5												
10			採用なし									
15												
20												
25												
30												
35												
40												

事務・大学卒

(単位：千円)

勤続年数	所定内賃金 Ⓐ	退職金算定基礎額 Ⓑ	法人（病院）都合退職 退職金総額 Ⓒ	退職一時金	年金現価額	所定内賃金比 Ⓒ÷Ⓐ (倍)	算定基礎額比 Ⓒ÷Ⓑ (倍)	自己都合退職 退職金総額 Ⓓ	退職一時金	年金現価額	所定内賃金比 Ⓓ÷Ⓐ (倍)	算定基礎額比 Ⓓ÷Ⓑ (倍)
1年	202.2	172.2	215	215	—	1.1	1.2	103	103	—	0.5	0.6
3	222.8	192.8	723	723	—	3.2	3.8	347	347	—	1.6	1.8
5	250.0	207.0	1,293	1,293	—	5.2	6.2	621	621	—	2.5	3.0
10	308.2	252.2	3,152	3,152	—	10.2	12.5	1,513	1,513	—	4.9	6.0
15	321.6	290.1	5,620	5,620	—	17.5	19.4	3,597	3,597	—	11.2	12.4
20	354.9	323.4	9,879	9,879	—	27.8	30.5	7,599	7,599	—	21.4	23.5
25	371.5	340.0	14,055	14,055	—	37.8	41.3	11,390	11,390	—	30.7	33.5
30	375.5	344.0	17,440	17,440	—	46.4	50.7	14,276	14,276	—	38.0	41.5
35	366.5	348.0	20,629	20,629	—	56.3	59.3	16,530	16,530	—	45.1	47.5
40	—	—										

事務・高校卒

(単位：千円)

勤続年数	所定内賃金 Ⓐ	退職金算定基礎額 Ⓑ	法人（病院）都合退職					自己都合退職				
			退職金総額 Ⓒ	退職一時金	年金現価額	所定内賃金比 Ⓒ÷Ⓐ	算定基礎額比 Ⓒ÷Ⓑ	退職金総額 Ⓓ	退職一時金	年金現価額	所定内賃金比 Ⓓ÷Ⓐ	算定基礎額比 Ⓓ÷Ⓑ
						(倍)	(倍)				(倍)	(倍)
1年	174.5	144.5	180	180	—	1.0	1.2	86	86	—	0.5	0.6
3	185.7	155.7	583	583	—	3.1	3.7	280	280	—	1.5	1.8
5	215.2	172.2	1,076	1,076	—	5.0	6.2	516	516	—	2.4	3.0
10	270.6	214.6	2,682	2,682	—	9.9	12.5	1,287	1,287	—	4.8	6.0
15	291.6	260.1	5,039	5,039	—	17.3	19.4	3,225	3,225	—	11.1	12.4
20	328.9	297.4	9,085	9,085	—	27.6	30.5	6,988	6,988	—	21.2	23.5
25	359.6	328.1	13,563	13,563	—	37.7	41.3	10,991	10,991	—	30.6	33.5
30	372.3	340.8	17,278	17,278	—	46.4	50.7	14,143	14,143	—	38.0	41.5
35	363.3	344.8	20,439	20,439	—	56.3	59.3	16,378	16,378	—	45.1	47.5
40	367.3	348.8	20,676	20,676	—	56.3	59.3	18,660	18,660	—	50.8	53.5

退職金支給事例
＊実際に退職金を支払った事例
（最近の退職者から遡って5名までの退職者・常勤（正規）職員のみ）

退職年月（西暦）	退職事由	職　種	退職時年齢	勤続年月数	所定内賃金（円）	退職金額（千円）
2015年03月	自己都合	看護師	39歳	16年11月	323,700	5,542
2015年03月	自己都合	看護師	37歳	15年08月	325,200	4,968
2015年03月	自己都合	医師	43歳	05年00月	857,300	1,263
2015年03月	自己都合	医師	29歳	01年00月	625,000	201
2015年04月	自己都合	看護師	32歳	03年01月	292,000	628

退職金計算上の勤続年数または支給額の固定制度
勤続年数と退職事由により支給率を決定。

■退職金支給率表（支給月数等）

勤続年数	法人（病院）都合退職	自己都合退職
1年	1.25カ月	0.6カ月
2	2.5	1.2
3	3.75	1.8
4	5.0	2.4
5	6.25	3.0
10	12.5	6.0
15	19.375	12.4
20	30.55	23.5
25	41.34	33.5
30	50.7	41.5
35	59.28	47.5
40	59.28	53.5
45	59.28	59.5

個別病院のモデル退職金

病院名(番号)	所在地	病床規模
60	福岡県	200～399床

医　師

(単位：千円)

勤続年数	所定内賃金 Ⓐ	退職金算定基礎額 Ⓑ	法人（病院）都合退職 退職金総額 Ⓒ	退職一時金	年金現価額	所定内賃金比 Ⓒ÷Ⓐ (倍)	算定基礎額比 Ⓒ÷Ⓑ (倍)	自己都合退職 退職金総額 Ⓓ	退職一時金	年金現価額	所定内賃金比 Ⓓ÷Ⓐ (倍)	算定基礎額比 Ⓓ÷Ⓑ (倍)
1年												
3												
5												
10												
15												
20												
25												
30												
35												
40												

薬剤師

(単位：千円)

勤続年数	所定内賃金 Ⓐ	退職金算定基礎額 Ⓑ	法人（病院）都合退職 退職金総額 Ⓒ	退職一時金	年金現価額	所定内賃金比 Ⓒ÷Ⓐ (倍)	算定基礎額比 Ⓒ÷Ⓑ (倍)	自己都合退職 退職金総額 Ⓓ	退職一時金	年金現価額	所定内賃金比 Ⓓ÷Ⓐ (倍)	算定基礎額比 Ⓓ÷Ⓑ (倍)
1年	238.1	215.5	—	—	—	—	—	—	—	—	—	—
3	248.0	224.5	449	449	—	1.8	2.0	112	112	—	0.5	0.5
5	258.0	233.5	934	934	—	3.6	4.0	467	467	—	1.8	2.0
10	280.1	253.5	2,408	2,408	—	8.6	9.5	1,774	1,774	—	6.3	7.0
15	299.4	271.0	4,065	4,065	—	13.6	15.0	3,252	3,252	—	10.9	12.0
20	316.0	286.0	5,720	5,720	—	18.1	20.0	4,862	4,862	—	15.4	17.0
25	329.8	298.5	7,761	7,761	—	23.5	26.0	6,567	6,567	—	19.9	22.0
30	340.8	308.5	9,563	9,563	—	28.1	31.0	8,329	8,329	—	24.4	27.0
35	340.8	308.5	9,563	9,563	—	28.1	31.0	8,329	8,329	—	24.4	27.0
40	340.8	308.5	9,563	9,563	—	28.1	31.0	8,329	8,329	—	24.4	27.0

看護師

(単位：千円)

勤続年数	所定内賃金 Ⓐ	退職金算定基礎額 Ⓑ	法人（病院）都合退職 退職金総額 Ⓒ	退職一時金	年金現価額	所定内賃金比 Ⓒ÷Ⓐ (倍)	算定基礎額比 Ⓒ÷Ⓑ (倍)	自己都合退職 退職金総額 Ⓓ	退職一時金	年金現価額	所定内賃金比 Ⓓ÷Ⓐ (倍)	算定基礎額比 Ⓓ÷Ⓑ (倍)
1年	236.3	200.9	—	—	—	—	—	—	—	—	—	—
3	246.5	218.0	436	436	—	1.8	2.0	109	109	—	0.4	0.5
5	256.7	227.0	908	908	—	3.5	4.0	454	454	—	1.8	2.0
10	279.3	247.0	2,346	2,346	—	8.4	9.5	1,729	1,729	—	6.2	7.0
15	299.1	264.5	3,967	3,967	—	13.3	15.0	3,174	3,174	—	10.6	12.0
20	310.4	274.5	5,490	5,490	—	17.7	20.0	4,666	4,666	—	15.0	17.0
25	321.7	284.5	7,397	7,397	—	23.0	26.0	6,259	6,259	—	19.5	22.0
30	327.4	289.5	8,974	8,974	—	27.4	31.0	7,816	7,816	—	23.9	27.0
35	327.4	289.5	8,974	8,974	—	27.4	31.0	7,816	7,816	—	23.9	27.0
40	327.4	289.5	8,974	8,974	—	27.4	31.0	7,816	7,816	—	23.9	27.0

准看護師

(単位：千円)

勤続年数	所定内賃金 Ⓐ	退職金算定基礎額 Ⓑ	法人（病院）都合退職					自己都合退職				
			退職金総額 Ⓒ	退職一時金	年金現価額	所定内賃金比 Ⓒ÷Ⓐ	算定基礎額比 Ⓒ÷Ⓑ	退職金総額 Ⓓ	退職一時金	年金現価額	所定内賃金比 Ⓓ÷Ⓐ	算定基礎額比 Ⓓ÷Ⓑ
						(倍)	(倍)				(倍)	(倍)
1年	201.7	178.5	—	—	—	—	—	—	—	—	—	—
3	209.6	185.5	371	371	—	1.8	2.0	92	92	—	0.4	0.5
5	217.5	192.5	770	770	—	3.5	4.0	385	385	—	1.8	2.0
10	234.4	207.5	1,971	1,971	—	8.4	9.5	1,452	1,452	—	6.2	7.0
15	248.6	220.0	3,300	3,300	—	13.3	15.0	2,640	2,640	—	10.6	12.0
20	259.9	230.0	4,600	4,600	—	17.7	20.0	3,910	3,910	—	15.0	17.0
25	268.3	237.5	6,175	6,175	—	23.0	26.0	5,225	5,225	—	19.5	22.0
30	274.0	242.5	7,517	7,517	—	27.4	31.0	6,547	6,547	—	23.9	27.0
35	276.8	245.0	7,595	7,595	—	27.4	31.0	6,615	6,615	—	23.9	27.0
40	276.8	245.0	7,595	7,595	—	27.4	31.0	6,615	6,615	—	23.9	27.0

臨床検査技師

(単位：千円)

勤続年数	所定内賃金 Ⓐ	退職金算定基礎額 Ⓑ	法人（病院）都合退職					自己都合退職				
			退職金総額 Ⓒ	退職一時金	年金現価額	所定内賃金比 Ⓒ÷Ⓐ	算定基礎額比 Ⓒ÷Ⓑ	退職金総額 Ⓓ	退職一時金	年金現価額	所定内賃金比 Ⓓ÷Ⓐ	算定基礎額比 Ⓓ÷Ⓑ
						(倍)	(倍)				(倍)	(倍)
1年	214.6	195.0	—	—	—	—	—	—	—	—	—	—
3	223.5	203.0	406	406	—	1.8	2.0	101	101	—	0.5	0.5
5	232.3	211.0	844	844	—	3.6	4.0	422	422	—	1.8	2.0
10	251.5	228.5	2,170	2,170	—	8.6	9.5	1,599	1,599	—	6.4	7.0
15	268.0	243.5	3,652	3,652	—	13.6	15.0	2,922	2,922	—	10.9	12.0
20	281.8	256.0	5,120	5,120	—	18.2	20.0	4,352	4,352	—	15.4	17.0
25	292.8	266.0	6,916	6,916	—	23.6	26.0	5,852	5,852	—	20.0	22.0
30	301.1	273.5	8,478	8,478	—	28.2	31.0	7,384	7,384	—	24.5	27.0
35	301.1	273.5	8,478	8,478	—	28.2	31.0	7,384	7,384	—	24.5	27.0
40	301.1	273.5	8,478	8,478	—	28.2	31.0	7,384	7,384	—	24.5	27.0

診療放射線技師

(単位：千円)

勤続年数	所定内賃金 Ⓐ	退職金算定基礎額 Ⓑ	法人（病院）都合退職					自己都合退職				
			退職金総額 Ⓒ	退職一時金	年金現価額	所定内賃金比 Ⓒ÷Ⓐ	算定基礎額比 Ⓒ÷Ⓑ	退職金総額 Ⓓ	退職一時金	年金現価額	所定内賃金比 Ⓓ÷Ⓐ	算定基礎額比 Ⓓ÷Ⓑ
						(倍)	(倍)				(倍)	(倍)
1年												
3												
5												
10												
15			採用なし										
20												
25												
30												
35												
40												

個別病院のモデル退職金

●福岡県

臨床工学技士

(単位：千円)

勤続年数	所定内賃金 Ⓐ	退職金算定基礎額 Ⓑ	法人（病院）都合退職					自己都合退職				
			退職金総額 Ⓒ	退職一時金	年金現価額	所定内賃金比 Ⓒ÷Ⓐ	算定基礎額比 Ⓒ÷Ⓑ	退職金総額 Ⓓ	退職一時金	年金現価額	所定内賃金比 Ⓓ÷Ⓐ	算定基礎額比 Ⓓ÷Ⓑ
						(倍)	(倍)				(倍)	(倍)
1年												
3												
5												
10												
15			採用なし										
20												
25												
30												
35												
40												

理学療法士・作業療法士・言語聴覚士

(単位：千円)

勤続年数	所定内賃金 Ⓐ	退職金算定基礎額 Ⓑ	法人（病院）都合退職					自己都合退職				
			退職金総額 Ⓒ	退職一時金	年金現価額	所定内賃金比 Ⓒ÷Ⓐ (倍)	算定基礎額比 Ⓒ÷Ⓑ (倍)	退職金総額 Ⓓ	退職一時金	年金現価額	所定内賃金比 Ⓓ÷Ⓐ (倍)	算定基礎額比 Ⓓ÷Ⓑ (倍)
1年	233.0	209.0	―								―	―
3	243.0	218.0	436	436	―	1.8	2.0	109	109	―	0.4	0.5
5	253.1	227.0	908	908	―	3.6	4.0	454	454	―	1.8	2.0
10	275.4	247.0	2,346	2,346	―	8.5	9.5	1,729	1,729	―	6.3	7.0
15	294.9	264.5	3,967	3,967	―	13.5	15.0	3,174	3,174	―	10.8	12.0
20	311.6	279.5	5,590	5,590	―	17.9	20.0	4,751	4,751	―	15.2	17.0
25	325.5	292.0	7,592	7,592	―	23.3	26.0	6,424	6,424	―	19.7	22.0
30	336.7	302.0	9,362	9,362	―	27.8	31.0	8,154	8,154	―	24.2	27.0
35	336.7	302.0	9,362	9,362	―	27.8	31.0	8,154	8,154	―	24.2	27.0
40	336.7	302.0	9,362	9,362	―	27.8	31.0	8,154	8,154	―	24.2	27.0

管理栄養士

(単位：千円)

勤続年数	所定内賃金 Ⓐ	退職金算定基礎額 Ⓑ	法人（病院）都合退職					自己都合退職				
			退職金総額 Ⓒ	退職一時金	年金現価額	所定内賃金比 Ⓒ÷Ⓐ (倍)	算定基礎額比 Ⓒ÷Ⓑ (倍)	退職金総額 Ⓓ	退職一時金	年金現価額	所定内賃金比 Ⓓ÷Ⓐ (倍)	算定基礎額比 Ⓓ÷Ⓑ (倍)
1年	214.6	195.0	―								―	―
3	223.5	203.0	406	406	―	1.8	2.0	101	101	―	0.5	0.5
5	232.3	211.0	844	844	―	3.6	4.0	422	422	―	1.8	2.0
10	251.5	228.5	2,170	2,170	―	8.6	9.5	1,599	1,599	―	6.4	7.0
15	268.0	243.5	3,652	3,652	―	13.6	15.0	2,922	2,922	―	10.9	12.0
20	281.8	256.0	5,120	5,120	―	18.2	20.0	4,352	4,352	―	15.4	17.0
25	292.8	266.0	6,916	6,916	―	23.6	26.0	5,852	5,852	―	20.0	22.0
30	301.1	273.5	8,478	8,478	―	28.2	31.0	7,384	7,384	―	24.5	27.0
35	301.1	273.5	8,478	8,478	―	28.2	31.0	7,384	7,384	―	24.5	27.0
40	301.1	273.5	8,478	8,478	―	28.2	31.0	7,384	7,384	―	24.5	27.0

介護福祉士

(単位:千円)

勤続年数	所定内賃金 Ⓐ	退職金算定基礎額 Ⓑ	法人(病院)都合退職					自己都合退職				
			退職金総額 Ⓒ	退職一時金	年金現価額	所定内賃金比 Ⓒ÷Ⓐ	算定基礎額比 Ⓒ÷Ⓑ	退職金総額 Ⓓ	退職一時金	年金現価額	所定内賃金比 Ⓓ÷Ⓐ	算定基礎額比 Ⓓ÷Ⓑ
						(倍)	(倍)				(倍)	(倍)
1年	167.3	150.5	—	—	—	—	—	—	—	—	—	—
3	171.8	154.5	309	309	—	1.8	2.0	77	77	—	0.4	0.5
5	175.7	158.0	632	632	—	3.6	4.0	316	316	—	1.8	2.0
10	183.4	165.0	1,567	1,567	—	8.5	9.5	1,155	1,155	—	6.3	7.0
15	188.4	169.5	2,542	2,542	—	13.5	15.0	2,034	2,034	—	10.8	12.0
20	191.2	172.0	3,440	3,440	—	18.0	20.0	2,924	2,924	—	15.3	17.0
25	194.0	174.5	4,537	4,537	—	23.4	26.0	3,839	3,839	—	19.8	22.0
30	196.8	177.0	5,487	5,487	—	27.9	31.0	4,779	4,779	—	24.3	27.0
35	196.8	177.0	5,487	5,487	—	27.9	31.0	4,779	4,779	—	24.3	27.0
40	196.8	177.0	5,487	5,487	—	27.9	31.0	4,779	4,779	—	24.3	27.0

介護職員

(単位:千円)

勤続年数	所定内賃金 Ⓐ	退職金算定基礎額 Ⓑ	法人(病院)都合退職					自己都合退職				
			退職金総額 Ⓒ	退職一時金	年金現価額	所定内賃金比 Ⓒ÷Ⓐ	算定基礎額比 Ⓒ÷Ⓑ	退職金総額 Ⓓ	退職一時金	年金現価額	所定内賃金比 Ⓓ÷Ⓐ	算定基礎額比 Ⓓ÷Ⓑ
						(倍)	(倍)				(倍)	(倍)
1年												
3												
5												
10				採 用 な し								
15												
20												
25												
30												
35												
40												

事務・大学卒

(単位:千円)

勤続年数	所定内賃金 Ⓐ	退職金算定基礎額 Ⓑ	法人(病院)都合退職					自己都合退職				
			退職金総額 Ⓒ	退職一時金	年金現価額	所定内賃金比 Ⓒ÷Ⓐ	算定基礎額比 Ⓒ÷Ⓑ	退職金総額 Ⓓ	退職一時金	年金現価額	所定内賃金比 Ⓓ÷Ⓐ	算定基礎額比 Ⓓ÷Ⓑ
						(倍)	(倍)				(倍)	(倍)
1年	237.0	214.5	—	—	—	—	—	—	—	—	—	—
3	243.6	220.5	441	441	—	1.8	2.0	110	110	—	0.5	0.5
5	250.2	226.5	906	906	—	3.6	4.0	453	453	—	1.8	2.0
10	264.1	239.0	2,270	2,270	—	8.6	9.5	1,673	1,673	—	6.3	7.0
15	275.1	249.0	3,735	3,735	—	13.6	15.0	2,988	2,988	—	10.9	12.0
20	283.4	256.5	5,130	5,130	—	18.1	20.0	4,360	4,360	—	15.4	17.0
25	288.9	261.5	6,799	6,799	—	23.5	26.0	5,753	5,753	—	19.9	22.0
30	291.7	264.0	8,184	8,184	—	28.1	31.0	7,128	7,128	—	24.4	27.0
35	291.7	264.0	8,184	8,184	—	28.1	31.0	7,128	7,128	—	24.4	27.0
40	291.7	264.0	8,184	8,184	—	28.1	31.0	7,128	7,128	—	24.4	27.0

個別病院のモデル退職金

●福岡県

事務・高校卒

(単位：千円)

勤続年数	所定内賃金 Ⓐ	退職金算定基礎額 Ⓑ	法人（病院）都合退職					自己都合退職				
			退職金総額 Ⓒ	退職一時金	年金現価額	所定内賃金比 Ⓒ÷Ⓐ	算定基礎額比 Ⓒ÷Ⓑ	退職金総額 Ⓓ	退職一時金	年金現価額	所定内賃金比 Ⓓ÷Ⓐ	算定基礎額比 Ⓓ÷Ⓑ
						(倍)	(倍)				(倍)	(倍)
1年	179.8	162.0	—	—	—	—	—	—	—	—	—	—
3	186.4	168.0	336	336	—	1.8	2.0	84	84	—	0.5	0.5
5	193.1	174.0	696	696	—	3.6	4.0	348	348	—	1.8	2.0
10	207.0	186.5	1,771	1,771	—	8.6	9.5	1,305	1,305	—	6.3	7.0
15	218.1	196.5	2,947	2,947	—	13.5	15.0	2,358	2,358	—	10.8	12.0
20	226.4	204.0	4,080	4,080	—	18.0	20.0	3,468	3,468	—	15.3	17.0
25	231.9	209.0	5,434	5,434	—	23.4	26.0	4,598	4,598	—	19.8	22.0
30	234.7	211.5	6,556	6,556	—	27.9	31.0	5,710	5,710	—	24.3	27.0
35	237.5	214.0	6,634	6,634	—	27.9	31.0	5,778	5,778	—	24.3	27.0
40	237.5	214.0	6,634	6,634	—	27.9	31.0	5,778	5,778	—	24.3	27.0

退職金支給事例

＊実際に退職金を支払った事例（最近の退職者から遡って5名までの退職者・常勤(正規)職員のみ）

退職年月（西暦）	退職事由	職種	退職時年齢	勤続年月数	所定内賃金（円）	退職金額（千円）
2015年03月	法人都合	准看護師	60歳	26年00月	257,010	6,125
2015年03月	法人都合	看護補助者	60歳	17年07月	215,900	3,454
2015年03月	自己都合	看護補助者	31歳	05年02月	174,030	340
2015年03月	自己都合	看護補助者	23歳	04年02月	171,800	181
2015年03月	自己都合	PSW	33歳	03年01月	207,450	98

退職金受給のための最低勤続年数

定年退職の場合	2年
法人（病院）都合退職の場合	2年
自己都合退職の場合	3年

退職金計算上の勤続年数または支給額の固定制度

一定年齢満55歳で固定。

■退職金支給率表（支給月数等）

勤続年数	法人（病院）都合退職	自己都合退職
1年	0	0
2	1.0	0
3	2.0	0.5
4	3.0	1.0
5	4.0	2.0
10	9.5	7.0
15	15.0	12.0
20	20.0	17.0
25	26.0	22.0
30	31.0	27.0
35	31.0	27.0
40	31.0	27.0
45	31.0	27.0

病院名(番号)	所在地	病床規模
25	大分県	100～199床

医　師

(単位：千円)

勤続年数	所定内賃金 Ⓐ	退職金算定基礎額 Ⓑ	法人（病院）都合退職					自己都合退職				
			退職金総額 Ⓒ	退職一時金	年金現価額	所定内賃金比 Ⓒ÷Ⓐ	算定基礎額比 Ⓒ÷Ⓑ	退職金総額 Ⓓ	退職一時金	年金現価額	所定内賃金比 Ⓓ÷Ⓐ	算定基礎額比 Ⓓ÷Ⓑ
						(倍)	(倍)				(倍)	(倍)
1年												
3												
5												
10												
15												
20												
25												
30												
35												
40												

薬　剤　師

(単位：千円)

勤続年数	所定内賃金 Ⓐ	退職金算定基礎額 Ⓑ	法人（病院）都合退職					自己都合退職				
			退職金総額 Ⓒ	退職一時金	年金現価額	所定内賃金比 Ⓒ÷Ⓐ	算定基礎額比 Ⓒ÷Ⓑ	退職金総額 Ⓓ	退職一時金	年金現価額	所定内賃金比 Ⓓ÷Ⓐ	算定基礎額比 Ⓓ÷Ⓑ
						(倍)	(倍)				(倍)	(倍)
1年	356.0	—	—	—	—	—	—	—	—	—	—	—
3	362.0	289.6	868	868	—	2.4	3.0	868	868	—	2.4	3.0
5	368.0	294.4	1,470	1,470	—	4.0	5.0	1,470	1,470	—	4.0	5.0
10	383.0	383.0	3,830	3,830	—	10.0	10.0	3,830	3,830	—	10.0	10.0
15	394.5	394.5	5,917	5,917	—	15.0	15.0	5,917	5,917	—	15.0	15.0
20	408.0	408.0	8,160	8,160	—	20.0	20.0	8,160	8,160	—	20.0	20.0
25	418.0	418.0	10,450	10,450	—	25.0	25.0	10,450	10,450	—	25.0	25.0
30	428.0	428.0	12,840	12,840	—	30.0	30.0	12,840	12,840	—	30.0	30.0
35	—	—										
40	—	—										

看　護　師

(単位：千円)

勤続年数	所定内賃金 Ⓐ	退職金算定基礎額 Ⓑ	法人（病院）都合退職					自己都合退職				
			退職金総額 Ⓒ	退職一時金	年金現価額	所定内賃金比 Ⓒ÷Ⓐ	算定基礎額比 Ⓒ÷Ⓑ	退職金総額 Ⓓ	退職一時金	年金現価額	所定内賃金比 Ⓓ÷Ⓐ	算定基礎額比 Ⓓ÷Ⓑ
						(倍)	(倍)				(倍)	(倍)
1年	186.0	—	—	—	—	—	—	—	—	—	—	—
3	190.0	152.0	456	456	—	2.4	3.0	456	456	—	2.4	3.0
5	194.0	155.2	776	776	—	4.0	5.0	776	776	—	4.0	5.0
10	216.5	216.5	2,165	2,165	—	10.0	10.0	2,165	2,165	—	10.0	10.0
15	234.0	234.0	3,510	3,510	—	15.0	15.0	3,510	3,510	—	15.0	15.0
20	246.5	246.5	4,930	4,930	—	20.0	20.0	4,930	4,930	—	20.0	20.0
25	254.0	254.0	6,350	6,350	—	25.0	25.0	6,350	6,350	—	25.0	25.0
30	261.5	261.5	7,875	7,875	—	30.1	30.1	7,875	7,875	—	30.1	30.1
35	—	—										
40	—	—										

個別病院のモデル退職金

●大分県

准看護師

(単位:千円)

勤続年数	所定内賃金 Ⓐ	退職金算定基礎額 Ⓑ	法人(病院)都合退職					自己都合退職				
			退職金総額 Ⓒ	退職一時金	年金現価額	所定内賃金比 Ⓒ÷Ⓐ	算定基礎額比 Ⓒ÷Ⓑ	退職金総額 Ⓓ	退職一時金	年金現価額	所定内賃金比 Ⓓ÷Ⓐ	算定基礎額比 Ⓓ÷Ⓑ
						(倍)	(倍)				(倍)	(倍)
1年	146.0	—	—	—	—	—	—	—	—	—	—	—
3	150.0	120.0	360	360	—	2.4	3.0	360	360	—	2.4	3.0
5	154.0	123.2	616	616	—	4.0	5.0	616	616	—	4.0	5.0
10	171.5	171.5	1,715	1,715	—	10.0	10.0	1,715	1,715	—	10.0	10.0
15	184.0	184.0	2,760	2,760	—	15.0	15.0	2,760	2,760	—	15.0	15.0
20	191.5	191.5	3,830	3,830	—	20.0	20.0	3,830	3,830	—	20.0	20.0
25	196.5	196.5	4,912	4,912	—	25.0	25.0	4,912	4,912	—	25.0	25.0
30	201.5	201.5	6,045	6,045	—	30.0	30.0	6,045	6,045	—	30.0	30.0
35												
40												

臨床検査技師

(単位:千円)

採用なし

診療放射線技師

(単位:千円)

採用なし

臨床工学技士

(単位：千円)

勤続年数	所定内賃金 Ⓐ	退職金算定基礎額 Ⓑ	法人（病院）都合退職					自己都合退職				
			退職金総額 Ⓒ	退職一時金	年金現価額	所定内賃金比 Ⓒ÷Ⓐ	算定基礎額比 Ⓒ÷Ⓑ	退職金総額 Ⓓ	退職一時金	年金現価額	所定内賃金比 Ⓓ÷Ⓐ	算定基礎額比 Ⓓ÷Ⓑ
						(倍)	(倍)				(倍)	(倍)
1年												
3												
5												
10												
15			採用　なし									
20												
25												
30												
35												
40												

理学療法士・作業療法士・言語聴覚士

(単位：千円)

勤続年数	所定内賃金 Ⓐ	退職金算定基礎額 Ⓑ	法人（病院）都合退職					自己都合退職				
			退職金総額 Ⓒ	退職一時金	年金現価額	所定内賃金比 Ⓒ÷Ⓐ	算定基礎額比 Ⓒ÷Ⓑ	退職金総額 Ⓓ	退職一時金	年金現価額	所定内賃金比 Ⓓ÷Ⓐ	算定基礎額比 Ⓓ÷Ⓑ
						(倍)	(倍)				(倍)	(倍)
1年	226.0	—	—	—	—	—	—	—	—	—	—	—
3	230.0	184.0	552	552	—	2.4	3.0	552	552	—	2.4	3.0
5	234.0	187.2	936	936	—	4.0	5.0	936	936	—	4.0	5.0
10	249.0	243.0	2,430	2,430	—	9.8	10.0	2,430	2,430	—	9.8	10.0
15	259.0	259.0	3,885	3,885	—	15.0	15.0	3,885	3,885	—	15.0	15.0
20	269.0	269.0	5,380	5,380	—	20.0	20.0	5,380	5,380	—	20.0	20.0
25	276.5	276.0	6,912	6,912	—	25.0	25.0	6,912	6,912	—	25.0	25.0
30	284.0	284.0	8,520	8,520	—	30.0	30.0	8,520	8,520	—	30.0	30.0
35	—	—	—	—	—	—	—	—	—	—	—	—
40	—	—	—	—	—	—	—	—	—	—	—	—

管理栄養士

(単位：千円)

勤続年数	所定内賃金 Ⓐ	退職金算定基礎額 Ⓑ	法人（病院）都合退職					自己都合退職				
			退職金総額 Ⓒ	退職一時金	年金現価額	所定内賃金比 Ⓒ÷Ⓐ	算定基礎額比 Ⓒ÷Ⓑ	退職金総額 Ⓓ	退職一時金	年金現価額	所定内賃金比 Ⓓ÷Ⓐ	算定基礎額比 Ⓓ÷Ⓑ
						(倍)	(倍)				(倍)	(倍)
1年	166.0	—	—	—	—	—	—	—	—	—	—	—
3	166.0	132.8	398	398	—	2.4	3.0	398	398	—	2.4	3.0
5	168.0	134.4	672	672	—	4.0	5.0	672	672	—	4.0	5.0
10	195.0	195.0	1,950	1,950	—	10.0	10.0	1,950	1,950	—	10.0	10.0
15	205.0	205.0	3,075	3,075	—	15.0	15.0	3,075	3,075	—	15.0	15.0
20	215.0	215.0	4,300	4,300	—	20.0	20.0	4,300	4,300	—	20.0	20.0
25	222.5	222.5	5,562	5,562	—	25.0	25.0	5,562	5,562	—	25.0	25.0
30	238.0	238.0	7,140	7,140	—	30.0	30.0	7,140	7,140	—	30.0	30.0
35	—	—	—	—	—	—	—	—	—	—	—	—
40	—	—	—	—	—	—	—	—	—	—	—	—

個別病院のモデル退職金

●大分県

介護福祉士

(単位：千円)

勤続年数	所定内賃金 Ⓐ	退職金算定基礎額 Ⓑ	法人（病院）都合退職					自己都合退職				
			退職金総額 Ⓒ	退職一時金	年金現価額	所定内賃金比 Ⓒ÷Ⓐ（倍）	算定基礎額比 Ⓒ÷Ⓑ（倍）	退職金総額 Ⓓ	退職一時金	年金現価額	所定内賃金比 Ⓓ÷Ⓐ（倍）	算定基礎額比 Ⓓ÷Ⓑ（倍）
1年			採用なし										
3													
5													
10													
15													
20													
25													
30													
35													
40													

介護職員

(単位：千円)

勤続年数	所定内賃金 Ⓐ	退職金算定基礎額 Ⓑ	法人（病院）都合退職					自己都合退職				
			退職金総額 Ⓒ	退職一時金	年金現価額	所定内賃金比 Ⓒ÷Ⓐ（倍）	算定基礎額比 Ⓒ÷Ⓑ（倍）	退職金総額 Ⓓ	退職一時金	年金現価額	所定内賃金比 Ⓓ÷Ⓐ（倍）	算定基礎額比 Ⓓ÷Ⓑ（倍）
1年			採用なし										
3													
5													
10													
15													
20													
25													
30													
35													
40													

事務・大学卒

(単位：千円)

勤続年数	所定内賃金 Ⓐ	退職金算定基礎額 Ⓑ	法人（病院）都合退職					自己都合退職				
			退職金総額 Ⓒ	退職一時金	年金現価額	所定内賃金比 Ⓒ÷Ⓐ（倍）	算定基礎額比 Ⓒ÷Ⓑ（倍）	退職金総額 Ⓓ	退職一時金	年金現価額	所定内賃金比 Ⓓ÷Ⓐ（倍）	算定基礎額比 Ⓓ÷Ⓑ（倍）
1年			採用なし										
3													
5													
10													
15													
20													
25													
30													
35													
40													

事務・高校卒

(単位：千円)

勤続年数	所定内賃金 Ⓐ	退職金算定基礎額 Ⓑ	法人（病院）都合退職					自己都合退職				
			退職金総額 Ⓒ	退職一時金	年金現価額	所定内賃金比 Ⓒ÷Ⓐ (倍)	算定基礎額比 Ⓒ÷Ⓑ (倍)	退職金総額 Ⓓ	退職一時金	年金現価額	所定内賃金比 Ⓓ÷Ⓐ (倍)	算定基礎額比 Ⓓ÷Ⓑ (倍)
1年			採用 なし									
3													
5													
10													
15													
20													
25													
30													
35													
40													

退職金支給事例
＊実際に退職金を支払った事例
（最近の退職者から遡って5名までの退職者・常勤（正規）職員のみ）

退職年月（西暦）	退職事由	職　種	退職時年齢	勤続年月数	所定内賃金（円）	退職金額（千円）
2014年05月	法人都合	看護助手	60歳	14年06月	164,000	2,270
2015年03月	自己都合	看護助手	48歳	12年04月	159,500	1,893
2015年03月	法人都合	薬剤師	60歳	23年07月	486,000	10,141
2015年03月	法人都合	准看護師	60歳	08年06月	181,600	1,208
2015年03月	自己都合	看護師	41歳	18年00月	256,400	3,907

退職金受給のための最低勤続年数

定年退職の場合	3年
法人（病院）都合退職の場合	年
自己都合退職の場合	3年

退職金計算上の勤続年数または支給額の固定制度
定年退職まで増額。

■退職金支給率表（支給月数等）

勤続年数	法人（病院）都合退職	自己都合退職
1年	0	0
2	0	0
3	2.4	2.4
4	3.2	3.2
5	4.0	4.0
10	10.0	10.0
15	18.0	15.0
20	20.0	20.0
25	25.0	25.0
30	30.0	30.0
35	35.0	35.0
40	40.0	40.0
45	45.0	45.0

個別病院のモデル退職金

病院名(番号)	所在地	病床規模
39	大分県	100～199床

医　師

(単位：千円)

勤続年数	所定内賃金 Ⓐ	退職金算定基礎額 Ⓑ	法人（病院）都合退職					自己都合退職				
			退職金総額 Ⓒ	退職一時金	年金現価額	所定内賃金比 Ⓒ÷Ⓐ	算定基礎額比 Ⓒ÷Ⓑ	退職金総額 Ⓓ	退職一時金	年金現価額	所定内賃金比 Ⓓ÷Ⓐ	算定基礎額比 Ⓓ÷Ⓑ
						(倍)	(倍)				(倍)	(倍)
1年	600.0	170.0	―	―	―	―	―	―	―	―	―	―
3	700.0	190.0	304	304	―	0.4	1.6	152	152	―	0.2	0.8
5	790.0	210.0	714	714	―	0.9	3.4	357	357	―	0.5	1.7
10	930.0	260.0	1,872	1,872	―	2.0	7.2	1,123	1,123	―	1.2	4.3
15	1,030.0	310.0	3,565	3,565	―	3.5	11.5	2,495	2,495	―	2.4	8.0
20	1,130.0	360.0	5,904	5,904	―	5.2	16.4	4,723	4,723	―	4.2	13.1
25	1,230.0	410.0	8,774	8,774	―	7.1	21.4	7,019	7,019	―	5.7	17.1
30	1,330.0	460.0	12,190	12,190	―	9.2	26.5	9,752	9,752	―	7.3	21.2
35	1,390.0	470.0	12,455	12,455	―	9.0	26.5	9,964	9,964	―	7.2	21.2
40	1,400.0	470.0	12,455	12,455	―	8.9	26.5	9,964	9,964	―	7.1	21.2

薬　剤　師

(単位：千円)

勤続年数	所定内賃金 Ⓐ	退職金算定基礎額 Ⓑ	法人（病院）都合退職					自己都合退職				
			退職金総額 Ⓒ	退職一時金	年金現価額	所定内賃金比 Ⓒ÷Ⓐ	算定基礎額比 Ⓒ÷Ⓑ	退職金総額 Ⓓ	退職一時金	年金現価額	所定内賃金比 Ⓓ÷Ⓐ	算定基礎額比 Ⓓ÷Ⓑ
						(倍)	(倍)				(倍)	(倍)
1年	291.0	250.0	―	―	―	―	―	―	―	―	―	―
3	299.0	258.0	412	412	―	1.4	1.6	206	206	―	0.7	0.8
5	307.0	266.0	904	904	―	2.9	3.4	452	452	―	1.5	1.7
10	327.0	286.0	2,059	2,059	―	6.3	7.2	1,235	1,235	―	3.8	4.3
15	347.0	306.0	3,519	3,519	―	10.1	11.5	2,463	2,463	―	7.1	8.0
20	367.0	326.0	5,346	5,346	―	14.6	16.4	4,277	4,277	―	11.7	13.1
25	385.0	344.0	7,361	7,361	―	19.1	21.4	5,889	5,889	―	15.3	17.1
30	395.0	354.0	9,381	9,381	―	23.7	26.5	7,504	7,504	―	19.0	21.2
35	405.0	364.0	9,646	9,646	―	23.8	26.5	7,716	7,716	―	19.1	21.2
40	415.0	374.0	9,911	9,911	―	23.9	26.5	7,928	7,928	―	19.1	21.2

看　護　師

(単位：千円)

勤続年数	所定内賃金 Ⓐ	退職金算定基礎額 Ⓑ	法人（病院）都合退職					自己都合退職				
			退職金総額 Ⓒ	退職一時金	年金現価額	所定内賃金比 Ⓒ÷Ⓐ	算定基礎額比 Ⓒ÷Ⓑ	退職金総額 Ⓓ	退職一時金	年金現価額	所定内賃金比 Ⓓ÷Ⓐ	算定基礎額比 Ⓓ÷Ⓑ
						(倍)	(倍)				(倍)	(倍)
1年	241.0	205.0	―	―	―	―	―	―	―	―	―	―
3	247.0	211.0	337	337	―	1.4	1.6	168	168	―	0.7	0.8
5	253.0	217.0	737	737	―	2.9	3.4	368	368	―	1.5	1.7
10	268.0	232.0	1,670	1,670	―	6.2	7.2	1,002	1,002	―	3.7	4.3
15	283.0	247.0	2,840	2,840	―	10.0	11.5	1,988	1,988	―	7.0	8.0
20	298.0	262.0	4,296	4,296	―	14.4	16.4	3,437	3,437	―	11.5	13.1
25	311.5	275.5	5,895	5,895	―	18.9	21.4	4,716	4,716	―	15.1	17.1
30	319.0	283.0	7,499	7,499	―	23.5	26.5	5,999	5,999	―	18.8	21.2
35	326.5	290.5	7,698	7,698	―	23.6	26.5	6,158	6,158	―	18.9	21.2
40	334.0	298.0	7,897	7,897	―	23.6	26.5	6,317	6,317	―	18.9	21.2

准看護師

(単位：千円)

勤続年数	所定内賃金 Ⓐ	退職金算定基礎額 Ⓑ	法人（病院）都合退職					自己都合退職				
			退職金総額 Ⓒ	退職一時金	年金現価額	所定内賃金比 Ⓒ÷Ⓐ	算定基礎額比 Ⓒ÷Ⓑ	退職金総額 Ⓓ	退職一時金	年金現価額	所定内賃金比 Ⓓ÷Ⓐ	算定基礎額比 Ⓓ÷Ⓑ
						(倍)	(倍)				(倍)	(倍)
1年	178.0	162.0	—	—	—	—	—	—	—	—	—	—
3	183.0	167.0	267	267	—	1.5	1.6	133	133	—	0.7	0.8
5	188.0	172.0	584	584	—	3.1	3.4	292	292	—	1.6	1.7
10	200.5	184.5	1,328	1,328	—	6.6	7.2	797	797	—	4.0	4.3
15	213.0	197.0	2,265	2,265	—	10.6	11.5	1,585	1,585	—	7.4	8.0
20	225.5	209.5	3,435	3,435	—	15.2	16.4	2,748	2,748	—	12.2	13.1
25	236.7	220.7	4,724	4,724	—	20.0	21.4	3,779	3,779	—	16.0	17.1
30	243.0	227.0	6,015	6,015	—	24.8	26.5	4,812	4,812	—	19.8	21.2
35	249.2	233.2	6,181	6,181	—	24.8	26.5	4,944	4,944	—	19.8	21.2
40	255.5	239.5	6,346	6,346	—	24.8	26.5	5,077	5,077	—	19.9	21.2

臨床検査技師

(単位：千円)

勤続年数	所定内賃金 Ⓐ	退職金算定基礎額 Ⓑ	法人（病院）都合退職					自己都合退職				
			退職金総額 Ⓒ	退職一時金	年金現価額	所定内賃金比 Ⓒ÷Ⓐ	算定基礎額比 Ⓒ÷Ⓑ	退職金総額 Ⓓ	退職一時金	年金現価額	所定内賃金比 Ⓓ÷Ⓐ	算定基礎額比 Ⓓ÷Ⓑ
						(倍)	(倍)				(倍)	(倍)
1年	156.0	140.0	—	—	—	—	—	—	—	—	—	—
3	161.0	145.0	232	232	—	1.4	1.6	116	116	—	0.7	0.8
5	166.0	150.0	510	510	—	3.1	3.4	255	255	—	1.5	1.7
10	178.5	162.5	1,170	1,170	—	6.6	7.2	702	702	—	3.9	4.3
15	191.0	175.0	2,012	2,012	—	10.5	11.5	1,408	1,408	—	7.4	8.0
20	203.5	187.5	3,075	3,075	—	15.1	16.4	2,460	2,460	—	12.1	13.1
25	214.7	198.7	4,253	4,253	—	19.8	21.4	3,402	3,402	—	15.8	17.1
30	221.0	205.0	5,432	5,432	—	24.6	26.5	4,346	4,346	—	19.7	21.2
35	227.2	211.2	5,598	5,598	—	24.6	26.5	4,478	4,478	—	19.7	21.2
40	233.5	217.5	5,763	5,763	—	24.7	26.5	4,611	4,611	—	19.7	21.2

診療放射線技師

(単位：千円)

勤続年数	所定内賃金 Ⓐ	退職金算定基礎額 Ⓑ	法人（病院）都合退職					自己都合退職				
			退職金総額 Ⓒ	退職一時金	年金現価額	所定内賃金比 Ⓒ÷Ⓐ	算定基礎額比 Ⓒ÷Ⓑ	退職金総額 Ⓓ	退職一時金	年金現価額	所定内賃金比 Ⓓ÷Ⓐ	算定基礎額比 Ⓓ÷Ⓑ
						(倍)	(倍)				(倍)	(倍)
1年	226.0	210.0	—	—	—	—	—	—	—	—	—	—
3	232.0	216.0	345	345	—	1.5	1.6	172	172	—	0.7	0.8
5	238.0	222.0	754	754	—	3.2	3.4	377	377	—	1.6	1.7
10	253.0	237.0	1,706	1,706	—	6.7	7.2	1,023	1,023	—	4.0	4.3
15	268.0	252.0	2,898	2,898	—	10.8	11.5	2,028	2,028	—	7.6	8.0
20	283.0	267.0	4,378	4,378	—	15.5	16.4	3,503	3,503	—	12.4	13.1
25	296.5	280.5	6,002	6,002	—	20.2	21.4	4,802	4,802	—	16.2	17.1
30	304.0	288.0	7,632	7,632	—	25.1	26.5	6,105	6,105	—	20.1	21.2
35	311.5	295.5	7,830	7,830	—	25.1	26.5	6,264	6,264	—	20.1	21.2
40	319.0	303.0	8,029	8,029	—	25.2	26.5	6,423	6,423	—	20.1	21.2

個別病院のモデル退職金

● 大分県

臨床工学技士

(単位:千円)

勤続年数	所定内賃金 Ⓐ	退職金算定基礎額 Ⓑ	法人(病院)都合退職 退職金総額 Ⓒ	退職一時金	年金現価額	所定内賃金比 Ⓒ÷Ⓐ	算定基礎額比 Ⓒ÷Ⓑ	自己都合退職 退職金総額 Ⓓ	退職一時金	年金現価額	所定内賃金比 Ⓓ÷Ⓐ	算定基礎額比 Ⓓ÷Ⓑ
						(倍)	(倍)				(倍)	(倍)
1年	171.0	155.0	—	—	—	—	—	—	—	—	—	—
3	176.0	160.0	256	256	—	1.5	1.6	128	128	—	0.7	0.8
5	181.0	165.0	561	561	—	3.1	3.4	280	280	—	1.5	1.7
10	193.5	177.5	1,278	1,278	—	6.6	7.2	766	766	—	4.0	4.3
15	206.0	190.0	2,185	2,185	—	10.6	11.5	1,529	1,529	—	7.4	8.0
20	218.5	202.5	3,321	3,321	—	15.2	16.4	2,656	2,656	—	12.2	13.1
25	229.7	213.7	4,574	4,574	—	19.9	21.4	3,659	3,659	—	15.9	17.1
30	236.0	220.0	5,830	5,830	—	24.7	26.5	4,664	4,664	—	19.8	21.2
35	242.2	226.2	5,995	5,995	—	24.8	26.5	4,796	4,796	—	19.8	21.2
40	248.5	232.5	6,161	6,161	—	24.8	26.5	4,929	4,929	—	19.8	21.2

理学療法士・作業療法士・言語聴覚士

(単位:千円)

勤続年数	所定内賃金 Ⓐ	退職金算定基礎額 Ⓑ	法人(病院)都合退職 退職金総額 Ⓒ	退職一時金	年金現価額	所定内賃金比 Ⓒ÷Ⓐ	算定基礎額比 Ⓒ÷Ⓑ	自己都合退職 退職金総額 Ⓓ	退職一時金	年金現価額	所定内賃金比 Ⓓ÷Ⓐ	算定基礎額比 Ⓓ÷Ⓑ
						(倍)	(倍)				(倍)	(倍)
1年	235.0	214.0	—	—	—	—	—	—	—	—	—	—
3	241.0	220.0	352	352	—	1.5	1.6	176	176	—	0.7	0.8
5	247.0	226.0	768	768	—	3.1	3.4	384	384	—	1.6	1.7
10	262.0	241.0	1,735	1,735	—	6.6	7.2	1,041	1,041	—	4.0	4.3
15	277.0	256.0	2,944	2,944	—	10.6	11.5	2,060	2,060	—	7.4	8.0
20	292.0	271.0	4,444	4,444	—	15.2	16.4	3,555	3,555	—	12.2	13.1
25	305.5	284.5	6,088	6,088	—	19.9	21.4	4,870	4,870	—	15.9	17.1
30	313.0	292.0	7,738	7,738	—	24.7	26.5	6,190	6,190	—	19.8	21.2
35	320.5	299.5	7,936	7,936	—	24.8	26.5	6,349	6,349	—	19.8	21.2
40	328.0	307.0	8,135	8,135	—	24.8	26.5	6,508	6,508	—	19.8	21.2

管理栄養士

(単位:千円)

勤続年数	所定内賃金 Ⓐ	退職金算定基礎額 Ⓑ	法人(病院)都合退職 退職金総額 Ⓒ	退職一時金	年金現価額	所定内賃金比 Ⓒ÷Ⓐ	算定基礎額比 Ⓒ÷Ⓑ	自己都合退職 退職金総額 Ⓓ	退職一時金	年金現価額	所定内賃金比 Ⓓ÷Ⓐ	算定基礎額比 Ⓓ÷Ⓑ
						(倍)	(倍)				(倍)	(倍)
1年	191.0	170.0	—	—	—	—	—	—	—	—	—	—
3	197.0	176.0	281	281	—	1.4	1.6	140	140	—	0.7	0.8
5	203.0	182.0	618	618	—	3.0	3.4	309	309	—	1.5	1.7
10	218.0	197.0	1,418	1,418	—	6.5	7.2	851	851	—	3.9	4.3
15	233.0	212.0	2,438	2,438	—	10.5	11.5	1,706	1,706	—	7.3	8.0
20	248.0	227.0	3,722	3,722	—	15.0	16.4	2,978	2,978	—	12.0	13.1
25	261.5	240.5	5,146	5,146	—	19.7	21.4	4,117	4,117	—	15.7	17.1
30	269.0	248.0	6,572	6,572	—	24.4	26.5	5,257	5,257	—	19.5	21.2
35	276.5	255.5	6,770	6,770	—	24.5	26.5	5,416	5,416	—	19.6	21.2
40	284.0	263.0	6,969	6,969	—	24.5	26.5	5,575	5,575	—	19.6	21.2

介護福祉士

(単位：千円)

勤続年数	所定内賃金 Ⓐ	退職金算定基礎額 Ⓑ	法人（病院）都合退職					自己都合退職				
			退職金総額 Ⓒ	退職一時金	年金現価額	所定内賃金比 Ⓒ÷Ⓐ	算定基礎額比 Ⓒ÷Ⓑ	退職金総額 Ⓓ	退職一時金	年金現価額	所定内賃金比 Ⓓ÷Ⓐ	算定基礎額比 Ⓓ÷Ⓑ
						(倍)	(倍)				(倍)	(倍)
1年	158.0	145.0	—	—	—	—	—	—	—	—	—	—
3	163.0	150.0	240	240	—	1.5	1.6	120	120	—	0.7	0.8
5	168.0	155.0	527	527	—	3.1	3.4	263	263	—	1.6	1.7
10	180.5	167.5	1,206	1,206	—	6.7	7.2	723	723	—	4.0	4.3
15	193.0	180.0	2,070	2,070	—	10.7	11.5	1,449	1,449	—	7.5	8.1
20	205.5	192.5	3,157	3,157	—	15.4	16.4	2,525	2,525	—	12.3	13.1
25	216.7	203.7	4,360	4,360	—	20.1	21.4	3,488	3,488	—	16.1	17.1
30	223.0	210.0	5,565	5,565	—	25.0	26.5	4,452	4,452	—	20.0	21.2
35	229.2	216.2	5,730	5,730	—	25.0	26.5	4,584	4,584	—	20.0	21.2
40	235.5	222.5	5,896	5,896	—	25.0	26.5	4,717	4,717	—	20.0	21.2

介護職員

(単位：千円)

勤続年数	所定内賃金 Ⓐ	退職金算定基礎額 Ⓑ	法人（病院）都合退職					自己都合退職				
			退職金総額 Ⓒ	退職一時金	年金現価額	所定内賃金比 Ⓒ÷Ⓐ	算定基礎額比 Ⓒ÷Ⓑ	退職金総額 Ⓓ	退職一時金	年金現価額	所定内賃金比 Ⓓ÷Ⓐ	算定基礎額比 Ⓓ÷Ⓑ
						(倍)	(倍)				(倍)	(倍)
1年	138.0	137.0	—	—	—	—	—	—	—	—	—	—
3	143.0	142.0	227	227	—	1.6	1.6	113	113	—	0.8	0.8
5	148.0	147.0	499	499	—	3.4	3.4	249	249	—	1.7	1.7
10	160.5	159.5	1,148	1,148	—	7.2	7.2	689	689	—	4.3	4.3
15	173.0	172.0	1,978	1,978	—	11.4	11.5	1,384	1,384	—	8.0	8.0
20	185.5	184.5	3,025	3,025	—	16.3	16.4	2,420	2,420	—	13.0	13.1
25	196.7	195.7	4,189	4,189	—	21.3	21.4	3,351	3,351	—	17.0	17.1
30	203.0	202.0	5,353	5,353	—	26.4	26.5	4,282	4,282	—	21.1	21.2
35	209.2	208.2	5,518	5,518	—	26.4	26.5	4,414	4,414	—	21.1	21.2
40	215.5	214.5	5,684	5,684	—	26.4	26.5	4,547	4,547	—	21.1	21.2

事務・大学卒

(単位：千円)

勤続年数	所定内賃金 Ⓐ	退職金算定基礎額 Ⓑ	法人（病院）都合退職					自己都合退職				
			退職金総額 Ⓒ	退職一時金	年金現価額	所定内賃金比 Ⓒ÷Ⓐ	算定基礎額比 Ⓒ÷Ⓑ	退職金総額 Ⓓ	退職一時金	年金現価額	所定内賃金比 Ⓓ÷Ⓐ	算定基礎額比 Ⓓ÷Ⓑ
						(倍)	(倍)				(倍)	(倍)
1年	171.0	170.0	—	—	—	—	—	—	—	—	—	—
3	177.0	176.0	281	281	—	1.6	1.6	140	140	—	0.8	0.8
5	183.0	182.0	618	618	—	3.4	3.4	309	309	—	1.7	1.7
10	198.0	197.0	1,418	1,418	—	7.2	7.2	851	851	—	4.3	4.3
15	213.0	212.0	2,438	2,438	—	11.4	11.5	1,706	1,706	—	8.0	8.0
20	228.0	227.0	3,722	3,722	—	16.3	16.4	2,978	2,978	—	13.1	13.1
25	241.5	240.5	5,146	5,146	—	21.3	21.4	4,117	4,117	—	17.0	17.1
30	249.0	248.0	6,572	6,572	—	26.4	26.5	5,257	5,257	—	21.1	21.2
35	256.5	255.5	6,770	6,770	—	26.4	26.5	5,416	5,416	—	21.1	21.2
40	264.0	263.0	6,969	6,969	—	26.4	26.5	5,575	5,575	—	21.1	21.2

個別病院のモデル退職金

●大分県

事務・高校卒

(単位：千円)

勤続年数	所定内賃金Ⓐ	退職金算定基礎額Ⓑ	法人（病院）都合退職					自己都合退職				
			退職金総額Ⓒ	退職一時金	年金現価額	所定内賃金比Ⓒ÷Ⓐ(倍)	算定基礎額比Ⓒ÷Ⓑ(倍)	退職金総額Ⓓ	退職一時金	年金現価額	所定内賃金比Ⓓ÷Ⓐ(倍)	算定基礎額比Ⓓ÷Ⓑ(倍)
1年	131.0	130.0	—	—	—	—	—	—	—	—	—	—
3	136.0	135.0	216	216	—	1.6	1.6	108	108	—	0.8	0.8
5	141.0	140.0	476	476	—	3.4	3.4	238	238	—	1.7	1.7
10	153.5	152.5	1,098	1,098	—	7.2	7.2	658	658	—	4.3	4.3
15	166.0	165.0	1,897	1,897	—	11.4	11.5	1,328	1,328	—	8.0	8.0
20	178.5	177.5	2,911	2,911	—	16.3	16.4	2,328	2,328	—	13.0	13.1
25	189.7	188.7	4,039	4,039	—	21.3	21.4	3,231	3,231	—	17.0	17.1
30	196.0	195.0	5,167	5,167	—	26.4	26.5	4,134	4,134	—	21.1	21.2
35	202.2	201.2	5,333	5,333	—	26.4	26.5	4,266	4,266	—	21.1	21.2
40	208.5	207.5	5,498	5,498	—	26.4	26.5	4,399	4,399	—	21.1	21.2

退職金支給事例
＊実際に退職金を支払った事例
（最近の退職者から遡って5名までの退職者・常勤(正規)職員のみ）

退職年月（西暦）	退職事由	職種	退職時年齢	勤続年月数	所定内賃金（円）	退職金額（千円）
2015年03月	自己都合	看護師	31歳	10年00月	258,100	959
2015年03月	自己都合	管理栄養士	25歳	03年00月	196,000	140
2015年03月	自己都合	理学療法士	26歳	05年00月	244,700	380
2015年03月	自己都合	理学療法士	29歳	07年00月	287,800	692
2015年03月	自己都合	診療放射線技師	25歳	03年00月	230,800	171

退職金受給のための最低勤続年数

定年退職の場合	3年
法人(病院)都合退職の場合	3年
自己都合退職の場合	3年

退職金計算上の勤続年数または支給額の固定制度
一定勤続年数30年で固定。

■退職金支給率表（支給月数等）

勤続年数	法人（病院）都合退職	自己都合退職
1年	0	0
2	0	0
3	1.6	0.8
4	2.7	1.35
5	3.4	1.7
10	7.2	4.32
15	11.5	8.05
20	16.4	13.12
25	21.4	17.12
30	26.5	21.2
35	26.5	21.2
40	26.5	21.2
45	26.5	21.2

病院名(番号)	所在地	病床規模
74	沖縄県	100～199床

医　師

(単位：千円)

勤続年数	所定内賃金 Ⓐ	退職金算定基礎額 Ⓑ	法人（病院）都合退職					自己都合退職				
			退職金総額 Ⓒ	退職一時金	年金現価額	所定内賃金比 Ⓒ÷Ⓐ	算定基礎額比 Ⓒ÷Ⓑ	退職金総額 Ⓓ	退職一時金	年金現価額	所定内賃金比 Ⓓ÷Ⓐ	算定基礎額比 Ⓓ÷Ⓑ
						(倍)	(倍)				(倍)	(倍)
1年												
3												
5												
10												
15												
20												
25												
30												
35												
40												

薬　剤　師

(単位：千円)

勤続年数	所定内賃金 Ⓐ	退職金算定基礎額 Ⓑ	法人（病院）都合退職					自己都合退職				
			退職金総額 Ⓒ	退職一時金	年金現価額	所定内賃金比 Ⓒ÷Ⓐ	算定基礎額比 Ⓒ÷Ⓑ	退職金総額 Ⓓ	退職一時金	年金現価額	所定内賃金比 Ⓓ÷Ⓐ	算定基礎額比 Ⓓ÷Ⓑ
						(倍)	(倍)				(倍)	(倍)
1年	232.4	182.4	—	—	—	—	—	—	—	—	—	—
3	242.4	197.4	192	192	—	0.8	1.0	192	192	—	0.8	1.0
5	261.0	211.0	422	422	—	1.6	2.0	422	422	—	1.6	2.0
10	295.7	245.7	1,228	1,228	—	4.2	5.0	1,228	1,228	—	4.2	5.0
15	324.8	274.8	2,748	2,748	—	8.5	10.0	2,748	2,748	—	8.5	10.0
20	350.3	300.3	4,654	4,654	—	13.3	15.5	4,654	4,654	—	13.3	15.5
25	375.8	325.8	6,678	6,678	—	17.8	20.5	6,678	6,678	—	17.8	20.5
30	396.2	346.2	8,828	8,828	—	22.3	25.5	8,828	8,828	—	22.3	25.5
35	—	—	—	—	—	—	—	—	—	—	—	—
40	—	—	—	—	—	—	—	—	—	—	—	—

看　護　師

(単位：千円)

勤続年数	所定内賃金 Ⓐ	退職金算定基礎額 Ⓑ	法人（病院）都合退職					自己都合退職				
			退職金総額 Ⓒ	退職一時金	年金現価額	所定内賃金比 Ⓒ÷Ⓐ	算定基礎額比 Ⓒ÷Ⓑ	退職金総額 Ⓓ	退職一時金	年金現価額	所定内賃金比 Ⓓ÷Ⓐ	算定基礎額比 Ⓓ÷Ⓑ
						(倍)	(倍)				(倍)	(倍)
1年	202.0	182.9	—	—	—	—	—	—	—	—	—	—
3	208.3	188.9	188	188	—	0.9	1.0	188	188	—	0.9	1.0
5	225.9	205.7	411	411	—	1.8	2.0	411	411	—	1.8	2.0
10	255.3	233.7	1,168	1,168	—	4.6	5.0	1,168	1,168	—	4.6	5.0
15	276.3	253.7	2,537	2,537	—	9.2	10.0	2,537	2,537	—	9.2	10.0
20	292.1	268.7	4,164	4,164	—	14.3	15.5	4,164	4,164	—	14.3	15.5
25	302.6	278.7	5,713	5,713	—	18.9	20.5	5,713	5,713	—	18.9	20.5
30	312.0	287.7	7,336	7,336	—	23.5	25.5	7,336	7,336	—	23.5	25.5
35	—	—	—	—	—	—	—	—	—	—	—	—
40	—	—	—	—	—	—	—	—	—	—	—	—

個別病院のモデル退職金

●沖縄県

准看護師

(単位：千円)

勤続年数	所定内賃金 Ⓐ	退職金算定基礎額 Ⓑ	法人（病院）都合退職					自己都合退職				
			退職金総額 Ⓒ	退職一時金	年金現価額	所定内賃金比 Ⓒ÷Ⓐ	算定基礎額比 Ⓒ÷Ⓑ	退職金総額 Ⓓ	退職一時金	年金現価額	所定内賃金比 Ⓓ÷Ⓐ	算定基礎額比 Ⓓ÷Ⓑ
						(倍)	(倍)				(倍)	(倍)
1年	151.0	141.8	—	—	—	—	—	—	—	—	—	—
3	160.3	150.8	150	150	—	0.9	1.0	150	150	—	0.9	1.0
5	161.3	151.8	303	303	—	1.9	2.0	303	303	—	1.9	2.0
10	174.7	164.8	824	824	—	4.7	5.0	824	824	—	4.7	5.0
15	201.2	190.5	1,905	1,905	—	9.5	10.0	1,905	1,905	—	9.5	10.0
20	221.9	210.6	3,264	3,264	—	14.7	15.5	3,264	3,264	—	14.7	15.5
25	238.9	227.1	4,655	4,655	—	19.5	20.5	4,655	4,655	—	19.5	20.5
30	254.4	242.1	6,173	6,173	—	24.3	25.5	6,173	6,173	—	24.3	25.5
35	—	—	—	—	—	—	—	—	—	—	—	—
40	—	—	—	—	—	—	—	—	—	—	—	—

臨床検査技師

(単位：千円)

勤続年数	所定内賃金 Ⓐ	退職金算定基礎額 Ⓑ	法人（病院）都合退職					自己都合退職				
			退職金総額 Ⓒ	退職一時金	年金現価額	所定内賃金比 Ⓒ÷Ⓐ	算定基礎額比 Ⓒ÷Ⓑ	退職金総額 Ⓓ	退職一時金	年金現価額	所定内賃金比 Ⓓ÷Ⓐ	算定基礎額比 Ⓓ÷Ⓑ
						(倍)	(倍)				(倍)	(倍)
1年	201.3	166.3	—	—	—	—	—	—	—	—	—	—
3	204.3	169.3	169	169	—	0.8	1.0	169	169	—	0.8	1.0
5	213.3	178.3	356	356	—	1.7	2.0	356	356	—	1.7	2.0
10	229.3	194.3	971	971	—	4.2	5.0	971	971	—	4.2	5.0
15	249.3	214.3	2,143	2,143	—	8.6	10.0	2,143	2,143	—	8.6	10.0
20	269.3	234.3	3,631	3,631	—	13.5	15.5	3,631	3,631	—	13.5	15.5
25	289.3	254.3	5,213	5,213	—	18.0	20.5	5,213	5,213	—	18.0	20.5
30	309.3	274.3	6,994	6,994	—	22.6	25.5	6,994	6,994	—	22.6	25.5
35	—	—	—	—	—	—	—	—	—	—	—	—
40	—	—	—	—	—	—	—	—	—	—	—	—

診療放射線技師

(単位：千円)

勤続年数	所定内賃金 Ⓐ	退職金算定基礎額 Ⓑ	法人（病院）都合退職					自己都合退職				
			退職金総額 Ⓒ	退職一時金	年金現価額	所定内賃金比 Ⓒ÷Ⓐ	算定基礎額比 Ⓒ÷Ⓑ	退職金総額 Ⓓ	退職一時金	年金現価額	所定内賃金比 Ⓓ÷Ⓐ	算定基礎額比 Ⓓ÷Ⓑ
						(倍)	(倍)				(倍)	(倍)
1年	262.9	166.3	—	—	—	—	—	—	—	—	—	—
3	269.3	172.3	172	172	—	0.6	1.0	172	172	—	0.6	1.0
5	275.7	178.3	356	356	—	1.3	2.0	356	356	—	1.3	2.0
10	292.9	194.3	971	971	—	3.3	5.0	971	971	—	3.3	5.0
15	314.4	214.3	2,143	2,143	—	6.8	10.0	2,143	2,143	—	6.8	10.0
20	335.9	234.3	3,631	3,631	—	10.8	15.5	3,631	3,631	—	10.8	15.5
25	357.4	254.3	5,213	5,213	—	14.6	20.5	5,213	5,213	—	14.6	20.5
30	378.9	274.3	6,994	6,994	—	18.5	25.5	6,994	6,994	—	18.5	25.5
35	—	—	—	—	—	—	—	—	—	—	—	—
40	—	—	—	—	—	—	—	—	—	—	—	—

臨床工学技士

(単位：千円)

勤続年数	所定内賃金 Ⓐ	退職金算定基礎額 Ⓑ	法人（病院）都合退職					自己都合退職				
			退職金総額 Ⓒ	退職一時金	年金現価額	所定内賃金比 Ⓒ÷Ⓐ	算定基礎額比 Ⓒ÷Ⓑ	退職金総額 Ⓓ	退職一時金	年金現価額	所定内賃金比 Ⓓ÷Ⓐ	算定基礎額比 Ⓓ÷Ⓑ
						(倍)	(倍)				(倍)	(倍)
1年	181.2	166.3	—	—	—	—	—	—	—	—	—	—
3	195.7	180.3	180	180	—	0.9	1.0	180	180	—	0.9	1.0
5	207.8	192.1	384	384	—	1.8	2.0	384	384	—	1.8	2.0
10	233.8	217.3	1,086	1,086	—	4.6	5.0	1,086	1,086	—	4.6	5.0
15	253.5	236.5	2,365	2,365	—	9.3	10.0	2,365	2,365	—	9.3	10.0
20	269.0	251.5	3,898	3,898	—	14.5	15.5	3,898	3,898	—	14.5	15.5
25	284.4	266.5	5,463	5,463	—	19.2	20.5	5,463	5,463	—	19.2	20.5
30	299.9	281.5	7,178	7,178	—	23.9	25.5	7,178	7,178	—	23.9	25.5
35	—	—	—	—	—	—	—	—	—	—	—	—
40	—	—	—	—	—	—	—	—	—	—	—	—

理学療法士・作業療法士・言語聴覚士

(単位：千円)

勤続年数	所定内賃金 Ⓐ	退職金算定基礎額 Ⓑ	法人（病院）都合退職					自己都合退職				
			退職金総額 Ⓒ	退職一時金	年金現価額	所定内賃金比 Ⓒ÷Ⓐ	算定基礎額比 Ⓒ÷Ⓑ	退職金総額 Ⓓ	退職一時金	年金現価額	所定内賃金比 Ⓓ÷Ⓐ	算定基礎額比 Ⓓ÷Ⓑ
						(倍)	(倍)				(倍)	(倍)
1年	225.0	185.0	—	—	—	—	—	—	—	—	—	—
3	228.5	188.5	188	188	—	0.8	1.0	188	188	—	0.8	1.0
5	231.0	191.0	382	382	—	1.7	2.0	382	382	—	1.7	2.0
10	258.0	218.0	1,090	1,090	—	4.2	5.0	1,090	1,090	—	4.2	5.0
15	283.0	243.0	2,430	2,430	—	8.6	10.0	2,430	2,430	—	8.6	10.0
20	308.0	268.0	4,154	4,154	—	13.5	15.5	4,154	4,154	—	13.5	15.5
25	333.0	293.0	6,006	6,006	—	18.0	20.5	6,006	6,006	—	18.0	20.5
30	358.0	318.0	8,109	8,109	—	22.7	25.5	8,109	8,109	—	22.7	25.5
35	—	—	—	—	—	—	—	—	—	—	—	—
40	—	—	—	—	—	—	—	—	—	—	—	—

管理栄養士

(単位：千円)

勤続年数	所定内賃金 Ⓐ	退職金算定基礎額 Ⓑ	法人（病院）都合退職					自己都合退職				
			退職金総額 Ⓒ	退職一時金	年金現価額	所定内賃金比 Ⓒ÷Ⓐ	算定基礎額比 Ⓒ÷Ⓑ	退職金総額 Ⓓ	退職一時金	年金現価額	所定内賃金比 Ⓓ÷Ⓐ	算定基礎額比 Ⓓ÷Ⓑ
						(倍)	(倍)				(倍)	(倍)
1年	138.2	134.2	—	—	—	—	—	—	—	—	—	—
3	144.4	140.2	140	140	—	1.0	1.0	140	140	—	1.0	1.0
5	150.5	146.2	292	292	—	1.9	2.0	292	292	—	1.9	2.0
10	166.0	161.2	806	806	—	4.9	5.0	806	806	—	4.9	5.0
15	181.4	176.2	1,762	1,762	—	9.7	10.0	1,762	1,762	—	9.7	10.0
20	196.9	191.2	2,963	2,963	—	15.0	15.5	2,963	2,963	—	15.0	15.5
25	212.3	206.2	4,227	4,227	—	19.9	20.5	4,227	4,227	—	19.9	20.5
30	227.8	221.2	5,640	5,640	—	24.8	25.5	5,640	5,640	—	24.8	25.5
35	—	—	—	—	—	—	—	—	—	—	—	—
40	—	—	—	—	—	—	—	—	—	—	—	—

個別病院のモデル退職金

● 沖縄県

介護福祉士

(単位：千円)

勤続年数	所定内賃金 Ⓐ	退職金算定基礎額 Ⓑ	法人（病院）都合退職					自己都合退職				
			退職金総額 Ⓒ	退職一時金	年金現価額	所定内賃金比 Ⓒ÷Ⓐ	算定基礎額比 Ⓒ÷Ⓑ	退職金総額 Ⓓ	退職一時金	年金現価額	所定内賃金比 Ⓓ÷Ⓐ	算定基礎額比 Ⓓ÷Ⓑ
						(倍)	(倍)				(倍)	(倍)
1年	126.6	117.6	—	—	—	—	—	—	—	—	—	—
3	132.8	123.6	123	123	—	0.9	1.0	123	123	—	0.9	1.0
5	138.9	129.6	259	259	—	1.9	2.0	259	259	—	1.9	2.0
10	154.4	144.6	723	723	—	4.7	5.0	723	723	—	4.7	5.0
15	169.8	159.6	1,596	1,596	—	9.4	10.0	1,596	1,596	—	9.4	10.0
20	185.3	174.6	2,706	2,706	—	14.6	15.5	2,706	2,706	—	14.6	15.5
25	200.8	189.6	3,886	3,886	—	19.4	20.5	3,886	3,886	—	19.4	20.5
30	216.3	204.6	5,217	5,217	—	24.1	25.5	5,217	5,217	—	24.1	25.5
35	—	—	—	—	—	—	—	—	—	—	—	—
40	—	—	—	—	—	—	—	—	—	—	—	—

介護職員

(単位：千円)

勤続年数	所定内賃金 Ⓐ	退職金算定基礎額 Ⓑ	法人（病院）都合退職					自己都合退職				
			退職金総額 Ⓒ	退職一時金	年金現価額	所定内賃金比 Ⓒ÷Ⓐ	算定基礎額比 Ⓒ÷Ⓑ	退職金総額 Ⓓ	退職一時金	年金現価額	所定内賃金比 Ⓓ÷Ⓐ	算定基礎額比 Ⓓ÷Ⓑ
1年〜40			採用なし										

事務・大学卒

(単位：千円)

勤続年数	所定内賃金 Ⓐ	退職金算定基礎額 Ⓑ	法人（病院）都合退職					自己都合退職				
			退職金総額 Ⓒ	退職一時金	年金現価額	所定内賃金比 Ⓒ÷Ⓐ	算定基礎額比 Ⓒ÷Ⓑ	退職金総額 Ⓓ	退職一時金	年金現価額	所定内賃金比 Ⓓ÷Ⓐ	算定基礎額比 Ⓓ÷Ⓑ
						(倍)	(倍)				(倍)	(倍)
1年	159.3	154.7	—	—	—	—	—	—	—	—	—	—
3	165.5	160.7	160	160	—	1.0	1.0	160	160	—	1.0	1.0
5	171.7	166.7	333	333	—	1.9	2.0	333	333	—	1.9	2.0
10	187.1	181.7	908	908	—	4.9	5.0	908	908	—	4.9	5.0
15	202.6	196.7	1,967	1,967	—	9.7	10.0	1,967	1,967	—	9.7	10.0
20	218.0	211.7	3,281	3,281	—	15.1	15.5	3,281	3,281	—	15.1	15.5
25	235.5	226.7	4,647	4,647	—	19.7	20.5	4,647	4,647	—	19.7	20.5
30	248.9	241.7	6,163	6,163	—	24.8	25.5	6,163	6,163	—	24.8	25.5
35	—	—	—	—	—	—	—	—	—	—	—	—
40	—	—	—	—	—	—	—	—	—	—	—	—

事務・高校卒

(単位：千円)

勤続年数	所定内賃金 Ⓐ	退職金算定基礎額 Ⓑ	法人（病院）都合退職					自己都合退職				
			退職金総額 Ⓒ	退職一時金	年金現価額	所定内賃金比 Ⓒ÷Ⓐ	算定基礎額比 Ⓒ÷Ⓑ	退職金総額 Ⓓ	退職一時金	年金現価額	所定内賃金比 Ⓓ÷Ⓐ	算定基礎額比 Ⓓ÷Ⓑ
						(倍)	(倍)				(倍)	(倍)
1年	129.2	125.5	—	—	—	—	—	—	—	—	—	—
3	135.4	131.5	131	131	—	1.0	1.0	131	131	—	1.0	1.0
5	141.6	137.5	275	275	—	1.9	2.0	275	275	—	1.9	2.0
10	157.0	152.5	762	762	—	4.9	5.0	762	762	—	4.9	5.0
15	172.5	167.5	1,675	1,675	—	9.7	10.0	1,675	1,675	—	9.7	10.0
20	187.9	182.5	2,828	2,828	—	15.1	15.5	2,828	2,828	—	15.1	15.5
25	203.4	197.5	4,048	4,048	—	19.9	20.5	4,048	4,048	—	19.9	20.5
30	218.8	212.5	5,418	5,418	—	24.8	25.5	5,418	5,418	—	24.8	25.5
35	—	—	—	—	—	—	—	—	—	—	—	—
40	—	—	—	—	—	—	—	—	—	—	—	—

退職金支給事例　＊実際に退職金を支払った事例
（最近の退職者から遡って5名までの退職者・常勤（正規）職員のみ）

退職年月（西暦）	退職事由	職種	退職時年齢	勤続年月数	所定内賃金（円）	退職金額（千円）
2015年02月	自己都合	歯科衛生士	53歳	21年11月	284,600	3,807
2015年01月	自己都合	看護師	34歳	04年10月	273,700	463
2015年01月	自己都合	看護師	52歳	15年05月	304,500	2,674
2014年12月	自己都合	准看護師	38歳	06年04月	220,500	532
2014年12月	自己都合	作業療法士	32歳	05年09月	273,000	517

退職金受給のための最低勤続年数

定年退職の場合	3年
法人（病院）都合退職の場合	3年
自己都合退職の場合	3年

退職金計算上の勤続年数または支給額の固定制度
定年退職まで増額。

■退職金支給率表（支給月数等）

勤続年数	法人（病院）都合退職	自己都合退職
1年	0	0
2	0	0
3	1.0	1.0
4	1.5	1.5
5	2.0	2.0
10	5.0	5.0
15	10.0	10.0
20	15.5	15.5
25	20.5	20.5
30	25.5	25.5
35	30.5	30.5
40	35.5	35.5
45	40.5	40.5

個別病院のモデル退職金
ポイント制採用病院例

病院名(番号)	所在地	病床規模
101	山形県	100〜199床

医　師

(単位：千円)

勤続年数	所定内賃金 Ⓐ	退職金算定基礎額 Ⓑ	法人（病院）都合退職 退職金総額 Ⓒ	退職一時金	年金現価額	所定内賃金比 Ⓒ÷Ⓐ (倍)	算定基礎額比 Ⓒ÷Ⓑ (倍)	自己都合退職 退職金総額 Ⓓ	退職一時金	年金現価額	所定内賃金比 Ⓓ÷Ⓐ (倍)	算定基礎額比 Ⓓ÷Ⓑ (倍)
1年	456.0	—	—	—	—	—	—	—	—	—	—	—
3	769.0	320.0	576	576	—	0.7	1.8	576	576	—	0.7	1.8
5	799.0	340.0	1,088	1,088	—	1.4	3.2	1,088	1,088	—	1.4	3.2
10	874.0	390.0	2,886	2,886	—	3.3	7.4	2,886	2,886	—	3.3	7.4
15	949.0	440.0	5,610	5,610	—	5.9	12.8	5,610	5,610	—	5.9	12.8
20	1,024.0	490.0	9,800	9,800	—	9.6	20.0	9,800	9,800	—	9.6	20.0
25	1,099.0	540.0	13,500	13,500	—	12.3	25.0	13,500	13,500	—	12.3	25.0
30	1,174.0	590.0	17,700	17,700	—	15.1	30.0	17,700	17,700	—	15.1	30.0
35	1,234.0	625.0	21,875	21,875	—	17.7	35.0	21,875	21,875	—	17.7	35.0
40												

薬　剤　師

(単位：千円)

勤続年数	所定内賃金 Ⓐ	退職金算定基礎額 Ⓑ	法人（病院）都合退職 退職金総額 Ⓒ	退職一時金	年金現価額	所定内賃金比 Ⓒ÷Ⓐ (倍)	算定基礎額比 Ⓒ÷Ⓑ (倍)	自己都合退職 退職金総額 Ⓓ	退職一時金	年金現価額	所定内賃金比 Ⓓ÷Ⓐ (倍)	算定基礎額比 Ⓓ÷Ⓑ (倍)
1年	262.0	10.5	—	—	—	—	—	—	—	—	—	—
3	272.0	10.5	352	352	—	1.3	33.5	352	352	—	1.3	33.5
5	281.0	10.5	645	645	—	2.3	61.4	645	645	—	2.3	61.4
10	310.6	10.5	1,662	1,662	—	5.4	158.3	1,662	1,662	—	5.4	158.3
15	363.4	10.5	3,159	3,159	—	8.7	300.9	3,159	3,159	—	8.7	300.9
20	423.5	10.5	5,386	5,386	—	12.7	513.0	5,386	5,386	—	12.7	513.0
25	453.5	10.5	6,751	6,751	—	14.9	643.0	6,751	6,751	—	14.9	643.0
30	529.2	10.5	8,011	8,011	—	15.1	763.0	8,011	8,011	—	15.1	763.0
35	564.2	10.5	9,271	9,271	—	16.4	883.0	9,271	9,271	—	16.4	883.0
40												

看　護　師

(単位：千円)

勤続年数	所定内賃金 Ⓐ	退職金算定基礎額 Ⓑ	法人（病院）都合退職 退職金総額 Ⓒ	退職一時金	年金現価額	所定内賃金比 Ⓒ÷Ⓐ (倍)	算定基礎額比 Ⓒ÷Ⓑ (倍)	自己都合退職 退職金総額 Ⓓ	退職一時金	年金現価額	所定内賃金比 Ⓓ÷Ⓐ (倍)	算定基礎額比 Ⓓ÷Ⓑ (倍)
1年	205.1	10.5	—	—	—	—	—	—	—	—	—	—
3	214.4	10.5	333	333	—	1.6	31.7	333	333	—	1.6	31.7
5	224.7	10.5	611	611	—	2.7	58.2	611	611	—	2.7	58.2
10	250.3	10.5	1,554	1,554	—	6.2	148.0	1,554	1,554	—	6.2	148.0
15	278.2	10.5	2,918	2,918	—	10.5	277.9	2,918	2,918	—	10.5	277.9
20	336.9	10.5	5,061	5,061	—	15.0	482.0	5,061	5,061	—	15.0	482.0
25	399.5	10.5	6,384	6,384	—	16.0	608.0	6,384	6,384	—	16.0	608.0
30	471.7	10.5	7,560	7,560	—	16.0	720.0	7,560	7,560	—	16.0	720.0
35	506.7	10.5	8,820	8,820	—	17.4	840.0	8,820	8,820	—	17.4	840.0
40												

准看護師

(単位：千円)

勤続年数	所定内賃金 Ⓐ	退職金算定基礎額 Ⓑ	法人（病院）都合退職					自己都合退職				
			退職金総額 Ⓒ	退職一時金	年金現価額	所定内賃金比 Ⓒ÷Ⓐ	算定基礎額比 Ⓒ÷Ⓑ	退職金総額 Ⓓ	退職一時金	年金現価額	所定内賃金比 Ⓓ÷Ⓐ	算定基礎額比 Ⓓ÷Ⓑ
						(倍)	(倍)				(倍)	(倍)
1年	172.1	10.5	―	―	―	―	―	―	―	―	―	―
3	181.0	10.5	333	333	―	1.8	31.7	333	333	―	1.8	31.7
5	190.7	10.5	611	611	―	3.2	58.2	611	611	―	3.2	58.2
10	215.9	10.5	1,554	1,554	―	7.2	148.0	1,554	1,554	―	7.2	148.0
15	243.6	10.5	2,918	2,918	―	12.0	277.9	2,918	2,918	―	12.0	277.9
20	331.9	10.5	5,061	5,061	―	15.2	482.0	5,061	5,061	―	15.2	482.0
25	394.0	10.5	6,384	6,384	―	16.2	608.0	6,384	6,384	―	16.2	608.0
30	466.5	10.5	7,560	7,560	―	16.2	720.0	7,560	7,560	―	16.2	720.0
35	501.5	10.5	8,820	8,820	―	17.6	840.0	8,820	8,820	―	17.6	840.0
40	536.5	10.5	10,080	10,080	―	18.8	960.0	10,080	10,080	―	18.8	960.0

臨床検査技師

(単位：千円)

勤続年数	所定内賃金 Ⓐ	退職金算定基礎額 Ⓑ	法人（病院）都合退職					自己都合退職				
			退職金総額 Ⓒ	退職一時金	年金現価額	所定内賃金比 Ⓒ÷Ⓐ	算定基礎額比 Ⓒ÷Ⓑ	退職金総額 Ⓓ	退職一時金	年金現価額	所定内賃金比 Ⓓ÷Ⓐ	算定基礎額比 Ⓓ÷Ⓑ
						(倍)	(倍)				(倍)	(倍)
1年	190.1	10.5	―	―	―	―	―	―	―	―	―	―
3	199.4	10.5	333	333	―	1.7	31.7	333	333	―	1.7	31.7
5	209.7	10.5	611	611	―	2.9	58.2	611	611	―	2.9	58.2
10	235.3	10.5	1,554	1,554	―	6.6	148.0	1,554	1,554	―	6.6	148.0
15	263.2	10.5	2,918	2,918	―	11.1	277.9	2,918	2,918	―	11.1	277.9
20	336.9	10.5	5,061	5,061	―	15.0	482.0	5,061	5,061	―	15.0	482.0
25	399.5	10.5	6,384	6,384	―	16.0	608.0	6,384	6,384	―	16.0	608.0
30	471.7	10.5	7,560	7,560	―	16.0	720.0	7,560	7,560	―	16.0	720.0
35	506.7	10.5	8,820	8,820	―	17.4	840.0	8,820	8,820	―	17.4	840.0
40	―	―	―	―	―	―	―	―	―	―	―	―

診療放射線技師

(単位：千円)

勤続年数	所定内賃金 Ⓐ	退職金算定基礎額 Ⓑ	法人（病院）都合退職					自己都合退職				
			退職金総額 Ⓒ	退職一時金	年金現価額	所定内賃金比 Ⓒ÷Ⓐ	算定基礎額比 Ⓒ÷Ⓑ	退職金総額 Ⓓ	退職一時金	年金現価額	所定内賃金比 Ⓓ÷Ⓐ	算定基礎額比 Ⓓ÷Ⓑ
						(倍)	(倍)				(倍)	(倍)
1年	190.1	10.5	―	―	―	―	―	―	―	―	―	―
3	199.4	10.5	333	333	―	1.7	31.7	333	333	―	1.7	31.7
5	209.7	10.5	611	611	―	2.9	58.2	611	611	―	2.9	58.2
10	235.3	10.5	1,554	1,554	―	6.6	148.0	1,554	1,554	―	6.6	148.0
15	263.2	10.5	2,918	2,918	―	11.1	277.9	2,918	2,918	―	11.1	277.9
20	336.9	10.5	5,061	5,061	―	15.0	482.0	5,061	5,061	―	15.0	482.0
25	399.5	10.5	6,384	6,384	―	16.0	608.0	6,384	6,384	―	16.0	608.0
30	471.7	10.5	7,560	7,560	―	16.0	720.0	7,560	7,560	―	16.0	720.0
35	506.7	10.5	8,820	8,820	―	17.4	840.0	8,820	8,820	―	17.4	840.0
40	―	―	―	―	―	―	―	―	―	―	―	―

個別病院のモデル退職金
ポイント制採用病院例

●山形県

臨床工学技士
(単位:千円)

勤続年数	所定内賃金 A	退職金算定基礎額 B	法人(病院)都合退職					自己都合退職				
			退職金総額 C	退職一時金	年金現価額	所定内賃金比 C÷A (倍)	算定基礎額比 C÷B (倍)	退職金総額 D	退職一時金	年金現価額	所定内賃金比 D÷A (倍)	算定基礎額比 D÷B (倍)
1年	195.1	10.5	—	—	—	—	—	—	—	—	—	—
3	204.4	10.5	333	333	—	1.6	31.7	333	333	—	1.6	31.7
5	214.7	10.5	611	611	—	2.8	58.2	611	611	—	2.8	58.2
10	240.3	10.5	1,554	1,554	—	6.5	148.0	1,554	1,554	—	6.5	148.0
15	268.2	10.5	2,918	2,918	—	10.9	277.9	2,918	2,918	—	10.9	277.9
20	336.9	10.5	5,061	5,061	—	15.0	482.0	5,061	5,061	—	15.0	482.0
25	399.5	10.5	6,384	6,384	—	16.0	608.0	6,384	6,384	—	16.0	608.0
30	471.7	10.5	7,560	7,560	—	16.0	720.0	7,560	7,560	—	16.0	720.0
35	506.7	10.5	8,820	8,820	—	17.4	840.0	8,820	8,820	—	17.4	840.0
40	—	—	—	—	—	—	—	—	—	—	—	—

理学療法士・作業療法士・言語聴覚士
(単位:千円)

勤続年数	所定内賃金 A	退職金算定基礎額 B	法人(病院)都合退職					自己都合退職				
			退職金総額 C	退職一時金	年金現価額	所定内賃金比 C÷A (倍)	算定基礎額比 C÷B (倍)	退職金総額 D	退職一時金	年金現価額	所定内賃金比 D÷A (倍)	算定基礎額比 D÷B (倍)
1年	210.0	10.5	—	—	—	—	—	—	—	—	—	—
3	219.7	10.5	352	352	—	1.6	33.5	352	352	—	1.6	33.5
5	228.7	10.5	645	645	—	2.8	61.4	645	645	—	2.8	61.4
10	257.1	10.5	1,662	1,662	—	6.5	158.3	1,662	1,662	—	6.5	158.3
15	314.4	10.5	3,159	3,159	—	10.0	300.9	3,159	3,159	—	10.0	300.9
20	375.0	10.5	5,386	5,386	—	14.4	513.0	5,386	5,386	—	14.4	513.0
25	405.0	10.5	6,751	6,751	—	16.7	643.0	6,751	6,751	—	16.7	643.0
30	480.5	10.5	8,011	8,011	—	16.7	763.0	8,011	8,011	—	16.7	763.0
35	515.5	10.5	9,271	9,271	—	18.0	883.0	9,271	9,271	—	18.0	883.0
40	—	—	—	—	—	—	—	—	—	—	—	—

管理栄養士
(単位:千円)

勤続年数	所定内賃金 A	退職金算定基礎額 B	法人(病院)都合退職					自己都合退職				
			退職金総額 C	退職一時金	年金現価額	所定内賃金比 C÷A (倍)	算定基礎額比 C÷B (倍)	退職金総額 D	退職一時金	年金現価額	所定内賃金比 D÷A (倍)	算定基礎額比 D÷B (倍)
1年	195.0	10.5	—	—	—	—	—	—	—	—	—	—
3	204.7	10.5	352	352	—	1.7	33.5	352	352	—	1.7	33.5
5	213.7	10.5	645	645	—	3.0	61.4	645	645	—	3.0	61.4
10	242.1	10.5	1,662	1,662	—	6.9	158.3	1,662	1,662	—	6.9	158.3
15	314.4	10.5	3,159	3,159	—	10.0	300.9	3,159	3,159	—	10.0	300.9
20	375.0	10.5	5,386	5,386	—	14.4	513.0	5,386	5,386	—	14.4	513.0
25	405.0	10.5	6,751	6,751	—	16.7	643.0	6,751	6,751	—	16.7	643.0
30	480.5	10.5	8,011	8,011	—	16.7	763.0	8,011	8,011	—	16.7	763.0
35	515.5	10.5	9,271	9,271	—	18.0	883.0	9,271	9,271	—	18.0	883.0
40	—	—	—	—	—	—	—	—	—	—	—	—

介護福祉士

(単位：千円)

勤続年数	所定内賃金 Ⓐ	退職金算定基礎額 Ⓑ	法人（病院）都合退職					自己都合退職				
			退職金総額 Ⓒ	退職一時金	年金現価額	所定内賃金比 Ⓒ÷Ⓐ	算定基礎額比 Ⓒ÷Ⓑ	退職金総額 Ⓓ	退職一時金	年金現価額	所定内賃金比 Ⓓ÷Ⓐ	算定基礎額比 Ⓓ÷Ⓑ
						(倍)	(倍)				(倍)	(倍)
1年	167.1	10.5	—	—	—	—	—	—	—	—	—	—
3	176.0	10.5	333	333	—	1.9	31.7	333	333	—	1.9	31.7
5	185.7	10.5	611	611	—	3.3	58.2	611	611	—	3.3	58.2
10	210.9	10.5	1,554	1,554	—	7.4	148.0	1,554	1,554	—	7.4	148.0
15	238.6	10.5	2,918	2,918	—	12.2	277.9	2,918	2,918	—	12.2	277.9
20	331.9	10.5	5,061	5,061	—	15.2	482.0	5,061	5,061	—	15.2	482.0
25	394.0	10.5	6,384	6,384	—	16.2	608.0	6,384	6,384	—	16.2	608.0
30	466.5	10.5	7,560	7,560	—	16.2	720.0	7,560	7,560	—	16.2	720.0
35	501.5	10.5	8,820	8,820	—	17.6	840.0	8,820	8,820	—	17.6	840.0
40	536.5	10.5	10,080	10,080	—	18.8	960.0	10,080	10,080	—	18.8	960.0

介護職員

(単位：千円)

勤続年数	所定内賃金 Ⓐ	退職金算定基礎額 Ⓑ	法人（病院）都合退職					自己都合退職				
			退職金総額 Ⓒ	退職一時金	年金現価額	所定内賃金比 Ⓒ÷Ⓐ	算定基礎額比 Ⓒ÷Ⓑ	退職金総額 Ⓓ	退職一時金	年金現価額	所定内賃金比 Ⓓ÷Ⓐ	算定基礎額比 Ⓓ÷Ⓑ
						(倍)	(倍)				(倍)	(倍)
1年	149.5	10.5	—	—	—	—	—	—	—	—	—	—
3	158.1	10.5	315	315	—	2.0	30.0	315	315	—	2.0	30.0
5	167.0	10.5	578	578	—	3.5	55.0	578	578	—	3.5	55.0
10	192.1	10.5	1,453	1,453	—	7.6	138.4	1,453	1,453	—	7.6	138.4
15	219.4	10.5	2,748	2,748	—	12.5	261.7	2,748	2,748	—	12.5	261.7
20	321.9	10.5	4,756	4,756	—	14.8	453.0	4,756	4,756	—	14.8	453.0
25	383.0	10.5	5,995	5,995	—	15.7	571.0	5,995	5,995	—	15.7	571.0
30	451.5	10.5	7,087	7,087	—	15.7	675.0	7,087	7,087	—	15.7	675.0
35	487.5	10.5	8,347	8,347	—	17.1	795.0	8,347	8,347	—	17.1	795.0
40	522.5	10.5	9,607	9,607	—	18.4	915.0	9,607	9,607	—	18.4	915.0

事務・大学卒

(単位：千円)

勤続年数	所定内賃金 Ⓐ	退職金算定基礎額 Ⓑ	法人（病院）都合退職					自己都合退職				
			退職金総額 Ⓒ	退職一時金	年金現価額	所定内賃金比 Ⓒ÷Ⓐ	算定基礎額比 Ⓒ÷Ⓑ	退職金総額 Ⓓ	退職一時金	年金現価額	所定内賃金比 Ⓓ÷Ⓐ	算定基礎額比 Ⓓ÷Ⓑ
						(倍)	(倍)				(倍)	(倍)
1年	185.0	10.5	—	—	—	—	—	—	—	—	—	—
3	194.7	10.5	352	352	—	1.8	33.5	352	352	—	1.8	33.5
5	203.7	10.5	645	645	—	3.2	61.4	645	645	—	3.2	61.4
10	237.1	10.5	1,662	1,662	—	7.0	158.3	1,662	1,662	—	7.0	158.3
15	314.4	10.5	3,159	3,159	—	10.0	300.9	3,159	3,159	—	10.0	300.9
20	375.0	10.5	5,386	5,386	—	14.4	513.0	5,386	5,386	—	14.4	513.0
25	405.0	10.5	6,751	6,751	—	16.7	643.0	6,751	6,751	—	16.7	643.0
30	480.5	10.5	8,011	8,011	—	16.7	763.0	8,011	8,011	—	16.7	763.0
35	515.5	10.5	9,271	9,271	—	18.0	883.0	9,271	9,271	—	18.0	883.0
40												

個別病院のモデル退職金
ポイント制採用病院例

●山形県

事務・高校卒

(単位：千円)

勤続年数	所定内賃金Ⓐ	退職金算定基礎額Ⓑ	法人（病院）都合退職					自己都合退職				
			退職金総額Ⓒ	退職一時金	年金現価額	所定内賃金比Ⓒ÷Ⓐ(倍)	算定基礎額比Ⓒ÷Ⓑ(倍)	退職金総額Ⓓ	退職一時金	年金現価額	所定内賃金比Ⓓ÷Ⓐ(倍)	算定基礎額比Ⓓ÷Ⓑ(倍)
1年	149.5	10.5	—	—	—	—	—	—	—	—	—	—
3	158.1	10.5	315	315	—	2.0	30.0	315	315	—	2.0	30.0
5	167.0	10.5	578	578	—	3.5	55.0	578	578	—	3.5	55.0
10	192.1	10.5	1,453	1,453	—	7.6	138.4	1,453	1,453	—	7.6	138.4
15	229.4	10.5	2,748	2,748	—	12.0	261.7	2,748	2,748	—	12.0	261.7
20	321.9	10.5	4,756	4,756	—	14.8	453.0	4,756	4,756	—	14.8	453.0
25	383.0	10.5	5,995	5,995	—	15.7	571.0	5,995	5,995	—	15.7	571.0
30	451.5	10.5	7,087	7,087	—	15.7	675.0	7,087	7,087	—	15.7	675.0
35	487.5	10.5	8,347	8,347	—	17.1	795.0	8,347	8,347	—	17.1	795.0
40	522.5	10.5	9,607	9,607	—	18.4	915.0	9,607	9,607	—	18.4	915.0

退職金支給事例
＊実際に退職金を支払った事例
（最近の退職者から遡って5名までの退職者・常勤（正規）職員のみ）

退職年月（西暦）	退職事由	職種	退職時年齢	勤続年月数	所定内賃金（円）	退職金額（千円）
2015年04月	自己都合	事務（大学卒）	30歳	04年06月	205,300	554
2015年03月	自己都合	教員	60歳	39年00月	478,900	12,072
2015年03月	自己都合	看護師	26歳	05年00月	218,500	591
2015年03月	自己都合	介護職員	60歳	06年10月	185,100	1,332
2015年03月	自己都合	理学療法士	28歳	07年00月	220,500	871

退職金受給のための最低勤続年数

定年退職の場合	3年
法人（病院）都合退職の場合	3年
自己都合退職の場合	3年

退職金計算上の勤続年数または支給額の固定制度
定年退職まで増額。

■退職金支給率表（支給月数等）

勤続年数	法人（病院）都合退職	自己都合退職
1年	0%	0%
2	0	0
3	60	60
4	62	62
5	64	64
10	74	74
15	85	85
20	100	100
25	100	100
30	100	100
35	100	100
40	100	100
45	100	100

※職種、資格、役職ごとに年間ポイントを設定し、在職期間に応じて積み上げる

病院名(番号)	所在地	病床規模
83	**新潟県**	**200～399床**

医　　師

（単位：千円）

勤続年数	所定内賃金Ⓐ	退職金算定基礎額Ⓑ	法人（病院）都合退職 退職金総額Ⓒ	退職一時金	年金現価額	所定内賃金比Ⓒ÷Ⓐ	算定基礎額比Ⓒ÷Ⓑ	自己都合退職 退職金総額Ⓓ	退職一時金	年金現価額	所定内賃金比Ⓓ÷Ⓐ	算定基礎額比Ⓓ÷Ⓑ
						（倍）	（倍）				（倍）	（倍）
1年	664.9	264.9	—	—	—	—	—	—	—	—	—	—
3	696.5	296.5	889	839	50	1.3	3.0	444	394	50	0.6	1.5
5	775.8	325.8	1,629	1,519	110	2.1	5.0	1,140	1,030	110	1.5	3.5
10	839.2	389.2	3,892	3,532	360	4.6	10.0	3,892	3,532	360	4.6	10.0
15	883.1	433.1	6,496	5,791	705	7.4	15.0	6,496	5,791	705	7.4	15.0
20	913.4	463.4	9,731	8,518	1,213	15.9	21.0	9,731	8,518	1,213	15.9	21.0
25	956.0	476.0	12,852	10,971	1,881	13.4	27.0	12,852	10,971	1,881	13.4	27.0
30	974.6	494.3	15,817	13,175	2,642	16.2	32.0	15,817	13,175	2,642	16.2	32.0
35	998.0	518.0	19,166	15,480	3,686	19.2	37.0	19,166	15,480	3,686	19.2	37.0
40	1,015.1	535.1	22,474	17,847	4,627	22.1	42.0	22,474	17,847	4,627	22.1	42.0

薬　剤　師

（単位：千円）

勤続年数	所定内賃金Ⓐ	退職金算定基礎額Ⓑ	法人（病院）都合退職 退職金総額Ⓒ	退職一時金	年金現価額	所定内賃金比Ⓒ÷Ⓐ	算定基礎額比Ⓒ÷Ⓑ	自己都合退職 退職金総額Ⓓ	退職一時金	年金現価額	所定内賃金比Ⓓ÷Ⓐ	算定基礎額比Ⓓ÷Ⓑ
						（倍）	（倍）				（倍）	（倍）
1年	258.6		—	—	—	—		—	—	—	—	
3	262.8		660	610	50	2.5		198	148	50	0.8	
5	266.0		1,100	990	110	4.1		440	330	110	1.7	
10	284.4		2,220	1,840	360	0.8		1,430	1,070	360	5.0	
15	302.8		3,700	2,995	705	12.2		3,330	2,625	705	11.0	
20	325.2		5,200	3,987	1,213	1.6		5,200	3,987	1,213	16.0	
25	340.2		6,700	4,819	1,881	19.7		6,700	4,819	1,881	19.7	
30	351.2		8,200	5,558	2,642	23.3		8,200	5,558	2,642	23.3	
35	356.6		9,450	5,764	3,686	26.5		9,450	5,764	3,686	26.5	
40	359.2		10,700	6,073	4,627	29.8		10,700	6,073	4,627	29.8	

看　護　師

（単位：千円）

勤続年数	所定内賃金Ⓐ	退職金算定基礎額Ⓑ	法人（病院）都合退職 退職金総額Ⓒ	退職一時金	年金現価額	所定内賃金比Ⓒ÷Ⓐ	算定基礎額比Ⓒ÷Ⓑ	自己都合退職 退職金総額Ⓓ	退職一時金	年金現価額	所定内賃金比Ⓓ÷Ⓐ	算定基礎額比Ⓓ÷Ⓑ
						（倍）	（倍）				（倍）	（倍）
1年	199.3		—	—	—	—		—	—	—	—	
3	204.5		660	610	50	3.2		198	148	50	1.0	
5	209.7		1,100	990	110	5.2		440	330	110	2.1	
10	224.5		2,200	1,840	360	1.0		1,430	1,070	360	6.4	
15	236.5		3,700	2,995	705	15.6		3,330	2,625	705	14.1	
20	252.9		5,200	3,987	1,213	2.1		5,200	3,987	1,213	20.6	
25	278.9		6,700	4,819	1,881	24.0		6,700	4,819	1,881	24.0	
30	293.9		8,200	5,558	2,642	27.9		8,200	5,558	2,642	27.9	
35	303.0		9,450	5,764	3,686	31.2		9,450	5,764	3,686	31.2	
40	312.9		10,700	6,073	4,627	34.2		10,700	6,073	4,627	34.2	

個別病院のモデル退職金
ポイント制採用病院例

●新潟県

准看護師

(単位：千円)

勤続年数	所定内賃金 Ⓐ	退職金算定基礎額 Ⓑ	法人（病院）都合退職					自己都合退職				
			退職金総額 Ⓒ	退職一時金	年金現価額	所定内賃金比 Ⓒ÷Ⓐ	算定基礎額比 Ⓒ÷Ⓑ	退職金総額 Ⓓ	退職一時金	年金現価額	所定内賃金比 Ⓓ÷Ⓐ	算定基礎額比 Ⓓ÷Ⓑ
						(倍)	(倍)				(倍)	(倍)
1年	191.8		—	—	—	—		—	—	—	—	
3	196.6		660	610	50	3.4		198	148	50	1.0	
5	201.4		1,100	990	110	5.5		440	330	110	2.2	
10	209.4		2,200	1,840	360	1.1		1,430	1,070	360	6.8	
15	225.2		3,700	2,995	705	16.4		3,330	2,625	705	14.8	
20	232.2		5,200	3,987	1,213	2.2		5,200	3,987	1,213	22.4	
25	235.2		6,700	4,819	1,881	28.5		6,700	4,819	1,881	28.5	
30	250.8		8,200	5,558	2,642	32.7		8,200	5,558	2,642	32.7	
35	257.8		9,450	5,764	3,686	36.7		9,450	5,764	3,686	36.7	
40	262.8		10,700	6,073	4,627	40.7		10,700	6,073	4,627	40.7	

臨床検査技師

(単位：千円)

勤続年数	所定内賃金 Ⓐ	退職金算定基礎額 Ⓑ	法人（病院）都合退職					自己都合退職				
			退職金総額 Ⓒ	退職一時金	年金現価額	所定内賃金比 Ⓒ÷Ⓐ	算定基礎額比 Ⓒ÷Ⓑ	退職金総額 Ⓓ	退職一時金	年金現価額	所定内賃金比 Ⓓ÷Ⓐ	算定基礎額比 Ⓓ÷Ⓑ
						(倍)	(倍)				(倍)	(倍)
1年	180.6		—	—	—	—		—	—	—	—	
3	185.8		660	610	50	3.6		198	148	50	1.1	
5	191.0		1,100	990	110	5.8		440	330	110	2.3	
10	201.0		2,200	1,840	360	1.1		1,430	1,070	360	7.1	
15	216.2		3,700	2,995	705	17.1		3,330	2,625	705	15.4	
20	234.2		5,200	3,987	1,213	2.3		5,200	3,987	1,213	23.2	
25	243.2		6,700	4,819	1,881	27.5		6,700	4,819	1,881	27.5	
30	267.4		8,200	5,558	2,642	30.7		8,200	5,558	2,642	30.7	
35	280.4		9,450	5,764	3,686	33.7		9,450	5,764	3,686	33.7	
40	289.4		10,700	6,073	4,627	37.0		10,700	6,073	4,627	37.0	

診療放射線技師

(単位：千円)

勤続年数	所定内賃金 Ⓐ	退職金算定基礎額 Ⓑ	法人（病院）都合退職					自己都合退職				
			退職金総額 Ⓒ	退職一時金	年金現価額	所定内賃金比 Ⓒ÷Ⓐ	算定基礎額比 Ⓒ÷Ⓑ	退職金総額 Ⓓ	退職一時金	年金現価額	所定内賃金比 Ⓓ÷Ⓐ	算定基礎額比 Ⓓ÷Ⓑ
						(倍)	(倍)				(倍)	(倍)
1年	195.6		—	—	—	—		—	—	—	—	
3	200.8		660	610	50	3.3		198	148	50	1.0	
5	206.0		1,100	990	110	5.3		440	330	110	2.1	
10	216.0		2,200	1,840	360	1.0		1,430	1,070	360	6.6	
15	231.2		3,700	2,995	705	16.0		3,330	2,625	705	14.4	
20	249.2		5,200	3,987	1,213	2.1		5,200	3,987	1,213	20.9	
25	258.2		6,700	4,819	1,881	25.9		6,700	4,819	1,881	25.9	
30	282.4		8,200	5,558	2,642	29.0		8,200	5,558	2,642	29.0	
35	295.4		9,450	5,764	3,686	32.0		9,450	5,764	3,686	32.0	
40	304.4		10,700	6,073	4,627	35.2		10,700	6,073	4,627	35.2	

臨床工学技士

（単位：千円）

勤続年数	所定内賃金Ⓐ	退職金算定基礎額Ⓑ	法人（病院）都合退職 退職金総額Ⓒ	法人（病院）都合退職 退職一時金	法人（病院）都合退職 年金現価額	法人（病院）都合退職 所定内賃金比Ⓒ÷Ⓐ	法人（病院）都合退職 算定基礎額比Ⓒ÷Ⓑ	自己都合退職 退職金総額Ⓓ	自己都合退職 退職一時金	自己都合退職 年金現価額	自己都合退職 所定内賃金比Ⓓ÷Ⓐ	自己都合退職 算定基礎額比Ⓓ÷Ⓑ
						（倍）	（倍）				（倍）	（倍）
1年												
3												
5												
10												
15			採　用　な　し									
20												
25												
30												
35												
40												

理学療法士・作業療法士・言語聴覚士

（単位：千円）

勤続年数	所定内賃金Ⓐ	退職金算定基礎額Ⓑ	法人（病院）都合退職 退職金総額Ⓒ	法人（病院）都合退職 退職一時金	法人（病院）都合退職 年金現価額	法人（病院）都合退職 所定内賃金比Ⓒ÷Ⓐ	法人（病院）都合退職 算定基礎額比Ⓒ÷Ⓑ	自己都合退職 退職金総額Ⓓ	自己都合退職 退職一時金	自己都合退職 年金現価額	自己都合退職 所定内賃金比Ⓓ÷Ⓐ	自己都合退職 算定基礎額比Ⓓ÷Ⓑ
						（倍）	（倍）				（倍）	（倍）
1年	195.6		—	—	—	—		—	—	—	—	
3	200.8		660	610	50	3.3		198	148	50	1.0	
5	206.0		1,100	990	110	5.3		440	330	110	2.1	
10	216.0		2,200	1,840	360	1.0		1,430	1,070	360	6.6	
15	231.2		3,700	2,995	705	16.0		3,330	2,625	705	14.4	
20	249.2		5,200	3,987	1,213	2.1		5,200	3,987	1,213	20.9	
25	258.2		6,700	4,819	1,881	25.9		6,700	4,819	1,881	25.9	
30	282.4		8,200	5,558	2,642	29.0		8,200	5,558	2,642	29.0	
35	295.4		9,450	5,764	3,686	32.0		9,450	5,764	3,686	32.0	
40	304.4		10,700	6,073	4,627	35.2		10,700	6,073	4,627	35.2	

管理栄養士

（単位：千円）

勤続年数	所定内賃金Ⓐ	退職金算定基礎額Ⓑ	法人（病院）都合退職 退職金総額Ⓒ	法人（病院）都合退職 退職一時金	法人（病院）都合退職 年金現価額	法人（病院）都合退職 所定内賃金比Ⓒ÷Ⓐ	法人（病院）都合退職 算定基礎額比Ⓒ÷Ⓑ	自己都合退職 退職金総額Ⓓ	自己都合退職 退職一時金	自己都合退職 年金現価額	自己都合退職 所定内賃金比Ⓓ÷Ⓐ	自己都合退職 算定基礎額比Ⓓ÷Ⓑ
						（倍）	（倍）				（倍）	（倍）
1年	183.2		—	—	—	—		—	—	—	—	
3	188.4		660	610	50	3.5		198	148	50	1.1	
5	193.6		1,100	990	110	5.7		440	330	110	2.3	
10	202.6		2,200	1,840	360	1.1		1,430	1,070	360	7.1	
15	217.8		3,700	2,995	705	17.0		3,330	2,625	705	15.3	
20	236.0		5,200	3,987	1,213	2.2		5,200	3,987	1,213	22.0	
25	245.0		6,700	4,819	1,881	27.3		6,700	4,819	1,881	27.3	
30	270.0		8,200	5,558	2,642	30.4		8,200	5,558	2,642	30.4	
35	283.0		9,450	5,764	3,686	33.4		9,450	5,764	3,686	33.4	
40	291.0		10,700	6,073	4,627	36.8		10,700	6,073	4,627	36.8	

個別病院のモデル退職金
ポイント制採用病院例

●新潟県

介護福祉士

(単位：千円)

勤続年数	所定内賃金 Ⓐ	退職金算定基礎額 Ⓑ	法人（病院）都合退職					自己都合退職				
			退職金総額 Ⓒ	退職一時金	年金現価額	所定内賃金比 Ⓒ÷Ⓐ	算定基礎額比 Ⓒ÷Ⓑ	退職金総額 Ⓓ	退職一時金	年金現価額	所定内賃金比 Ⓓ÷Ⓐ	算定基礎額比 Ⓓ÷Ⓑ
						(倍)	(倍)				(倍)	(倍)
1年	173.0		—	—	—	—	—	—	—	—	—	—
3	178.2		660	610	50	3.7		198	148	50	1.1	
5	186.0		1,100	990	110	5.9		440	330	110	2.4	
10	187.4		2,200	1,840	360	1.6		1,430	1,070	360	10.4	
15	208.4		3,700	2,995	705	17.8		3,330	2,625	705	16.0	
20	221.8		5,200	3,987	1,213	2.3		5,200	3,987	1,213	23.4	
25	228.8		6,700	4,819	1,881	29.3		6,700	4,819	1,881	29.3	
30	245.5		8,200	5,558	2,642	33.4		8,200	5,558	2,642	33.4	
35	256.0		9,450	5,764	3,686	36.9		9,450	5,764	3,686	36.9	
40	262.5		10,700	6,073	4,627	40.8		10,700	6,073	4,627	40.8	

介護職員

(単位：千円)

勤続年数	所定内賃金 Ⓐ	退職金算定基礎額 Ⓑ	法人（病院）都合退職					自己都合退職				
			退職金総額 Ⓒ	退職一時金	年金現価額	所定内賃金比 Ⓒ÷Ⓐ	算定基礎額比 Ⓒ÷Ⓑ	退職金総額 Ⓓ	退職一時金	年金現価額	所定内賃金比 Ⓓ÷Ⓐ	算定基礎額比 Ⓓ÷Ⓑ
						(倍)	(倍)				(倍)	(倍)
1年	155.0		—	—	—	—	—	—	—	—	—	—
3	159.0		660	610	50	4.2		198	148	50	1.2	
5	163.0		1,100	990	110	6.7		440	330	110	2.7	
10	179.1		2,200	1,840	360	1.2		1,430	1,070	360	8.0	
15	187.4		3,700	2,995	705	19.7		3,330	2,625	705	17.8	
20	197.9		5,200	3,987	1,213	2.6		5,200	3,987	1,213	26.3	
25	203.4		6,700	4,819	1,881	32.9		6,700	4,819	1,881	32.9	
30	213.4		8,200	5,558	2,642	38.4		8,200	5,558	2,642	38.4	
35	220.9		9,450	5,764	3,686	42.8		9,450	5,764	3,686	42.8	
40	224.4		10,700	6,073	4,627	47.7		10,700	6,073	4,627	47.7	

事務・大学卒

(単位：千円)

勤続年数	所定内賃金 Ⓐ	退職金算定基礎額 Ⓑ	法人（病院）都合退職					自己都合退職				
			退職金総額 Ⓒ	退職一時金	年金現価額	所定内賃金比 Ⓒ÷Ⓐ	算定基礎額比 Ⓒ÷Ⓑ	退職金総額 Ⓓ	退職一時金	年金現価額	所定内賃金比 Ⓓ÷Ⓐ	算定基礎額比 Ⓓ÷Ⓑ
						(倍)	(倍)				(倍)	(倍)
1年	177.4		—	—	—	—	—	—	—	—	—	—
3	182.8		660	610	50	3.6		198	148	50	1.1	
5	186.2		1,100	990	110	5.9		440	330	110	2.4	
10	203.9		2,200	1,840	360	1.1		1,430	1,070	360	7.0	
15	213.4		3,700	2,995	705	17.3		3,330	2,625	705	15.6	
20	233.6		5,200	3,987	1,213	2.2		5,200	3,987	1,213	22.3	
25	261.8		6,700	4,819	1,881	25.6		6,700	4,819	1,881	25.6	
30	275.8		8,200	5,558	2,642	29.7		8,200	5,558	2,642	29.7	
35	285.8		9,450	5,764	3,686	33.1		9,450	5,764	3,686	33.1	
40	292.2		10,700	6,073	4,627	36.6		10,700	6,073	4,627	36.6	

事務・高校卒

(単位：千円)

勤続年数	所定内賃金 Ⓐ	退職金算定基礎額 Ⓑ	法人（病院）都合退職					自己都合退職				
			退職金総額 Ⓒ	退職一時金	年金現価額	所定内賃金比 Ⓒ÷Ⓐ	算定基礎額比 Ⓒ÷Ⓑ	退職金総額 Ⓓ	退職一時金	年金現価額	所定内賃金比 Ⓓ÷Ⓐ	算定基礎額比 Ⓓ÷Ⓑ
						(倍)	(倍)				(倍)	(倍)
1年	157.4		—	—	—	—		—	—	—	—	
3	162.6		660	610	50	4.1		198	148	50	1.2	
5	167.8		1,100	990	110	6.6		440	330	110	2.6	
10	182.8		2,200	1,840	360	1.2		1,430	1,070	360	7.8	
15	201.2		3,700	2,995	705	18.4		3,330	2,625	705	16.6	
20	211.7		5,200	3,987	1,213	2.5		5,200	3,987	1,213	24.6	
25	230.0		6,700	4,819	1,881	29.1		6,700	4,819	1,881	29.1	
30	258.2		8,200	5,558	2,642	31.8		8,200	5,558	2,642	31.8	
35	273.2		9,450	5,764	3,686	34.6		9,450	5,764	3,686	34.6	
40	284.2		10,700	6,073	4,627	37.6		10,700	6,073	4,627	37.6	

退職金支給事例
＊実際に退職金を支払った事例
（最近の退職者から遡って5名までの退職者・常勤(正規)職員のみ）

退職年月（西暦）	退職事由	職　種	退職時年齢	勤続年月数	所定内賃金（円）	退職金額（千円）
2015年03月	自己都合	看護師	34歳	10年00月	252,500	1,235
2015年03月	自己都合	介護福祉士	28歳	06年02月	183,400	612
2015年03月	法人都合	事務	60歳	17年00月	189,700	2,700
2015年03月	法人都合	調理師	60歳	24年00月	321,400	5,720
2015年03月	法人都合	看護助手	60歳	22年05月	196,600	3,580

退職金受給のための最低勤続年数

定年退職の場合	3年
法人(病院)都合退職の場合	3年
自己都合退職の場合	3年

退職金計算上の勤続年数または支給額の固定制度
定年退職まで増額。

■退職金支給率表（支給月数等）

勤続年数	法人（病院）都合退職	自己都合退職
1年	0%	0%
2	0	0
3	100	30
4	100	35
5	100	40
10	100	65
15	100	90
20	100	100
25	100	100
30	100	100
35	100	100
40	100	100
45	100	100

個別病院のモデル退職金
ポイント制採用病院例

病院名(番号)	所在地	病床規模
42	愛媛県	100床未満

医　師

(単位：千円)

勤続年数	所定内賃金 Ⓐ	退職金算定基礎額 Ⓑ	法人（病院）都合退職					自己都合退職				
			退職金総額 Ⓒ	退職一時金	年金現価額	所定内賃金比 Ⓒ÷Ⓐ	算定基礎額比 Ⓒ÷Ⓑ	退職金総額 Ⓓ	退職一時金	年金現価額	所定内賃金比 Ⓓ÷Ⓐ	算定基礎額比 Ⓓ÷Ⓑ
						(倍)	(倍)				(倍)	(倍)
1年	390.0	―	―	―	―	―	―	―	―	―	―	―
3	420.0	300.0	900	900	―	2.1	3.0	540	540	―	1.3	1.8
5	500.0	300.0	1,500	1,500	―	3.0	5.0	900	900	―	1.8	3.0
10	770.0	400.0	4,400	4,400	―	5.7	11.0	3,200	3,200	―	4.2	8.0
15	920.0	400.0	9,000	9,000	―	9.8	22.5	4,800	4,800	―	5.2	12.0
20	1,020.0	450.0	9,900	9,900	―	9.7	22.0	7,200	7,200	―	7.1	16.0
25	1,120.0	450.0	13,500	13,500	―	12.1	30.0	11,250	11,250	―	10.0	25.0
30	1,210.0	500.0	18,000	18,000	―	14.9	36.0	15,000	15,000	―	12.4	30.0
35	1,260.0	500.0	21,000	21,000	―	16.7	42.0	17,000	17,000	―	13.5	34.0
40	1,260.0	500.0	24,000	24,000	―	19.0	48.0	20,000	20,000	―	15.9	40.0

薬剤師

(単位：千円)

勤続年数	所定内賃金 Ⓐ	退職金算定基礎額 Ⓑ	法人（病院）都合退職					自己都合退職				
			退職金総額 Ⓒ	退職一時金	年金現価額	所定内賃金比 Ⓒ÷Ⓐ	算定基礎額比 Ⓒ÷Ⓑ	退職金総額 Ⓓ	退職一時金	年金現価額	所定内賃金比 Ⓓ÷Ⓐ	算定基礎額比 Ⓓ÷Ⓑ
						(倍)	(倍)				(倍)	(倍)
1年	192.2	―	―	―	―	―	―	―	―	―	―	―
3	198.0	90.0	270	270	―	1.4	3.0	162	162	―	0.8	1.8
5	205.0	120.0	600	600	―	2.9	5.0	360	360	―	1.8	3.0
10	221.0	120.0	1,200	1,200	―	5.4	10.0	960	960	―	4.3	8.0
15	237.0	150.0	2,475	2,475	―	10.4	16.5	1,800	1,800	―	7.6	12.0
20	253.0	150.0	3,300	3,300	―	13.0	22.0	2,400	2,400	―	9.5	16.0
25	267.5	210.0	6,300	6,300	―	23.6	30.0	5,250	5,250	―	19.6	25.0
30	280.5	270.0	9,720	9,720	―	34.7	36.0	8,100	8,100	―	28.9	30.0
35	298.3	330.0	13,860	13,860	―	46.5	42.0	11,550	11,550	―	38.7	35.0
40	316.3	330.0	15,840	15,840	―	50.1	48.0	13,200	13,200	―	41.7	40.0

看護師

(単位：千円)

勤続年数	所定内賃金 Ⓐ	退職金算定基礎額 Ⓑ	法人（病院）都合退職					自己都合退職				
			退職金総額 Ⓒ	退職一時金	年金現価額	所定内賃金比 Ⓒ÷Ⓐ	算定基礎額比 Ⓒ÷Ⓑ	退職金総額 Ⓓ	退職一時金	年金現価額	所定内賃金比 Ⓓ÷Ⓐ	算定基礎額比 Ⓓ÷Ⓑ
						(倍)	(倍)				(倍)	(倍)
1年	201.0	―	―	―	―	―	―	―	―	―	―	―
3	214.2	120.0	360	360	―	1.7	3.0	216	216	―	1.0	1.8
5	223.0	150.0	750	750	―	3.4	5.0	450	450	―	2.0	3.0
10	243.4	150.0	1,650	1,650	―	6.8	11.0	1,200	1,200	―	4.9	8.0
15	261.1	210.0	3,465	3,465	―	13.3	16.5	2,520	2,520	―	9.7	12.0
20	274.6	210.0	4,620	4,620	―	16.8	22.0	3,360	3,360	―	12.2	16.0
25	287.6	330.0	9,900	9,900	―	34.4	30.0	8,250	8,250	―	28.7	25.0
30	299.6	330.0	11,880	11,880	―	39.7	36.0	9,900	9,900	―	33.0	30.0
35	312.1	390.0	16,380	16,380	―	52.5	42.0	13,650	13,650	―	43.7	35.0
40	325.1	390.0	18,720	18,720	―	57.6	48.0	15,600	15,600	―	48.0	40.0

准看護師

(単位：千円)

勤続年数	所定内賃金 Ⓐ	退職金算定基礎額 Ⓑ	法人（病院）都合退職					自己都合退職				
			退職金総額 Ⓒ	退職一時金	年金現価額	所定内賃金比 Ⓒ÷Ⓐ	算定基礎額比 Ⓒ÷Ⓑ	退職金総額 Ⓓ	退職一時金	年金現価額	所定内賃金比 Ⓓ÷Ⓐ	算定基礎額比 Ⓓ÷Ⓑ
						(倍)	(倍)				(倍)	(倍)
1年	163.0	—	—	—	—	—	—	—	—	—	—	—
3	169.4	90.0	270	270	—	1.6	3.0	162	162	—	1.0	1.8
5	175.8	120.0	600	600	—	3.4	5.0	360	360	—	2.0	3.0
10	191.8	120.0	1,320	1,320	—	6.9	11.0	960	960	—	5.0	8.0
15	206.9	150.0	2,475	2,475	—	12.0	16.5	1,800	1,800	—	8.7	12.0
20	220.1	150.0	3,300	3,300	—	15.0	22.0	2,400	2,400	—	10.9	16.0
25	233.1	210.0	6,300	6,300	—	27.0	30.0	5,250	5,250	—	22.5	25.0
30	245.2	210.0	7,560	7,560	—	30.8	36.0	6,300	6,300	—	25.7	30.0
35	259.6	330.0	13,860	13,860	—	53.4	42.0	11,550	11,550	—	44.5	35.0
40	274.6	330.0	15,840	15,840	—	57.7	48.0	13,200	13,200	—	48.1	40.0

臨床検査技師

(単位：千円)

勤続年数	所定内賃金 Ⓐ	退職金算定基礎額 Ⓑ	法人（病院）都合退職					自己都合退職				
			退職金総額 Ⓒ	退職一時金	年金現価額	所定内賃金比 Ⓒ÷Ⓐ	算定基礎額比 Ⓒ÷Ⓑ	退職金総額 Ⓓ	退職一時金	年金現価額	所定内賃金比 Ⓓ÷Ⓐ	算定基礎額比 Ⓓ÷Ⓑ
						(倍)	(倍)				(倍)	(倍)
1年	175.8	—	—	—	—	—	—	—	—	—	—	—
3	181.4	120.0	360	360	—	2.0	3.0	216	216	—	1.2	1.8
5	187.0	150.0	750	750	—	4.0	5.0	450	450	—	2.4	3.0
10	201.0	150.0	1,650	1,650	—	8.2	11.0	1,200	1,200	—	6.0	8.0
15	215.0	210.0	3,465	3,465	—	16.1	16.5	2,520	2,520	—	11.7	12.0
20	229.0	210.0	4,620	4,620	—	20.2	22.0	3,360	3,360	—	14.7	16.0
25	242.6	270.0	8,100	8,100	—	33.4	30.0	6,750	6,750	—	27.8	25.0
30	254.6	270.0	9,720	9,720	—	38.2	36.0	8,100	8,100	—	31.8	30.0
35	266.2	330.0	13,860	13,860	—	52.1	42.0	11,550	11,550	—	43.4	35.0
40	279.2	330.0	15,840	15,840	—	56.7	48.0	13,200	13,200	—	47.3	40.0

診療放射線技師

(単位：千円)

勤続年数	所定内賃金 Ⓐ	退職金算定基礎額 Ⓑ	法人（病院）都合退職					自己都合退職				
			退職金総額 Ⓒ	退職一時金	年金現価額	所定内賃金比 Ⓒ÷Ⓐ	算定基礎額比 Ⓒ÷Ⓑ	退職金総額 Ⓓ	退職一時金	年金現価額	所定内賃金比 Ⓓ÷Ⓐ	算定基礎額比 Ⓓ÷Ⓑ
						(倍)	(倍)				(倍)	(倍)
1年	175.8	—	—	—	—	—	—	—	—	—	—	—
3	181.4	120.0	360	360	—	2.0	3.0	216	216	—	1.2	1.8
5	187.0	150.0	750	750	—	4.0	5.0	450	450	—	2.4	3.0
10	201.0	150.0	1,650	1,650	—	8.2	11.0	1,200	1,200	—	6.0	8.0
15	215.0	210.0	3,465	3,465	—	16.1	16.5	2,520	2,520	—	11.7	12.0
20	229.0	210.0	4,620	4,620	—	20.2	22.0	3,360	3,360	—	14.7	16.0
25	242.6	270.0	8,100	8,100	—	33.4	30.0	6,750	6,750	—	27.8	25.0
30	254.6	270.0	9,720	9,720	—	38.2	36.0	8,100	8,100	—	31.8	30.0
35	266.2	330.0	13,860	13,860	—	52.1	42.0	11,550	11,550	—	43.4	35.0
40	279.2	330.0	15,840	15,840	—	56.7	48.0	13,200	13,200	—	47.3	40.0

個別病院のモデル退職金
ポイント制採用病院例

●愛媛県

臨床工学技士
(単位：千円)

勤続年数	所定内賃金 Ⓐ	退職金算定基礎額 Ⓑ	法人（病院）都合退職			所定内賃金比 Ⓒ÷Ⓐ	算定基礎額比 Ⓒ÷Ⓑ	自己都合退職			所定内賃金比 Ⓓ÷Ⓐ	算定基礎額比 Ⓓ÷Ⓑ
			退職金総額 Ⓒ	退職一時金	年金現価額			退職金総額 Ⓓ	退職一時金	年金現価額		
						(倍)	(倍)				(倍)	(倍)
1年	175.8	—	—	—	—	—	—	—	—	—	—	—
3	181.4	120.0	360	360	—	2.0	3.0	216	216	—	1.2	1.8
5	187.0	150.0	750	750	—	4.0	5.0	450	450	—	2.4	3.0
10	201.0	150.0	1,650	1,650	—	8.2	11.0	1,200	1,200	—	6.0	8.0
15	215.0	210.0	3,465	3,465	—	16.1	16.5	2,520	2,520	—	11.7	12.0
20	229.0	210.0	4,620	4,620	—	20.2	22.0	3,360	3,360	—	14.7	16.0
25	242.6	270.0	8,100	8,100	—	33.4	30.0	6,750	6,750	—	27.8	25.0
30	254.6	270.0	9,720	9,720	—	38.2	36.0	8,100	8,100	—	31.8	30.0
35	266.2	330.0	13,860	13,860	—	52.1	42.0	11,550	11,550	—	43.4	35.0
40	279.2	330.0	15,840	15,840	—	56.7	48.0	13,200	13,200	—	47.3	40.0

理学療法士・作業療法士・言語聴覚士
(単位：千円)

勤続年数	所定内賃金 Ⓐ	退職金算定基礎額 Ⓑ	法人（病院）都合退職			所定内賃金比 Ⓒ÷Ⓐ	算定基礎額比 Ⓒ÷Ⓑ	自己都合退職			所定内賃金比 Ⓓ÷Ⓐ	算定基礎額比 Ⓓ÷Ⓑ
			退職金総額 Ⓒ	退職一時金	年金現価額			退職金総額 Ⓓ	退職一時金	年金現価額		
						(倍)	(倍)				(倍)	(倍)
1年	175.8	—	—	—	—	—	—	—	—	—	—	—
3	181.4	120.0	360	360	—	2.0	3.0	216	216	—	1.2	1.8
5	187.0	150.0	750	750	—	4.0	5.0	450	450	—	2.4	3.0
10	201.0	150.0	1,650	1,650	—	8.2	11.0	1,200	1,200	—	6.0	8.0
15	215.0	210.0	3,465	3,465	—	16.1	16.5	2,520	2,520	—	11.7	12.0
20	229.0	210.0	4,620	4,620	—	20.2	22.0	3,360	3,360	—	14.7	16.0
25	242.6	270.0	8,100	8,100	—	33.4	30.0	6,750	6,750	—	27.8	25.0
30	254.6	270.0	9,720	9,720	—	38.2	36.0	8,100	8,100	—	31.8	30.0
35	266.2	330.0	13,860	13,860	—	52.1	42.0	11,550	11,550	—	43.4	35.0
40	279.2	330.0	15,840	15,840	—	56.7	48.0	13,200	13,200	—	47.3	40.0

管理栄養士
(単位：千円)

勤続年数	所定内賃金 Ⓐ	退職金算定基礎額 Ⓑ	法人（病院）都合退職			所定内賃金比 Ⓒ÷Ⓐ	算定基礎額比 Ⓒ÷Ⓑ	自己都合退職			所定内賃金比 Ⓓ÷Ⓐ	算定基礎額比 Ⓓ÷Ⓑ
			退職金総額 Ⓒ	退職一時金	年金現価額			退職金総額 Ⓓ	退職一時金	年金現価額		
						(倍)	(倍)				(倍)	(倍)
1年	174.4	—	—	—	—	—	—	—	—	—	—	—
3	180.0	120.0	360	360	—	2.0	3.0	216	216	—	1.2	1.8
5	185.6	150.0	750	750	—	4.0	5.0	450	450	—	2.4	3.0
10	199.6	150.0	1,650	1,650	—	8.3	11.0	1,200	1,200	—	6.0	8.0
15	213.6	210.0	3,465	3,465	—	16.2	16.5	2,520	2,520	—	11.8	12.0
20	227.6	210.0	4,620	4,620	—	20.3	22.0	3,360	3,360	—	14.8	16.0
25	241.4	270.0	8,100	8,100	—	33.6	30.0	6,750	6,750	—	28.0	25.0
30	253.4	270.0	9,720	9,720	—	38.4	36.0	8,100	8,100	—	32.0	30.0
35	267.5	330.0	13,860	13,860	—	51.8	42.0	11,650	11,650	—	43.6	35.3
40	280.5	330.0	15,840	15,840	—	56.5	48.0	13,200	13,200	—	47.1	40.0

介護福祉士

(単位：千円)

勤続年数	所定内賃金 Ⓐ	退職金算定基礎額 Ⓑ	法人（病院）都合退職					自己都合退職				
			退職金総額 Ⓒ	退職一時金	年金現価額	所定内賃金比 Ⓒ÷Ⓐ (倍)	算定基礎額比 Ⓒ÷Ⓑ (倍)	退職金総額 Ⓓ	退職一時金	年金現価額	所定内賃金比 Ⓓ÷Ⓐ (倍)	算定基礎額比 Ⓓ÷Ⓑ (倍)
1年	148.7	—	—	—	—	—	—	—	—	—	—	—
3	153.1	75.0	225	225	—	1.5	3.0	135	135	—	0.9	1.8
5	155.3	90.0	450	450	—	2.9	5.0	270	270	—	1.7	3.0
10	166.3	90.0	990	990	—	6.0	11.0	720	720	—	4.3	8.0
15	177.3	150.0	2,475	2,475	—	14.0	16.5	1,800	1,800	—	10.2	12.0
20	188.3	150.0	3,300	3,300	—	17.5	22.0	2,400	2,400	—	12.7	16.0
25	200.4	210.0	6,300	6,300	—	31.4	30.0	5,250	5,250	—	26.2	25.0
30	212.8	210.0	7,560	7,560	—	35.5	36.0	6,300	6,300	—	29.6	30.0
35	224.6	210.0	8,820	8,820	—	39.3	42.0	7,350	7,350	—	32.7	35.0
40	235.0	210.0	10,080	10,080	—	42.9	48.0	8,400	8,400	—	35.7	40.0

介護職員

(単位：千円)

勤続年数	所定内賃金 Ⓐ	退職金算定基礎額 Ⓑ	法人（病院）都合退職					自己都合退職				
			退職金総額 Ⓒ	退職一時金	年金現価額	所定内賃金比 Ⓒ÷Ⓐ (倍)	算定基礎額比 Ⓒ÷Ⓑ (倍)	退職金総額 Ⓓ	退職一時金	年金現価額	所定内賃金比 Ⓓ÷Ⓐ (倍)	算定基礎額比 Ⓓ÷Ⓑ (倍)
1年	134.5	—	—	—	—	—	—	—	—	—	—	—
3	138.5	60.0	180	180	—	1.3	3.0	108	108	—	0.8	1.8
5	142.5	75.0	375	375	—	2.6	5.0	225	225	—	1.6	3.0
10	152.5	75.0	825	825	—	5.4	11.0	600	600	—	3.9	8.0
15	162.5	150.0	2,475	2,475	—	15.2	16.5	1,800	1,800	—	11.1	12.0
20	172.5	150.0	3,300	3,300	—	19.1	22.0	2,400	2,400	—	13.9	16.0
25	183.5	210.0	6,300	6,300	—	34.3	30.0	5,250	5,250	—	28.6	25.0
30	196.5	210.0	7,560	7,560	—	38.5	36.0	6,300	6,300	—	32.1	30.0
35	209.0	210.0	8,820	8,820	—	42.2	42.0	7,350	7,350	—	35.2	35.0
40	216.2	210.0	10,080	10,080	—	46.6	48.0	8,400	8,400	—	38.9	40.0

事務・大学卒

(単位：千円)

勤続年数	所定内賃金 Ⓐ	退職金算定基礎額 Ⓑ	法人（病院）都合退職					自己都合退職				
			退職金総額 Ⓒ	退職一時金	年金現価額	所定内賃金比 Ⓒ÷Ⓐ (倍)	算定基礎額比 Ⓒ÷Ⓑ (倍)	退職金総額 Ⓓ	退職一時金	年金現価額	所定内賃金比 Ⓓ÷Ⓐ (倍)	算定基礎額比 Ⓓ÷Ⓑ (倍)
1年	162.7	—	—	—	—	—	—	—	—	—	—	—
3	168.3	120.0	360	360	—	2.1	3.0	216	216	—	1.3	1.8
5	173.9	120.0	600	600	—	3.5	5.0	360	360	—	2.1	3.0
10	187.9	180.0	1,980	1,980	—	10.5	11.0	1,440	1,440	—	7.7	8.0
15	203.1	180.0	2,970	2,970	—	14.6	16.5	2,160	2,160	—	10.6	12.0
20	219.1	240.0	5,280	5,280	—	24.1	22.0	3,840	3,840	—	17.5	16.0
25	235.1	240.0	7,200	7,200	—	30.6	30.0	6,000	6,000	—	25.5	25.0
30	251.1	360.0	12,960	12,960	—	51.6	36.0	10,800	10,800	—	43.0	30.0
35	266.7	360.0	15,120	15,120	—	56.7	42.0	12,600	12,600	—	47.2	35.0
40	280.7	480.0	23,040	23,040	—	82.1	48.0	19,200	19,200	—	68.4	40.0

個別病院のモデル退職金
ポイント制採用病院例

●愛媛県

事務・高校卒

(単位：千円)

勤続年数	所定内賃金 Ⓐ	退職金算定基礎額 Ⓑ	法人（病院）都合退職					自己都合退職				
			退職金総額 Ⓒ	退職一時金	年金現価額	所定内賃金比 Ⓒ÷Ⓐ（倍）	算定基礎額比 Ⓒ÷Ⓑ（倍）	退職金総額 Ⓓ	退職一時金	年金現価額	所定内賃金比 Ⓓ÷Ⓐ（倍）	算定基礎額比 Ⓓ÷Ⓑ（倍）
1年	137.8	—	—	—	—	—	—	—	—	—	—	—
3	142.6	75.0	225	225	—	1.6	3.0	135	135	—	0.9	1.8
5	147.4	75.0	375	375	—	2.5	5.0	225	225	—	1.5	3.0
10	159.4	120.0	1,320	1,320	—	8.3	11.0	960	960	—	6.0	8.0
15	171.4	120.0	1,980	1,980	—	11.6	16.5	1,440	1,440	—	8.4	12.0
20	183.4	180.0	3,960	3,960	—	21.6	22.0	2,880	2,880	—	15.7	16.0
25	197.7	180.0	5,400	5,400	—	27.3	30.0	4,500	4,500	—	22.8	25.0
30	211.7	240.0	8,640	8,640	—	40.8	36.0	7,200	7,200	—	34.0	30.0
35	225.7	360.0	15,120	15,120	—	67.0	42.0	12,600	12,600	—	55.8	35.0
40	237.7	480.0	23,040	23,040	—	96.9	48.0	19,200	19,200	—	80.8	40.0

退職金支給事例
＊実際に退職金を支払った事例
（最近の退職者から遡って5名までの退職者・常勤（正規）職員のみ）

退職年月（西暦）	退職事由	職　種	退職時年齢	勤続年月数	所定内賃金（円）	退職金額（千円）
2014年10月	法人都合	医師	65歳	08年06月	1,110,000	3,600
2014年09月	自己都合	准看護師	31歳	09年05月	179,000	450
2014年05月	自己都合	看護師	52歳	10年02月	290,700	1,202

退職金受給のための最低勤続年数

定年退職の場合	1カ月
法人（病院）都合退職の場合	1カ月
自己都合退職の場合	1カ月

■退職金支給率表（支給月数等）

勤続年数	法人（病院）都合退職	自己都合退職
1年	0%	0%
2	0	0
3	1.0	0.6
4	1.0	0.6
5	1.0	0.6
10	1.1	0.8
15	1.1	0.8
20	1.1	0.8
25	1.2	1.0
30	1.2	1.0
35	1.2	1.0
40	1.2	1.0
45	1.2	1.0

第4部

病院の退職金制度事例

I 平成26年4月からポイント制退職金制度を導入/266
社会医療法人仁生会 細木病院 法人本部人事部長 金子 忠司

II 変わる精神科病院と、給与体系・退職金規定の見直し/274
医療法人厚生会 道ノ尾病院 副事務長・総務部長 宮脇 達朗

III 退職金規程の減額変更手続きと職員への説明/284
特定医療法人社団松愛会 松田病院 事務長 平田 哲也

IV 退職金規定を変更するにあたって履践すべき法的手続き/293
医療法人 A病院

病院の退職金規程例

医療法人A会退職金規程/299　医療法人財団B会B病院退職金規定/303　社会福祉法人C会退職金規定/307　医療法人D会退職金規定/310　社会医療法人社団E会退職金規程/312　医療法人社団F会退職金規程/314　地方独立行政法人G病院職員退職手当規程/317　医療法人H病院退職金規程/332

病院退職金制度事例 I

平成26年4月からポイント制退職金制度を導入

社会医療法人仁生会　細木病院　法人本部人事部長
金子　忠司

1　病院の概要

　当院は、高知県高知市に所在し、高知城から西に800m、「竜馬の生まれたまち記念館」の北400mに位置している。昭和21年に細木診療所として開設し、昭和30年に細木病院に改組し、昭和33年には医療法人仁生会細木病院となった。さらに、平成27年4月には社会医療法人となっている。

社会医療法人仁生会　細木病院

所在地	〒780-8535 高知県高知市大膳町37番地 TEL　088-822-7211／ FAX　088-825-0909
診療科目	内科、呼吸器内科、消化器内科、循環器内科、糖尿病内科、内分泌内科、腎臓内科、外科、消化器外科、肛門外科、乳腺外科、脳神経外科、整形外科、小児整形外科、リハビリテーション科、リウマチ科、泌尿器科、化学療法・緩和ケア科、麻酔科、放射線科、小児科、神経小児科、耳鼻咽喉科
病床数	316床（うち、DPC60床、地域包括ケア60床、回復期リハビリ52床、医療療養100床、障害者施設等30床、緩和ケア14床）

　医療法人としては、昭和50年に高知市の東北部に三愛病院を設立し、平成7年に三愛病院に併設する形で老人保健施設あうん高知を設立、平成8年には高知市の西の日高村の中心地に日高クリニックを開院、平成9年には細木病院から精神科が独立する形で細木ユニティ病院を開院、平成18年には高知市の東部の介良地区にほそぎ東部クリニックを開院した。その間、各施設ともに介護保険事業の充実を図り、雇用を拡大し、法人全体の職員数は、1,300人を超える状況である。

　細木病院は、職員数、収益ともに法人の約50％を占める中核病院である。現在の病院の概要は**図表1**のとおりである。また、開設以来、病院機能の向上、職員の働きやすさの向上、地域への貢献に努めてきた。

　平成12年の日本医療機能評価機構の認定、平成16年の基幹型臨床研修病院指定、平成19年の高知県次世代育成支援企業認証、平成26年の高知県へき地医療支援病院認定などがその証左として挙げられる。

　現在の細木病院の施設認定等は**図表2**の

第4部　病院の退職金制度事例

図表1　病院の概要

開設者	理事長　細木　秀美
管理者	院長　橋本　浩三
病床数	316床
病棟種別	一般急性期病棟（DPC適用）　1病棟　60床 地域包括ケア病棟　1病棟　60床 回復期リハビリテーション病棟　1病棟　52床 医療療養病棟　2病棟　100床 障害者施設等一般病棟　1病棟　30床 緩和ケア病棟　1病棟　14床　　計7病棟
標榜科目	内科　呼吸器内科　消化器内科　循環器内科 糖尿病内科　内分泌内科　腎臓内科 外科　消化器外科　肛門外科　乳腺外科 脳神経外科　整形外科　小児整形外科 リハビリテーション科　リウマチ科　泌尿器科 化学療法・緩和ケア科　麻酔科　放射線科 小児科　神経小児科　耳鼻咽喉科　　計23科目
介護保険事業	訪問介護　訪問看護　訪問リハビリテーション 居宅介護支援　通所リハビリテーション　各1事業所 認知症対応型通所介護　2事業所 認知症対応型共同生活介護　7事業所　計14事業所
高知市より受託事業	高知市北部地域高齢者支援センター城西出張所 高知市病児・病後児保育事業

図表2　細木病院の施設認定等

- 第二次救急医療施設（救急告示病院）
- 高知県へき地医療支援病院
- 日本医療機能評価機構認定病院
- 日本外科学会外科専門医制度関連施設
- 日本整形外科学会整形外科専門医研修施設
- 日本リハビリテーション医学会研修施設
- 日本内科学会教育関連施設
- 日本内分泌学会内分泌代謝科認定教育施設
- 日本消化器病学会関連施設
- 日本甲状腺学会認定専門医施設
- 日本糖尿病学会認定教育施設
- 日本呼吸器学会認定施設
- 日本高血圧学会専門医認定施設
- 日本医療薬学会認定研修施設
- 日本静脈経腸栄養学会 NST（栄養サポートチーム）稼働施設
- 日本栄養療法推進協議会 NST（栄養サポートチーム）稼働施設
- マンモグラフィ検診精度管理中央委員会マンモグラフィ（乳房エックス線写真）検診施設画像認定施設
- 厚生労働省　基幹型臨床研修病院
- 国土交通省　短期入院協力病院
- 国の次世代育成支援一般事業主認定
- 高知県次世代育成支援企業認証

とおりである。

2　職員の現状

職種別職員数は、**図表3**のとおりである。病院給食、清掃、レストラン運営、駐車場管理、売店運営、一部の検体検査を業務委託している。医事部門はすべて自前で行っている。

職員の年齢構成は、**図表4**のとおりである。正職員は、59歳まですべての年代が偏りなく分布している。31～40歳に分布のピークがあるのは、当院の子育て支援施策が充実していることによると考える。平均年齢は、全職員で43歳、正職員で39歳となっており、高知県民と同じで年々高齢化している。また、新卒者の年齢も看護職を中心として、社会人経験者や子育てが落ち着いた世代の増加によって高年齢化している。

図表3　職種別職員数

施設	職種	職員数
病院	医師	35
	看護師	139
	准看護師	34
	介護福祉士	22
	看護補助者	45
	薬剤師	10
	診療放射線技師	8
	臨床検査技師	14
	臨床工学技士	1
	管理栄養士	5
	理学療法士	34
	作業療法士	21
	言語聴覚士	9
	MSW	7
	診療情報管理士	3
	事務	54
	その他	25
	計	466
介護事業所	看護師	15
	准看護師	5
	介護福祉士	68
	ヘルパー	45
	理学療法士	5
	事務	4
	その他	5
	計	147
合計		613

　勤続年齢別の職員数は、**図表5**のとおりである。勤続5年以下が過半数であり、10年以下が70％を占める。正職員の平均勤続

図表6　細木病院　退職金支給状況

年度	人数	支給額
平成21	21	20,143,567
平成22	25	50,099,577
平成23	32	72,747,462
平成24	29	32,042,272
平成25	34	44,978,802

年数は、8年8カ月である。平均年齢の割に勤続年数は長くはない。今後10年で定年退職を迎える職員は101人であり、定年時の平均勤続年数は、19年強となる。多額の退職金支払いに備えなければならない。近年の当院の退職金支給状況は、**図表6**のとおりである。

3　退職金制度

(1) 当院の退職金制度の根幹

　次項に述べるとおり、当院の退職金制度は時代とともに変遷しているが、支給対象者など変わらない根幹は以下のとおりである。

　①支給対象者：正職員および短時間正職員とする。時給、日給制職員及び定年60歳以上の嘱託契約職員は対象外とする。

　②受給資格：勤続3年以上とする。

図表4　職員の年齢構成

年齢	～25	26～30	31～35	36～40	41～45	46～50	51～55	56～59	60以上	計
職員数	58	66	95	71	67	56	65	55	80	613
内正職員数	51	56	88	64	61	50	52	40	0	462
正職員の構成率	11.0%	12.1%	19.0%	13.9%	13.2%	10.8%	11.3%	8.7%	0.0%	100.0%

図表5　勤続年数別職員数

勤続年数	3年未満	3～5	6～10	11～15	16～20	21～25	26～30	31～35	36以上	計
職員数	207	104	126	75	41	33	11	11	5	613
内正職員数	157	79	89	53	36	29	8	9	2	462
正職員の構成率	34.0%	17.1%	19.3%	11.5%	7.8%	6.3%	1.7%	1.9%	0.4%	100.0%

第4部 病院の退職金制度事例

③勤続年数の算定：起算日は、正職員として雇用された初日とする。最終日は、退職日、支給対象から支給対象外に契約変更する前日、または定年年齢60歳の誕生日を含む月の末日とする。勤続年数の計算において、就業規則上の無給の休暇、休業、欠勤等は算入しない。つまり、産休、育休、介護休はいずれも算入しない。

(2) 退職金制度の変遷

昭和の時代の退職金制度は、退職時基本給に勤続年数別係数を乗じるだけで、定年退職と自己都合退職の差別化はなされていなかった。また、勤続年数別係数も20年以上は、勤続年数イコール係数という設定（医師を除く）であり、永年勤続者には非常に高額の退職金が支払われていた。

時代が平成になることを契機として、退職金制度を改定した。平成以降の採用者に適用される制度で、勤続年数別係数を引き下げ（勤続年数25年で80％）、自己都合退職の場合の係数を新設（勤続25年で85％）した。

平成26年4月1日にポイント制退職金制度を導入した。この制度は、平成25年1月1日時点において、満年齢49歳以下の職員に適用するものとした。すでに退職金の受給権が発生している職員に対しては、平成26年3月31日時点の退職金を算定してポイント化し、後述する累積勤続年数ポイントを差し引いたものを移行時ポイントとして付与することで対応した。

(3) ポイント制退職金制度導入の経緯

当院では平成24年度から毎年、経営コンサルタント会社に委託して、「職員の意欲度・満足度調査」を行っている。その第1回の調査結果において、役職者への昇進希望、給与決定の公正さ、自分の仕事に対する給料の見合い度について、満足度が低い結果となったため、人事制度改革への取り組みを開始した。

当院では、平成11年度から職能資格制度を導入し、人事考課を実施し、昇格により賞与や昇給が増額する仕組みを導入していた。しかし、昇格（上位等級の獲得＝職能の向上）と昇進（上位の役職への就任＝役割の重大化）が切り離されており、部下と上司が同じ等級である、部下の給与が上司を逆転しているという状況もみられた。

そこで、職能資格制度から役割等級制度に転換し、昇格と昇進を連動させ、等級に対して職位を割り振った。

一般職は1～4等級、主任は4・5等級、係長・副師長は5・6等級、課長・室長・師長は6・7等級、副部長は7・8等級、部長は8・9等級とした。この管理職コースだけでなく、専門職コースを設け、中級専門職は4・5等級、上級専門職は6・7等級とし、複線昇進コースとした。当院の資格等級フレームは、**図表7**のとおりである。

また、年功による昇給を抑える代わりに昇格昇給を組み込んだ賃金表を導入した。昇格昇給金額は、5等級以上への昇格を高額にし、昇進＝昇格＝賃金（基本給）の上昇となる仕組みとした。より役職者の賃金を魅力あるものとするために、手当ての見直しも行い、上位役職の所定内賃金を上昇させた。

図表7　仁生会資格等級フレーム

階層	等級	等級定義	対応職位	初任格付	運用基準 最短 昇格年数	昇進年数
P9 President	9	【管理統括業務】病院・事業所全体の運営および経営等に関して、病院長等を補佐する役割を担うとともに、自部門の運営を円滑に執行する役割を担う。また、自部門の中期的な運営等の改善に向けリーダーシップを発揮し、自部門の業績向上、専門分野の質の向上および医療の質の向上を図る役割を担う。	部長			
P8	8	【部門統括的業務】病院・事業所全体の運営および経営等に関して、病院長・部長等を補佐する役割を担うとともに、自部門の運営を円滑に執行する役割を担う。また、自部門の中期的な運営等の改善に向けリーダーシップを発揮し、自部門の業績向上、専門分野の質の向上および医療の質の向上を図る役割を担う。	副部長			部長への昇進要件は、課長・師長・室長及び副部長経験3年以上
E7 Executive	7	【部門管理的業務】自部署の運営を円滑に執行する役割を担う。また、自部署の中期的な運営等の改善に向けリーダーシップを発揮し、自部署の業績向上を図る役割を担う。さらに、部下の指導育成を行い、公正な人事考課等を行う役割を担う。 【上級専門業務】学会・職能団体等が認定する資格取得により、専門職として極めて高い知識・技術を有し、それらを駆使して、施設の中期的な運営・業績に貢献する企画立案および実行を、組織横断的に推進する役割を担う。	課長・師長・室長	上級専門職	3年	副部長への昇進要件は、課長・師長・室長経験3年以上
E6	6	【監督・指導的業務】担当する係の運営を円滑に執行する役割を担う。また、上司の補佐を行うとともに、部下の指導育成を行う役割を担う。	係長・副師長		2年	課長・師長・室長への昇進要件は、係長・副師長経験3年以上
S5 Supervisor	5	【判断・指導的業務】上司の包括的な指示の下、担当業務のリーダーとして、業務目標達成のために、後輩や関係部門の職員と協働して業務を行う役割を担う。また、後輩の指導育成を行う役割を担う。 【中級専門業務】特定の業務に関する高い知識や熟練した技術を、後輩に伝授する役割を担う。	主任	中級専門職	2年	係長・副師長への昇進要件は、業務経験10年以上
S4	4	【初級指導監督・初級判断業務】※自らも判断業務を遂行し、熟練を要する業務を遂行するとともに一般職員をリードできる職能段階	一般職（管理職・専門職・専門職へのキャリア形成コースいずれか進む優秀者の績）		2年	主任への昇進要件は、業務経験5年以上
J3 Junior	3	【複雑定型・熟練業務】※概略指示により、経験と熟練によって行う複雑定型業務とそれを遂行できる職能段階	一般職	大卒	2年	
J2	2	【一般定型業務】※一般的指示又は定められた基準に従い多少の経験によって行う一般定型業務を遂行できる職能段階		短大・専門学校	2年	
J1	1	【補助・単純定型業務】※具体的指示、又は定められた手順に従って補助および単純定型業務とそれを遂行できる職能段階		高卒	2年	

※一般職は4等級を上限とする。5等級以上へ昇格するためには、管理職か専門職のどちらかのコースへ進む必要がある。
※等級定義は、対応職位の上位等級に該当する。

第4部　病院の退職金制度事例

図表8　勤続ポイントと自己都合係数

勤続年数	勤続ポイント	累積勤続ポイント	自己都合係数
0	0	0	0.00
1	0	0	0.00
2	0	0	0.50
3	5	5	0.60
4	6	11	0.70
5	6	17	0.75
6	6	23	0.75
7	6	29	0.75
8	6	35	0.75
9	6	41	0.75
10	6	47	0.77
11	6	53	0.79
12	6	59	0.80
13	6	65	0.81
14	6	71	0.82
15	6	77	0.82
16	6	83	0.83
17	7	90	0.83
18	7	97	0.84
19	7	104	0.84
20	7	111	0.84

21年以降、1年間の勤続ポイントは7とする。

この人事制度改革の一環として、退職金制度も議論した。短時間正職員制度の導入が実現し、今後、多様な働き方が模索される現状で、従来の退職時基本給を用いる制度では、職員の全職歴における貢献度が正当に評価できないと考えられた。

職員の1年間の貢献度＝役割をポイント化し、その累積ポイントを退職金とすることで正当な評価が可能となると考えた。また、昇格昇給を組み込んだ賃金表を設計するにあたって、基本給の変化と退職金を切り離したいという狙いがあった。

この際、賞与に対するポイント制導入も議論されたが、一度にすべてを変更すると職員が理解できないなどの懸念から、今回の改革では見送ることとした。従来どおり、基本給に支給率と出勤率を乗じ、人事考課による増減を加える仕組みのまま維持している。

この新しい制度の適用者を、平成25年1月1日時点において、満年齢49歳以下とした理由は次の2点である。①従来は50歳以上で基本昇給停止であったところ、新制度では55歳まで昇給する（賃金表の1号俸分上昇する）こととした。②定年による退職金支給を10年以内に迎える職員に対して、退職金制度が変更されることに対する不安や不信感を抱かせないようにと配慮したこと。

現にこの人事制度の変更についての職員説明会を実施したあとで、定年間近の職員から「退職金制度が変わる前に退職したほうが得になると聞いたが本当か」との問い合わせがあった。その職員には、年齢的に新制度の適用外であること、新制度が適用されたとしても、定年前の退職が定年退職より有利になることがないことは自己都合係数からも明らかであることを何度も説明した。賃金や退職金の制度変更は、実施する側が説明を尽くしたつもりでも、誤解されて伝わるものである。

4　ポイント制退職金

当院が導入したポイント制退職金は、累積勤続ポイント、累積等級ポイントおよび累積職種ポイントの和にポイント単価と退職事由別係数（病院都合は1.00、自己都合は自己都合係数）を乗じて、計算される。

勤続ポイントと自己都合係数は**図表8**、等級ポイントは**図表9**、職種ポイント（事

図表9　等級ポイント

等　　級	等級ポイント
1	1
2	2
3	4
4	6
5	7
6	7
7	8
8	9
9	10

図表10　事務職職種ポイント

等　　級	事務職ポイント
1	0
2	0
3	1
4	2
5	2
6	5
7	7
8	9
9	9

務職）は図表10のとおりである。

　事務職2等級20歳で就職した職員が、2等級4年、3等級4年、4等級4年、5等級主任4年、6等級係長10年、7等級課長14年、勤続40年で60歳定年時に受け取る退職金額の元となる累計ポイントを計算する。ポイントをPであらわす。

　累積勤続P：251（図表8より、0～20年の累積Pは表から111、21年～40年の20年間の累積Pは7×20＝140、111＋140＝251）

　累積等級P：258（図表9より、2P×4年＋4P×4年＋6P×4年＋7P×4年＋7P×10年＋8P×14年）

　累積職種P：168（図表10より、0P×4年＋1P×4年＋2P×4年＋2P×4年＋5P×10年＋7P×14年）

　退職事由別係数：1.00定年退職
　累計P：（251＋258＋168）×1.00＝677
　退職金額：677×P単価　1P＝10,000円なら677万円

　上記の事務職が、3等級であった4年間のうち勤続5年目と6年目の2年間が週所定労働時間32時間（短時間係数0.8）の短時間正職員であった場合は、

　累積勤続P：248.6（図表8より、勤続年数5と6のPは6であるから、減算Pは6×2×0.2＝2.4　251－2.4＝248.6）

　累積等級P：256.4（図表9より、3等級のPは4であるから、減算Pは4×2×0.2＝1.6　258－1.6＝256.4）

　累積職種P：167.6（図表10より、事務職3等級のPは1であるから、減算Pは1×2×0.2＝0.4　168－0.4＝167.6）

　退職事由別係数：1.00定年退職
　累計P：（248.6＋256.4＋167.6）×1.00＝672.6
　退職金額：672.6×P単価　1P＝10,000円なら676万6千円

5　まとめと今後の課題

　当院における人事制度の改革は、当初の目的である「組織への貢献度（役割の重要性）を評価し、役職者の処遇を魅力あるものにすること」は、ある程度達成できたと考える。この改革により、管理職、専門職

第4部 病院の退職金制度事例

いずれかのコースでの昇進意欲の向上が期待できる。それは、昇進により昇格し、昇格すれば昇格昇給による給与・賞与の増額、等級ポイント、職種ポイントの増加による退職金の増額というインセンティブが働くからである。

しかし、この改革による大きな変化は、まだ見えてこない。年功部分を抑えた賃金表を適用することにより、平成26年度の昇給では、多くの職員は昨年より昇給幅が小さくなっただけであることによると考える。今後、昇格昇給を受ける職員が増加することで、より理解が進むことを期待したい。

一方、法人全体を考えると、2病院、2診療所は旧制度のままである。職員の異動もゼロではないので、できるだけ早期に新制度を適用したいが、新賃金表への移行原資等を勘案して検討しているところである。

また、退職金に論を戻すと、支給原資の確保は重大な問題である。特に、今回の人事制度改革の適用外とした医師については、退職金額が高額なままである。一部医療機関では、医師については退職金制度を廃止し、年収に組み込んでいると聞いている。リクルートとの関係のなかで、当法人でも検討したいと考える。

原資の確保策としては、昔は商工会議所の退職金共済に加入して積み立てていたが、近年は退職金額が高額になりそうな勤続年数の職員に対する積立型の生命保険の利用にとどまっている。より効率的で会計的に有利な原資の確保策を立案しなければと焦燥する日々である。

病院退職金制度事例 II

変わる精神科病院と、給与体系・退職金規定の見直し

医療法人厚生会　道ノ尾病院　副事務長・総務部長
宮脇　達朗

1 病院の概要

当法人の母体は病床数785床の精神科の単科病院である。医療法人厚生会としての本部のほか、関連施設として、虹が丘病院（急性期病院、一般150床）、みちのおメンタルクリニック、訪問看護ステーション「すみ香」、訪問ヘルパーステーション「にじいろ」、相談支援事業所「にじいろ」、宿泊型訓練施設「ふれあい」、就労B型支援事業所「かいこう」、共同住居、サービス付き高齢者向け住宅「れいんぼうハウス滑石」を運営する。

また、社会福祉法人新生会として、特別養護老人ホーム「望星荘」、居宅介護支援事業所「望星荘」、ショートスティ・デイサービス、障害者支援施設「虹が丘学園」などを運営している。

■精神科病院の現状

精神科医療の今後は、さらに入院治療から通院治療主体へと変わっていく。また、高齢化が進むことにより、認知症対策の重要性も高まっていくものと考える。

認知症罹患数は、現在約500万人といわれ、10年後には65歳以上の5人に1人、約700万人へと急増すると見込まれている。当院は精神科病院であるが、昨今は統合失調症などよりも、認知症患者の増加が顕著になっている。

また、精神科病院といえども、入院患者の高齢化も大きな問題となっていて、食事や入浴の介助など、病棟における看護、介護職員の増員を図らざるを得ない状況であり、医療と介護は連携から密着へと変化している。

そのような状況下、介護・障害福祉系の

医療法人厚生会　道ノ尾病院

所在地	〒852-8055 長崎県長崎市虹が丘町1番1号 TEL 095-856-1111／FAX 095-856-4755
診療科目	精神科、神経科、心療内科、内科、皮膚科、歯科
病床数	785床（精神）（精神療養病棟（I）360床、精神科急性期治療病棟1　60床、合併症治療病棟125床、一般精神病棟　240床）

第4部 病院の退職金制度事例

事業に参画・拡大することにより、職員数の増加に伴う人件費の増加、社会保険料の増加などの対策を考えることが重要になっている。認知症患者の増加、さらには高齢化等により、介護職員の採用が以前にも増して多くなってきているためである。

図表1に示した過去10年間の職員数の推移・年齢構成を参照していただきたい。単純に1.2倍ぐらいの人数になっている。また、平均年齢の高さも見てとれる。このような職員構成、年齢構成は、精神科病院の特徴の1つである。

2 雇用形態の多様化への対応

当院は、多様な勤務環境を希望する職員も少なくないため、ジョブ・シェアリングをはじめとした非常勤職員の採用により、雇用形態を多様化している。

例えば、勤務シフトは多い部署だと勤務パターンは50種類にも及び、特に看護部門

図表1　職員の年齢構成別人数（人）

		〜25歳	26〜35歳	36〜45歳	46〜55歳	56〜60歳	60歳〜	計
常勤職員数	2005年	26	100	125	160	35	34	480
	2006年	30	103	118	166	40	28	485
	2007年	39	116	100	170	56	27	508
	2008年	31	123	98	181	58	27	518
	2009年	28	123	109	171	68	30	529
	2010年	29	116	119	161	73	35	533
	2011年	22	120	126	152	78	58	556
	2012年	23	129	116	159	76	52	555
	2013年	18	128	124	152	93	43	558
	2014年	15	128	128	145	94	47	557
非常勤職員数	2005年	3	3	6	11	35	11	69
	2006年	5	3	5	14	30	18	75
	2007年	4	4	7	20	26	27	88
	2008年	4	4	9	19	19	35	90
	2009年	2	6	6	20	17	38	89
	2010年	2	5	6	19	14	43	89
	2011年	3	4	5	25	11	45	93
	2012年	1	7	7	17	19	43	94
	2013年	2	9	9	19	21	23	83
	2014年	5	13	10	20	18	27	93
合計職員数	2005年	29	103	131	171	70	45	549
	2006年	35	106	123	180	70	46	560
	2007年	43	120	107	190	82	54	596
	2008年	35	127	107	200	77	62	608
	2009年	30	129	115	191	85	68	618
	2010年	31	121	125	180	87	78	622
	2011年	25	124	131	177	89	103	649
	2012年	24	136	123	176	95	95	649
	2013年	20	137	133	171	114	66	641
	2014年	20	141	138	165	112	74	650

図表2　高齢者雇用における給与規定の変更

	年俸400万円		
改正前	①400万円	②在職老齢年金	③高年齢雇用継続金
	給与＝400万－②－③ ただし、②と遺族年金の関係は不問。		
改正後	①　60歳時のその職種の初任給 ②③の金額は問わない。		

においては職員の希望に応じて雇用契約を結んでいる（ただし、週3日以内の勤務で、就業時間が週30時間未満の職員に限定）。

また、高齢者雇用については、特に60歳以上の職員の高齢者雇用は、給与規定を変更し、それまでの人事考課などを参考に雇用している。

これまで60歳定年時は、年俸制（給与＋高齢者雇用給付金＋在職老齢年金）としていたが、**図表2**のように、その職種の初任給となるように変更した。

具体的には、①給与を該当職種の初任給にする、②高齢者雇用継続給付金の受給は継続するが、受給要件として60歳時点での賃金が60歳以降の賃金が25％以上減となっていなければならないことから、25％減の賃金が初任給金額を下回る場合は初任給以下にはしない、③年金等の受給に関しては不問とする——と変更した。

年金を不問としたことは、在職老齢年金、遺族年金、加給年金、年金基金等、共済年金等受給により調整されるものや、夫婦の個人情報のチェックなど、問題点が多いためである。

さらに、65歳で雇用契約が満了した職員については非常勤にて再雇用をしている。これは、教育費用、社会保険料・雇用保険料の削減になるためである。

ただし、65歳以上の職員の再雇用に関しては、高齢化と業務能力（能率）の低下とのバランスを考えて雇用人数を決定することが重要である。

障害者雇用への取り組みは、障害者雇用率2％（医療業の場合は除外率30％）のクリアは現在、課題になっている。医療機関の場合、障害者枠を用意できる清掃業務、リネン、調理などの部署が委託化されているのが現状であるからである。

さらに、週20時間以上の勤務時間を満たさないと雇用率にカウントできないという理不尽な仕組みになっている。不足時の納付金が1人当たり5万円となっていて、当院にとっては安くはない。

いずれにしても、労働法制はめまぐるしく変更されるため、雇用に関しては、常勤、非常勤、高齢者、障害者等のバランスをとっていかなければならないと考えている。

3　選択制確定拠出年金を2013年7月に導入

選択制確定拠出年金とは、①加入金額は給与とみなされない、②つまり社会保険料、所得税、次年度の住民税が安くなる、③将来（60歳）受け取るときには、退職所得控除（20年まで年40万円、20年超年70万円）の適用が受けられる、④個人で金融機関等に預金した場合は利子所得に20％の分離課税が適用されるが、選択制拠出年金での運用益には適用されない——といったメリットが挙げられる。

第4部 病院の退職金制度事例

図表3　選択制確定型拠出年金採用時のメリット

給与　38万円

	給与	前払選択金	合計支給額	介護保険料	健康保険料	厚生年金	所得税	雇用保険
未加入者	340,000円	40,000円	400,000円	2,945円	19,114円	32,528円	13,320円	2,054円
加入者	340,000円	0円	360,000円	2,635円	17,102円	29,104円	9,400円	1,824円
負担減				310円	2,012円	3,424円	3,920円	230円

図表4　支給額による負担軽減の例
　　　年俸1800万円（年俸を1／12で支給）

A　月額給与　150万円	健康保険料	介護保険料	厚生年金	雇用保険	合計	12カ月	①
	60,923	9,559	54,169	7,500	132,151	1,585,812	

B　月額給与　10万円	健康保険料	介護保険料	厚生年金	雇用保険	合計	12カ月	②
	4,934	774	8,562	500	14,770	177,240	
賞与（年1回）1680万円	健康保険料	介護保険料	厚生年金	雇用保険	合計 ③	Bの年間計 ④	
	128,516	21,973	128,400	84,000	362,889	540,129	

　　　　AとBの差額　　　①－④　　　1,045,683

選択制確定拠出年金を採用による実際のメリットについては、**図表3**を参考にしていただきたい。

職員としては、厚生年金保険料が安なるので、将来受け取る厚生年金の受給額とのシミュレーションが必要になるが、そのメリットには驚かれると思う。

法人として、社会保険料の負担が年間500万円ほど軽減された。

4　社会保険料対策

毎年、負担率が増加する社会保険料。特に健康保険料の負担を考える必要もある。

社会保険料は、報酬月額が635,000円以上になると、健康保険料のみが増加する仕組みになっている。2015年1月からは自己負担限度額も改正され負担は増加するだけである。さらに、報酬月額が最高121万円となっているが、今後はさらに等級を増やして、保険料の徴収額を増やすことが見えている

現在の健康保険料率10.06％、介護保険料率1.72％、厚生年金保険料率17.474％であり、賞与時の限度額、健康保険料（540万円）、厚生年金（150万円）を組み合わせた給与体系を検討しなければならない。

例えば、年俸1,800万円の場合、極端ではあるが給与を10万円、賞与を1,680万円として、賞与は社内預金として、毎月預金引き出しして、支払額は同額にする。

図表4のとおり、1,585,812円の負担が540,129円と1,045,683円の負担減になる。この金額は折半額であるため、1人あたり約209万円の経費節減が実現する（所得税は社会保険料が減るので増加する）。

また、役職者等は、月額給与を標準報酬月額表の等級の上限に設定し、残金は賞与での支給に変更する。

ここで問題になるのは、万一疾病等により休職した場合の傷病手当金や、退職した

ときの失業手当の金額である。

そこで、傷病手当金の不足額は、経費節減分にて損害保険に加入して対応する。

雇用保険は基本手当日額の上限額が約7,800円であり、本人都合の場合は150日（加入20年）であるため、差額の支給を考えればそう問題ではない。

5 給与・退職金規定

当院では2007年、人事考課制度の導入と同時に、給与規定、退職金規定の大幅な改定を行った。

■給与規定の見直し

従来の給与は、基本給がベースとなっていた。賞与の支給額、昇給、退職金も基本給連動型だった。そのために諸手当を多く設定し、基本給を抑えるいびつな給与体系だった。

そこで新制度では、従来の「基本給＋諸手当」を、「基本給与額」と呼称を変えた。昇給は**図表5**のとおり、等級・評価別と

図表5　新しい給与規定

2014年4月昇給要綱

昇給ピッチ

	S	A	B	C	D
1等級	2,500	1,800	1,500	0	0
2等級	2,800	2,200	1,800	0	0
3等級	3,100	2,500	2,100	1,500	0
4等級	3,300	2,800	2,400	1,800	0
5等級	4,000	3,100	2,700	2,100	0
6等級		3,300	3,000	2,500	0
7等級		4,000	3,500	2,500	0
8等級		4,000	3,500	2,500	0

考課配分

	情意	成績	能力
1等級	30%	40%	30%
2等級	30%	40%	30%
3等級	30%	40%	30%
4等級	20%	40%	40%
5等級	20%	40%	40%
6等級	20%	30%	50%
7等級	20%	30%	50%
8等級	20%	30%	50%

考課要素	
S	85点
A	75点
B	60点
C	50点
D	40点

総合評価点数	
S	80点以上
A	70点～79点
B	55点～69点
C	45点～54点
D	45点未満

昇給額　入社日　2013/10～2013/12/31　　50%
　　　　〃　　　2014/1以降　　　　　　　 0

第4部　病院の退職金制度事例

図表6　看護助手から、准看、看護師となった場合の差

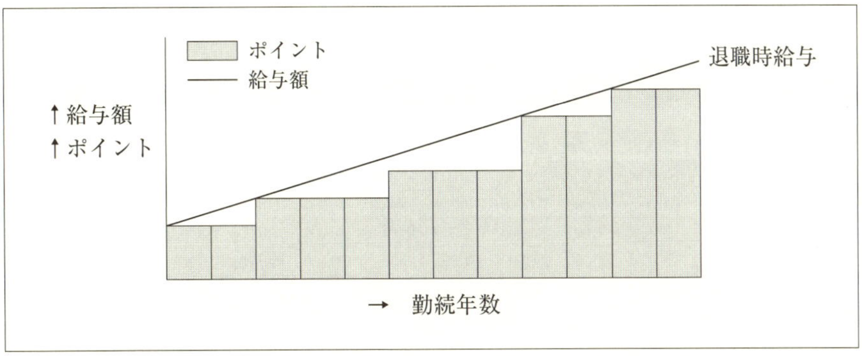

なっている

■退職金規定の見直し
①ポイント制

　退職金規定では、年功的な最終給与比例方式から、職責・貢献度の評価を反映させるポイント制に変更した。しかし、例えば看護助手で採用し、その後、准看護師、看護師と資格取得した場合、**図表6**のように、比例方式とポイントに大きな差が出てしまう（棒グラフと直線のすき間）。

　そこで、**図表7**は当院の退職金ポイント表であるが、6等級が主任格、7等級が師長各（課長）、8等級が部長格となっている。勤続年数が長いスタッフが6等級、7等級よりも高くなるといった弊害を改善できたと思われる。

　退職金にも職責・能力の評価を導入し、スタッフのやる気・モチベーションの維持を図らなければならない。

②逓減率
　以下は、退職金規定の抜粋である。

（退職金の支給額）
第4条　退職金の支給額は、在職期間における職能ポイントの累計合計にポイント単価を乗じた額とする。
　　退職金＝ポイント累計×ポイント単価
2　職員が自己の都合により退職するときは、前項の退職金に次の区分により計算した退職金を支給する。
　　勤続3年以上6年未満の者
　　　退職金の70％
　　勤続6年以上11年未満の者
　　　退職金の80％

　医療機関の場合、逓減率の導入は必須と思われる。当法人の場合、逓減率の年数は、離職者の勤続年数等のデータ（**図表8・図表9**）により設定したが、急性期等の病院と精神科病院とは実情が異なるとは思われる。

③功労金
　退職金規定のうち、特別功労金の規定は、次のように定めている。

図表7　退職金ポイント表

退職金ポイント表

(医) 厚生会
2006/10/26

職種等級	看護師	准看護師	介護福祉士	助手	ケアマネ	薬剤師	作業療法士 理学療法士	ケースワーカー心理	検査	管理栄養士 栄養士	調理師 調理員	技工士 衛生士	事務	医師	その他
1	160,000	140,000	110,000	100,000	160,000	190,000	160,000	140,000	140,000	140,000	100,000	130,000	130,000	400,000	100,000
2	160,000	140,000	120,000	110,000	160,000	190,000	160,000	140,000	140,000	140,000	110,000	130,000	140,000	400,000	110,000
3	160,000	150,000	130,000	120,000	160,000	190,000	170,000	160,000	150,000	150,000	120,000	140,000	150,000	400,000	120,000
4	180,000	160,000	140,000	130,000	180,000	200,000	180,000	180,000	180,000	180,000	130,000	150,000	160,000	420,000	130,000
5	190,000	190,000	160,000	150,000	190,000	210,000	190,000	190,000	190,000	190,000	170,000	180,000	180,000	450,000	150,000
6	230,000	230,000	230,000	230,000	230,000	230,000	230,000	230,000	230,000	230,000	230,000	230,000	230,000	480,000	230,000
7	270,000	270,000	270,000	270,000	270,000	270,000	270,000	270,000	270,000	270,000	270,000	270,000	270,000	510,000	270,000
8	340,000	340,000	340,000	340,000	340,000	340,000	340,000	340,000	340,000	340,000	340,000	340,000	340,000	540,000	340,000
9	420,000	420,000	420,000	420,000	420,000	420,000	420,000	420,000	420,000	420,000	420,000	420,000	420,000	600,000	420,000

図表8　勤続年数別職員数（人）

		3年未満	6年未満	11年未満	16年未満	21年未満	21年以上	計
常勤職員数	2005年	90	69	141	71	31	78	480
	2006年	93	64	118	96	34	80	485
	2007年	112	65	107	104	40	80	508
	2008年	106	74	102	115	40	81	518
	2009年	105	80	93	121	42	88	529
	2010年	84	96	95	111	57	90	533
	2011年	82	86	106	103	74	105	556
	2012年	97	79	105	95	82	97	555
	2013年	112	62	108	91	92	93	558
	2014年	123	56	108	75	98	97	557
非常勤職員数	2005年	20	8	5	7	4	25	69
	2006年	16	18	3	9	4	25	75
	2007年	28	16	5	10	4	25	88
	2008年	31	12	8	9	3	27	90
	2009年	27	10	14	9	4	25	89
	2010年	15	23	13	4	7	27	89
	2011年	22	20	14	2	8	27	93
	2012年	28	17	14	4	6	25	94
	2013年	35	11	18	5	2	12	83
	2014年	50	14	16	10	1	2	93
合計職員数	2005年	110	77	146	78	35	103	549
	2006年	109	82	121	105	38	105	560
	2007年	140	81	112	114	44	105	596
	2008年	137	86	110	124	43	108	608
	2009年	132	90	107	130	46	113	618
	2010年	99	119	108	115	64	117	622
	2011年	104	106	120	105	82	132	649
	2012年	125	96	119	99	88	122	649
	2013年	147	73	126	96	94	105	641
	2014年	173	70	124	85	99	99	650

第4部 病院の退職金制度事例

図表9　退職人数および退職金支給額

	雇用区分				勤続年数		退職金支給額	
	退職	60歳定年	非常勤	退職者合計	常勤	非常勤	人数	金額
2005年	31	14	0	45	8年5月		32	88,053,516
2006年	32	10	5	47	8年5月	1年6月	22	52,879,140
2007年	25	6	14	45	9年6月	10月	27	63,069,491
2008年	24	15	9	48	11年6月	2年5月	24	68,037,833
2009年	28	17	11	56	7年5月	5年6月	20	52,977,700
2010年	22	18	7	47	9年5月	3年4月	28	72,924,048
2011年	31	21	13	65	10年7月	3年4月	26	89,009,951
2012年	30	21	24	75	10年6月	5年4月	26	44,344,759
2013年	42	14	26	82	11年6月	2年4月	27	59,899,855
2014年	46	24	9	79	10年5月	3年5月	41	83,066,314

（特別功労金）
第7条　在職中に特別の功労があった者については特別功労金を支給することがある。
　　なお、その額についてはその都度定める。

　最終給与比例方式からポイント制への移行により、減額になる功労者も出てくる。
　しかし、勤続年数による係数は、年功的な意味合いが強い。確かに長年貢献した部分を評価したいと考えるのであろうが、それならば最終比例方式と変わらなくなってしまうため、実際の運用にあたっては、注意が必要である。

④理事等役員の退職金
　理事等、役員の退職金が、いちばん頭を悩ませる問題である。
　職員の場合、退職、定年＝退職金となるが、生涯現役となる、理事長、理事の場合、退職金の支給、給与額、勤務の状況などすべてを考慮し、決定しなければならない。
　当法人の場合は、退職する理事は、特別功労金にて支給額の調整を行っている。

参考資料　職能資格等級の定義

階層	職能資格	等級	職能資格等級定義	モデル 看護職 看護師 年齢	滞留	准看護師 年齢	滞留	助手 年齢	滞留	診療 薬剤師 年齢	滞留
G	経営職能	9	〈管理統率業務〉 ・経営層を補佐するとともに病院全体を統括し、部下を管理統率する業務とそれを遂行できる職能段階								
M	管理・専門職能	8	〈高度専門統括管理〉 ・経営方針に基づき、的確に部の組織単位を指示、指導する統率力を有している。 ・病院の経営の中核に参画し得るような広い視野に基づく高度の知識、経験、決断力、企画力、もしくは指導力、管理力を必要とし複雑かつ困難な仕事を遂行できる	45	15						
M	管理・専門職能	7	〈高度専門管理業務〉 ・経営方針に基づき、的確に組織単位を指示、指導する統率力を有している。 ・自らの業務に対する専門的な知識を有し、的確な判断力、折衝力、企画力、指導力を必要とするような複雑かつ困難な仕事を遂行できる。	35	10	52	8			35	25
S	指導・監督職能	6	〈上級指導監督業務・高度判断業務〉 ・概括的指示のもと、必要により職員を指導しつつ、一定範囲の職務を遂行し得る、やや高い専門知識と実務経験を必要とする。 ・複雑困難な専門職務、企画、技術、技術職務もしくは事務作業の監督職務を行う。	33	2	42	10			33	2
S	指導・監督職能	5	〈中級指導監督業務・判断業務〉 ・業務の処理方法については、一般的な指示を受け、必要により職員を指導する。 ・一定範囲の業務に関しては、かなりの知識、経験を基とし、相当程度の理解力、判断力、技術力を必要とする専門職務、企画、技術技能業務もしくは事務作業を行い、或いは監督を行う。	30	3	34	8	48	12	30	3
S	指導・監督職能	4	〈初級指導監督業務・判断業務〉 ・業務の処理方法について、上長の直接的監督もしくは指導の基に限られた範囲の業務。 ・やや複雑な知識と理解判断力を有し、かつ低位者の指導を行う。	27	3	29	5	33	15	26	4
J	一般職能	3	〈複雑定型業務〉 ・一般的な支持に従いながら、ある程度の実務的経験を必要。 ・比較的複雑な定型的、熟練的業務からやや定型的な判断が入る業務を処理し得る業務処理能力を有する。	25	2	25	4	23	10	22	4
J	一般職能	2	〈一般定型業務〉 ・日常定型的な繰り返し業務、作業 ・一部非定型的な事務、作業 ・基礎的な知識と経験によって、一般業務を処理し得る程度の職務処理能力を有する。	23	2	23	2	21	2		
J	一般職能	1	〈反復定型業務〉 ・具体的支持又は定められた手順に従って行う単純定型業務	21	2	20	3	18	3		

第4部　病院の退職金制度事例

滞留										初任格付及び対応役職					
技術者		栄養・保育		調理師		事務職		その他		看護部	診療技術部	栄養課	歯科	事務	昇格基準
OT 放射線技師 検査技師 保健福祉士 歯科衛生士 歯科技工士		管理栄養士 栄養士 保育士		調理師		一般事務 医療事務 PSW 心理		薬局助手 調理助手 歯科助手 保育助手 洗濯、布団 清掃、秘書		看護師長 准看護師 助手	薬剤師 OT 保健福祉士 放射線技師 検査技師 心理 PSW	管理栄養士 栄養士 調理師 調理助手	歯科衛生士 歯科技工士 歯科助手	一般事務 医療事務	
年齢	滞留	年齢	滞留	年齢	滞留	年齢	滞留	年齢	滞留						
						55	5							管理局長 事務長	人事考課 面接
						45	10			看護師長	薬局長 医療相談室長			部長	人事考課 面接
35	25	35	25			35	10			看護師長 病棟長	薬局長 医療相談室長	課長		部長 課長	人事考課 面接
33	2	33	2			32	3			病棟長 主任	薬局長 医療相談室長	課長 副栄養士長 調理師長		課長	人事考課 面接
30	3	30	3	48	12	29	3	48	12	主任	薬局長 医療相談室長	課長 副栄養士長 調理師長	副主任		人事考課 面接
27	3	27	3	33	15	26	3	33	15			副調理師長	副主任		人事考課
25	2	25	2	23	10	24	2	23	10						人事考課
23	2	23	2	21	2	22	2	21	2	大卒	大卒			大卒	
21	2	21	2	18	3	20	2	18	3	短大・ 専門	短大・ 専門			短大・ 専門	

病院退職金制度事例Ⅲ

退職金規程の減額変更手続きと職員への説明

特定医療法人社団松愛会　松田病院　事務長
平田　哲也

1 病院の概要

　当院は静岡県浜松市の西側に位置し、大腸・肛門疾患の専門病院として昭和61年1月に開院し、平成28年でちょうど30周年を迎える。病床数は78床、急性期の単科病院である。

　平成25年度の診療実績は、年間肛門手術1,322件、同胃大腸の全麻手術126件、同胃大腸内視鏡検査約1万件、1日平均外来患者数165.4人である。

　DPC病院で看護必要度7対1の施設基準を取得している。また、IBD（潰瘍性大腸炎・クローン病）の患者会を有し、診療を行っている。

特定医療法人社団松愛会　松田病院
所在地	〒432-8061静岡県浜松市西区入野町753 TEL 053-448-5121／FAX 053-448-9753
診療科目	胃腸・肛門外科、消化器外科、内視鏡外科（胃腸・大腸）、消化器腫瘍内科（化学療法・緩和ケア）
病床数	78床

　職員数は現在、正規132人、パート46人（非常勤医師を除く）。正規は、平均年齢は43.2歳、平均勤続年数10.9年である。

　病院経営は、入院期間の短縮・他施設での肛門診療・内視鏡検査に増加傾向が見られるものの、厳しい状況が続いている。

2 退職金制度の見直しの必要性と狙い

　まず、退職金制度を取り巻く当院の状況について説明する。

　先に述べたように、当院は平成28年に開院30周年を迎える。したがって現在、開院当時に入職した職員が漸次定年を迎える時期に差し掛かってきている。

　正規職員の年齢分布は、二極化しており（**図表1**）、近々に定年を迎える職員が一塊となって集中していることが分かる。

　この現象は、当院が初めて人的な世代交代を迎えることを意味している。このような状況において、そのときどきの事務長は、将来退職金の問題が浮上することはある程度予想していたと考えられるが、どの程度の危機意識を持っていたかは不明であ

第4部　病院の退職金制度事例

図表1　年齢・勤続年数分布

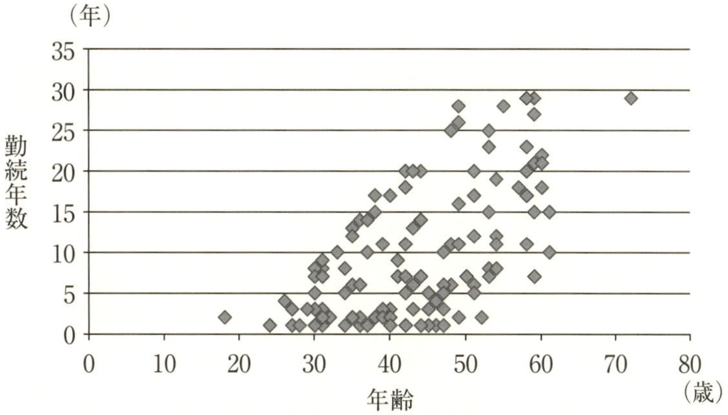

る。

ただし、前事務長については投稿原稿として記録が残っているので、一部を以下に紹介する。

「開院20年目を目前に控え、早期に退職金対策を講じないと、その支払いが経営を大きく圧迫することが危惧される。経営上の大きな課題と認識される」

（2005年版 病院モデル別退職金実態資料　経営書院掲載）

以上のように、危機感を持っていたことは分かるが、実際の規定変更までには至らなかった。また、現在までの退職金規程変更については、平成12年4月に重要な変更を行っている。このときの変更内容は、退職金支給額が「自己都合の場合、基本給×勤続年数係数」（旧）から「基本給×0.6×勤続年数係数」（新）としている。

当時、私は規程変更を受ける側の人間であったが、規程変更同意の条件として、今まで勤続した退職金については全額補償することを提案したことを記憶している。

今の立場となっては、この規程変更により退職金が減額され、確実に経営負担の軽減に効果があったと安堵している。

退職金の準備について、これまでの取り組みを振り返ると、端的に言ってしまえば理事長の退職金の準備を除き、一般正規職員の準備は何も行ってこなかったのが現実である。

退職金原資を準備する方法として、当院が採用可能な養老保険や401K（確定拠出年金）などがあったが、資金の使い道として当時は長期借入金の返済が優先されたという実態もあった。このため、毎月の資金繰りを考えると、準備できなかったことを全面的に否定できない状況でもあった。

3 退職金制度の意図と新旧比較

前記のとおり、退職金規程変更については何の進展もみないまま時は流れていったが、事務長職の交代により変化が訪れることとなった。

私は平成23年11月に4代目の事務長に就任したが、それ以前から退職金については

図表2　平成24〜28年度に支給する退職金予想額

年度	年齢	勤続年数	退職金支給額
平成24年度	60	27	10,724,490
合計			10,724,490
平成25年度	59	13	4,858,150
	59	9	3,204,780
	59	20	6,100,478
合計			14,163,408
平成26年度	58	20	5,300,657
	58	19	3,648,337
	58	16	2,901,118
合計			11,850,112
平成27年度	57	25	10,205,860
	57	27	11,272,718
	57	19	3,715,579
	57	13	1,947,333
合計			27,141,490
平成28年度	56	16	7,549,080
	56	10	3,897,600
	56	19	4,886,520
	56	27	12,453,862
	56	21	6,160,917
合計			34,947,979
		全合計	98,827,479

危機感を持っており、事務長に就任した際の改善重要項目ととらえていた。

したがって、平成25年法人総会には、議案として「退職金規程変更について」を提出し、結果、総会の信任を得ることとなった。

その際、はじめて病院管理者全員が退職金規程の必要性・規程変更の基本的考え方について統一的見解が得られた。

法人総会への議案提出資料としては、「今後の退職金支払い状況」（**図表2**）、「社会的な退職金の状況」（静岡県中小企業における1人平均退職金総額・企業規模別モデル退職金総額　50人〜99人規模で850万円〜1,200万円となっていた）を添付した。

この資料により、その後の5年間（平成24年度〜平成28年度）で、定年退職者だけで約9,880万円の退職金支払いがあること（退職金規程変更が急務であること）、当院が新卒入職で60歳定年を迎えた場合の退職金支給額が1つの基準として1,000万円であることが認識された。

なお、社会的な退職金の状況については、静岡労働局労働基準部賃金室の協力を得て、資料を提供していただいた。特に退職金の支給額については、当院のような中小企業においては支給金額の幅が大きく、決める要素が希薄であることから、理事長の職員への感謝気持ちが根底となるという決定をみた。

4　退職金制度見直しの実際の作業

規定変更見直しの作業は、**図表3**（退職金規程変更の歩み）に示す流れで進めた。

(1) 退職金規程変更プラン作成

退職金規程変更の内容は、私なりの基本的な変更案（シンプルで職員に分かりやすい変更を心がけた）を社会保険労務士（以下、社労士）に伝え、その作業の見積もりも合わせて提示することを依頼した。

変更の基本的な依頼内容は、①現行の退職金支給額「基本給×事由別係数×勤続年数係数」を、退職金支給額「基本給×0.8×事由別係数×勤続年数係数」に変更する、②勤続年数の上限を30年とし、以降、同数とする、③定年以降の嘱託者は段階的に退職金を支払う、④規程文書表記の見直しをする——であった。

また、見積もりには、社労士による職員への規程変更説明費用についても依頼した。

第4部 病院の退職金制度事例

図表3　退職金規程変更の歩み

年度	月	会議	内容
平成23年度	11月		平田事務長就任
平成24年度	1月	管理会議	退職金規程変更の検討
	1月23日		社労士に見積もりを依頼
	2月	管理会議	退職金規程変更の業者依頼について
	3月		静岡県労働局労働基準部賃金室と相談
	4月	管理会議	退職金規程一部変更について
	5月		給食の委託化開始
	8月		法人部長退職（前事務長）
平成25年度	2月	管理会議	退職金規程変更案について
	3月		あい保育園の閉園（院内保育園）
	5月	法人総会	退職金規程変更について
			提案理由・変更案・社会状況
		管理会議	退職金規程の変更について
			（総会の意見を受けて）
	6月	管理会議	退職金規程変更社労士に依頼
	7月		社労士に依頼（社会保険労務士）
	7月	管理会議	退職金規程変更案
	9月	管理会議	退職金規程変更案（改正）
	12月	管理会議	退職金規程変更案と賞与個人評価導入について
平成26年度	1月		労働基準監督署に相談
		診療会議	退職金規程変更について説明
	1/29.2/4.5		退職金規程変更説明会
	2月19日	診療会議	変更案の意見報告
	2月	管理会議	退職金規程変更案について
		診療会議	説明会の報告
	3月	診療会議	退職金規程変更（案2）
	4月		退職金規程変更
	4/1.2.3		退職金規程第2回目説明会
	4月	診療会議	投票の案内
	4月16日		投票の案内配布
	4/21～4/23		投票
	4月24日		立会のもと投票結果確認
	5月	診療会議	投票結果報告
			平成26年度4月1日付で実施

①の目的は、退職金の支給額の減額であり、新卒で入職した一般の職員が、60歳定年時におおよそ1,000万円の退職金が受給できることを想定した。

②の目的は、当院がまだ開院して30周年を迎えておらず、対象者が存在せず、提案が受け入れやすいと考えたからである。また当然、支給上限を低くすることによる減額効果も期待した。

③の目的は、退職金支払い時期を分散し資金繰りを軽くし、退職金支給のための銀行借入を回避することにあった。

④の目的は、規程を専門家である社労士に確認してもらい表記の間違い・見やすさなどを改めることにあった。また、社労士による規程変更説明の目的は、ともすると

感情的になる説明会を第三者で、かつ専門家から説明をしてもらうことにより、冷静に・正しく職員に伝えることが可能であると考えた。また、法的な質問に対しても明確・迅速に回答し、これにより少しでも賛同者が多くなることを期待した。

(2) 職員代表者の選任

職員への退職金変更案は、診療会議（各部署の所属長が出席する会議、総勢15人）において変更理由・変更内容・変更承認までのスケジュールなどについて説明を行った。

そこでまず問題となったのは、規程変更案が職員にとって不利益変更となることであった。したがって、どのように規程変更案を承認してもらうかが最も高いハードルとなった。

規程変更（就業規則変更）には、ご存じのとおり労働基準監督署に職員の代表者の意見書を添えて届出を行う必要があるが、当院には労働組合がないため、職員の代表者を話し合いにより決める必要があった。

過去の就業規則変更届出では代表者がスムーズに決まったが、今回の場合は誰も手を挙げる者はいなかった。その理由としては、個々の職員の考えを集約するという重大な責任を負いたくないという心理が働いたと考えている。

余談となるが、規程変更については労働基準監督署から民事訴訟を想定し、各職員一人ひとりから同意書を取っておくことをアドバイスされたが、これも全職員が変更に賛成するとは考えらないので、実施を断念した。

このような状況のなか、苦肉の策として、規程変更に関係する職員（正規職員）を対象に、規程変更の賛否を問う投票を行うことにした。

その結果、意見の多い方を採択することにした。この方法を提案したことにより、代表者を決めることができた。また、代表者には投票開封の立会人としての任務を兼任することとなった。

(3) 規程変更案説明会・規程案修正

規程変更案の説明会は、規程案を一度修正した結果、都合6回（1月・4月）行うこととなったが、社労士に依頼せず、事務長・事務課長で行うことにした。社労士に依頼しなかった理由は、費用（説明会講師料1回2万円）の発生というよりも、職員感情を優先した結果である。

説明会が自由に意見交換できる場となるよう、外部者である社労士を除いた。第1回（1月）の説明会では、職員の意見を聞くというスタンスであり、反発も予想していたので、若干だが精神的な余裕があった。

第1回の説明会では、多くの職員からさまざまな意見が出され、この意見を参考に退職金変更案2を管理者会議で検討した。

結果、勤続30年以上も既存のとおり退職金が増額するように修正した。また、雇用延長時の退職金分割支給については支給時の複雑化を避けるため、提案を取り下げた。

この変更案2をもって第2回の説明会を行ったが、「基本給×0.8×事由別支給係数×勤続年数係数」については退職金を減額する目的から、譲歩する考えは持っていなかった。

第4部 病院の退職金制度事例

図表4　退職金規程変更内容（比較）

変更前	変更後
①退職金計算式の変更 定年時 基本給×勤続年数支給率 自己都合による退職 基本給×勤続年数支給率×0.6	①退職金計算式の変更 定年時 基本給×0.8×勤続年数支給率 自己都合による退職 基本給×0.8×勤続年数支給率×0.6
②特別加算について 明文化されていない	②特別加算について 功績を残した職員には、特別加算を行うことがある。（支給額の20％を上限）
③退職金の分割支給（ない）	③定年後の嘱託年数により、退職金を最長65歳まで分割支給する。（廃案）
④勤続40年の場合 　　基本給×43カ月	④支給月の上限を基本給の30カ月とする。（廃案）
	⑤その他 規程変更の既得権を補償する。 平成26年3月31日時点における退職金を補償する。

新規程は、平成26年4月1日より施行となった。

したがって、どうしても規程案を承諾してもらう必要性があり、緊迫した状況にあった。

さて第2回の説明会では、多くの職員から賛同を得られたという感触を持つことができたが、その理由は減額率が減少したことと病院の経営状況を理解し、改善に向けて協力意識を持ってくれたのではと考えている。

しかし、意に反して職員のためにと提案した既得権（規定変更直前の退職金額を補償する内容）については、若い年代の職員から、既得権は不要との声が上がった。この理由としては、退職直前者の退職金額が保障・優遇されることになり、不平等ということであった。ようするに全職員が同じように一律減額されることを要望したわけである。

この心理の奥底は図りしれないが、1つには補償をすることで退職金原資を減らしたくないという心理が働いたのではと推察する。

そして、合計6回の説明会を開催し、合わせて約60人の参加があった。参加者の内訳は、事務系が最も多く、次に技術系、看護助手、看護師の順であった。ちなみに医師の参加は無かった。

管理者側では、説明会参加者は規程変更に何らかの意見・興味がある職員ととらえ、これらの職員をどのように賛同に導くかが規程成立のかぎになると考えた。

ただし、意見を聞き何度も規程案を修正することは得策とは考えず、第2回の説明会をもって規程案2を最終規程案とし、賛否を職員に問うことを決定した。最終変更案を現行規程と比較し**図表4**に示す。

(4) 投票方法

「最終退職金規程案は是が非でも承認し

てもらう」という強い思いから、投票方法が変更成立に有利に働くよう、特に質問の内容について管理者側で協議したが、浮動意見（決めかねない・どちらでもよい・自分に関係ない等）をどのように賛成に取り組むかを検討した。

結果、投票質問形式を ①規程変更に同意する、②規程変更に同意しない、③病院の判断にまかせる、④棄権する——とし、集計には⑤無効を追加することにした。投票方法は、投票用紙を対象者に配布し、投票箱を院内に1カ所、設置した。

投票期間は3日間としたが、3交替勤務者を考慮し、期日前投票を受け付けた。また、投票用紙を配布する際、投票についての説明文書も同時配布した。文書の中で最も注意喚起した部分は、「③病院の判断にまかせる」および「④棄権する」については、病院の意向（規定変更案）に賛成と処理する内容であった。決定方法（規程変更成立要件）を数式で表すと下記のとおりとなる。

$$\{投票対象者数 - (棄権 + 無投票数 + 無効票)\} \div 2 \leq 同意 + 病院にまかせる$$

(5) 投票結果と思い

投票状況は、投票対象者数（正規職員）132人、投票数112人、無投票20人、投票率84.8％であった。投票結果は、①同意34人、②同意しない36人、③病院判断にまかせる33人、④棄権9人、⑤無効票0人であった。

上記数式に当てはめると、51.5人≦67人となり、規程変更が成立された。

この内容につては文書で職員に報告を行ったが、当然だが誰がどの内容に投票したかは個人情報であり公にはしなかった。また、投票傾向についても同様とした。

しかし、今回の投稿にあたり、今後の規程変更の一助になることを期待して、少しだけ投票傾向について私見を述べることにする。

無投票は医師に多く、同意しない（反対）は事務系に多かった。最も多く説明会に参加したのが事務系だっただけに、賛同を得られなかったことは残念であった。

また、病院にまかせるは、看護師・看護助手に多かった。さて、この結果の要因は、各職員が置かれている状況（病院への帰属意識・勤続年数・雇用状況（再就職の状況）・終身雇用の考え方・経営に対する考え方など）が、多面的に影響されたと考えている。

いずれにせよ、反対意見が賛成意見を僅差であるが上回ったことは事実であり、この結果を真摯に受け止めなくてはならないと痛感した。また、賛同者の中にも、経営が改善したときは職員に有利な規程に改めるよう進言する者もおり、心に残った。

(6) 減額効果

規程変更による退職金の減額効果は既得権を設けたことにより、減額金額は減少したが、確実に減額の効果は出ている。ここに平成26年度の退職金の支払状況を紹介する。

平成26年度の退職者は例年に比べ多く、合計14人（うち、定年退職者3人、自己都合による退職者11人）となった。退職金支給額は、合計25,093,800円、規定変更による減額金額は、合計1,963,100円となった。

第4部　病院の退職金制度事例

図表5　退職金規程変更による減額効果の予想

勤続年数	年齢	基本給	勤続年数支給率	支給係数	退職理由	新規程の基本給への倍率	旧退職金	計算上の新退職金	実際の退職金	旧退職金－実際の退職金
20年	50	300,000	18.5	0.6	自己都合	×0.8	3,330,000	2,664,000	3,330,000	0
21年	51	302,000	20.1	0.6	自己都合	×0.8	3,642,120	2,913,696	3,330,000	312,120
22年	52	304,000	21.7	0.6	自己都合	×0.8	3,958,080	3,166,464	3,330,000	628,080
23年	53	306,000	23.3	0.6	自己都合	×0.8	4,277,880	3,422,304	3,422,304	855,576
24年	54	308,000	24.9	0.6	自己都合	×0.8	4,601,520	3,681,216	3,681,216	920,304
25年	55	310,000	26.5	0.6	自己都合	×0.8	4,929,000	3,943,200	3,943,200	985,800
26年	56	312,000	27.8	0.6	自己都合	×0.8	5,204,160	4,163,328	4,163,328	1,040,832
27年	57	314,000	29.1	0.6	自己都合	×0.8	5,482,440	4,385,952	4,385,952	1,096,488
28年	58	316,000	30.4	0.6	自己都合	×0.8	5,763,840	4,611,072	4,611,072	1,152,768
29年	59	318,000	31.7	0.6	自己都合	×0.8	6,048,360	4,838,688	4,838,688	1,209,672
30年	60	320,000	33.0	1.0	定年	×0.8	10,560,000	8,448,000	8,448,000	2,112,000

※平成26年3月31日時点で50歳、勤続年数20年、基本給30万円、以降の昇給は毎年2,000円とした場合
※旧規定＝基本給×勤続年数支給率×支給係数（自己都合0.6、定年1.0）
※新規定＝基本給×0.8×勤続年数支給率×支給係数（自己都合0.6、定年1.0）

■補償期間　3年間の補償期間があり、それ以降は新規程に移行している。

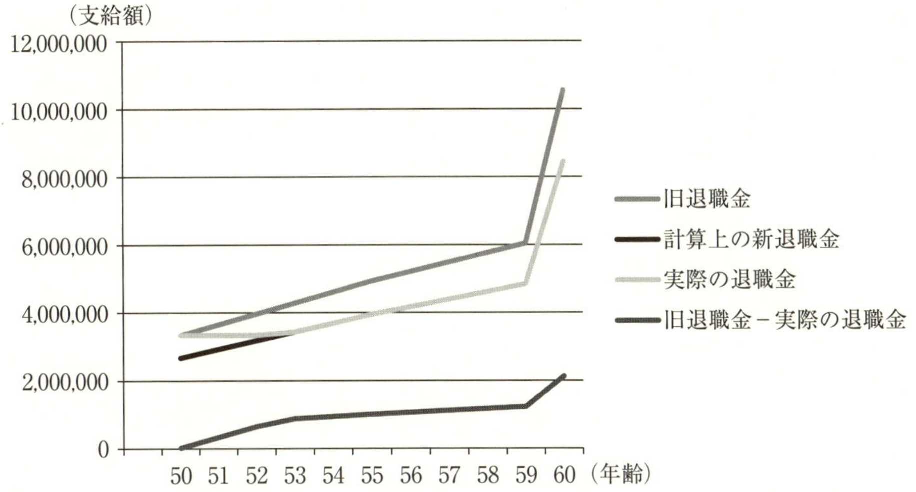

既得権による補償が今後3～5年先には適応外となり、新規程に移行する。これ以降は確実に旧規程と比較して20％の減額効果を発揮することになる。なお、減額効果についての概念は**図表5**に示した。

5　終わりに

今回の退職金規程の変更は職員に対して減額という大きな損失を与えることになってしまった。規程がいくら「時代に即していない」「規程変更は病院経営安定に必要不可欠である」と説いても、しょせん、不利益変更であったことは事実である。

また、規程変更に伴う職員のモチベーションの低下、最悪離職に至る危険をはらんだ変更でもあった。私的には、もし反対多数で不成立となった場合は、この機会に職員の意識が経営責任を糾弾する方向に向かい、事務長（管理者）としての経営責任を追及される可能性もあった。しかし、今しか変更する機会はないと考え、変更に向けて邁進した。

この規程変更による職員に及ぼす影響は、現時点ではそれほど顕在化していない。しかし、規程変更後の平成26年度の退職者からの聞き取り調査では、全員ではなかったにせよ、退職理由の一部になっていた。

　やはり将来の経営に不安を感じたようである。今後は、規程変更の影響を少しでも小さいものにし、職員の要望にも応えるために、退職金規程変更と両輪である退職金の準備を早急に開始したい。それにより職員の安心感、さらには帰属意識を高めていきたいと考えている。具体的は養老保険による退職金準備を行うのが最良であると思っている。

　事務長に就任し3年が経過したが、この間に給食部門の委託化、院内保育園閉園を行い、それに伴い多くの職員が退職した。

　そして今度は、退職金規程の不利益変更である。経営改善には収入（収益）の増加と支出（費用）の減少があるが、私は大義があるにせよ、職員に負荷を与える内容ばかりを結果的に行ってきてしまった。

　事務職員として必然の方策と言えばそのとおりではあるが、正直、今後は職員が元気になる改善を行っていきたい。

　当院は現在、変革の真っただ中にある。これからも大きな変化が訪れようとしている。その予兆は、至る所に存在し、今にも飛び出そうとしている。職員と一丸となって、この難局を乗り越えていくと強く思っている。

　最後になったが、前事務長からの退職金問題という襷を渡され、ここに投稿できたことを感謝する。

病院退職金制度事例Ⅳ

退職金規定を変更するにあたって履践すべき法的手続き

医療法人　A病院

1　当院の概要

　当院は約半世紀前に開業し、まもなく開院50周年をむかえます。病床数は200床未満で、職員数は約260人です。

2　退職金規定の見直し

　さて、一般的に退職金を計算する際、定年退職の場合には「A係数」、自己都合退職の場合には「B係数」、といった形で支給金額に差を設ける病院が多いかと思われますが、当院の退職金規定には「係数」が1種類しかありませんでした。
　定年退職の場合と自己都合退職の場合とでその支給額に差がつかない状態は、最大の功労者である定年退職者にとって不合理でした。そこで、数年前の理事長交代を機に、自己都合退職と定年退職に関して、見直しを行いました（**図表1**）。
　この退職金の見直しは、そもそも一般的ではなかった規定を一般的なものに直しただけなのですが、いったん与えられたものを奪われるということは、もともとそれがなかったころに戻ることではありません。この見直しに反発した労働者が、変更後に支払われた退職金と変更前に支払われるべきであった退職金予定額との差額の支払いを求めて提訴してきました。
　本稿では、当院が実際に直面した裁判を素材に、退職金規定を変更する場合に履践すべき法的手続きについて説明します。

3　裁判の骨格

　上記退職金規定の変更は、いわゆる不利益変更にあたります。この場合、法的にクリアしなければならない要件は4つです。大きく分けると、実体要件と手続要件で、このうち実体要件は形式的要件と実質的要件に分かれます

図表1　退職金規定見直し後の係数の設定（抜粋）

勤続年数	A係数	B係数	勤続年数	A係数	B係数
⋮	⋮	⋮	⋮	⋮	⋮
5年	3.356	1.678	25年	30.0	24.0
⋮	⋮	⋮	⋮	⋮	⋮
10年	10.568	5.812	30年	38.4	34.56
⋮	⋮	⋮	⋮	⋮	⋮
15年	19.34	11.604	35年	44.1	41.895
⋮	⋮	⋮	⋮	⋮	⋮
20年	25.0	17.5	40年	50.4	47.88
⋮	⋮	⋮	⋮	⋮	⋮

※見直し後、自己都合退職の係数として「B係数」を設定

第一　実体要件

(1) 形式的要件

就業規則を変更する場合は、新就業規則に労働者の意見を添えて労基署に届け出なければなりません（労働基準法第89条・90条）。退職金規定の場合も同様です（同89条3号の2）。

ただし、これは労基署の「認可」を受ける義務ではなく、単に「届出」をする義務なので、形式的に届出さえ行っていれば、この要件が問題となることはありません。問題となるのは、次の実質的要件です。

(2) 実質的要件

最高裁判所は、「退職金などの労働条件に関し実質的に不利益を及ぼす規定の変更には、そのような不利益を労働者に法的に受任させることを許容できるだけの高度の必要性に基づいた合理的な内容のものである場合において、その効力を生ずる」（最高裁昭和63年2月16日判決）と判断しており、このいわゆる「必要性」の要件と「合理性」の要件は、その後の裁判例の判断基準として定着しています。以下、それぞれ検討します。

①必要性の要件

必要性について端的に言うと、財務状況の悪化です。「退職金を支払い続けることによる経営の悪化を回避するために退職金支給率を引き下げたことには、高度の必要性を肯定することができる」（最高裁平成8年3月26日判決）と判示した最高裁判決をはじめ、必要性の要件を認定した裁判例は、経営状況が悪化している事案がほとんどです。

当院では、この点を立証するために、銀行からの借入金の額、その返済の時期、リスケジューリングの申し込みをした場合に予想されるに銀行の対応などを説得的に説明しました。単に赤字か黒字かだけを主

第4部 病院の退職金制度事例

張するだけではなく、キャッシュフロー、労働分配率など多くの数字を取り揃えました。公認会計士などの外部の専門家による意見書も提出しました。

ただし、単に数字の悪さを主張するだけでは「放漫経営を行っている」と判断されかねません。注意すべきことは、「あの手この手を尽くした結果、<u>いくらか業績回復を達成することはできたものの、なお財務状況の改善には至っていない</u>。だからこそ退職金に手をつけざるをえないのだ」というスタンスの主張をすることです。給与に手をつけるのはあくまで最終手段です。

②合理性の要件

次に、どれほど退職金規定を変更する必要性が高かったとしても、変更後の退職金規定はあくまで合理的なものでなければなりません。では、何をもって「合理的」といえるのでしょうか。

端的に言って、他法人との比較です。近隣病院、地区内の会社の退職金規定がどうなっているのかを説明します。

当院の退職金規定についてみると、第一に「A係数」と「B係数」に分けることの合理性が問題になります。この点について、近隣病院に限らず、全国ほとんどの病院が自己都合退職と定年退職との間で退職金支給率に差を設けています。国、地方問わず、公務員の退職金も同様です。そもそも、退職金の法的性質のひとつに、よく「長年の勤続に対する功労報奨的性質」という言葉が使われますが、定年退職者と自己都合退職者では「功労」の度合いが全く異なるので、退職金の支給率に差があるのは法的観点からも当然のことです。以上のように、「A係数」と「B係数」に分けることの合理性を説明することはそう難しくはありません。

第二に、「B係数」自体の合理性が問題となります。「分けるかどうか」と「どのように分けるか」は別の問題だからです。退職金支給率が不当に低いものであってはなりません。

この点について、当院では「B係数」自体の合理性を立証するために、中小企業退職金共済事業本部（いわゆる中退共）の退職金係数、都道府県別の病院厚生年金基金から支給される一時金の金額等を調査し、B係数が不当に低いものではないことを説明しました。

いずれにせよ、この合理性の要件を立証するうえで重要なのは、「他がどうなっているか」「他と比べて当院はどうなっているか」を説明することです。

第二　手続要件

(1) 立証のポイント

さて、退職金規定の変更が実体法的に有効であるとしても、次にその変更後の規定を当該労働者に適用できるかどうかが問題となります。不利益変更の裁判では、この点が争点になることが多いです。

法人側は、当然「説明した」と主張するわけですが、労働者側はこれまた当然「聞いていない」と反論してきます。では、いかにして労働者に説明したことを立証すべきでしょうか。

この点については、基本的には二段構えの主張を行います。すなわち、(a)全職員へ周知を行ったという主張に加えて、(b)仮に周知に不備があったとしても、少なくとも当該労働者は退職金規定の変更を知っていた、という予備的な主張も併せて行うのです。

また、全職員への周知については、さらに二段構えで①各部署の所属長に説明を行い、②その所属長が各部署職員へ説明を行ったという主張を行います（**図表2**）。

(a) 全職員への周知
①所属長への周知

所属長への周知を立証することは、それほど難しくはありません。どの組織においても、少なくとも月に一度は各部署の責任者が集まる会議を行っているはずです。その会議で説明し、その記録を議事録に残しておくのです。議事録は、議事録に記載されていない話が行われなかったことを証明する証拠としては弱いですが、議事録に記載されている話が行われたことを証明する証拠としては強いです。

当院では、新規定施行の前月に開いた所属長会議の議事録に退職金規定について説明をしていた記録が残っていたので、所属長への周知についての立証は成功しました。

なお、議事録の作成の際に注意すべきことは、単に「退職金規定の変更について説明があった」と記載するのではなく、「今後○○といった制度に変更になるとの説明があった」など、一歩踏み込んだ記載をすることです。

また、それ専用の記録係（書記）を用意

図表2　手続き低要件の拡充
〈手続的要件〉

a　全職員への周知 　①所属長への周知 　②所属長から各部署職員への周知 b　当該労働者への周知

したほうがよいでしょう。なぜなら、各自に議事録替わりのメモを作成させると、立証したい事項が記載されているメモとそうではないメモが混在し、結果として前者の立証したい事項が記載されているメモの証拠価値まで低くなってしまうからです。

②所属長から各部署職員への周知

上記の議事録で立証できるのは、所属長への周知であって、その射程は、所属長から職員に説明したことまでは及びません。そこで、その所属長から各部署職員への伝達が問題となります。この点について、立証のポイントは2点あります。法人の主張を補強する立証と、当該労働者の主張を減殺する立証を同時に行うことです。

第一に、法人の主張を補強するためには、その所属長の陳述書を作成し、証拠として提出します。加えて、本人尋問でも同様の証言をしてもらいます。当院では、「私は、○月○日、会議の内容を部下の職員に説明しました」という陳述書を作成し、さらに証人尋問の段階でも同様の証言をしてもらいました。併せて、その部署の別の職員の陳述書も提出すれば完璧です（「所属長は退職金規定の変更について説明をし、その場には全職員がいました」との陳述書）。ダメ押しで、その○月○日に当該労働者が出勤していたことを証明するための

第4部 病院の退職金制度事例

タイムカードのコピーなども用意しておけばなおよいでしょう。

しかし、ここまでやってもなお法人の立証が成功するとは限りません。労働法は労働者の味方で、裁判官も労働者の味方です。労働紛争とは、法人がどんなに論理的、数値的な立証に成功しても、労働者の「知らぬ存ぜぬ」が成り立つ世界なのです。

そこでやむをえず、第二の立証を行います。法人の声に耳を貸してもらえないのであれば、当該労働者が嘘をつきにくい状況をつくるしかありません。当院では、当該労働者の本人尋問の際に、大勢の同僚職員を傍聴に連れて行きました。長年同じ職場で働き続けた同僚の前でウソをつくのはさすがにこたえるでしょう。

「今、傍聴に来ている○○さんはあなたと一緒に説明を聞いた記憶があると言っているけども、それは間違いなのかな」とでも尋問すれば、ウソをつきとおすにしても、供述がしどろもどろしたり、尋問の際に目が泳いだりします。これだけで十分にその主張を減殺することができます。あまり褒められた手段ではないかもしれませんが、当院が嘘をついていないからこそ、ここまでやることができたのです。

(b) 当該労働者への周知

これまでの話と若干重なるのですが、所属長から説明を聞いていなくても、当該労働者が退職金規定を確認していれば、周知性の要件を充たします。当院では、総務部に退職金規定を常備し、閲覧希望者には自由に閲覧を認めていました。

ここで重要なことは、閲覧者名簿をつくり、閲覧者を記録しておくことです。ただし、法人が記録しておくと、裁判の段階になって「法人側が閲覧者名簿を改ざんした」と主張される可能性が残るので、名簿は閲覧者自身に記入してもらうほうがいいでしょう。閲覧者に日付と名前を記入してもらうことで、間違いなく閲覧者自身が退職金規定を確認したことを立証できるようにしておくのです。

考え過ぎかもしれませんが、考えが足りないよりはいいのです。ここまでやっても法律は労働者の味方です。逆に言うと、法律が盲目的に労働者の味方をする以上、法人側も自衛的にここまでやらざるを得ないのです。

4 終わりに

以上、退職金規定の変更の際に履践すべき手続について説明をしました。ドクター、ナース、その他コメディカルは、いわゆる資格職と呼ばれ、一般のサラリーマンと異なり転職が容易で、かつ実際に転職者も多いです。そもそも終身雇用制度を前提に構築された「多額の退職金」という概念が医療業界にはマッチしていないのです（現に終身雇用制度が存在しないアメリカには、退職金という制度も存在しません）。極論を言えば、医療業界全体が、退職金規定を見直す時代になっているとすら言えます。特に、退職金の問題は、職員の平均年齢が高い医療機関にとっては早急に対処すべき問題のひとつでしょう。

数年前の理事長交代以来、来る日も来る日も、そして来る日もトラブルと戦ってき

ました。時には平和的解決を一切望まない強気な交渉を行うこともありましたが、なんとか就業規則、退職金規定を整備するところまで来られました。

　本稿は、当院が紛争から学んだ教訓の一部を公開するものです。この原稿が、退職金規定の変更を検討している医療機関関係者にとって、少しでも参考になってくれれば幸いです。

医療法人Ａ会 退職金規程

病床数170床　職員数65名

退職金規程

第1章　総則

第1条　（目　的）
(1) この規程は、『就業規則』の「退職金」の条文に基づいて、正職員の退職金に関する基準及びその手続きを定めたものである。
(2) 本規程による退職金は、永年勤続に対する報奨として支給するものとする。

第2条　（事情変更による改定・改廃）
　　　　この規程は、法人の経営業績、関係諸法規の改正、社会情勢、経済事情、通貨制度の変動、その他必要がある場合には、改訂・改廃することがある。

第3条　（適用範囲）
　　　　この規程は、法人に雇用される正職員のみに適用するものとし、次のいずれかに該当する職員には、本規程を適用しないものとする。
　　　　1．医師職員
　　　　2．嘱託職員
　　　　3．パート職員
　　　　4．学生職員
　　　　5．その他法人が定めた職員

第4条　（受給資格要件）
　　　　正職員が勤続年数5年以上で、次のいずれかの理由により退職する場合に、退職金を支給する。
　　　　1．定年により退職したとき
　　　　2．業務上の死亡及び業務上の傷病により、勤務に耐えられないと認められて退職したとき
　　　　3．私傷病により死亡したとき
　　　　4．やむを得ない法人都合により退職したとき
　　　　5．役員に就任したとき
　　　　6．自己都合により、正当な手続きを経て退職し、法人が認めたとき

第5条　（勤続月数の算出）
(1) 勤続月数は、正職員となった日より退職の日までの期間とし、次の期間は除くものとする。
　　　　1．医師職員、嘱託職員、パート職員、学生職員等、正職員以外の職員区分の期間

          2．休職期間により休んだ期間
          3．産前・産後休暇により休んだ期間
          4．育児・介護休業等により休んだ期間
          5．定年に達した日の翌日以降の期間
          6．その他法人が定めた期間
    (2)　1ヵ月未満の端数が生じた場合には、切り捨てるものとする。
第6条　　（定　年）
　　　　定年は満60歳とし、60歳の誕生日の終了をもって定年退職とする。
第7条　　（退職金支給の除外）
　　　　次の各号のいずれかに該当する者には退職金を支給しない。
          1．勤続年数満5年未満の者
          2．『就業規則』の「制裁の種類」の条文に基づき解雇、懲戒解雇された者
          3．退職金支給日までの間において、在職中の行為につき解雇、懲戒解雇に相当する事由が発見された者
          4．その他前各号に準ずる事由がある者
第8条　　（受給権者）
    (1)　正職員が死亡した場合の退職金は、死亡当時、正職員の収入により生計を維持されていた遺族に支給する。
    (2)　前項の遺族の範囲および支給順位については、労働基準法施行規則第42条から第45条に定めるところを準用する。

特定退職金共済

第9条　　（特定退職金共済団体への加入）
　　　　この規程による退職金の支給は、法人が各正職員について、特定退職金共済団体〇〇〇〇事業所（以下「特退共」という）との間に退職金共済契約を締結することによって行うものとする。
第10条　　（契約の締結）
    (1)　法人は、勤続年数が満5年を経過した正職員について、経過した日の翌月より退職日の属する月までの期間、特退共との退職金共済契約を締結する。
    (2)　法人は指導職に就任した職員について、就任日の翌月より解任日の属する月までの期間、特退共との退職金共済契約を締結する。
    (3)　法人は管理職に就任した職員について、就任日の翌月より解任日の属する月までの期間、特退共との退職金共済契約を締結する。
第11条　　（掛　金）
    (1)　退職金共済契約は、各正職員に一律1口1,000円×5口の掛金月額によって締結する。
    (2)　指導職の退職金共済契約は、第1項の掛金月額に2口を加算するものとする。
    (3)　管理職の退職金共済契約は、第2項の掛金月額に3口を加算するものとする。
    (4)　退職共済掛金は、全額法人が負担する。
第12条　　（掛金月額の停止）
　　　　法人は正職員が次の事由に該当した場合にその期間の掛金月額を停止するものとする。

第4部 病院の退職金規程事例

   1．休職期間により休んだ期間……休職開始日の属する月の翌月より、休職の終了する日の属する月まで
   2．育児・介護休業等により休んだ期間……休業開始日の属する月の翌月より、休業の終了する日の属する月まで
   3．産前・産後休暇により休んだ期間……休暇開始日の属する月の翌月より、休暇の終了する日の属する月まで
   4．その他法人が定めた期間……法人が定めた開始日の属する月より、法人が定めた終了日の属する月まで

第13条　（掛金月額の変更）
 (1)　指導職・管理職を解任された場合の退職金共済契約は、第11条「掛金」、第1項の正職員の掛金月額に解任された日の翌月より変更するものとする。
 (2)　管理職から指導職へ降格した場合の退職金共済契約は、第11条「掛金」、第2項の指導職の掛金月額に降格した日の翌月より変更するものとする。

第14条　（退職金の額）
　　　退職金の額は、加入口数及び加入期間に応じて計算された金額とする。

第15条　（退職金の減額・不支給）
 (1)　正職員が『就業規則』の「制裁事由」に該当し懲戒解雇の処分を受けた場合は、退職金は支給しない。
 (2)　正職員が退職金支給日までの間において、在籍中の行為につき懲戒解雇に相当する事由が発見された場合は、退職金は支給しない。
 (3)　正職員が退職金支給日までの間において、「退職時の秘密保持及び個人情報に関する誓約書」に違反した事由が発見された場合は、退職金は支給しない。
 (4)　正職員が『就業規則』の「制裁事由」に準ずる行為により退職した場合、又は『就業規則』の「解雇事由」に該当し解雇された場合は、退職金を減額するか、若しくは支給しないことがある。
 (5)　正職員が『就業規則』の「退職の手続」に違反した場合は、退職金を減額する。
 (6)　その他前各項に準ずる事由があると理事長が判断した場合は、退職金を減額、不支給にすることがある。

第16条　（退職金の支給）
 (1)　退職金は、特定退職金共済団体より直接正職員（正職員が死亡した時は遺族）に支給されるものとする。
 (2)　正職員が退職又は死亡したときは、やむを得ない理由がある場合を除き、本人又は、遺族が遅滞なく退職金を請求できるよう、速やかに給付金の請求を行うものとする。

第17条　（支給時期）
　　　退職金は原則として、退職後3ヵ月以内にその全額を支払う。但し、退職した正職員の居所不明、遺族の確知困難等やむを得ない事由があったときは、この限りではない。

第18条　（受給権利の譲渡、担保の禁止）
　　　退職金の受給権利は、譲渡または担保に供することはできない。

第19条　（受給権利の消滅）
　　　退職金の受給権利は、5年間これを行使しないときは消滅する。

第20条　（債務の償還）
　　　正職員が法人に債務がある場合は、法人は退職金の一部または全部をもってその債務の償還に充当することができるものとする。

第21条　（退職金の返還請求）
　　　次の各号のいずれかに該当する場合には、退職金支給の理由がなかったものとして、法人はすでに支給した退職金の全部、または一部を退職金の支給を受けた者より返還させることとする。
　　１．退職金支給の後、在籍中の行為につき懲戒解雇の制裁処分に処分変更をおこなった場合
　　２．退職後に秘密保持（「退職時の秘密保持及び個人情報に関する誓約書」）等に違反した場合や、在職中の行為が懲戒解雇に該当すると判明した場合
　　３．退職金支給事由の相違等により、過当の退職金を支給したとき
　　４．その他退職金の支給に誤りがあったとき

付　則
第１条　（実施期日）
　　　この規程は平成〇〇年〇月〇日から実施する。

医療法人財団B会　B病院
退職金規定

病床数430床　職員数560名

退職金規定

第1章　総則

（目的）
第1条　この規定による制度（以下「この制度」と言う。）は、医療法人財団○○会○○○病院（以下「病院」と言う。）の就業規則第51条に基づき職員で退職した者又はその遺族に年金又は一時金の給付を支給し、退職後の生活の安定を図る事を目的とする。

（差別待遇の禁止）
第2条　この制度において、特定の者につき不当に差別的な取扱をしない。

（適用範囲）
第3条　この制度は、次の各号に該当する者を除き、すべての常勤職員に適用する。
　1）役員。
　2）期間を定めて雇用される者。
　3）パートタイマー。
　4）研究生又は実地修練生。

（退職金の構成）
第4条　この制度は、確定拠出年金制度および退職一時金制度で構成する。

第2章　確定拠出年金

（確定拠出年金）
第5条　確定拠出年金制度については、別に定める「医療法人財団○○会企業型年金規約」による。

（確定拠出年金の掛金）
第6条　確定拠出年金の掛金月額は、職員ごとの確定拠出年金基礎給に基づく額とし、対象月の翌月に病院が拠出する。ただし、就業規則第46条に定める休職期間（病院都合の場合を除き、無給の場合に限る）、育児休業期間及び介護休業期間は掛金の拠出を中断するものとする。
　2．前項の掛金の月額は、次の式により算出する。
　　　確定拠出年金月額＝確定拠出年金基礎給×100％
　3．確定拠出年金基礎給は、別表1に定める職務・勤続年数別拠出額、並びに、別表2に定める役職別加算拠出額に基づき、次の式により算出する。ただし、確定拠出年金法施

行令（平成13年政令第248号、以下「令」という。）第11条第1号に定める額を上限とする。

　　　　　確定拠出年金基礎給＝（職務・勤続年数別拠出額＋役職別加算拠出額）

第3章　退職一時金
（支給範囲及び支給条件）
第7条　職員が退職したときは退職一時金を支給する。
　　２．但し、勤続2年未満で退職した場合には、退職一時金を支給しない。
　　３．また、就業規則に定めるところによる懲戒解雇に処せられた場合には、退職一時金は支給しない。

（退職一時金の算定方法）
第8条　退職一時金の支給額は、勤続期間中の毎月末において付与される退職一時金ポイント額を年利1.3％で月複利計算した元利合計とする。なお、支給額の計算において、100円未満の端数が生じたときは100円に切り上げる。
　　２．退職一時金ポイントの付与額は以下の通りとする。
　１）付与時点において第5条に定める確定拠出年金制度の加入者である場合
　　　退職一時金ポイント付与額　＝　別表1に定める職務・勤続年数別拠出額＋別表2に定める役職別加算拠出額－令第11条第1号に定める額
　　　但し、上式による計算の結果、退職一時金ポイント付与額が負となる場合は、付与額をゼロとする。
　２）付与時点において第5条に定める確定拠出年金制度の加入者でない場合
　　　退職一時金ポイント付与額　＝　別表1に定める職務・勤続年数別拠出額＋別表2に定める役職別加算拠出額

（退職一時金の支給時期）
第9条　退職一時金は、支給要件発生後遅滞なく支給する。

（退職一時金の支払方法）
第10条　退職一時金は、本人が指定する口座に振込み、原則として全額支給するものとする。

（死亡時の取扱い）
第11条　職員が死亡したときは、その遺族に支給する。遺族の範囲および順位は、労働基準法施行規則第42条ないし第45条の規定を準用する。ただし、同順位者が2人以上いる時は、その代表者に給付を支給する。

第4章　その他
（勤続期間の計算）
第12条　この制度における勤続期間の計算は次の方法により行う。
　１）採用の日から退職または死亡の日までの期間とする。
　２）勤続期間の1年未満の端数月は月割りとし、1ヶ月未満の端数日は1ヶ月に切り上げる。
　３）試用期間は算入する。
　４）休職期間は算入しない。

第4部 病院の退職金規程事例

（改廃）

第13条　この制度は経済情勢の変化、その他重要な事情により改廃することが出来る。

附　則

第1条　（実施期日）

　　　　この規定は昭和47年5月1日から実施する。

　　2　この規定は昭和48年6月1日から改定実施する。

　　3　この規定は昭和52年11月1日から改定実施する。

　　4　この規定は平成18年3月31日から改定実施する。

　　5　この規定は平成20年4月1日から改定実施する。

第2条　（平成20年4月1日付け改正に伴う措置）

　　　　平成20年3月31日に在籍し、かつ、同日において勤続2年未満である職員については、同日における本給に［0.9×勤続月数／24］を乗じて得た額を移行時退職一時金ポイント額とする。本項に該当する職員の勤続期間がその後2年以上となった場合、給与規定付則5項の定めにより、移行時退職一時金ポイント額を年利1.3％で月複利計算した元利合計額を「退職金規程改正に伴う調整給」として給与に上乗せして支給する。なお、支給額の計算において、100円未満の端数が生じたときは、100円に切り上げる。

　　2．平成20年3月31日に在籍し適格退職年金の受益者等であり、かつ、同日において勤続2年以上で、さらに、同年4月1日以降確定拠出年金の加入者となる職員については、別に定める「医療法人財団〇〇会企業型年金規約」附則第3条の規定により、適格退職年金契約の解除に基づき分配される額を確定拠出年金の個人別管理資産として移換する。

　　3．平成20年3月31日に在籍し適格退職年金の受益者等であり、かつ、同日において勤続2年以上で、さらに、同年4月1日以降確定拠出年金の加入者とならない職員（昭和23年5月1日以前の生まれの人）については、その対象者用の退職金規定（旧退職金規定）によるところの「新企業年金保険」を適用する。

［別表1］　職務・勤続年数別拠出額

勤続期間＼職種	〇〇	△△	□□	●●
2年以下	35,000	18,000	15,500	13,000
2年超5年以下	35,700	18,400	15,800	13,300
5年超10年以下	37,200	19,100	16,500	13,800
10年超15年以下	39,100	20,100	17,300	14,500
15年超20年以下	41,100	21,100	18,200	15,300
20年超25年以下	43,200	22,200	19,100	16,100
25年超30年以下	45,400	23,300	20,100	16,900
30年超35年以下	46,000	24,500	21,100	17,700
35年超	46,000	26,000	22,900	19,200

　　　　なお、拠出額算定上の基準となる勤続年数ならびに職務は、毎年4月末日での勤続年数や職務を同年4月分（拠出は5月）から翌年3月分（拠出は4月）までの拠出に適用する。

[別表2] 役職別加算拠出額

役職	
副主任	2,000
主任	3,000
係長・師長	5,000
科・課長	8,000
副部長	12,000
部長	15,000

なお、拠出額算定上の基準となる役職は、毎月末日での役職を同月分(拠出は翌月)の拠出に適用する。

社会福祉法人C会 退職金規定

病床数132床　職員数270名

第5章　退職手当

（適用範囲）
第38条　職員が満2年以上在職して退職（解雇を含む。以下同じ。）又は死亡したときは退職手当を支給する。ただし、懲戒処分により解雇されたときはこれを支給しない。

（支給額の算定方法）
第39条　退職手当算定の基礎となる給与は退職又は死亡したときの基本給とする。
　　2　退職手当は、退職時の基本給に、その在職年数に応じて、別表第2に定める数を乗じて得た額とする。

（在職期間の計算）
第40条　在職期間は、月をもって計算し、1ヶ月未満の端数については、これを切り捨てる。
　　2　休職期間は、在職期間に算入しない。
　　3　試用期間は、在職期間に通算する。

（特別加給）
第41条　在職中の勤務成績が特に優秀な者、その他特別の考慮を払う必要があると認められる者については、理事長の承認を得て、所定の退職手当に特別加給することができる。

（遺族の範囲及び順位）
第42条　職員が死亡した場合においては、退職手当はこれを次に掲げる遺族に支給する。
　(1)　配偶者（届出をしていないが、職員の死亡当時事実上婚姻関係と同様の事情にあった者を含む。）
　(2)　子、父母、孫、祖父母及び兄弟姉妹で職員の死亡当時主としてその収入によって生計を維持していたもの
　(3)　前号に掲げる者の外、職員の死亡当時主としてその収入によって生計を維持していた親族
　(4)　子、父母、孫、祖父母及び兄弟姉妹で第2号に該当しないもの
　　2　前項に掲げる者が退職手当を受ける順位は、前項各号の順位により、第2号及び第4号に掲げる者のうちにあっては、同号に掲げる順位による。この場合において、父母については、養父母を先にし実父母を後にし、祖父母については、養父母の父母を先にし実父母の父母を後にする。
　　3　退職手当の支給を受けるべき同順位の者が2人以上ある場合には、その人数によって等分して支給する。

（受給者請求）

第43条 退職手当は、受給者の請求によって、これを支給する。

 2 退職手当は、これを受けるべき事由の生じた月から5年以内に請求しなければ、その権利を失うものとする。

 3 前条に定められた遺族が退職手当を請求する場合は、死亡届済の戸籍謄本及び受給者が前条第1項第2号第3号及び第4号に定める者であるときは、職員の死亡当時、主としてその収入によって生活を維持していたことを証明する書面を提出しなければならない。

（支給時期）

第44条 退職手当は、適法な請求書を受理した日から2ヶ月以内に支給する。

第4部 病院の退職金規程事例

退職手当支給率表（法人）

年	月0	1	2	3	4	5	6	7	8	9	10	11
0	0.00	0.00	0.00	0.00	0.00	0.00	0.00	0.00	0.00	0.00	0.00	0.00
1	0.00	0.00	0.00	0.00	0.00	0.00	0.00	0.00	0.00	0.00	0.00	0.00
2	1.20	1.25	1.30	1.35	1.40	1.45	1.50	1.55	1.60	1.65	1.70	1.75
3	1.80	1.85	1.90	1.95	2.00	2.05	2.10	2.15	2.20	2.25	2.30	2.35
4	2.40	2.45	2.50	2.55	2.60	2.65	2.70	2.75	2.80	2.85	2.90	2.95
5	3.00	3.13	3.25	3.38	3.50	3.63	3.75	3.88	4.00	4.13	4.25	4.38
6	4.50	4.56	4.62	4.68	4.74	4.80	4.85	4.91	4.97	5.03	5.09	5.15
7	5.20	5.27	5.34	5.40	5.47	5.54	5.60	5.67	5.74	5.80	5.87	5.94
8	6.00	6.09	6.17	6.25	6.34	6.42	6.50	6.59	6.67	6.75	6.84	6.92
9	7.00	7.09	7.17	7.25	7.34	7.42	7.50	7.59	7.67	7.75	7.84	7.92
10	8.00	8.26	8.52	8.78	9.04	9.30	9.55	9.81	10.07	10.33	10.59	10.85
11	11.10	11.20	11.29	11.38	11.47	11.56	11.65	11.75	11.84	11.93	12.02	12.11
12	12.20	12.30	12.39	12.48	12.57	12.66	12.76	12.85	12.94	13.03	13.12	13.21
13	13.30	13.40	13.49	13.58	13.67	13.76	13.85	13.95	14.04	14.13	14.22	14.31
14	14.40	14.50	14.59	14.68	14.77	14.86	14.95	15.05	15.14	15.23	15.32	15.41
15	15.50	15.60	15.69	15.78	15.87	15.96	16.06	16.15	16.24	16.33	16.42	16.51
16	16.60	16.70	16.79	16.88	16.97	17.06	17.15	17.25	17.34	17.43	17.52	17.61
17	17.70	17.80	17.89	17.98	18.07	18.16	18.26	18.35	18.44	18.53	18.62	18.71
18	18.80	18.90	18.99	19.08	19.17	19.26	19.35	19.45	19.54	19.63	19.72	19.81
19	19.90	20.00	20.09	20.18	20.27	20.36	20.46	20.55	20.64	20.73	20.82	20.91
20	21.00	21.10	21.20	21.30	21.40	21.50	21.60	21.70	21.80	21.90	22.00	22.10
21	22.20	22.30	22.40	22.50	22.60	22.70	22.80	22.90	23.00	23.10	23.20	23.30
22	23.40	23.50	23.60	23.71	23.81	23.91	24.01	24.11	24.21	24.31	24.40	24.50
23	24.60	24.70	24.80	24.90	25.00	25.10	25.20	25.30	25.40	25.50	25.60	25.70
24	25.80	26.02	26.24	26.45	26.67	26.89	27.10	27.32	27.54	27.75	27.97	28.19
25	28.40	28.62	28.84	29.05	29.27	29.49	29.70	29.92	30.14	30.35	30.57	30.79
26	31.00	31.21	31.42	31.63	31.84	32.05	32.25	32.46	32.67	32.88	33.09	33.30
27	33.50	33.72	33.94	34.15	34.37	34.59	34.80	35.02	35.24	35.45	35.67	35.89
28	36.10	36.32	36.54	36.75	36.97	37.19	37.40	37.62	37.84	38.05	38.27	38.49
29	38.70	38.92	39.14	39.35	39.57	39.79	40.00	40.22	40.44	40.65	40.87	41.09
30	41.30	41.41	41.52	41.63	41.74	41.85	41.96	42.06	42.17	42.28	42.39	42.50
31	42.60	42.72	42.84	42.95	43.07	43.19	43.30	43.42	43.54	43.65	43.77	43.89
32	44.00	44.13	44.25	44.38	44.50	44.63	44.75	44.88	45.00	45.13	45.25	45.38
33	45.50	45.61	45.72	45.83	45.94	46.05	46.15	46.26	46.37	46.48	46.59	46.70
34	46.80	46.91	47.02	47.13	47.24	47.35	47.46	47.56	47.67	47.78	47.89	48.00
35	48.10	48.21	48.32	48.43	48.54	48.65	48.75	48.86	48.97	49.08	49.19	49.30
36	49.40	49.51	49.62	49.73	49.84	49.95	50.06	50.16	50.27	50.38	50.49	50.60
37	50.70	50.81	50.92	51.03	51.14	51.25	51.35	51.46	51.57	51.68	51.79	51.90
38	52.00	52.11	52.22	52.33	52.44	52.55	52.65	52.76	52.87	52.98	53.09	53.20
39	53.30	53.41	53.52	53.63	53.74	53.85	53.96	54.06	54.17	54.28	54.39	54.50
40	54.60	54.71	54.82	54.93	55.04	55.15	55.25	55.36	55.47	55.58	55.69	55.80
41	55.90	56.01	56.12	56.23	56.34	56.45	56.56	56.66	56.77	56.88	56.99	57.10
42	57.20	57.31	57.42	57.53	57.64	57.75	57.85	57.96	58.07	58.18	58.29	58.40
43	58.50	58.61	58.72	58.83	58.94	59.05	59.15	59.26	59.37	59.48	59.59	59.70
44	59.80	59.91	60.02	60.13	60.24	60.35	60.46	60.56	60.67	60.78	60.89	61.00
45	61.10	61.21	61.32	61.43	61.54	61.65	61.75	61.86	61.97	62.08	62.19	62.30

医療法人D会 退職金規定

病床数230床　職員数380名

退職金支給規定

第1条　（目　的）
　　1　この規定は、医療法人D会（以下「本会」という）の退職金支給に関する事項を定めることを目的とする。

第2条　（支給対象）
　　1　退職金の支給対象者は、正職員として連続して1年以上勤務した者とする。

第3条　（退職金の勤務年数）
　　1　退職金計算上の勤務年数は、正職員として採用された日もしくは正職員となった日をもって起算し、退職日もしくは正職員でなくなった日をもって終わり、1ヶ月未満の端数は1ヶ月とする。勤務形態が変わって正職員となった場合、以前の正職員としての勤務期間は通算しない。
　　2　以下の期間は上記の勤務年数に算入しない。
　　　(1)　育児介護規定に定める育児休業期間、介護休業期間、子の看護のための休暇日、介護休暇日
　　　(2)　休職期間
　　　(3)　生理休暇日および母性健康管理に係る休暇日
　　　(4)　正職員以外の勤務期間
　　3　育児・介護休業等に関する規定第○条に規定する育児短時間勤務制度の育短◇を利用した期間については、換算率（育児・介護休業等に関する規定第○条に規定）を乗じて、勤務年数を算出する。育短◆を利用した期間については、通常勤務したものとする。

第4条　（退職金の計算）
　　1　退職金は、退職時の基本給に以下のとおり算定した支給率を乗じた金額とする。ただし、育児短時間勤務制度利用中に退職する場合の基本給は、換算率を乗ずる前のものとする。計算時に百円未満の端数が生じた場合は四捨五入する。
　　2　次のいずれかに該当する場合は、別表に定める支給率"○"により算定する。
　　　(1)　死亡し退職したとき。
　　　(2)　57才以降で退職したとき。
　　　(3)　本会での業務上の負傷又は疾病により、労災認定を受けた者が退職したとき。
　　　(4)　本会の都合により退職したとき。
　　3　前項以外の場合は、別表に定める支給率"○"により算定する。

第4部 病院の退職金規程事例

4 退職金計算上の勤務年数に1年未満の端数がある場合は、以下の方法により支給率を算定する。

A年B ヶ月の支給率＝A年の支給率＋〔(A＋1)年の支給率－A年の支給率〕×B÷12
※小数点以下第2位を四捨五入し、小数点以下第1位までとする

第5条　（退職金の受給者）

1 退職金は直接本人に支給する。但し、本人死亡の場合の退職金の受給資格者たる遺族の範囲及び受給権者としての順位は、労働基準法施行規則第42条から45条を準用する。

第6条　（給付制限）

1 次の者については、退職金を支給しないか、または減給することがある。
 (1) 就業規則に定める懲戒規定に基づき懲戒解雇された者。
 (2) 退職後、支給日までの間において、在職中の行為につき、懲戒解雇に相当する事由が発見された者

2 退職金の支給を受けた者は、本会在職中の行為につき、懲戒解雇に相当する事由が発見された場合には、本会の求めに応じ退職金の一部または全部の返還をしなければならない。

第7条　（支払期日）

1 退職金は特別の事情のない限り、原則的に退職日より1ヶ月以内に支給する。ただし勤務形態が変わった場合は、正職員でなくなった日より1ヶ月以内に支給する。

第8条　（功労金等）

1 以下の者に対しては、功労金をそれぞれ第4条により計算した金額に加算して支給する。
 (1) 定年退職者については、退職日に応じて一定の方法で計算する金額。
 (2) 定年退職者のうち20年以上勤務した役職者については、役職手当相当額に役職者として在任した期間（10年を限度とする）を乗じた金額。
 (3) 特に功労があったと理事会が判断した者については、理事会で定めた金額。

附　則

1 この規定は平成　○年　○月　○日より施行する。
2 この規定の施行と共に、平成　△年　△月　△日施行の旧規定は廃止する。

【別表】

勤務年数		1未満	2	3	4	5	6	7	8	9	10
支給率	甲	1.0	2.0	3.0	4.0	5.0	6.0	7.0	8.0	9.0	10.0
	乙	0	0.5	1	1.7	2.4	3.1	3.8	4.5	5.2	6.0

11	12	13	14	15	16	17	18	19	20	20年～1年毎
11.0	12.0	13.0	14.0	15.0	16.0	17.0	18.0	19.0	20.0	1.0を加算
6.9	7.8	8.7	9.6	10.5	11.4	12.3	13.2	14.1	15.0	1.0を加算

社会医療法人社団E会 退職金規程

病床数220床　職員数380名

退職金規程

第1条　（総　則）

この規程は、社会医療法人社団E会（以下「本会」）従業員の退職に際して支給する退職金について定めたものである。ただし、次の各号の一に該当するものには適用しない。

①期間を定めて臨時に雇用したもの
②パートタイマー
③定年退職後に再雇用したもの、嘱託
④勤続3年未満のもの

第2条　（退職金の計算）

退職金の計算の基準は退職時における基本給とし、これに次の区分に従い別表の勤務年数に応じた支給率を乗じて得た金額を退職金として支給する。

(1)　A率適用
①在職中死亡した場合
②定年退職の場合
③本会の都合による退職の場合
④業務上の傷病により退職の場合

(2)　B率適用
①自己の都合による退職
②業務外の傷病により退職の場合
③休職期間の満了による退職の場合

第3条　（退職金の不支給）

次の場合には退職金を支給しない。

(1)　勤務3年未満で退職する場合
(2)　就業規則第59条の懲戒解雇に該当する場合

第4条　（勤続年数の計算）

勤続年数の計算は入社の日より退職または死亡の日までとし、1年未満の端数は切り捨てる。

2．試用期間は勤続年数に算入する
3．休職期間および育児・介護休業期間は勤続年数に算入しない

第4部　病院の退職金規程事例

第5条　（端数処理）

　　退職金の計算において、100円未満の端数が生じたときは、100円単位に切り上げる。

第6条　（退職金の支払期日）

　　退職金は退職の日より1ヶ月以内に支給する。

第7条　（退職金の支払方法）

　　退職金の支払方法は、退職金の支給を受ける者が指定する金融機関の本人名義の口座に振り込むものとする。

　　2．在職中死亡した場合の退職金の支給順位は、労働基準法施行規則第42条、第43条、第44条の規定を準用する。ただし、同順位者が2人以上ある時は、そのうちの最年長者を代表者として支給する。

第8条　（特別功労金の加算）

　　従業員が在職中、特に功労があったと認められるときは、第2条の規程による退職金のほかに特別功労金を加算することがある。

第9条　（規程の改廃）

　　経済情勢に著しい変化が生じたときは、この規程を改廃する。

附　則

　　1．この規則は平成〇〇年〇月〇日から実施する。

別　表

勤続年数	A率	B率	勤続年数	A率	B率	勤続年数	A率	B率
1年	0.0		11年	6.0		21年	16.0	
2	0.0		12	7.0	A率の60%	22	17.0	
3	1.0		13	8.0		23	18.0	
4	1.5		14	9.0		24	19.0	
5	2.0		15	10.0		25	20.0	A率の80%
6	2.5	A率の50%	16	11.0		26	21.0	
7	3.0		17	12.0	A率の70%	27	22.0	
8	3.5		18	13.0		28	23.0	
9	4.0		19	14.0		29	24.0	
10	5.0	A率の60%	20	15.0	A率の80%	30	25.0	

医療法人社団F会
退職金規程

病床数168床　職員数370名

退職金規程

（退職金）
第1条　退職金は、医療法人社団F会（以下「法人」という）に勤務する正規の職員が次に掲げる事由により退職する場合、この規程に基づき支給する。ただし、臨時職員、契約職員及び定年後の再雇用者等の職員に関しては、この規程を適用しない。
1　定年により退職する場合
2　殉職により退職する場合
3　業務に起因する疾病により職務に堪えず退職する場合
4　解雇による場合
5　理事長の判断により法人から一方的に退職させる場合
6　個人的な事情によるもの、業務外の疾病によるもの、家庭の事情によるもの、入学その他就学によるもの、他への就職によるもの、自己の体調判断によるもの、その他自らの意思により退職する場合（ただし、勤続年数3年以上に限る）
7　前各号以外の事由により退職する場合（ただし、勤続年数3年以上に限る）
　②　第1項の定めにかかわらず、医師及び年俸制が適用されている職員の退職金は、この規定に拠らず、貢献度等を勘案の上、法人が個別に決定する。
　③　前各項の定めにかかわらず、懲戒解雇の場合は退職金を支払わないものとする。ただし、法人が協議の上妥当と認めたときは、退職金の一部を支払うことがある。

（基礎額の算定）
第2条　退職時の基本給月額に別紙1の勤続年数に応じた係数を乗じて算定された金額を基礎額（ただし、原則として2,000万円を上限とする）とする。ただし、計算の結果、1円未満の端数が生じたときは、1円単位に切り上げる。
　②　係数に関しては、退職事由が前条第1項の1号から5号までの場合はA係数、それ以外の場合はB係数を乗じるものとする。

（退職金額の確定）
第3条　前条で算定された基礎額を退職金額として確定する。ただし、計算の結果、1円未満の端数が生じたときは、1円単位に切り上げる。
　②　前項の定めにより確定した金額は上限金額であり、第4条・第5条に定めるところにより、金額が増減することがある。

第4部　病院の退職金規程事例

(支給金の増額)
第4条　前条第1項の定めにかかわらず、在職中に特に功労のあった場合、勤続年数、勤務中の態度などを総合的に勘案し、特別の考慮をすることが適当と認められる場合には、支給金を増額することがある。

(支給金の減額)
第5条　第3条第1項の定めにかかわらず、以下の表の右欄に定める場合には、以下の表の左欄に定める割合で支給金が減額されることがある。

10割の減額	懲戒解雇又は諭旨解雇による退職の場合
5割の減額	諭旨解雇による退職であっても、特別な情状を認めることができる場合
	必要な業務引継ぎを一切なされなかった場合
	就業規則第14条第1項に定める届出期日を守らずに退職する場合
3割の減額	著しく不十分な業務引継ぎがなされた場合
	就業規則第73条第1項各号の定めにより、減給、出勤停止、又は降職降格の懲戒処分を受けた場合
2割の減額	不十分な業務引継ぎがなされた場合
	就業規則第73条第1項各号の定めにより、譴責の懲戒処分を受けた場合
1割の減額	その他、満額支給が妥当とは認められない場合

(支給額の増減額の判断権者)
第6条　前2条の規定による支給金の増額又は減額は、理事長の判断により、これを行う。

(勤続年数の算定)
第7条　勤続年数の算定は、正規の職員として採用された日から退職日までとし、当該年数に1年未満の月数があるときは、月割で計算し、1ヶ月未満の日数があるときは切り捨てる。
　② 前項の定めにかかわらず、以下に定める期間は勤続年数に算入しない。
　1　産前産後休業の期間
　2　育児休業の期間
　3　介護休業の期間
　4　私傷病休業の期間
　5　公務休職の期間
　6　懲戒による自宅待機、出勤停止、停職の期間
　7　通勤上の傷病による休業期間
　8　非常勤職員、嘱託職員であった期間
　9　その他、長期欠勤等、継続月数に含むことが適当でないと認められる期間

(厚生年金基金との関係)
第8条　本規程による退職金の支給にあたって昭和59年11月1日以降、○○県病院厚生年金基金から加算年金又は脱退一時金の支給を受ける者については、その選択一時金、脱退一時金又は遺族一時金相当額を法人が支給したものとみなし、法人から直接支給する退職金については、第3条により確定した退職金の額から当該相当額を控除した額とする。

(退職金の支給手続き)
第9条　退職金は、原則として職員の退職後2ヶ月以内に支給するものとする。ただし、当該支

給の手続きについては、職員が退職にあたって法人から指示のあった業務の引き継ぎ、連絡及び報告を適正に行い、かつ、貸与された物品及び金品について返却を完了していることを前提とし、適正に完了していない場合は、この限りではない。

　② 　退職金は、原則として一括で支給するが、定年により退職する者が引き続き法人で再雇用される場合に限り、本人の同意を得て、分割で支給することがある。

（退職金の受給者）
第10条　退職金は直接職員本人に支給する。ただし、職員本人が死亡したときは、労働基準法施行規則第42条および第45条の規定を準用して退職金の受給者を定める。

（退職金による弁済）
第11条　法人に対し弁済すべき債務がある場合は、退職金の一部又は全部をもって、これに充当する。

　② 　退職金の支給後に、在職中の行為につき、就業規則第74条第1項に定める懲戒解雇に相当する事実が発見された場合は、法人は、当該職員に対して、支給した退職金額の一部又は全部の返還を請求することができる。

　③ 　職員が、前項の請求に応じない場合には、法人は、当該職員の身元保証人に対して、前項の請求をすることができる。

（規程の改廃）
第12条　規程は社会情勢または病院の経営に著しい変動を生じた場合は、事情の変遷に適するよう、これを改廃することがある。

付　則
第13条　規程は、平成○○年○○月○○日から実施する。

地方独立行政法人 G病院 職員退職手当規程

病床数350床　職員数548名

(趣旨)
第1条　この規程は、地方独立行政法人G病院職員就業規則（以下「就業規則」という。）第36条第2項の規定に基づき、職員の退職手当に関し必要な事項を定めるものとする。

(退職手当の支給)
第2条　この規程による退職手当は、職員が退職し又は解雇された場合にその者（死亡した場合には、その遺族）に支給する。
2　この規程に基づく退職手当の支払は、職員（死亡による退職の場合は、その遺族）の申出により、口座振替の方法によることができる。
3　第4条及び第13条の規定による退職手当は職員が退職した日から起算して1月以内に支払うものとし、第14条の規定による退職手当（解雇予告手当に相当する部分に限る。）は、退職日までに支払うものとする。ただし、死亡により退職した者に対する退職手当の支給を受けるべき者を確知することができない場合その他特別の事情がある場合は、この限りでない。

(遺族の範囲及び順位)
第3条　前条に規定する遺族は、次の各号に掲げる者とする。
　(1)　配偶者（届出をしていないが、職員の死亡当時事実上婚姻関係と同様の事情にあった者を含む。）
　(2)　子、父母、孫、祖父母及び兄弟姉妹で職員の死亡当時主としてその収入によって生計を維持していた者
　(3)　前各号に掲げる者のほか、職員の死亡当時主としてその収入によって生計を維持していた親族
　(4)　子、父母、孫、祖父母及び兄弟姉妹で第2号に該当しない者
2　前項に掲げる者が退職手当を受ける順位は、前項各号の順位により、第2号及び第4号に掲げる者のうちにあっては、同号に掲げる順位による。この場合において、父母については、養父母を先にし実父母を後にし、祖父母については、養父母の父母を先にし実父母の父母を後にし、父母の養父母を先にし父母の実父母を後にする。
3　退職手当の支給を受けるべき同順位の者が2人以上ある場合には、その人数によって等分して支給する。
4　次の各号に掲げる者は、この規程による退職手当の支給を受けることができる遺族としない。
　(1)　職員を故意に死亡させた者

(2)　職員の死亡前に、当該職員の死亡によってこの規程による退職手当の支給を受けることができる先順位又は同順位の遺族となるべき者を故意に死亡させた者

(退職手当の額)
第4条　退職した者に対する退職手当の額は、退職日給料月額に支給率を乗じて得た額(以下「退職手当の基本額」という。)及び第12条により計算した退職手当の調整額の合計額とする。

(退職日給料月額)
第5条　前条に規定する退職日給料月額とは、退職の日におけるその者の給料月額をいい、職員が退職の日において休職(就業規則第12条第1項に規定する休職をいう。以下同じ。)、出勤停止(就業規則第40条第3号に規定する出勤停止をいう。以下同じ。)、減給(就業規則第40条第2号に規定する減給をいう。)、育児休業(地方独立行政法人Q病院職員の育児・介護休業等に関する規程(以下「育児介護休業規程」という。)第3条の規定による育児休業をいう。以下同じ。)、育児短時間勤務(育児介護休業規程第15条第1項の規定による育児短時間勤務をいう。以下同じ。)その他の事由により給料の一部又は全部を支給されない場合においては、これらの事由がないと仮定した場合においてその者が受けるべき給料月額をいう。

(支給率)
第6条　第4条に規定する支給率は、退職の事由及び勤続期間に応じ、別表第1に定める支給率とする。

(退職の事由)
第7条　前条に規定する退職の事由は、次の各号に掲げるものとし、その意義は当該各号に定めるところによる。
　(1)　自己都合等　就業規則第17条第2号による退職及び他の事由に属さない事由による退職をいう。
　(2)　定年等　次に該当する退職をいう。
　　ア　就業規則第17条第1号による退職(就業規則第18条第2項の規定により延長された期限の到来による退職を含む。)
　　イ　その者の非違によることなく勧奨を受けたことによる退職(理事長の承認を得たものに限る。)
　　ウ　通勤(地方公務員災害補償法(昭和42年法律第121号)第2条第2項及び第3項に規定する通勤をいう。以下同じ。)による傷病(地方公務員等共済組合法(昭和37年法律第152号)第84条第2項に規定する障害等級に該当する程度の障害の状態にある傷病をいう。)による退職
　　エ　就業規則第17条第4号による退職(業務上の死亡を除く。)
　(3)　業務外傷病　傷病による退職(業務上の傷病及び前号ウによる退職を除く。)をいう。
　(4)　整理退職等　次に該当する退職をいう。
　　ア　就業規則第21条第6号及び第7号による退職
　　イ　就業規則第17条第3号による退職(業務上の傷病によるものに限る。)
　　ウ　就業規則第17条第4号による退職(業務上の死亡に限る。)

(勤続期間)

第4部 病院の退職金規程事例

第8条　第6条に規定する勤続期間は、職員としての引き続いた在職期間による。

2　前項の規定による在職期間の計算は、職員となった日の属する月から退職した日の属する月までの月数による。

3　職員が退職した場合（第15条に該当する場合を除く。）において、その者が退職の日又はその翌日に再び職員となったときは、前2項の規定による在職期間の計算については、引き続いて在職したものとみなす。

4　前3項の規定による在職期間のうちに、休職月等（次の各号に定める事由により現実に職務に従事することを要しない期間のある月（現実に職務に従事することを要する日のあった月を除く。）をいう。この場合において、育児短時間勤務の期間は、現実に職務に従事することを要しない期間に該当するものとみなす。以下同じ。）が1以上あったときは、次項に定めるところにより、前3項の規定により計算した在職期間から除算する。

　(1)　休職（就業規則第12条第1項第1号による休職のうち、業務上の傷病及び通勤による傷病による休職及び就業規則第12条第1項第4号による休職を除く。）
　(2)　育児休業及び育児短時間勤務
　(3)　出勤停止
　(4)　前3号に定める他これらに準ずる事由

5　前項に定める除算する月数は、次の各号に掲げる期間の区分に応じ、当該各号に定める月数とする。

　(1)　就業規則第12条第1項第5号に規定する事由又はこれに準ずる事由により現実に職務に従事することを要しなかった期間　その月数
　(2)　育児休業をした期間（当該育児休業に係る子が1歳に達した日の属する月までの期間に限る。）及び育児短時間勤務をした期間　その月数の3分の1に相当する月数
　(3)　前2号に掲げる期間以外の期間　その月数の2分の1に相当する月数

6　第1項に規定する職員としての引き続いた在職期間には、理事長が特に必要と認める場合にあっては、職員以外の地方公務員、国家公務員（国家公務員退職手当法（昭和28年法律第182号）第2条に規定する者をいう。）、一般地方独立行政法人（地方独立行政法人法（平成15年法律第118号）第55条に規定する一般地方独立行政法人をいう。）に使用される者又はこれらに準ずるものとして理事長が別に定める者（以下「地方公務員等」という。）が引き続いて職員となったときにおけるその者の職員以外の地方公務員等としての引き続いた在職期間を含むものとする。この場合において、その者の職員以外の地方公務員等としての引き続いた在職期間については、前各項の規定を準用して計算するほか、理事長が別に定める期間をその者の職員以外の地方公務員等としての引き続いた在職期間として計算するものとする。ただし、退職により、この規程による退職手当に相当する給与の支給を受けているときは、当該給与の計算の基礎となった在職期間（当該給与の計算の基礎となるべき在職期間がその者が在職した地方公共団体等の退職手当に関する規定において明確に定められていない場合においては、当該給与の額を退職の日におけるその者の給料月額で除して得た数に12を乗じて得た数（1未満の端数を生じたときは、その端数を切り捨てる。）に相当する月数）は、その者の職員としての引き続いた在職期間には含まないものとする。

7　前各項の規定により計算した在職期間に1年未満の端数がある場合には、その端数は切

り捨てる。ただし、第7条第2号ア又はイに規定する退職の事由により退職した者の在職期間については、1年未満の端数がある場合で、その端数が、6月未満であるときはこれを切り捨て、6月以上であるときはこれを1年に切り上げる。

8　前項の規定にかかわらず、第1項から第6項の規定により計算した在職期間が6月以上1年未満（第7条第2号から第4号の事由により退職する場合にあっては、1年未満）の場合には、これを1年とする。

9　第7項の規定は、第13条の規定により退職手当の額を計算する場合における勤続期間の計算については、適用しない。

10　就業規則適用前の就業規則適用に必要な免許を有するに至っていないことによる地方独立行政法人Q病院有期雇用職員就業規則（「有期雇用職員就業規則」という。）の適用を受けた期間がある職員については、当該有期雇用職員就業規則適用期間のうち、就業規則適用年度の4月1日から就業規則適用職員となった日の前日までの引き続く期間は、退職手当の算定の基礎となる在職期間に通算する。

（給料月額の減額改定以外の理由により給料月額が減額されたことがある場合の退職手当の基本額に係る特例）

第9条　退職した者の基礎在職期間中に、給料月額の減額改定（給料月額の改定をする規定が制定された場合において、当該規程による改定により当該改定前に受けていた給料月額が減額されることをいう。以下同じ。）以外の理由によりその者の給料月額が減額されたことがある場合において、当該理由が生じた日（以下「減額日」という。）における当該理由により減額されなかったものとした場合のその者の給料月額のうち最も多いもの（以下「特定減額前給料月額」という。）が、退職日給料月額よりも多いときは、その者に対する退職手当の基本額は、第4条の規定にかかわらず、次の各号に掲げる額の合計額とする。

(1)　その者が特定減額前給料月額に係る減額日のうち最も遅い日の前日に現に退職した理由と同一の理由により退職したものとし、かつ、その者の同日までの勤続期間及び特定減額前給料月額を基礎として、第4条の規定により計算した場合の退職手当の基本額に相当する額

(2)　退職日給料月額に、アに掲げる割合からイに掲げる割合を控除した割合を乗じて得た額

　　ア　その者に対する退職手当の基本額が第4条の規定により計算した額であるものとした場合における当該退職手当の基本額の退職日給料月額に対する割合

　　イ　前号に掲げる額の特定減額前給料月額に対する割合

2　前項の「基礎在職期間」とは、その者に係る退職（この規程その他の規程により、この規程による退職手当を支給しないこととしている退職を除く。）の日以前の期間のうち、次に掲げる在職期間に該当するもの（当該期間中にこの規程による退職手当の支給を受けたこと又は第8条第6項に規定する地方公務員等として退職したことにより退職手当（これに相当する給与を含む。）の支給を受けたことがある場合におけるこれらの退職手当に係る退職の日以前の期間及び第8条第7項の規定により職員としての引き続いた在職期間の全期間が切り捨てられたこと又は第15条若しくは第17条第1項の規定により退職手当等（退職手当及び第14条の規定による退職手当をいう。以下同じ。）の支給を受けなかったことがある場合における当該退職手当等に係る退職の日以前の期間（これらの退職の日に職

第4部 病院の退職金規程事例

員又は第8条第6項に規定する地方公務員等となったときは、当該退職の日前の期間）を除く。）をいう。

(1) 職員としての引き続いた在職期間
(2) 第8条第6項の規定により職員としての引き続いた在職期間に含むものとされた地方公務員等としての引き続いた在職期間
(3) 前2号に掲げる期間に準ずるものとして理事長が別に定める在職期間

（定年前早期退職者に対する退職手当の基本額に係る特例）

第10条　第7条第2号イ及び第4号の事由で退職する者のうち、その者の就業規則第17条第1号に規定する退職の日の1年前までに退職した者であって、その勤続期間が20年以上であり、かつ、その年齢が退職の日において定められているその者に係る定年から15年を減じた年齢以上であるものに対する第4条及び前条第1項の規定の適用については、次の表の左欄に掲げる規定中同表の中欄に掲げる字句は、それぞれ同表の右欄に掲げる字句に読み替えるものとする。

読み替える規定	読み替えられる字句	読み替える字句
第4条	退職日給料月額	退職日給料月額及び退職日給料月額に退職の日において定められているその者に係る定年と退職の日におけるその者の年齢との差に相当する年数1年につき当該年数及び退職日給料月額に応じて100分の3を超えない範囲で理事長が別に定める割合を乗じて得た額の合計額
第9条第1項第1号	及び特定減額前給料月額	並びに特定減額前給料月額及び特定減額前給料月額に退職の日において定められているその者に係る定年と退職の日におけるその者の年齢との差に相当する年数1年につき当該年数及び退職日給料月額に応じて100分の3を超えない範囲で理事長が別に定める割合を乗じて得た額の合計額
第9条第1項第2号	退職日給料月額に、	退職日給料月額及び退職日給料月額に退職の日において定められているその者に係る定年と退職の日におけるその者の年齢との差に相当する年数1年につき当該年数及び退職日給料月額に応じて100分の3を超えない範囲で理事長が別に定める割合を乗じて得た額の合計額に、
第9条第1項第2号イ	前号に掲げる額	その者が特定減額前給料月額に係る減額日のうち最も遅い日の前日に現に退職した理由と同一の理由により退職したものとし、かつ、その者の同日までの勤続期間及び特定減額前給料月額を基礎として、前3条の規定により計算した場合の退職手当の基本額に相当する額

（業務又は通勤によることの認定の基準）

第11条　理事長は、退職の理由となった傷病又は死亡が業務上のもの又は通勤によるものであるかどうかを認定するに当たっては、地方公務員災害補償法の規定により職員の業務上の災害又は通勤による災害に対する補償を実施する場合における認定の基準に準拠するものとする。

（退職手当の調整額）

第12条　第4条に規定する退職手当の調整額は、その者の基礎在職期間（第9条第2項に規定する基礎在職期間をいう。以下同じ。）の初日の属する月からその者の基礎在職期間の末日の属する月までの各月（休職月等のうち次項に定めるものを除く。）ごとに当該各月にその者が属していた次の各号に掲げる職員の区分（以下「職員の区分」という。）に応じ

て当該各号に定める額（以下「調整月額」という。）のうちその額が最も多いものから順次その順位を付し、その第1順位から第60順位までの調整月額（当該各月の月数が60月に満たない場合には、当該各月の調整月額）を合計した額とする。

(1) 第1号区分　50,000円
(2) 第2号区分　45,850円
(3) 第3号区分　41,700円
(4) 第4号区分　33,350円
(5) 第5号区分　25,000円
(6) 第6号区分　20,850円
(7) 第7号区分　16,700円
(8) 第8号区分　零円

2　前項に定める基礎在職期間から除くこととなる休職月等は、次の各号に掲げる休職月等の区分に応じ、当該各号に定める休職月等とする。

(1) 就業規則第12条第1項第5号に規定する事由又はこれに準ずる事由により現実に職務をとることを要しない期間のあった休職月等（現実に職務をとることを要しない期間のあった休職月等を除く。）当該休職月等

(2) 育児休業により現実に職務をとることを要しない期間（当該育児休業に係る子が1歳に達した日の属する月までの期間に限る。）のあった休職月等　退職した者が属していた職員の区分が同一の休職月等がある休職月等にあっては職員の区分が同一の休職月等ごとにそれぞれの最初の休職月等から順次に数えてその月数の3分の1に相当する数（当該相当する数に1未満の端数があるときは、これを切り上げた数）になるまでにある休職月等、退職した者が属していた職員の区分が同一の休職月等がない休職月等にあっては当該休職月等

(3) 第1号に規定する事由以外の事由により現実に職務をとることを要しない期間のあった休職月等（前号に規定する現実に職務をとることを要しない期間のあった休職月等を除く。）退職した者が属していた職員の区分が同一の休職月等がある休職月等にあっては職員の区分が同一の休職月等ごとにそれぞれの最初の休職月等から順次に数えてその月数の2分の1に相当する数（当該相当する数に1未満の端数があるときは、これを切り上げた数）になるまでにある休職月等、退職した者が属していた職員の区分が同一の休職月等がない休職月等にあっては当該休職月等

3　退職した者の基礎在職期間に第9条第2項第2号及び第3号に掲げる期間（以下「特定基礎在職期間」という。）が含まれる場合における前2項及び次項の規定の適用については、その者は、次の各号に掲げる特定基礎在職期間において当該各号に定める職員として在職していたものとみなす。

(1) 職員としての引き続いた在職期間（その者の基礎在職期間に含まれる期間に限る。）に連続する特定基礎在職期間　当該職員としての引き続いた在職期間の末日にその者が従事していた職務と同種の職務に従事する職員又は当該特定基礎在職期間に連続する職員としての引き続いた在職期間の初日にその者が従事していた職務と同種の職務に従事する職員

(2) 前号に掲げる特定基礎在職期間以外の特定基礎在職期間　特定基礎在職期間に連続す

第4部　病院の退職金規程事例

　　　る職員としての引き続いた在職期間の初日にその者が従事していた職務と同種の職務に従事する職員
　4　第1項各号に掲げる職員の区分は、職制上の段階、職務の級その他職務の複雑、困難及び責任の度に関する事項を考慮して、別表第2に定めるとおりとし、退職した者は、その者の基礎在職期間の初日の属する月からその者の基礎在職期間の末日の属する月までの各月ごとにその者の基礎在職期間に含まれる時期、給料表及び職務の級に対応する職員の区分に属していたものとする。この場合において、その者が同一の月において2以上の職員の区分に該当していたときは、その者は、当該月において、当該職員の区分のうち、調整月額が最も高い額となる職員の区分のみに属していたものとする
　5　次の各号に掲げる者に対する退職手当の調整額は、第1項の規定にかかわらず、当該各号に定める額とする。
　　(1)　退職した者のうち自己都合等の事由による退職者以外のものでその勤続期間が5年以上24年以下のもの　第1項第1号から第6号まで又は第8号に掲げる職員の区分にあっては当該各号に定める額、同項第7号に掲げる職員の区分にあっては零円として、同項の規定を適用して計算した額
　　(2)　退職した者のうち自己都合等の事由による退職者以外のものでその勤続期間が1年以上4年以下のもの　前号の規定により計算した額の2分の1に相当する額
　　(3)　退職した者のうち自己都合等の事由による退職者以外のものでその勤続期間が零のもの　零円
　　(4)　自己都合等の事由による退職者でその勤続期間が10年以上24年以下のもの　第1号の規定により計算した額の2分の1に相当する額
　　(5)　自己都合等の事由による退職者でその勤続期間が9年以下のもの　零円

（退職手当の額に係る特例）
第13条　第7条第4号の事由により退職した者で次の各号に掲げる者に該当するものに対する退職手当の額が退職の日におけるその者の基本給月額に当該各号に定める割合を乗じて得た額に満たないときは、第4条及び第9条の規定にかかわらず、その乗じて得た額をその者の退職手当の額とする。
　　(1)　勤続期間1年未満の者　100分の270
　　(2)　勤続期間1年以上2年未満の者　100分の360
　　(3)　勤続期間2年以上3年未満の者　100分の450
　　(4)　勤続期間3年以上の者　100分の540
　2　前項の「基本給月額」とは、地方独立行政法人Q病院職員給与規程（以下「給与規程」という。）に規定する給料及び扶養手当の月額並びにこれらに対する地域手当の月額の合計額とする。

（予告を受けない退職者の退職手当）
第14条　職員の退職が労働基準法（昭和22年法律第49号）第20条及び第21条の規定に該当する場合におけるこれらの規定による給付は、退職手当に含まれるものとする。ただし、退職手当の額がこれらの規定による給付の額に満たないときは、退職手当のほか、その差額に相当する金額を退職手当として支給する。

（懲戒解雇等処分を受けた場合等の退職手当の支給制限）

第15条　理事長は、退職をした者が懲戒解雇等処分（就業規則第40条第4号又は第5号に規定する懲戒処分その他の職員としての身分を当該職員の非違を理由として失わせる処分をいう。以下同じ。）を受けた者であるときは、当該退職をした者（当該退職をした者が死亡したときは、当該退職に係る退職手当等の額の支払を受ける権利を承継した者）に対し、退職手当等を支給しない。ただし、当該退職をした者が占めていた職の職務及び責任、当該退職をした者の勤務の状況、当該退職をした者が行った非違の内容及び程度、当該非違に至った経緯、当該非違後における当該退職をした者の言動、当該非違が業務の遂行に及ぼす支障の程度並びに当該非違が業務に対する信頼に及ぼす影響を勘案して、当該退職手当等の全部又は一部を支給することができる。

（退職手当の支払の差止め）

第16条　退職をした者が次の各号のいずれかに該当するときは、理事長は、当該退職をした者に対し、当該退職に係る退職手当等の額の支払を差し止めるものとする。
　(1)　職員が刑事事件に関し起訴（当該起訴に係る犯罪について禁錮以上の刑が定められているものに限り、刑事訴訟法（昭和23年法律第131号）第6編に規定する略式手続によるものを除く。以下同じ。）をされた場合において、その判決の確定前に退職をしたとき。
　(2)　退職をした者に対しまだ当該退職手当等の額が支払われていない場合において、当該退職をした者が基礎在職期間中の行為に係る刑事事件に関し起訴をされたとき。
2　退職をした者に対しまだ当該退職に係る退職手当等の額が支払われていない場合において、次の各号のいずれかに該当するときは、理事長は、当該退職をした者に対し、当該退職手当等の額の支払を差し止めることができる。
　(1)　当該退職した者の基礎在職期間中の行為に係る刑事事件に関して、その者が逮捕されたとき又は理事長がその者から聴取した事項若しくは調査により判明した事実に基づきその者に犯罪があると思料するに至ったときであって、その者に対し退職手当等の額を支払うことが業務に対する信頼を確保する上で支障を生ずると認めるとき。
　(2)　理事長が、当該退職をした者について、当該退職手当等の額の算定の基礎となる職員としての引き続いた在職期間中に懲戒解雇等処分を受けるべき行為（在職期間中の職員の非違に当たる行為であって、その非違の内容及び程度に照らして懲戒解雇等処分に値することが明らかなものをいう。以下同じ。）をしたことを疑うに足りる相当な理由があると思料するに至ったとき。
3　死亡による退職をした者の遺族（退職をした者（死亡による退職の場合には、その遺族）が当該退職に係る退職手当等の額の支払を受ける前に死亡したことにより当該退職手当等の額の支払を受ける権利を承継した者を含む。以下この項において同じ。）に対しまだ当該退職手当等の額が支払われていない場合において、前項第2号に該当するときは、理事長は、当該遺族に対し、当該退職手当等の額の支払を差し止めることができる。
4　理事長は、第1項又は第2項の規定による支払差止を行った後、次の各号のいずれかに該当するに至った場合には、速やかに当該支払差止を取り消すものとする。ただし、第3号に該当する場合において、当該支払差止を受けた者がその者の基礎在職期間中の行為に係る刑事事件に関し現に逮捕されているときその他これを取り消すことが支払差止の目的に明らかに反すると認めるときは、この限りでない。
　(1)　当該支払差止を受けた者について、当該支払差止の理由となった起訴又は行為に係る

第4部 病院の退職金規程事例

　　　刑事事件につき無罪の判決が確定した場合
　　(2)　当該支払差止を受けた者について、当該支払差止の理由となった起訴又は行為に係る刑事事件につき、判決が確定した場合（禁錮以上の刑に処せられた場合及び無罪の判決が確定した場合を除く。）又は公訴を提起しない処分があった場合であって、次条第1項の規定による措置を受けることなく、当該判決が確定した日又は当該公訴を提起しない処分があった日から6月を経過した場合
　　(3)　当該支払差止を受けた者について、その者の基礎在職期間中の行為に係る刑事事件に関し起訴をされることなく、かつ、次条第1項の規定による措置を受けることなく、当該支払差止を受けた日から1年を経過した場合
　5　理事長は、第3項の規定による支払差止を行った後、当該支払差止を受けた者が次条第2項の規定による措置を受けることなく当該支払差止を受けた日から1年を経過した場合には、速やかに当該支払差止を取り消すものとする。
　6　前2項の規定は、理事長が当該支払差止の後に判明した事実又は生じた事情に基づき、当該退職手当等の額の支払を差し止める必要がなくなったとして当該支払差止を取り消すことを妨げるものではない。

（退職後禁錮以上の刑に処せられた場合等の退職手当の支給制限）
第17条　退職をした者に対しまだ当該退職に係る退職手当等の額が支払われていない場合において、次の各号のいずれかに該当するときは、理事長は、当該退職をした者（第1号又は第2号に該当する場合において、当該退職をした者が死亡したときは、当該退職手当等の額の支払を受ける権利を承継した者）に対し、退職手当等を支給しない。ただし、第15条ただし書に規定する事情及び同条に規定する退職をした場合の退職手当等の額との権衡を勘案して、当該退職手当等の全部又は一部を支給することができる。
　　(1)　当該退職をした者が刑事事件（当該退職後に起訴をされた場合にあっては、基礎在職期間中の行為に係る刑事事件に限る。）に関し当該退職後に禁錮以上の刑に処せられたとき。
　　(2)　当該退職をした者が当該退職手当等の額の算定の基礎となる職員としての引き続いた在職期間中の行為に関し地方独立行政法人Q病院再雇用職員就業規則（以下「再雇用職員就業規則」という。）第36条において準用する就業規則第40条の規定による懲戒解雇等処分（以下「再雇用職員に対する懲戒解雇等処分」という。）を受けたとき。
　　(3)　理事長が、当該退職をした者（再雇用職員に対する懲戒解雇等処分の対象となる者を除く。）について、当該退職後に当該退職手当等の額の算定の基礎となる職員としての引き続いた在職期間中に懲戒解雇等処分を受けるべき行為をしたと認めたとき。
　2　死亡による退職をした者の遺族（退職をした者（死亡による退職の場合には、その遺族）が当該退職に係る退職手当等の額の支払を受ける前に死亡したことにより当該退職手当等の額の支払を受ける権利を承継した者を含む。以下この項において同じ。）に対しまだ当該退職手当等の額が支払われていない場合において、前項第3号に該当するときは、理事長は、当該遺族に対し、退職手当を支給しない。ただし、第15条ただし書に規定する事情を勘案して、当該退職手当等の全部又は一部を支給することができる。
　3　理事長は、第1項第3号又は前項の規定による措置を行おうとするときは、当該措置を受けるべき者の意見を聴取するものとする。

4　支払差止に係る退職手当等に関し第1項又は第2項の規定により当該退職手当等の全部又は一部を支給することとなったとき、若しくは支給しないこととなったときは、当該支払差止は、取り消されたものとみなす。

（退職をした者の退職手当の返納）

第18条　退職をした者に対し当該退職に係る退職手当等の額が支払われた後において、次の各号のいずれかに該当するときは、理事長は、当該退職をした者に対し、第15条ただし書に規定する事情のほか、当該退職をした者の生計の状況を勘案して、当該退職手当等の額の全部又は一部の返納を命ずることができる。

　⑴　当該退職をした者が基礎在職期間中の行為に係る刑事事件に関し禁錮以上の刑に処せられたとき。

　⑵　当該退職をした者が当該退職手当等の額の算定の基礎となる職員としての引き続いた在職期間中の行為に関し再雇用職員に対する懲戒解雇等処分を受けたとき。

　⑶　理事長が、当該退職をした者（再雇用職員に対する懲戒解雇等処分の対象となる職員を除く。）について、当該退職手当等の額の算定の基礎となる職員としての引き続いた在職期間中に懲戒免職等処分を受けるべき行為をしたと認めたとき。

　2　前項第3号に該当するときにおける同項の規定による措置は、当該退職の日から5年以内に限り、行うことができる。

　3　理事長は、第1項の規定による措置を行おうとするときは、当該措置を受けるべき者の意見を聴取しなければならない。

（職員が退職した後に引き続き職員となった場合等における退職手当の不支給）

第19条　職員が退職した場合（第15条に該当する場合を除く。）において、その者が退職の日又はその翌日に再び職員（有期雇用職員就業規則及び再雇用職員就業規則の適用を受ける職員を除く。）となったときは、その退職については、退職手当を支給しない。

　2　職員が、引き続いて地方公務員等となった場合において、その者の職員としての勤続期間が、地方公務員等に対する退職手当に関する規定又は退職手当の支給の基準により、地方公務員等としての勤続期間に通算されることに定められている場合において、理事長が特に必要と認めるときは、この規程による退職手当は支給しない。

（雑則）

第20条　特別の事情によりこの規程によることができない場合又はこの規程によることが著しく不適当であると認められる場合には、別に理事長の定めるところにより、又はあらかじめ理事長の承認を得て、別段の取扱いをすることができる。

附　則

（施行期日）

　1　この規定は、平成○○年○○月○日から施行する。

（引継職員に対する在職期間の特例）

　2　地方独立行政法人法（平成15年法律第118号）第59条第2項の規定及び地方独立行政法人Q病院への職員の引継ぎに関する条例（平成○○年条例第○○号）により○○市職員から引き続き法人の職員となった者（以下「引継職員」という。）の第8条第1項に規定する職員として引き続いた在職期間については、その者の○○市職員退職手当条例（昭和○

○年条例第○○号。以下「退職手当条例」という。）第7条の規定による○○市職員としての引き続いた在職期間を含むものとする。ただし、その者が○○市を退職したことにより同条例に基づく退職手当の支給を受けているときは除く。

（引継職員に対する退職手当の調整額の特例）

 3 引継職員の第12条に規定する退職手当の調整額の基準となる職員の区分については、退職手当条例第5条の9に規定する職員の区分を含めるものとする。ただし、その者が○○市を退職したことにより同条例に基づく退職手当の支給を受けているときは除く。

（引継職員に対する退職手当の経過措置等）

 4 前2項に規定するもののほか、引継職員の退職手当の特例及び経過措置については、○○市職員退職手当条例の適用を受ける○○市職員の例による。

附　則（平成○○年○月○○日）

　この規定は、平成○○年○月○日から施行する。

附　則（平成○○年○月○○日）

 1 この規程は、平成○○年○月○日から施行する。

（経過措置）

 2 この規定による改正後の地方独立行政法人Q病院職員退職手当規程の規定は、この規程の施行の日（以下「施行日」という。）以後の退職に係る退職手当について適用し、施行日前の退職に係る退職手当については、従前の例による。

 3 別表第1にかかわらず、施行日から平成○○年○月○日までの間においては、附則別表アとし、平成○○年○月○日から平成○○年○月○○日までの間においては、附則別表イとする。

附則別表ア

勤続期間	自己都合等	定年等	業務外傷病	整理退職等
1年	0.58800	0.98000	0.98000	1.47000
2年	1.17600	1.96000	1.96000	2.94000
3年	1.76400	2.94000	2.94000	4.41000
4年	2.35200	3.92000	3.92000	5.88000
5年	2.94000	4.90000	4.90000	7.35000
6年	3.52800	5.88000	5.88000	8.82000
7年	4.11600	6.86000	6.86000	10.29000
8年	4.70400	7.84000	7.84000	11.76000
9年	5.29200	8.82000	8.82000	13.23000
10年	5.88000	9.80000	9.80000	14.70000
11年	8.70240	13.59750	10.87800	16.31700
12年	9.56480	14.94500	11.95600	17.93400
13年	10.42720	16.29250	13.03400	19.55100
14年	11.28960	17.64000	14.11200	21.16800
15年	12.15200	18.98750	15.19000	22.78500
16年	15.08220	20.94750	16.75800	24.40200
17年	16.49340	22.90750	18.32600	26.01900
18年	17.90460	24.86750	19.89400	27.63600
19年	19.31580	26.82750	21.46200	29.25300
20年	23.03000	28.78750	23.03000	30.87000
21年	24.99000	30.74750	24.99000	32.48700
22年	26.95000	32.70750	26.95000	34.10400
23年	28.91000	34.66750	28.91000	35.72100
24年	30.87000	36.62750	30.87000	37.33800
25年	32.83000	38.95500	32.83000	38.95500
26年	34.39800	40.71900	34.39800	40.71900
27年	35.96600	42.48300	35.96600	42.48300
28年	37.53400	44.24700	37.53400	44.24700
29年	39.10200	46.01100	39.10200	46.01100
30年	40.67000	47.77500	40.67000	47.77500
31年	41.84600	49.53900	41.84600	49.53900
32年	43.02200	51.30300	43.02200	51.30300
33年	44.19800	53.06700	44.19800	53.06700
34年	45.37400	54.83100	45.37400	54.83100
35年	46.55000	55.86000	46.55000	55.86000
36年	47.72600	55.86000	47.72600	55.86000
37年	48.90200	55.86000	48.90200	55.86000
38年	50.07800	55.86000	50.07800	55.86000
39年	51.25400	55.86000	51.25400	55.86000
40年	52.43000	55.86000	52.43000	55.86000
41年	53.60600	55.86000	53.60600	55.86000
42年	54.78200	55.86000	54.78200	55.86000
43年	55.86000	55.86000	55.86000	55.86000
44年	55.86000	55.86000	55.86000	55.86000
45年	55.86000	55.86000	55.86000	55.86000

第4部　病院の退職金規程事例

附則別表イ

勤続期間	自己都合等	定年等	業務外傷病	整理退職等
1年	0.55200	0.92000	0.92000	1.38000
2年	1.10400	1.84000	1.84000	2.76000
3年	1.65600	2.76000	2.76000	4.14000
4年	2.20800	3.68000	3.68000	5.52000
5年	2.76000	4.60000	4.60000	6.90000
6年	3.31200	5.52000	5.52000	8.28000
7年	3.86400	6.44000	6.44000	9.66000
8年	4.41600	7.36000	7.36000	11.04000
9年	4.96800	8.28000	8.28000	12.42000
10年	5.52000	9.20000	9.20000	13.80000
11年	8.16960	12.76500	10.21200	15.31800
12年	8.97920	14.03000	11.22400	16.83600
13年	9.78880	15.29500	12.23600	18.35400
14年	10.59840	16.56000	13.24800	19.87200
15年	11.40800	17.82500	14.26000	21.39000
16年	14.15880	19.66500	15.73200	22.90800
17年	15.48360	21.50500	17.20400	24.42600
18年	16.80840	23.34500	18.67600	25.94400
19年	18.13320	25.18500	20.14800	27.46200
20年	21.62000	27.02500	21.62000	28.98000
21年	23.46000	28.86500	23.46000	30.49800
22年	25.30000	30.70500	25.30000	32.01600
23年	27.14000	32.54500	27.14000	33.53400
24年	28.98000	34.38500	28.98000	35.05200
25年	30.82000	36.57000	30.82000	36.57000
26年	32.29200	38.22600	32.29200	38.22600
27年	33.76400	39.88200	33.76400	39.88200
28年	35.23600	41.53800	35.23600	41.53800
29年	36.70800	43.19400	36.70800	43.19400
30年	38.18000	44.85000	38.18000	44.85000
31年	39.28400	46.50600	39.28400	46.50600
32年	40.38800	48.16200	40.38800	48.16200
33年	41.49200	49.81800	41.49200	49.81800
34年	42.59600	51.47400	42.59600	51.47400
35年	43.70000	52.44000	43.70000	52.44000
36年	44.80400	52.44000	44.80400	52.44000
37年	45.90800	52.44000	45.90800	52.44000
38年	47.01200	52.44000	47.01200	52.44000
39年	48.11600	52.44000	48.11600	52.44000
40年	49.22000	52.44000	49.22000	52.44000
41年	50.32400	52.44000	50.32400	52.44000
42年	51.42800	52.44000	51.42800	52.44000
43年	52.44000	52.44000	52.44000	52.44000
44年	52.44000	52.44000	52.44000	52.44000
45年	52.44000	52.44000	52.40000	52.44000

別表第1（第6条関係）

勤続期間	自己都合等	定年等	業務外傷病	整理退職等
1年	0.52200	0.87000	0.87000	1.30500
2年	1.04400	1.74000	1.74000	2.61000
3年	1.56600	2.61000	2.61000	3.91500
4年	2.08800	3.48000	3.48000	5.22000
5年	2.61000	4.35000	4.35000	6.52500
6年	3.13200	5.22000	5.22000	7.83000
7年	3.65400	6.09000	6.09000	9.13500
8年	4.17600	6.96000	6.96000	10.44000
9年	4.69800	7.83000	7.83000	11.74500
10年	5.22000	8.70000	8.70000	13.05000
11年	7.72560	12.07125	9.65700	14.48550
12年	8.49120	13.26750	10.61400	15.92100
13年	9.25680	14.46375	11.57100	17.35650
14年	10.02240	15.66000	12.52800	18.79200
15年	10.78800	16.85625	13.48500	20.22750
16年	13.38930	18.59625	14.87700	21.66300
17年	14.64210	20.33625	16.26900	23.09850
18年	15.89490	22.07625	17.66100	24.53400
19年	17.14770	23.81625	19.05300	25.96950
20年	20.44500	25.55625	20.44500	27.40500
21年	22.18500	27.29625	22.18500	28.84050
22年	23.92500	29.03625	23.92500	30.27600
23年	25.66500	30.77625	25.66500	31.71150
24年	27.40500	32.51625	27.40500	33.14700
25年	29.14500	34.58250	29.14500	34.58250
26年	30.53700	36.14850	30.53700	36.14850
27年	31.92900	37.71450	31.92900	37.71450
28年	33.32100	39.28050	33.32100	39.28050
29年	34.71300	40.84650	34.71300	40.84650
30年	36.10500	42.41250	36.10500	42.41250
31年	37.14900	43.97850	37.14900	43.97850
32年	38.19300	45.54450	38.19300	45.54450
33年	39.23700	47.11050	39.23700	47.11050
34年	40.28100	48.67650	40.28100	48.67650
35年	41.32500	49.59000	41.32500	49.59000
36年	42.36900	49.59000	42.36900	49.59000
37年	43.41300	49.59000	43.41300	49.59000
38年	44.45700	49.59000	44.45700	49.59000
39年	45.50100	49.59000	45.50100	49.59000
40年	46.54500	49.59000	46.54500	49.59000
41年	47.58900	49.59000	47.58900	49.59000
42年	48.63300	49.59000	48.63300	49.59000
43年	49.59000	49.59000	49.59000	49.59000
44年	49.59000	49.59000	49.59000	49.59000
45年	49.59000	49.59000	49.59000	49.59000

第4部 病院の退職金規程事例

別表第2 (第12条関係)

区分	平成9年4月1日から平成19年3月31日まで適用されていた○○市給与条例におけるその者の給料表及び職務の級	平成19年4月1日から平成23年9月30日まで適用されていた○○市給与条例におけるその者の給料表及び職務の級	給与規程におけるその者の給料表及び職務の級
第1号区分			医師給料表5級
第2号区分	ア 医療職給料表(1)4級 イ 行政職給料表8級	ア 医療職給料表(1)5級及び4級 イ 行政職給料表8級	ア 医師給料表4級 イ 看護職給料表6級（部長に相当する職にあったものに限る。） ウ 事務職給料表8級
第3号区分	ア 医療職給料表(1)3級（部長に相当する職にあったものに限る。） イ 医療職給料表(2)6級 ウ 医療職給料表(3)6級 エ 行政職給料表7級	ア 医療職給料表(1)3級（部長に相当する職にあったものに限る。） イ 医療職給料表(2)7級 ウ 医療職給料表(3)6級 エ 行政職給料表7級	ア 医師給料表3級（部長に相当する職にあったものに限る。） イ 医療技術職給料表7級 ウ 看護職給料表6級（部長に相当する職にあった者を除く。） エ 事務職給料表7級
第4号区分	ア 医療職給料表(1)3級（医長の職にあったものに限る。） イ 医療職給料表(2)5級 ウ 医療職給料表(3)5級 エ 行政職給料表6級	ア 医療職給料表(1)3級（医長の職にあったものに限る。） イ 医療職給料表(2)6級 ウ 医療職給料表(3)5級 エ 行政職給料表6級	ア 医師給料表3級（医長の職にあったものに限る。） イ 医療技術職給料表6級 ウ 看護職給料表5級 エ 事務職給料表6級
第5号区分	ア 医療職給料表(1)2級（医長の職にあったものに限る。） イ 行政職給料表5級	ア 医療職給料表(1)2級（医長の職にあったものに限る。） イ 行政職給料表5級	ア 医師給料表2級（医長の職にあったものに限る。） イ 事務職給料表5級
第6号区分	ア 医療職給料表(1)2級（副医長に相当する職にあったものに限る。） イ 医療職給料表(2)4級 ウ 医療職給料表(3)4級 エ 行政職給料表4級	ア 医療職給料表(1)2級（副医長に相当する職にあったものに限る。） イ 医療職給料表(2)5級 ウ 医療職給料表(3)4級 エ 行政職給料表4級	ア 医師給料表2級（副医長に相当する職にあったものに限る。） イ 医療技術職給料表5級 ウ 看護職給料表4級 エ 事務職給料表4級
第7号区分	ア 医療職給料表(1)1級 イ 医療職給料表(2)3級 ウ 医療職給料表(3)3級 エ 行政職給料表3級	ア 医療職給料表(1)1級 イ 医療職給料表(2)4級 ウ 医療職給料表(3)3級 エ 行政職給料表3級	ア 医師給料表1級 イ 医療技術職給料表4級 ウ 看護職給料表3級 エ 事務職給料表3級
第8号区分	上記以外	上記以外	上記以外

医療法人H病院
退職金規程

病床数120床　職員数92名

（目的）
第1条　この規程は職員の退職金に関する事項を定める。
（適応範囲）
第2条　この規程でいう職員とは就業規則による職員であり、医師・契約職員・パートタイマー及び臨時の雇用者を含まない。
（支給条件）
第3条　退職金は病院都合退職と自己都合退職に分け、職員が次の一つに該当した時に支給する。
　　（1）　都合退職事項
　　　　①　定年により退職する時
　　　　②　病院都合により退職する時
　　　　③　理事就任のため退職する時
　　　　④　業務中の災害により退職した時
　　　　⑤　在職中に死亡した時
　　　　⑥　その他病院が必要と認めた時
　　（2）　自己都合退職事項
　　　　①　休職期間が満了した時
　　　　②　自己都合により退職を申し出てこれを病院が認め、円満退職したとき
（懲戒解雇）
第4条　前項の規程に関わらず懲戒されたものについては、原則として退職金を支給しない。但し情状酌量により前条の自己都合退職計算額の一部を支給することがある。
　2．前項②の自己都合退職の場合であっても懲戒されたものについては退職金を支給しない、もしくは減額することがある。
（退職金の計算）
第5条　退職金の計算は計算式により計算する
　　（1）　病院退職都合
　　　　・職能資格適応者：（職能貢献類型ポイント×ポイント単価）
　　　　・職務資格適用者：（職務貢献累計ポイント×ポイント単価）
　　（2）　自己都合退職事項
　　　　・職能資格適応者：（職能貢献類型ポイント×ポイント単価×勤続年数別支給率）
　　　　・職務資格適用者：（職務貢献累計ポイント×ポイント単価×勤続年数別支給率）

第4部 病院の退職金規程事例

（ポイント単価）

第6条 ポイント単価は10,000円とする。

（職能・職務貢献ポイントの付与）

第7条 入職一年経過ごとに直近の3月末日を持って別に定める職能・職務貢献ポイントを付与する。

（勤続年数、職能・職務の在級の算定）

第8条 勤続年数は、職員として採用から離職の月までを月単位で計算する。この場合、1ヶ月未満の端数で15日未満は切り捨て、15日以上は1ヶ月に切り上げる。

2 前項に、関わらず次の各号に該当するときは、勤続年数役割在級年数に算入しない。但し、特別の事情があると病院が決めたときは勤務年数に加算する。

① 休職期間

② 育児・介護休業期間

（勤続別支給係数）

第9条 自己都合退職事項による勤務別支給率は別に定める勤務年数別支給係数表による。

（端数処理）

第10条 役割在級年数に1年未満の端数が生じた時は、月数を12で割り、小数点以下2位を3捨4入した小数点以下1位を用いる。

（特別加算）

第11条 職員が在職中に顕著な功労をあげたとき及び病院が必要と認めたときは、第5条による退職金に理事長が決定した金額を特別加算することがある。

（支給期限）

第12条 退職金は退職後、原則として1ヶ月以内に計算し支給する。

（退職による弁済）

第13条 職員が退職金支給時、病院に対して弁済すべき債務があるときは、退職金の一部または全部を持ってこれに充当する。

（受給順位）

第14条 この規程により退職金を受けるべき本人が死亡した場合の受取人の順位は、労働基準法施行規則42条ないし第45条による。この場合の受取人は病院が必要として要求した認める証明書を提出しなければならない。

（証明書類の提出）

第15条 本人が死亡し、遺族に対して退職手当金を支給する場合は、印鑑証明書その他病院が必要とする証明書の提出を求めることがある。

（譲渡の禁止）

第16条 退職金を受ける権利は、譲渡することができない。

＊病院は中小企業退職金共済制度（以下中退共という）に加入する。そこで支払われる基本退職金＋付加退職金（金利相当分）は、病院規程額の一部とする。

2年以上勤務した職員は中退共に加入する。掛金は病院負担とし、中退共より支払われる退職金額が、病院規程を上回った場合は、中退共の金額を以って退職金とする。

付　則

　この規程は平成〇〇年〇月〇日から実施する。

　平成〇〇年〇月〇日一部改正

自己都合退職支給率

勤続年数	支給率
満3年未満	0%
満3年以上5年未満	30%
満5年以上10年未満	40%
満10年以上15年未満	50%
満15年以上20年未満	70%
満20年以上25年未満	80%
満25年以上	100%

注）定年退職時は100%

役割別職能資格等級別退職ポイント点数表

役割	職能職務資格等級	S	A	B	C	D
Ⅴ	9	91	78	65	52	39
Ⅴ	8	84	72	60	48	36
Ⅳ	7	63	54	45	36	27
Ⅲ	6	35	30	25	20	15
Ⅱ	5	28	24	20	16	12
Ⅱ	4	21	18	15	12	9
Ⅰ	3	14	12	10	8	6
Ⅰ	2	7	6	5	4	3
Ⅰ	1			2		

2015年版　病院 職種別モデル退職金実態資料

2015年8月30日　第1版第1刷発行

編　著　医療経営情報研究所
発行者　平　盛之

発行所　㈱産労総合研究所
　　　　出版部　経営書院

〒112-0011　東京都文京区千石4-17-10　産労文京ビル
電話 03-5319-3620　振替 00180-0-11361

落丁・乱丁本はお取替えいたします。　　印刷・製本　中和印刷株式会社
定価はカバーに表示してあります。
本書の無断転写・転載を禁じます。
ISBN978-4-86326-200-3　C3047